U0198322

# 现代影像诊断与临床进展

主编　吕丽君　高　燕　周永博　于培锋
　　　刘晓莹　张千里　刘松军　赵志伟

上海科学技术文献出版社
Shanghai Scientific and Technological Literature Press

图书在版编目（CIP）数据

现代影像诊断与临床进展 / 吕丽君等主编 .-- 上海：上海科学技术文献出版社,2023

ISBN 978-7-5439-8908-5

Ⅰ.①现… Ⅱ.①吕… Ⅲ.①影像诊断 Ⅳ.①R445

中国国家版本馆CIP数据核字（2023）第161062号

组稿编辑：张　树
责任编辑：苏密娅
封面设计：宗　宁

现代影像诊断与临床进展
XIANDAI YINGXIANG ZHENDUAN YU LINCHUANG JINZHAN
主　　编：吕丽君　高　燕　周永博　于培锋　刘晓莹　张千里　刘松军　赵志伟
出版发行：上海科学技术文献出版社
地　　址：上海市长乐路746号
邮政编码：200040
经　　销：全国新华书店
印　　刷：山东麦德森文化传媒有限公司
开　　本：787mm×1092mm 1/16
印　　张：17.25
字　　数：438 千字
版　　次：2023年8月第1版　2023年8月第1次印刷
书　　号：ISBN 978-7-5439-8908-5
定　　价：198.00 元

# 编委会


**主　编**

吕丽君　高　燕　周永博　于培锋

刘晓莹　张千里　刘松军　赵志伟

**副主编**

勾凤玲　张　伟　宋　涛　李兆栋

王金发　叶　鹏

**编　委**（按姓氏笔画排序）

于培锋（山东省潍坊市寒亭区人民医院）

王金发（山东省梁山县人民医院）

勾凤玲（山东省庆云县妇幼保健院）

叶　鹏（山东省临清市人民医院）

吕丽君（山东省招远市人民医院）

吕莎莎（山东省广饶县人民医院）

刘松军（山东省寿光市中医医院）

刘晓莹（山东省青岛市第八人民医院）

李兆栋（山东省淄博市市立医院）

宋　涛（山东省枣庄市市中区税郭镇中心卫生院）

张　伟（山东省泰安市妇幼保健院）

张千里（山东省微山县微山湖医院）

武　文（山东省泰安市中医医院）

周永博（山东省成武东大中医医院）

赵志伟（新疆医科大学附属肿瘤医院）

高　燕（山东省广饶县人民医院）

# 前言

医学影像学是通过利用X线、CT、磁共振等物理原理及计算机技术对人体内部结构进行成像分析，从而帮助临床医师对患者病情进行判断和评价的一门科学。医学影像不仅能提供实时、三维、动态的人体影像解剖学信息，而且能反映人体的代谢状态和疾病分子水平的改变，在辅助诊断、计划治疗和随访疗效方面占据着重要地位。近年来，由于科学技术的飞速发展，医学影像学领域涌现了许多新理论和新技术，这就需要广大影像科医师和临床医师不断了解医学影像学领域的新进展，熟练掌握影像学检查的新技术，以更好地为患者提供高质量的服务。鉴于此，我们特邀请了一批经验丰富的专家共同编写了《现代影像诊断与临床进展》一书。

本书在介绍医学影像学理论知识的基础上，阐述了临床常见病与多发病的病理生理基础、临床表现、影像学检查方法和影像学征象等内容。本书不仅结合了国内外最新的医学影像学文献资料，还融入了编者丰富的临床经验。本书为读者呈现了现代影像学的新理念、新知识和新技术，资料新颖、语言流畅、图文并茂、实用性强，是一本集专业性、前沿性和权威性于一体的医学影像学书籍。本书有助于影像科医师了解现代影像学的新进展，也有利于临床医师迅速掌握疾病诊断与鉴别的要点，可供各级医院影像科医师和临床医师阅读使用。

本书由于编者较多，写作方式和文笔风格不一，虽已反复校对、多次修改，但书中不足或疏漏之处在所难免，望广大读者见谅并提出宝贵的意见和建议，以便再版时修订完善。

**《现代影像诊断与临床进展》编委会**

**2023年6月**

# 目录

# 第一章　影像学概述

## 第一节　影像学的发展简史

医学影像学是利用疾病影像表现的特点在临床医学上进行诊断的一门临床科学。医学影像学技术包括X线、计算机断层扫描(CT)、超声扫描、磁共振成像(MRI)和核素显像等。在近代高速发展的电子计算机技术推动下,医学影像学从简单地显示组织、器官的大体形态图像发展到显示解剖断面图像、三维立体图像、实时动态图像等,且不仅能显示解剖图像,还可反映代谢功能状态,使形态影像和功能影像更为有机地融合在一起。介入放射学则更进一步把医学影像学推进到了"影像和病理结合""诊断和治疗结合"的新阶段。医学影像学中不同的影像技术各具特点,互相补充、印证,具有精确、方便、快速、信息量大等特点,在临床诊断与治疗中发挥着巨大的作用。

从1895年德国物理学家伦琴发现X线至今已有120余年的历史,X线透视和摄片为人类的健康作出了巨大的贡献。而今天影像医学作为一门崭新的学科,近30年来以技术的快速发展和作用的日益扩大而受到普遍的重视。在我国县级以上城市的大医院中,影像学科已成为医院的重要科室,在医院的医疗业务、设备投资、科研产出等方面具有举足轻重的地位。临床医学影像学的研究范围包括X线诊断、CT诊断、MRI诊断、数字减影血管造影(DSA)诊断、超声诊断、核素成像及介入放射学等,担负着诊断和治疗两方面的重任,已成为名副其实的临床综合学科。

影像医学的发展历程可以归纳为以下六个方面:第一,从单纯利用X射线成像向无X射线辐射的MRI和超声的多元化发展;第二,从平面投影发展到分层立体显示,如CT、MRI及超声成像均为断层图像,可以克服影像重叠的缺点;第三,从单纯形态学显示向形态、功能和代谢等综合诊断发展;第四,从胶片影像向计算机图像综合处理发展,以数字化存储传输和显像器显示代替胶片的载体功能;第五,从单纯诊断向诊断和治疗共存的综合学科发展,介入治疗正日益受到重视;第六,从大体诊断向分子水平诊断、治疗方向发展,即从宏观诊断向微观诊断和治疗方向发展,如组织、器官功能成像和分子影像介入治疗等。影像医学的快速发展,既为本学科专业人员提供了良好的发展机遇,同时也提出了更高的要求。目前,影像学已逐渐分化形成神经影像学、胸部影像学、腹部影像学等二级分支学科,有利于影像科医师在充分掌握影像医学各种手段和方法后从事更加深入的医疗专业服务和科研发展。我国医学影像学发展虽起步较晚,但近20年正赶上影像医学大发展时期,国家从提高人民健康水平的大局出发,加大了从国外引进的先进仪器设备的投入。我国现已拥有数十万台CT机、数万台MRI机和数以百万计的超声设备，影像医学专业人员队伍不断扩大、水平不断提高，影像医学正进入一个大发展的新阶段。

影像医学的发展有其技术进步的基础和临床医疗的需求两方面的因素。首先，电子计算机技术的快速发展，使影像资料数字化，缩短了获取高质量图像的时间，并大大提高了影像的后处理能力，如图像的存储、传输、重建等。当前很多医院已实现了影像归档和通信系统(PACS)。其次，特殊材料和技术的发展使CT、MRI和DSA等高精尖设备能大批量生产以供临床使用。但归根到底是临床对影像诊断需求的提高起了主导作用。影像诊断各种方法均具有无创伤性的特点，且图像直观清楚，适应证广泛，使临床绝大多数患者均可通过影像诊断的方法作出定性、定位、定期和定量的细致评价，从而指导具体治疗方案的确定。因此，影像诊断方法的合理应用，可以大大提高综合医疗水平，从而指导临床制订正确的治疗方案。

(吕丽君)

## 第二节　影像学检查的类别

### 一、影像学检查的范畴

医学影像学的范畴非常广泛，一般都是指X线检查、CT检查、MRI检查、血管造影和介入诊疗、超声检查、核医学影像等。这些检查技术，都有各自的特点，按照各自成像原理的不同，在临床上对于某些脏器或某些疾病特别有效。

### 二、各种影像学检查的共性

各种影像学检查，最初获得的都是影像资料。从影像到疾病诊断，需要阅片分析。分析的内容就是区分正常或异常，然后知道异常在哪里，有何特点。病灶影像的特点分析，包括影像大小、部位、病灶数量多少、密度或信号强度、内部特点、边缘特点、造影剂增强之后的变化特点、对周围脏器的影响等。通过这些分析，对照各脏器疾病谱特点，再结合临床表现，放射科医师就可以推断病灶的性质。这个过程就是定位和定性的推理过程。

所以放射影像的诊断过程，不是简单的设备打印出来诊断结果，而是要分析图像、结合临床来综合考虑、推断。

(吕丽君)

## 第三节　影像学检查的临床应用

### 一、各种检查方法对于病变显示的优缺点

如上所述，影像检查目前有X线检查、CT检查、MRI检查、超声检查、核医学成像，对于不同

疾病的显示能力各有不同，但是任何一种检查无法取代另一种检查。这里就有一个如何合理选择检查方法的现实问题。

**（一）X 线检查和 CT 检查**

二者都是利用 X 线进行疾病显示，依靠的是形态学和密度的特点显示，任何疾病在病理上还没有形态或者密度变化时，X 线检查和 CT 检查就不可能显示。CT 检查显示疾病的能力远超过 X 线检查。例如，肝脏的肿瘤，可能在密度上较正常肝脏组织仅略微低一些，此时拍摄 X 线片无法显示这些微小的密度差别；而 CT 密度分辨率提高，可以显示这些微小的差别。但是，CT 也有局限性，如肝脏腺瘤、结节增生等病变，在 CT 扫描时因其密度与肝组织相仿而不被发现。再譬如，脑梗死早期，病变区域的形态和密度可能都还没有变化，此时虽然临床症状非常明显，但是 CT 检查可能没有阳性发现，CT 报告如果是"未见明显异常"，一定要明白"未见到异常"不等于正常。熟悉各种病灶的病理解剖学特点对于检查方法的选择非常重要。

X 线检查和 CT 检查对于密度变化的显示非常敏感。在胸部，由于肺组织密度很低，如果肺组织中出现肿瘤，就非常容易被 CT 发现。组织中有高密度物质时，如尿路结石、病灶钙化、骨化等情况下，CT 也非常敏感，对于脂肪瘤、畸胎瘤等，CT 也具有特异性。

**（二）MRI**

MRI 是一种无损伤性的检查技术，利用人体中氢原子在磁场中发生磁共振的核物理特征来成像。诊断疾病的依据是组织的 MRI 信号特点及器官形态改变。因此，氢原子含量非常重要，没有氢原子的组织，如钙化、结石、骨皮质，MRI 上可能呈黑色而看不见，而软组织的病变，MRI 非常敏感，如早期脑梗死、软组织损伤、软骨病变、盆腔病变、各种炎症或脓肿，MRI 都是理想的选择。同时，MRI 显示的是断层解剖图像，在形态学上也具有很大的优点，任何的形态学改变，如肿瘤占位、血肿导致器官结构改变、异常积液等，即使信号改变不显著，单凭形态学观察也不会漏诊。

由此可以看出，MRI 与 CT 有着本质的不同，CT 上没有显示的病变，可能在 MRI 可以显示，反之亦然。因此，对于病灶的病理特征的掌握，特别是病灶组织成分特点的了解，对于选择何种检查方法非常重要。

**（三）超声成像**

超声成像是利用超声波穿过组织时在不同组织界面上的声波反射特征来显像的。因此，组织之间的界面接触及组织的质地均匀性特征非常重要。含水丰富的组织，声波穿透性很好，反射波很少，表现为黑色，积液、囊肿、积血、脓肿，或者胆囊、肾盂、膀胱等囊性脏器，非常适合超声检查和检出病变。而结石、脂肪、骨骼、空气，由于界面超声反射显著，出现亮白的回波特征，也是显而易见。对于肺部、头颅、骨骼等脏器的检查，超声成像一般不适合。

超声的切面，在形态学上一般人不易很快熟悉，需要检查者严格按照规定的切面收集图像资料供病变特征分析。没有探查到的区域，就可能成为诊断盲区。

无损伤和动态快速显像是超声的特点。对于心脏搏动的动态观察和实时测量，超声具有很大的优势。彩色多普勒血流显像显示，对于血流特征分析和定量检测都是具有特征性的，发现血管狭窄也非常容易。

**（四）核医学成像**

核医学成像需要放射性核素药物的注射和等待药物浓聚，对放射性核素药物的依赖性非常强。检查的原理是以放射性核素药物在目标脏器中的浓聚情况来反映脏器的功能状态，解剖显示是次要的。当然，现在正电子发射计算机体层显像仪（PET/CT）将功能显示与CT形态显示密切结合，把核医学显像诊断的水平提升到了新的高度。

核医学成像具有放射性核素的辐射损伤危害性，在临床需要显示脏器功能时可以适当选择。有些器官有特殊功能，如甲状腺具有摄碘的功能，利用$^{131}$I的放射性核素药物进行甲状腺形态和功能显示就非常有效。

## 二、不同临床情况下的影像检查方法选择

临床情况不同，对于检查方法的选择也会有不同的要求。一般的门诊患者，疾病发展缓慢，医师选择检查方法时可能较多考虑安全、无损伤、简便易行及价格优势。而对于急诊患者，时间就是生命，要选择非常快速、准确的检查方法。因此，如何正确选择影像诊断技术，既要做到尽可能早期诊断而不耽误患者的宝贵时间，又要考虑尽量降低人力、物力的消耗量，减轻患者的损伤和痛苦，需要临床急诊科医师和放射科医师对影像医学各种方法的详细了解及有效配合，也有可能进行必要的协商，具体应注意以下几个方面。

(1)要充分考虑急诊患者的病情，以抢救患者为第一需要。所有检查必须在生命体征稳定后才能进行，应避免等待检查或过分强调检查质量而耽误宝贵的抢救时间。

(2)要选择对某一疾病具有很高的诊断敏感性和特异性的方法。因急诊患者时间有限，要打破常规检查步骤的束缚，及早建立诊断，如颅脑外伤患者，可先做CT，需要时再拍X线片；胆囊炎、胆石症者宜首先选择B超检查；急性心肌梗死时做冠状动脉血管造影既可快速有效诊断，又可同时进行必要的介入治疗。所以，临床医师必须熟悉各种检查手段的特点，少走弯路、节约时间就是给患者多一点挽救生命及治愈的机会。

(3)要合理评估各种检查结果的实际价值。每一种检查方法都有其诊断疾病的特殊之处，也就是可能对某些疾病的特异性和敏感性特别高，而对另一些疾病的诊断价值有限，正确认识各种检查方法的特异性、敏感性、阳性预测值和阴性预测值才能正确选择合理有效的检查方法，事半功倍。

(4)各种检查方法的合理应用尚需考虑其无损伤性、简便实用性和快速有效性。一般应选择节省时间、方便、经济、无射线及无痛苦或损伤的检查方法，以最快捷、最经济、最简单的方法解决问题。

## 三、各系统疾病的特点对于检查方法选择的影响

各系统的特点是显著的，由于各种检查技术各自的特点，其应用方面的局限性和优点都是需要在选择检查方法时候适当考虑的。

(1)胸部和骨骼都是自然密度对比良好的脏器，X线检查和CT检查是非常好的选择。对于绝大多数胸部和骨骼疾病而言，X线检查和CT检查都可以获得很好的病变显示，骨骼和胸部的外伤、骨折、肿瘤、炎症，基本在X线检查中就得以定位和定性诊断，CT检查只是在适当时补充检查而已。在特殊情况下需要显示胸壁或四肢的肌肉、软组织、关节软骨等，MRI检查可以是很好的补充。骨骼的转移性肿瘤全身筛查，核医学全身骨骼成像是很好的检查方法。

(2)头颅和椎管等区域的神经系统疾病结构复杂，骨骼不规则，X线检查常不能很好地显示其中的软组织结构，对这些部位进行CT和MRI检查是必不可少的。

(3)腹部的实质脏器主要是肝、胆、脾、胰、肾和肾上腺，都是软组织结构，X线检查基本没有诊断价值。超声是很好的检查方法，腹部没有骨骼遮挡，显像清晰。CT和MRI也是很好的检

查方法，在许多情况下可以显示疾病和作出定性诊断。对胃肠道的疾病，目前胃镜和肠镜的普遍应用使得早期发现病变变得非常容易。但是，胃肠道的造影检查在显示疾病范围、功能状态、狭窄程度和与周围脏器有无粘连方面，有很大的价值。

(4)心脏是运动的脏器，心脏形态学显示基本依靠超声检查。冠状动脉的无创显示和诊断是CT 血管造影(CTA)应用的亮点。核医学成像在显示心肌梗死之后的病变区心肌活性方面具有独特的价值。

(5)盆腔病变从前主要依赖于超声检查，但是随着 MRI 的普及，已经证明 MRI 具有许多优点，同样是无创伤性的，显示的图像非常清晰，切面规则，组织对比显著，也经常可以显示病灶的特征性信号而作出定性的诊断。

(6)乳腺癌发病率在不断上升，目前乳腺疾病的检查基本依靠乳腺钼靶 X 线检查、超声和MRI 检查，以 MRI 增强扫描最为敏感和准确。

## 四、不同疾病类别对于检查方法选择的影响

疾病主要可以分为肿瘤、炎症、外伤、血管性疾病、先天性变异、代谢性和免疫性疾病等种类。这些疾病中，目前以血管性疾病和肿瘤性疾病的死亡率最高。这些疾病在临床诊疗中选择检查方法也有一定的规律。

(1)肿瘤性疾病是新生的占位性病变，一般会推压周围脏器导致形态改变。病灶血供丰富，骨骼系统的肿瘤导致高密度的骨骼组织密度减低，X 线检查不是检出肿瘤的好方法。一般而言，胸部肿瘤以 CT 检查最佳，其他部位，CT 和 MRI 不分上下，有互补性。增强检查对于鉴别肿瘤的性质有很大的价值。超声在腹部肿瘤、盆腔肿瘤等诊断中非常有价值。而PET/CT则对于肿瘤的早期检出和定性具有决定性的作用。

(2)血管性病变一般不适合 X 线检查，血管造影检查一般都只是在介入治疗之时为了明确病变程度而进行，单纯性的诊断性血管造影目前基本不做了。CTA 和 MRA 在这方面基本代替了有创伤的血管造影检查。目前临床上普遍使用的 MRI 弥散成像，能够在脑卒中发病后30 分钟左右明确显示缺血后脑组织水肿，对疾病的及时准确诊断和预后具有决定性作用。超声在诊断一些较为浅表的血管是否狭窄方面具有重要的价值，准确率很高。腔内超声诊断血管病变具有非常准确的效果，但是由于有创伤和价格较贵等原因，不够普及。

(3)X 线检查诊断骨关节损伤有一百多年的历史，目前仍是一种不可或缺的重要手段，CT检查对复杂部位的骨折或不全性骨折的诊断具有决定性的作用，而软骨或半月板损伤、韧带或肌腱撕裂及软组织挫伤或血肿等的诊断，应用 MRI 技术可获得良好的效果，内脏的损伤应根据脏器不同选择超声、CT 等技术方能显示病变的位置、形态和程度。

(4)感染性疾病在急诊中占有较大的比例，特别是肺炎，临床上最常见，X 线检查，甚至透视，就可以明确疾病的存在与否及炎症累及的范围和严重程度。诚然，大多数患者根据临床表现、体征及常规化验检查即可确立感染的诊断，影像学检查一般不能否定临床诊断，也难以作出病原学诊断，所以，在临床诊断确立后就应开始积极治疗，避免因等待检查而耽误治疗。但是，影像学检查在明确病变程度、范围及与其他病变的鉴别诊断中具有独特的重要作用，有些特殊感染在影像学上具有特征性的表现，甚至可作出诊断，及时应用影像学检查手段对明确病情非常有益。目前，超声、CT、MRI 的广泛应用，使感染性疾病的诊断从定性诊断走向更精确的定位和定量诊断。

(吕丽君)

# 第二章　CT成像基础

## 第一节　CT成像基本概念

### 一、像素

像素又称像元，是数字图像的面积单元，或可被视为图像矩阵中的一个小方格。像素也是医学数字图像的最小单位，CT的像素尺寸为0.1～1.0 mm。

### 二、体素

体素是容积采集数字图像的立方体积单元。容积采集中的体素常对应于像素，如将CT层面的厚度视为深度，那么像素乘以深度即为体素。如被成像层面的深度为10 mm，像素为1 mm×1 mm，则体素为10 mm×1 mm×1 mm。

### 三、矩阵

矩阵是像素以二维方式排列的阵列，与重建后的图像的质量有关。在相同大小的采样野中，矩阵越大像素也就越多，重建后图像质量越高。目前CT机常用的矩阵是512×512，也有个别厂商采用256×256、1 024×1 024的矩阵。

### 四、原始数据

原始数据是CT扫描后由探测器接收到的信号，经模数转换后传送给计算机，其间已转换成数字信号经预处理后，尚未重建成横断面图像的这部分数据被称为原始数据。通常原始数据经由重建系统处理形成图像。

### 五、重建

原始扫描数据经计算机采用特定的算法处理，最后得到能用于诊断的一幅横断面图像，该处理方法或过程被称为重建或图像的重建。CT有专门用于图像重建的计算机，称为阵列处理器，图像的重建速度是计算机的一项重要指标，也是衡量CT机器性能的一个重要指标。

## 六、重组

重组一般是利用横断面图像数据重新构建图像，不涉及原始数据处理的一种处理方法。如多平面图像重组、三维图像处理等。由于重组是使用已形成的横断面图像，重组图像的质量与已形成的横断面图像有密切关系，一般要求断层层厚薄、连续、层数多，所以，扫描和重建的横断面层厚越薄、图像的数目越多，重组后的图像质量越高、三维显示的效果越好。

## 七、重排

重排是多层螺旋CT扫描图像重建阶段，根据锥形束的形状调整线束角度，是适应标准图像重建平行线束的一个中间处理步骤。

## 八、卷积核

卷积核又称重建函数、重建滤波器或滤波函数，它是一种算法函数。重建函数的选择可影响图像的分辨率及噪声等。在实际使用中，该参数可由操作人员选择。

## 九、插值

插值是螺旋CT图像重建的一种预处理方法。其基本含义是采用数学方法在已知某函数两端数值，估计一个新的、任一数值的方法。由于CT扫描采集的数据是离散的、不连续的，需要从两个相邻的离散值求得其间的函数值。目前，单、多层螺旋CT都需采用该方法做图像重建的预处理。

## 十、部分容积效应

在CT中，主要有两种现象：部分容积均化和部分容积伪影。在一个层面同一体素中，如有不同衰减系数的物质时，其所测得的CT值是这些组织衰减系数的平均值。换言之，在同一扫描层面的体素内，含有两种或两种以上的不同密度的组织时，其所测得的CT值是取层面内所有组织的平均值，这种现象称为部分容积均化。在临床扫描工作中，对小病变的扫描，应使用薄层扫描或部分重叠扫描，以避免部分容积效应的干扰。

同时，部分容积效应在某些特定的部位会产生特征性的表现，如在颅底骨与脑组织的交界处，由于该两种组织的衰减差别过大，导致CT图像重建时计算产生误差，部分投影于扫描平面并产生伪影称之为部分容积伪影。部分容积伪影的形状可因物体的不同而有所不同，一般在重建后横断面图像上可见条形、环形或大片干扰的伪影，部分容积伪影最常见和最典型的现象是头颅横断面扫描时颞部出现的条纹状伪影，这种现象也与射线硬化作用有关。

## 十一、周围间隙现象

在同一扫描层面上，与该层面垂直的两种相邻且密度不同的组织，其边缘部分所测得的CT值不能真实反映各自组织的CT值。同时由于两种组织交界处相互重叠造成扫描射线束的衰减误差，导致了交界处边缘模糊不清，该现象被称之为周围间隙现象。一般，密度高的组织，其边缘CT值比本身组织的CT值低。反之，密度低的，其边缘CT值比本身组织的CT值高。当密度差别小的组织相邻时，图像上的微小密度差别难以辨别。从形成机制而言，周围间隙现象仍属于部分容积效应的一种表现。

## 十二、阳极热容量和散热率

X线管阳极的热容量大，表示可承受的工作电流大，连续工作的时间可以延长，所以，CT机所用的X线管阳极热容量越大越好。

与X线管性能指标有关的还有散热率，同样散热率越高，阳极的散热越快，连续扫描的能力越强。现代的螺旋CT扫描机，对X线管阳极的要求更高，因为以前的扫描是逐层进行，层与层扫描之间还可用于散热，现今的螺旋扫描一般都要连续扫描几秒甚至几十秒，旋转速度的提高也要求单位时间内剂量输出率要高，所以必须要求X线管有良好的阳极热容量和散热率。热容量和散热率一般由MHU和kHU分别表示。

## 十三、动态范围

动态范围是指探测器线性段最大响应值与最小可检测值之间的比值，在CT中其响应与转换的效率通常与接收器所采用的介质和材料有关。CT探测器中钨酸钙的吸收转换效率是99%，动态范围是1 000 000∶1。

## 十四、单扇区和多扇区重建

单扇区和多扇区重建目前主要用于冠状动脉CTA检查。根据雷登的图像重建理论，一幅图像重建至少需要180°旋转的扫描数据。目前，不同厂家冠状动脉CT图像的重建分别采用180°加一个扇形角的扫描数据，被称为单扇区重建；采用不同心动周期、相同相位两个90°或120°的扫描数据合并重建为一幅图像称为双扇区重建；采用不同心动周期、相同相位的4个60°扫描数据合并重建为一幅图像称为多扇区重建。单、多扇区重建的目的主要是为了改善冠状动脉CT检查的时间分辨率。

多扇区重建算法的时间分辨率大大提高，结合变速扫描技术应用，也就是根据患者心动周期，调节扫描速度的方式，即扫描速度与心率自动匹配，从而提供最佳的时间分辨率。

## 十五、过度射线和过扫范围

过度射线和过扫范围都与多层螺旋扫描有关。

### (一)过度射线

过度射线主要是由于多层螺旋扫描使用锥形束射线，使得在每一层横断面重建的原始数据中冗余了一个扇形角射线，尽管在横断面的图像重建中这部分数据可被适当利用，但有时由于螺距的设置和原始数据利用率等问题，使多层螺旋扫描的辐射剂量较非螺旋扫描有所增加。

### (二)过扫范围

过扫范围是由于螺旋扫描螺旋状的扫描轨迹所需，为适应横断面图像重建原始数据量的要求，必须在一个扫描容积的头尾部分补上适当的扫描范围，以使横断面的重建有足够的原始扫描数据量。过扫范围在单、多层螺旋扫描中都存在，而过度射线主要存在于多层螺旋扫描中，随着探测器阵列纵向宽度的增加，冗余的扇形角和过度扫描的范围趋于增加。

## 十六、纵向分辨率和各向同性

过去与CT有关的质量参数主要由空间分辨率和密度分辨率表示。笼统地说，空间分辨率主要表示 CT 扫描成像平面上的分辨能力(或称为平面内分辨率,也有称为横向分辨率,即$x$ 、$y$方向)。在螺旋 CT 扫描方式出现后,由于多平面和三维的成像质量提高,出现了应用上的一个新概念即纵向分辨率或称$z$ 轴分辨率。纵向分辨率的含义是扫描床移动方向或人体长轴方向的图像分辨率,它表示了 CT 机多平面和三维成像的能力。纵向分辨率的优与劣,主要涉及与人体长轴方向有关的图像质量,例如矢状或冠状位的多平面图像重组。目前,4 层螺旋 CT 的纵向分辨率约 1.0 mm,16 层螺旋 CT 的纵向分辨率是 0.6 mm,而 64 层的纵向分辨率可达 0.4 mm。

由于在 CT 成像范围的 3 个方向($x$ 、$y$ 和$z$ )的分辨率接近或一致,该现象又被称为各向同性。

## 十七、物体对比度和图像对比度

在 X 线源成像的方式中,物体对比度或称为射线对比度是指相邻两个物体之间的 X 线吸收差异。同样,在 CT 成像中物体对比度与物体的大小、物体的原子序数、物体的密度、重建的算法和窗的设置有关。CT 值大于 100 Hu 时的对比度差,称为高对比度;CT 值小于 10 Hu 时的对比度差,称为低对比度。

图像对比度是重建后的图像与 CT 值有关的亮度差(AH)。它与射线衰减后 CT 值的高低以及接收器亮度的调节有关。

## 十八、扫描覆盖率

扫描覆盖率与多层螺旋扫描有关,其基本含义是指扫描机架旋转一周探测器阵列覆盖的范围,螺旋扫描时间与覆盖范围的比值被称为扫描覆盖率。一般所采用探测器的排数越多、准直器打开的宽度越大,扫描覆盖范围越大。扫描覆盖率的大小取决于以下两个因素:一是扫描所使用探测器阵列的宽度,二是扫描机架旋转一周的速度。

## 十九、灌注和灌注参数

灌注是指单位时间内流经 100 g 组织的血容量。如果时间单位用分钟,血容量单位用 mL,那么灌注的单位就是 mL/(min · 100 g)。但是,由于 CT 检查难以测得人体组织的质量,而测定组织的体积则较容易。所以,影像诊断中灌注的另一种定义方法是,单位时间内流经单位体积的血容量,表示方法为%/min。

组织血流量(blood flow,BF):单位时间内流经某一体积(V)组织的血容量称为组织血流量,其单位为 mL/min。

组织血容量(blood volume,BV):某一体积组织内血液的含量称为组织血容量,单位是 mL,单位体积的含血量称为相对组织血容量(relative blood volume,rBV),它没有单位,常以百分数表示。

平均通过时间(mean transit time,MTT):指血液流过毛细血管床所需的时间。该时间很短,一般仅数秒钟,那么,组织的血容量除以平均通过时间即为组织血流量。

## 二十、窗技术

CT 发明初期亨斯菲尔德定义的 CT 值范围为±1 000,而目前临床应用 CT 机的 CT 值标尺大都被设置为大于 2 000。常用的 CT 值标尺如－1 024～＋3 071,则总共有 4 096 个 CT 值范围。由于人眼识别灰阶的能力有限(一般不超过 60 个灰阶),包括显示介质(显示器的灰阶设置一般为 256 个)都无法显示所有 CT 图像所包含的窗值范围,为了适应人体组织解剖结构显示的需要,通过窗值调节适当显示兴趣区组织的技术被称为窗技术或调窗。

窗宽和窗位的调节在 CT 机中通常受操作台控制,调节窗宽、窗位旋钮能改变图像的灰度和对比度。窗宽增加,灰阶数增加,灰阶变长,显示图像中所包含的 CT 值也增加,同样小窗宽的显示图像则包含较少的 CT 值。

(刘晓莹)

# 第二节　CT 成像原理

## 一、X 线摄影的图像形成方式

与 X 线摄影相同,CT 成像仍然利用了 X 线,但其图像形成的方式与 X 线摄影有较大的不同。在 X 线摄影中,X 线摄影是投射成像,而 CT 是采样数据重建成像。在这种投射成像方式中,某一强度的 X 线是通过投射方式,即具有一定强度的源射线通过患者后,其被衰减的射线被感光介质直接用来形成图像。早期接受衰减辐射的成像介质为胶片,而现代 X 线摄影则被 IP 板或探测器平板取代。投射成像由于其成像方式的局限性,根据 X 线与人体组织相互作用的特性,只能形成一幅灰度差图像,其图像的对比度取决于 X 线与人体组织相互作用后形成的射线衰减对比(图 2-1)。在图 2-1 中,从 X 线源产生的辐射,一次性地投射于胸部并被用于成像,一方面,人体所有的三维组织结构都被以一种方式传递为射线强度衰减值,并且在 X 线行进路径上的所有组织结构形成了重叠;另一方面,投射方式成像只能显示射线衰减差较大的组织与器官,如图 2-2 中的胸部包含了肋骨、含空气的肺和纵隔软组织,其中仅射线衰减差较大的肺和肋骨能被较好地显示。同样,其他部位如头颅的 X 线摄影也是如此,尽管头颅 X 线片包含了脑组织,但它只能显示射线衰减差较大的颅骨(图 2-2)。另外,X 线摄影的组织密度显示能力,还与用于成像的感光介质材料有关。如早期使用的胶片,由于其成像的特性曲线陡直,对显示中间密度较为重要的该成像介质宽容度较小,组织密度分辨能力就非常有限。现代的成像板和探测器平板,由于采用了数字成像方式,可利用数字图像处理技术展开成像的特性曲线,使组织密度分辨率有所改善。

## 二、CT 图像的形成方式

CT 与模拟 X 线最大摄影的最大区别:一是层面采集;二是重建成像。有关这两个重要的差别,我们将分别予以阐述。如之前我们已经述及,X 线摄影的成像方式:相对每一个像素而言,成像平面接收到的是一个沿 X 线源方向射线衰减后的平均值。在 CT 成像中,通过人体后的衰减射线也被成像介质记录,但 CT 除了记录通过人体后的衰减射线外,还同时测量和记录源射线的强度,并且该源射线的强度被用来计算通过物体后衰减射线的衰减值,由计算机重新计算后重建图像。图 2-2 是一幅头颅 X 线摄影平片,根据 X 摄影的成像原理,其中仅X 线衰减差较大的骨性组织结构被显示,而脑组织在 X 线摄影中基本不显示;图 2-3 是层面采集的 CT 图像,一个层面图像在CT成像采集过程中,根据源射线的强度,通过物体后衰减射线在形成像素(体素)之前都被单独测量和计算,并且在图像重建之前表示该像素将接受的衰减射线强度值被与源射线比较。如在脑出血和非出血部位的两个像素值之间,CT图像该两点的CT值差为28 Hu,其差值的幅度接近50%;而在X线摄影中,该两点的平均衰减密度差值则非常接近,为1 738和1 734。由于成像方式不同,CT图像明显提高了组织的密度分辨率。当然,CT能提高密度分辨率的另一个重要原因是,CT采用的成像介质探测器的动态范围要大大高于X胶片,甚至成像板和平板探测器。

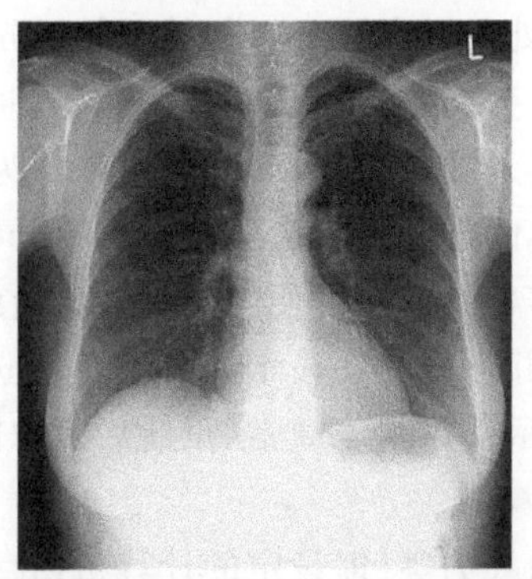


图2-1 普通X线摄影仅能显示衰减差较大的组织结构,如肋骨、肺

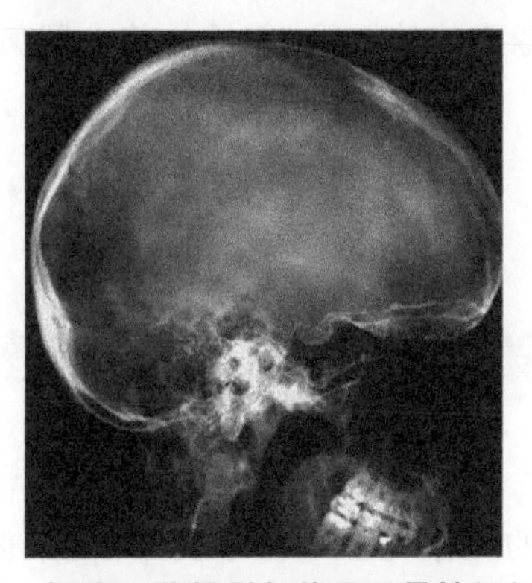

图2-2 颅脑X线摄影仅能显示骨性组织结构

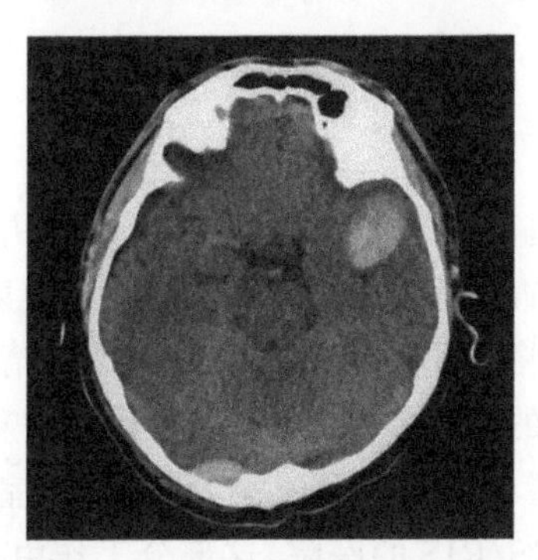

图2-3 CT是层面采集成像,由计算机根据衰减值计算,重新还原成像

综上所述,与X线摄影不同,CT由于采用了横断面层面采样,形成图像的每一个像素衰减值都被单独与源射线比较并计算,在随后的图像重建过程中,可依照对应的像素位置,再根据像

素点不同的衰减值,使原组织密度一一还原。

### 三、CT 的图像重建

CT 的图像重建主要通过数学方法计算获得。CT 发明的初期曾尝试多种数学重建方式,如代数重建法、联立方程重建法等,目前 CT 图像重建主要使用的方法是滤过反投影重建法。

滤过反投影法也称卷积反投影法。它是在反投影之前,对所有的投影数据进行卷积滤过(使用卷积核,使结果图像更清晰即有无所谓的"星月状"晕伪影。其成像的过程大致可分成三步:首先是获取全部的投影数据并做预处理。在这一过程的开始时先取得各投影数据的衰减吸收值并将其转换成重建所需的形式,如果数据中有射线硬化产生,同时将其校正。经过预处理的数据又称为原始数据,该原始数据也可存入硬盘,在需要时可再取出为重建图像用。其次是将所得数据的对数值与滤波函数进行卷积,其间须通过大量的数学运算,同时采用的滤波函数还须考虑图像的分辨率和噪声等。通常,高分辨率的算法可使解剖结构的边缘得到增强并改善分辨率,但噪声也相应增加。最后,进行反投影,并根据临床显示的要求不同选定矩阵大小,现在经滤过后的原始数据被反投影成像并可通过显示器显示。通常,重建后图像的大小与是否采用放大有关;图像的亮度则与 X 线通过物体后的衰减有关。

通常,滤过反投影的初始值始终为零(即设定的计算机内存初始值)。反投影开始后,沿着测量计算方向,其每一个投影值均被添加到计算机内存的图像像素中,被成像物体的细节和物体的衰减,不仅仅用于图像重建所需像素值的构成,而且与整个图像形成有关。经多次反投影后,最终可形成一幅清晰的 CT 图像。

(赵志伟)

## 第三节 CT 检查程序

CT 检查的目的是按照一定的操作规程和技术要求,使人体的正常解剖结构和病变形成影像,医师运用影像资料对疾病进行诊断和治疗。为了实现上述目标,需做好以下几个方面的准备。

### 一、患者的登记接待

仔细审查申请单是否填写完整,检查部位是否符合要求,并根据病情的轻、重、缓、急和本部门的工作情况合理安排患者的检查时间。在已建立 PACS/放射信息系统(RIS)的医院,递交无纸质的电子申请单或通过扫描仪将纸质申请单扫描成电子申请单。

如检查需要预先做准备工作的,给患者检查须知并作好解释说明工作。

患者检查完毕,应将检查申请单归还到登记室,并由登记室登记、填写片袋和患者照片一起交医师写诊断报告。已建立 PACS/RIS 的医院,这部分工作由 RIS 完成。

编写患者姓名索引、诊断索引,做日常工作量及其他各项统计工作。有 RIS 的医院,这部分工作由 RIS 系统完成。

检查完毕,已写出诊断报告的 CT 片袋仍旧回到登记室,并由登记室负责归档或交由患者自己保管。已建立 PACS/RIS 的医院，图像存储工作由 PACS 完成。

## 二、扫描前患者准备

扫描模式不同，检查部位不同，患者的准备情况略有差异。

### (一)常规 CT 平扫检查

(1)做 CT 检查前，患者须携带有关检查资料及其他临床检查资料。

(2)被检查的患者和陪伴家属进入 CT 室必须换鞋，以免灰尘等进入而影响机器的正常运行。检查前，均应对机房内的陪伴家属及患者做好相应的防护准备，以尽量降低辐射损害。

(3)检查前去除被检部位的金属物品，尽量减少射线束硬化伪影的产生。

(4)对于不能合作的患者，如婴幼儿，意识欠清、烦躁的患者，需征求临床医师的意见，事先给予镇静剂，防止意外(坠床)的发生，并最大限度减少移动伪影的产生。

(5)对于胸、腹部检查的患者，做必要的呼吸训练，以避免呼吸运动伪影的产生。对于心脏冠状动脉检查或支气管动脉检查，还需接心电监护仪，对心率较快者根据实际情况给予一定量的药物(倍他乐克等)控制患者的心率。

(6)对于做腹部检查的患者，须根据检查的需要，给予适量 1%～2%的口服碘对比剂或适量水。

(7)检查前一周内，做过食管、胃肠钡餐和钡剂灌肠的患者不能做腹部 CT 扫描，以避免肠腔内遗留的钡剂影响 CT 扫描。

(8)做盆腔扫描检查的患者，还需提前一天做好口服对比剂的准备，需特别注意服用的方法、时间和剂量等注意事项。

### (二)CT 增强检查

常规增强 CT 检查，除平扫检查中患者准备的几点注意事项外，还需做如下准备。

(1)患者或家属仔细阅读 CT 增强检查注意事项，根据患者自身情况，初步判断是否适合做此检查，不解之处可征求医师意见。不适合做此项检查应及时告知工作人员。

(2)糖尿病患者如日常服用双胍类药物，如二甲双胍、苯乙双胍等，应在检查前 48 小时停药，并一直持续到检查后 48 小时。如病情紧急，未停药者也应及时告知医师，并询问临床医师确认患者是否适合检查。

(3)检查前应详细询问有无药物过敏史，有无不宜使用对比剂的身心疾病，根据药物使用说明书做或不做过敏试验。提前做好静脉通路的建立，通常选肘正中静脉或贵要静脉为穿刺静脉。

(4)患者或家属需在 CT 增强检查知情同意书上签字同意后方可进行检查。

### (三)几项特殊检查

患者除上述内容外，还需做更多的准备。

1.头颅 CT 血管造影(CTA)或 CT 灌注扫描(CTP)检查患者

除常规增强检查的准备外，还应特别固定患者头颅，意识不清者，应给予药物镇静后方可进行检查。

2.行心脏冠状动脉检查或支气管动脉检查患者

(1)调整患者心率，应尽量控制在 80 次/分以下，心率过快或心律不齐者，根据实际情况给予适量的药物(倍他乐克)控制。

(2)屏气训练，具体方法如下：①全身心的放松；②先吸气再憋气，吸气不要太满，吸气量应是最大呼气量的70%～80%为宜；③憋气时，鼻子和嘴都不能出气或吸气，并控制住腹部不运动。

(3)扫描前含服硝酸甘油，硝酸甘油可直接松弛血管平滑肌，特别是小血管平滑肌，使全身血管扩张，外周阻力减少，静脉回流减少，减轻心脏前后负荷，降低心肌耗氧量、解除心肌缺氧。亦有利于冠状动脉的扩张。

3.小肠CT检查患者

(1)肠道准备：检查前一天晚上进行清洁灌肠，检查前12小时禁食。

(2)扩张小肠：检查前2小时开始，口服浓度为20%甘露醇溶液1 200 mL。方法如下：先口服600 mL，分三次口服，每隔15分钟口服200 mL，600 mL喝完以后15分钟再喝300 mL，并告知检查医师，扫描前再把剩余的300 mL溶液喝完。

4.胃、结肠CT仿真内镜检查患者

(1)胃：检查前12小时禁食、禁水；扫描前10分钟肌内注射山莨菪碱20 mg，口服发泡剂1.5～2.0包。

(2)结肠：①清洁肠道，按常规纤维结肠镜的检查要求进行准备，也可在检查当日进行清洁灌肠，灌肠后1.5小时才能进行螺旋CT扫描，以免残留水分影响图像质量；②扩张结肠，扫描前5分钟肌内注射解痉药(如胰高血糖素1 mg)，减少肠道痉挛、蠕动和患者不适，经肛管注入适量气体(1 000～2 000 mL)。

## 三、CT机准备

CT设备的正常运转是CT检查最终成像质量得以保证的前提条件，每天早晨开机前检查设备的完整性，观察湿温度、稳压电源工作状态，并按照规程完成如下操作。

### (一)开机

开启变压器电源；开启UPS；开启主计算机。

### (二)预热

X线管的预热对X线管从低千伏、低毫安到高千伏、高毫安的多次曝光，目的主要是使一段时间不使用冷却的X线管逐渐升温，避免过冷和突然过热的情况出现，以起到保护X线管的作用。该训练程序由于CT机生产厂商和CT机型号的差别有所不同。

### (三)CT值校准

CT成像的整个过程是一系列的、多部件参与的过程。成像中的主要部件如探测器之间由于存在扫描参数和余晖时间的差异，以及X线输出量的变化，CT机执行下一次扫描时各通道的X线输出量不同，有的通道是零，而另一些可能是正数或负数，导致探测器接收的空气CT值不是－1 000，这种现象被称为探测器的零点漂移。校准是对电器设备由于环境的变化在扫描时引起的误差所作的修正，又被称为“零点漂移校正”。

### (四)检查硬盘

可定期删除一些较早期的患者资料，可用空间过小时，将影响系统运行速度。

## 四、对比剂及急救物品准备

### (一)对比剂

1.对比剂概念

以医学成像为目的将某种特定物质引入人体内，以改变机体局部组织的影像对比度，这种被引入的物质称为“对比剂”，也称之为“造影剂”。

2.CT 用碘对比剂分类

按在溶液中是否分解为离子，分为离子型和非离子型对比剂；按分子结构分为单体型对比剂和二聚体型对比剂；按渗透压分为高渗、次高渗和等渗对比剂。

3.碘对比剂的选择

尽量选择非离子型对比剂，尽量选择使用等渗或次高渗对比剂，尽量避免使用高渗对比剂。

4.使用碘对比剂前的准备工作

(1)碘过敏试验：一般无需碘过敏试验，除非产品说明书注明特别要求。

(2)签署知情者同意书：使用碘对比剂前，建议与患者或其监护人签署“碘对比剂使用患者知情同意书”。签署前，技师或护士需要：①告知对比剂使用的适应证和禁忌证，可能发生的不良反应和注意事项。②询问患者或监护人，了解患者既往有无碘对比剂使用史，是否有中、重度不良反应史；有无使用肾毒性药物或其他影响肾小球滤过率的药物及疾病；有无脱水、充血性心力衰竭。③需要高度关注的相关疾病，甲状腺功能亢进、糖尿病肾病、肾功能不全，此类疾病需要咨询相关专科医师。

为了提高 CT 检查效率，大部分医院 CT 室需要储存备用对比剂。

**(二)急救物品**

CT 室应配备常规急救器械和药品，在患者发生对比剂过敏或其他意外情况时急救。

1.检查机房中必须准备的抢救器械

(1)装有复苏药物(必须定期更换)和器械的抢救车。

(2)必须备有医用管道或氧气瓶或氧气袋。

(3)血压计、吸痰设备、简易呼吸器等。

2.必须备有的紧急用药

(1)1∶1 000 肾上腺素。

(2)组胺 $H_1$受体阻滞剂(抗组胺药，如异丙嗪、苯海拉明)。

(3)地塞米松。

(4)阿托品。

(5)生理盐水或林格液。

(6)抗惊厥药(如地西泮等)。

## 五、操作者准备

**(一)资料录入**

1.审读检查申请单

了解患者一般资料和检查目的。

2.患者资料录入

按步骤录入患者的影像号、检查号、姓名、性别、出生年月、CT 号等。有 PACS/RIS 系统的医院，输入患者资料可由工作列表完成。

**(二)摆放患者体位**

根据检查目的，选择仰卧或俯卧、头先进或者足先进，升高检查床到合理高度后送入扫描孔中。

**(三)选择扫描程序**

(1)根据申请单的检查目的,选择合适的扫描序列。

(2)检查所选序列参数是否与患者体位、检查目的相符合,若不符合则进行修改。参数包括:层厚、层间距、螺距、观察野、窗宽、窗位、重建算法、重建模式、管电压、管电流等。

**(四)扫描前定位**

定位是确定扫描范围,一般有以下两种方法。

(1)扫描定位像法根据检查的要求定位像可以是前后位或侧位,然后利用 CT 机扫描软件中的定位功能确定扫描的起始线和终止线。

(2)摆体位时,利用定位指示灯直接从患者的体表上定出扫描的起始位置,优点是节省时间,且可以省去一幅定位像,但缺点是定位不准确。常用于颅脑、鼻咽和鼻窦的扫描。

**(五)扫描**

扫描是 CT 检查的主要步骤。

1.扫描方法

有序列扫描、螺旋扫描(单层或多层螺旋扫描)和其他的一些特殊扫描功能,如容积扫描、双能量扫描。

2.扫描的步骤

先确定扫描方式,选择扫描条件,然后按下曝光按钮。整个扫描过程中,操作者要密切观察患者的情况、设备运行的情况(如异常声响等)以及每次扫描的图像,根据需要有时需调整扫描的范围等。

**(六)原始数据的重建**

1.重建算法的选择

在扫描完成后,如发现选择的重建算法不合适,则需通过原始数据的重建算法的修改,重新选择最佳的重建模式,以满足诊断的需要。

2.重建算法的合理运用

出于诊断的目的和要求,不同的组织选择不同的算法。

**(七)CT 值的测量**

图像的测量技术包括 CT 值、距离、大小和角度等,是图像后处理中很常用的手段。

在 CT 的诊断中往往要采用 CT 值的测量。通过 CT 值的测量,可知道某一病变的 CT 值范围,进而推论该病变的性质。在增强扫描中更需要对病变作 CT 值的测量,通过与平扫时 CT 值的比较,来确定病变的性质。CT 值的测量是诊断中最常用的方法。根据测量的方法不同有单个 CT 值和兴趣区 CT 值测量,根据显示方法的不同还有 CT 值分布图形显示等。

1.点 CT 值

单个 CT 值的测量最常用和简便,通常是 CT 值测量笔或鼠标的一个点,需要时可随时放在被测量的部位,显示屏上就可显示该处的 CT 值。但该方法只反映了被测量部位某一点的 CT 值变化,没有整个病灶范围的 CT 值概况。

2.范围 CT 值

兴趣区 CT 值测量其范围的大小一般可自定,形状通常有圆形或方形,测量个数从一至数个不等。根据测量的数目在显示屏上依次显示,其测得的 CT 值是所定范围内的平均值,并标有标准误差供参考。兴趣区 CT 值测量相对更实用一些,可根据病灶的大小自定义测量范围。

3.CT 值分布图形

图形显示根据需要可随意选择兴趣区形状，如圆形、椭圆形、直线和不规则线，它显示的是所选范围内 CT 值的概况，并以图示的方法表示，它是一种动态的显示，使诊断医师能更直观地了解被测部位的 CT 值情况，有助于诊断的确定。

**(八)图像的储存及打印**

1.储存

检查完成的图像一般都暂存在 CT 机自身的硬盘。配有 PACS 系统的医院，一般都可以通过设置自动上传至 PACS 中央服务器进行集中管理，图像可多部门共享；无 PACS 系统的医院可通过 CD 或 DVD 光盘刻录离线存储。

2.胶片打印

(1)可设置自动打印：速度快但无法对图像进行后处理和选择，容易造成资料浪费，不可取。

(2)手动打印：先调整合适的窗宽窗位，确定图像排版格式，选择合适的图像进行拍摄。

## 六、CT 扫描检查的基本要点

CT 检查技术参数和方法的选择应首先考虑为诊断服务。根据这个指导思想，各种对诊断有利、无利的技术参数设置，对比剂的使用与否都应遵循这个原则，一切征象如疾病发生过程中的病理形态学改变、癌肿播散的路径和其他一些可能伴随的情况，都应该能准确显示。

关于患者的准备工作从诊断方面考虑，圆满完成一项 CT 检查涉及三个要素：扫描前患者的准备工作、扫描参数的设置和增强扫描对比剂的使用。

**(一)扫描前患者准备工作**

CT 可应用于人体任何部位，其中需要做好准备工作的主要是腹部（包括盆腔）和冠状动脉 CTA。由于没有服用对比剂时小肠和大肠的肠袢易于与肿块和肿大的淋巴结相混淆。所以，腹部或盆腔扫描前基本都需口服稀释的对比剂，其用量随成人、小孩或不同部位的检查各不相同，根据不同情况有时还只能口服水，具体情况需通过学习和实践来掌握。

口服稀释对比剂的比例一般为 1%～1.5%。由于个体的情况不完全一样，准确的比例应以实际使用为准。由于某些患者的肠蠕动较快，有时需要使用肠蠕动减缓药，因现在 CT 的扫描速度都比较快，可忽略这个问题，但如果扫描时间超过 2 秒，应考虑使用肠蠕动减缓药，否则有可能出现运动伪影。

**(二)扫描参数的设置**

扫描参数中的某些选择最终将影响成像的质量和患者的辐射剂量。

(1)扫描层厚（或螺距）的选择，较大的扫描层厚可以用较短的扫描时间得到较大的扫描覆盖范围，而较小的层厚则相反，此外扫描层厚与纵向分辨率和部分容积效应密切相关。大的扫描层厚纵向分辨率较低，并且易产生部分容积效应，而小的扫描层厚则相反。一般如喉部、肾上腺等较小的器官或部位，宜采用较小的扫描层厚，使这些部位能清晰显示，并不易产生部分容积效应。另外，浸润性病变往往也需使用薄层。常规扫描层厚（如 10 mm/10 mm）有时候小病灶难以发现，则需根据病灶的大小、范围调整层厚、层间距。

考虑做多平面等后处理重组的患者，必须做连续扫描（螺旋扫描），同时减小层厚或使用小的螺距必定要增加扫描剂量，否则会增加像素噪声。

(2)扫描时间的选择，缩短扫描时间最大的优点是可减少甚至避免运动伪影，此外还可减少患者的辐射剂量。其他参数不变缩短扫描时间最主要的缺点是噪声增加，但相比较而言，少许的噪声只影响对比分辨率不会明显影响诊断，而运动伪影往往影响诊断。

**（三）增强扫描对比剂的使用**

对比剂的使用除了常规注意事项外，还必须注意下述一些问题。

（1）成人、小儿的剂量不同，特别是小儿应严格按照规定的剂量使用，以免发生意外。成人的剂量一般不少于每次 80 mL，体型较大的患者还需要适当增加用量。

（2）要掌握注射对比剂后开始扫描的时间，不同的部位扫描延迟时间各不相同，实质脏器动脉期、平衡期和静脉期各期显示的时间也不相同，往往需要根据实际情况掌握使用。

（3）对比剂注射后的扫描方法：最常见的是连续扫描，多用于普通的增强扫描中；另外一种用得较多的扫描方法是螺旋扫描，如肺部孤立性小病灶的鉴别诊断、肝脏局灶性病变的确诊等，常常需采用增强后多期扫描的方法；在鉴别是否有血管瘤时还可采用同层序列扫描方法（在 16 层以上螺旋 CT 中，则可以直接采用螺旋扫描方法），该扫描方法在平扫确定病变部位后，注射对比剂后只扫描病灶层面，它显示病灶增强的时间序列，如用于肝血管瘤的鉴别。

**（周永博）**

## 第四节　CT 扫描方法

CT 扫描需根据检查目的选用一种扫描方式。依据 CT 机的类型，如同样是螺旋 CT 机，下述两种扫描方式是有差别的。

### 一、逐层扫描

逐层扫描又称序列扫描或非螺旋式扫描。通常，扫描时需预设层厚、层距和扫描范围，每扫描一层检查床移动相应的距离，然后做下一个层面的扫描，如此循环往复，直至完成整个预设范围的扫描。在螺旋扫描方式出现前，所有的 CT 检查都采用逐层扫描方式；而螺旋 CT 出现后，除了颅脑和颈、腰椎椎间盘等少数几个检查部位外，都被螺旋扫描方式替代。

### 二、螺旋扫描

螺旋扫描或称容积扫描，可分为单层螺旋扫描和多层螺旋扫描。螺旋扫描方式是扫描机架和检查床同时旋转和移动，X 线同时连续曝光采集图像，一次完成一个部位或器官的扫描，由于该扫描方式 X 线管焦点的运行轨迹在人体表面的投影类似螺旋状，故被称为螺旋扫描。螺旋扫描由于可连续采集一个甚至多个人体部位的扫描数据，采集速度快、扫描范围内无信息遗漏；在增强扫描中可节省对比剂的用量，现已替代逐层扫描方式，被广泛用于除颅脑等器官外的绝大部分 CT 的检查。

### 三、普通扫描

CT 的普通扫描又称平扫或非增强扫描，是 CT 检查中用得最多的一种方法，它的含义是按照定位片所定义的扫描范围、不注射对比剂的扫描。平扫是一种 CT 检查方法，无论逐层扫描或螺旋扫描方式，均可用于CT的平扫检查。

在平扫检查中须注意下列一些情况。

(1)准确的定位不仅可减少不必要的扫描，同时也使患者少受不必要的射线剂量。

(2)做必要的记录，有些情况比较特殊或对诊断有参考价值的信息，需随时记录在申请单上，为诊断或下次检查参考。

(3)四肢的检查一般需做双侧同时扫描，以供诊断参考。

(4)体位、方向须准确标明因为CT检查中左右的标注是根据仰卧、俯卧，还是头先进、足先进，由计算机程序自动标注，方位的概念对于诊断来说特别重要。

## 四、增强扫描

静脉内注射对比剂后的扫描称增强扫描，可增加组织与病变间密度的差别，有利于发现平扫未显示或显示不清楚的病变，以及观察血管结构和血管性病变，有助于病变的定位、定性。增强扫描有多种扫描方法。

### (一)常规增强扫描

常规增强扫描多采用静脉团注法注入对比剂，即以2～4 mL/s的流速注入对比剂60～100 mL，延迟一定时间后进行扫描。

### (二)动态增强扫描

动态增强扫描是指静脉注射对比剂后对兴趣区进行快速连续扫描，有以下几种。

1.进床式动态扫描

扫描范围包括整个被检查器官，可分别在血供的不同时期，进行双期和多期螺旋扫描。

2.同层动态扫描

同层动态扫描是对同一感兴趣层面连续进行多次扫描，测定CT值制成时间-密度曲线，研究该层面病变血供的动态变化特点，鉴别病变性质。感兴趣区的选择是关键。

3.两快一长扫描

两快一长扫描是动态增强扫描的特殊形式，两快是指注射对比剂速度快、开始扫描的时间快，一长是指扫描持续的时间足够长，一般持续数十分钟。主要用于肝海绵状血管瘤、肝内胆管细胞型肝癌，以及肺内孤立性结节的诊断和鉴别诊断。

## 五、定位扫描

定位扫描是正式扫描前确定扫描范围的一种扫描方法。它和一般扫描的不同之处是，平扫和增强扫描时CT的扫描机架是围绕患者做360°旋转，每扫描一层检查床移动相应的距离或螺旋扫描一次完成一个部位的扫描；而定位扫描时扫描机架内的X线管在12、9、3点钟位置固定不动，曝光时只有检查床做一个方向的运动。

另外，定位扫描一般一个患者或一个检查部位只做一次。机架内的X线管在12点钟位置时，其扫描的结果得到的是前后或后前(根据患者是仰卧还是俯卧)位的定位像，X线管在9点钟或3点钟的位置时得到的是侧位的定位像。

定位扫描得到的是类似数字X线摄影平片，由于定位像的扫描剂量较低，其空间分辨率也较低。定位像除用于确定扫描层面和范围外，还用于已扫描层面和范围的归档保存。

定位像一般采用狭缝扇形束扫描方式获得。在多层螺旋扫描的定位像扫描中，锥形束射线必须用附加的准直器，将锥形束射线准直成狭缝扇形束扫描，其目的是减少辐射线和提高图像的质量。

## 六、能量成像

能量成像是利用物质在不同X线能量下产生的不同的吸收来提供影像信息的，获得时空上完全匹配的双能量数据，在原始数据空间实现能谱分析，可以提供双能量减影、物质分离、物质定量分析、单能量成像和能谱曲线分析等功能。

能量成像比较有代表性的是西门子公司的双能量成像技术（DE）和GE公司的能谱成像技术。飞利浦公司开发的“三明治”探测器，通过两种不同的探测器重叠安装，使用一个球管同时照射，从而产生不同的两组数据，进而进行组织分辨。能量成像的实现方式从技术层面上分为实验室类型和临床类型两大类。前者的代表即光子计算系统，后者临床类型即双kVp成像，包括瞬时双kVp技术与双球管技术。采用双球管模式的能量成像中，由于能量时间分辨率不足可引起运动伪影。这种伪影不仅可出现在心血管系统中心脏的收缩与舒张，也可出现在消化系统中胃肠的蠕动，以及呼吸系统中双肺的呼吸运动。减影使这种运动伪影更加明显。采用双球管模式实现图像空间双能减影中的另一个问题是硬化效应。由于减影图像是由低电压与高电压的图像组合而成，而低电压的图像往往带有较严重的硬化效应，这样使得组合的减影图像也存在硬化效应。

由于运动伪影和硬化效应的干扰，双能减影图像中存在许多不准确性与不确定性，从而临床应用方面受到了很多制约。而通过单球管高低双能（80 kVp和140 kVp）的瞬时切换（<0.5毫秒能量时间分辨力）的能谱CT双能量解析过程是在投影数据空间完成的，因而不受自主和不自主的运动干扰，在准确的硬化效果校正的基础上得到准确的能谱成像。图像空间双能减影与常规混合能一样，采用单一硬化效应的校正。投影数据空间能谱成像对求解到基物质对的原始数据分别进行准确的硬化效应校正。

## 七、功能成像

### （一）CT灌注成像

CT灌注成像（CT perfusion imaging，CTPI）是静脉快速团注对比剂的同时，对选定的感兴趣层面进行连续快速扫描，得到一组动态图像，然后在工作站上利用CTPI软件分析每个像素对应的密度变化，获得每一像素的时间-密度曲线，根据该曲线计算出反映组织血流灌注状态的多个参数（如血流量、血容量、峰值时间、平均通过时间等），最终得到灰度或伪彩色显示的灌注图像。CTPI可分析脏器局部血流量的动态变化情况并以图像的形式显示，能反映组织的血管化程度及血流灌注情况，提供常规CT增强扫描不能获得的血流动力学信息及生理功能变化，属于功能成像的范畴。

灌注组织的强化程度与其血管化程度、血管壁的通透性和细胞外液量有关，组织的血管化程度与早期强化相关，而血管壁的通透性和细胞外液量则与后期强化相关。

对于不同的被检部位，CTPI检查方法略有差别，一般先行平扫，选择感兴趣层面进行灌注扫描。层面选择的原则是尽量取病灶最大平面，层面内尽量包含病变的各种成分和至少一条较大的血管，如胸腹部的主动脉、颅脑的上矢状窦等。确定感兴趣层面后，快速团注对比剂的同时启动灌注扫描程序，对比剂用量40～50 mL，注射速度5～10 mL/s，层厚1.25～2.5 mm。64层及以上多层CT(MSCT)的扫描覆盖范围更大,可完成全器官灌注成像。

CTPI最早开展的检查项目是脑灌注成像,用于诊断平扫无法显示的超早期脑梗死及脑部肿瘤的鉴别诊断。目前也逐渐用于心肌、肝、脾、肾等的诊断,以及用于器官移植后了解移植血管的存活情况和移植器官的血流灌注情况。

**(二)CT定量测定**

CT定量测定常用的有定量骨密度测定、心脏冠状动脉的钙化含量测定和肺组织密度测量等。

定量骨密度测定是CT的一种检查方法。它是利用X线对人体组织的衰减,其CT值与物质的密度线性相关,并借助于已知密度的专用体模,通过人工或专用软件的计算,最后得出人体某一部位的骨密度值。它是确定有无骨质疏松的一种常用检查手段,目前大多数CT机所做的骨密度测定都是单能定量CT(SE-QCT)。

心脏冠状动脉的钙化含量测定是在序列扫描后,利用软件测量、定量功能测量钙化体积的一种扫描检查方法。该方法需借助心电门控装置,在屏住呼吸后采用序列扫描的方式以3 mm的层厚层距一次完成心脏的容积扫描,随后利用专用的软件程序采用人工定义的方法确定钙化的范围,最后由软件程序计算钙化的体积并确定冠心病发生的危险程度。

肺组织密度测量也是CT扫描后利用专用的软件,来进行肺组织通气功能评估的一种CT检查方法。

## 八、心脏及冠状动脉CT成像

对于心脏和大血管病变,传统CT和一般螺旋CT因扫描速度慢,受心脏搏动的影响较易产生运动性伪影,随着MSCT、双源CT的应用,心脏CT检查的应用日益广泛。该检查可提供详尽的心脏大血管的解剖信息,评估左、右心室功能,是先天性心脏病和心脏瓣膜疾病的检测手段之一。同时,它还可显示心包腔积液或钙化,并进行冠状动脉重组、冠状动脉钙化积分分析、心功能分析等。

心脏CT检查常规行横断面平扫加CTA,平扫常用步进式扫描方式,CTA采用螺旋容积扫描方式,利用容积数据进行三维重组,还可行心肌灌注成像。血管疾病的诊断一般需行CTA检查。

目前,多层螺旋CT对心脏的检查成像主要采用了前瞻性心电图(ECG)触发和回顾性ECG门控两种方法。

前瞻性ECG触发是根据患者心电图R波的出现预先设定一个延迟时间,然后曝光扫描,心脏容积数据的采集是在注射对比剂后采用了序列扫描的“步进、曝光”技术,并将获得的图像用不同的后处理方法显示。此方法可以显著减少X线辐射剂量,但不能进行心脏功能测定。回顾性ECG门控心脏容积数据的获取则是采用注射对比剂后的一段时间内,螺旋扫描连续采集全部心脏的容积数据,同时记录患者的心电图,然后回顾性和选择性地重建图像,并采用不同的后处理方法显示图像。此方法可以同时进行心脏功能测定,但X线辐射剂量较大。

对比剂用量为1.2~1.4 mL/kg(要综合考虑受检者的血流速度、心率及所用CT机型等因素,一般用70~80 mL即可),注射速度为4.5~5 mL/s,开始注射对比剂后,12~18秒启动扫描。通常采用对比剂追踪触发扫描技术,将感兴趣区置于肺动脉干层面的主动脉根部,设定触发阈值为100~120 Hu,注入对比剂后,当感兴趣区的CT值达到阈值时,自动触发扫描(须有约

6 秒的吸气、屏气延迟时间)。

随着多排(层)螺旋 CT 技术的不断进展,单脏器或多脏器的扫描时间大为缩短,故注射对比剂时间也相应缩短。因此,在不增加对比剂总量的前提下,可应用提高注射速率、降低管电压或者使用低浓度对比剂等方法提高 CTA 的显示效果。但是无论选择哪种方法,准确捕捉扫描时机至关重要,最好在动脉密度值达到高峰时结束扫描,稍微提前或推后,都有可能导致检查失败。

不同厂家的高端螺旋 CT 具有不同优势,使用低剂量对比剂的方法也不尽相同,以心脏为例,64 排 CT 可以在 5~6 秒完成心脏冠状动脉扫描,而 640 层 CT 采用 16 cm 的宽探测器进行成像,双源 CT 采用 3.4 的大螺距进行采集,当心率<70 次/分时,均可实现亚秒扫描,完全可以在使用低剂量对比剂的高峰平台期内完成扫描。后 64 排 CT 最大的优势就是可以采用低管电压技术联合迭代重建进行低辐射剂量的研究,不仅可提高血管密度,还可降低噪声,提高密度分辨力;实现了冠状动脉钙化斑块的去除、心肌血供的定量测量和斑块的精确定性。

## 七、CT 血管成像

CT 血管成像是指静脉内注入对比剂后,在靶血管内的对比剂浓度快速达到峰值时,进行螺旋扫描,经工作站后处理,重组出靶血管的多维图像。如何确定靶血管内的对比剂达到峰值的时间至关重要,通常经静脉内注射对比剂后,影响靶血管对比剂达到峰值的时间的因素包括以下几个方面:对比剂循环时间、扫描延迟时间、对比剂注射速率、对比剂注射总量、扫描时间、患者年龄及体重。

### (一)人体各脏器的对比剂循环时间及对比剂用量

通常情况下,经手背静脉或肘静脉高压注射器注射非离子型碘造影剂。

### (二)扫描延迟时间的确定方法

1.经验延迟法

即根据对比剂在人体各脏器的循环时间来确定扫描的延迟时间,此方法受个体差异的影响,不能完全准确判断扫描延迟时间。

2.对比剂智能追踪技术

该技术通常在靶血管或该血管附近设定一个感兴趣区,并设定一定的 CT 增强阈值,注射对比剂后一定时间开始扫描,当靶血管密度增高达到阈值时,软件自动启动将扫描床移动到扫描位置开始扫描。目前各 CT 制造厂家已有专用的注射对比剂增强程度智能化跟踪软件,它们的共同特点是有实时监控功能,一旦靶血管的 CT 值增加达到设定的阈值,即自动开始扫描。使用该方法需要注意如下几点:①选择靶血管区域适当的感兴趣血管作为获得启动扫描阈值获得区,该感兴趣血管最好选择靶血管或与靶血管邻近,而且直接与靶血管连接的血管;②设定的阈值通常比靶血管增强最佳 CT 值低 100~150 Hu;③感兴趣血管 CT 值达到阈值后,设备从感兴趣血管扫描层面到正式开始扫描层面有一定移动扫描床的时间,通常为 1~2 秒;④在感兴趣血管密度达到阈值,扫描床移动到开始扫描层面这个时间内,靶血管内对比剂仍然在发生变化。

3.时间-密度曲线

时间-密度曲线是指采用团注方法,将小剂量对比剂以一定速度注射后扫描靶血管,获得对比剂达到靶血管的峰值时间,通常使用同一批号、相同浓度对比剂 15~20 mL。使用该方法的注意事项包括以下几点:①测试到达靶血管达峰时间的对比剂注射速率应与正式扫描注射对比剂速率一致；②确定正式扫描延迟时间的时候，一定要累加测试达到时间和扫描开始前的时间；③小剂量团注测试的时间分辨力可为1～2秒，只要能满足临床要求即可，可以减少患者所接受的不必要的辐射，通常应用低剂量扫描，每次扫描时间2秒。

CTA技术已经很成熟，其血管成像可以显示血管腔内、管壁和腔外病变。不仅可以对大范围解剖血管成像，而且可以对小范围小血管高分辨精细显像，甚至可以用于研究运动器官的血管。此外，对于一些带有金属支架不宜行MRA检查的大血管病变患者也可以行CTA检查。目前，CTA几乎可以应用于全身各部位血管成像，包括头颈部、心胸部、腹部及四肢等部位。常见如颅脑部的血管畸形、颅内动脉瘤、颈动脉和椎动脉狭窄等，心胸部的冠心病、主动脉夹层、大动脉炎、主动脉缩窄、肺栓塞、肺动脉高压、支气管动脉栓塞等，周围血管病变如腹腔干、肾动脉、肠系膜动脉狭窄或闭塞，四肢的下肢动脉栓塞或狭窄等。

## 八、CT导向穿刺活检

CT导向穿刺活检是在CT扫描基础上，确定病灶位置，然后对病灶区所对应的体表表面，贴上进针的体表定位标志，并选定此区域进行平扫，找出病灶的中心层面所对应的体表标志的进针点。根据CT图像的处理软件，确定进针的深度和角度，按此深度和角度进针完毕后，还需在进针点再扫描1～2层，以观察针尖是否到位。如若到位，即将穿刺针小幅度地上下来回穿刺几次，抽出枕芯，换上大空针，加上适当的负压，抽出病变组织，送去活检。最后在所穿刺的部位再扫描几层，了解有无出血和气胸等，该方法主要用于病变的活检。

## 九、胆系造影CT扫描

胆系造影CT扫描是指先经静脉或口服对比剂，使胆系显影增强后再做CT扫描的一种检查方法。

胆系造影CT扫描是一种无创或微创的检查方法，可清楚地显示胆囊内和胆囊壁的病变，根据胆囊和胆管是否显影，还可评价胆囊的功能是否正常。

根据胆系用药方法的不同，还可分为静脉胆囊造影CT扫描和口服胆囊造影CT扫描。静脉胆囊造影CT扫描通常注射40％～50％的胆影葡胺20～30 mL，于注射后30～60分钟进行CT扫描检查。口服胆囊造影CT扫描通常口服0.5～1 g碘番酸，服药后12～14小时进行CT扫描检查。

## 十、CT透视

CT透视是一种连续扫描成像CT装置。在第三代滑环式扫描CT机的基础上，采用连续扫描、快速图像重建和显示，实现实时CT扫描成像。

CT透视是快速扫描、快速重建和连续图像显示技术的结合，由CT机附加功能完成。首先扫描150°采集数据，然后再扫描60°或45°，采集的数据替代相应部分的原有数据，与原有的300°或315°数据组成一幅新的图像，即透视图像。

CT透视主要被用来做CT引导下的活检穿刺或介入治疗。CT透视除了可做常规的穿刺外，还可以做囊肿等的抽吸、疼痛治疗（脊髓腔注射镇痛药物）、关节腔造影、吞咽功能和关节活动的动态观察等。

## 十一、特殊扫描

### (一)薄层扫描

薄层扫描是指层厚小于5 mm的扫描方法。在普通CT机和螺旋CT机上都可实施,平扫和增强扫描均可。主要优点是减少部分容积效应。主要用于:①较小组织器官如鞍区、颞骨乳突、眼眶、椎间盘等,常规用薄层平扫;②检出较小病灶,如肝脏、肾脏等的小病灶,胆系和泌尿系统的梗阻部位等,在普通扫描的基础上加做薄层扫描;③一些较大的病变,为了观察病变的内部细节,局部可做薄层扫描;④拟进行图像后处理,最好用薄层螺旋扫描,扫描层面越薄,重组图形的质量越高。

薄层扫描因层面接受X线光子减少,噪声增大,信噪比降低,密度分辨力降低。为保证符合诊断需要的图像质量,通畅需增大扫描条件。

### (二)重叠扫描

重叠扫描是指层距小于层厚,使相邻的扫描层面部分重叠的扫描方法。例如扫描层厚10 mm,层距7 mm,相邻两个层面就有3 mm厚度的重叠。此方法对CT机没有特殊要求,管电压、管电流、扫描时间、算法、矩阵与普通扫描相同。优点是减少部分容积效应,易于检出小于层厚的小病变。缺点是扫描层面增多致患者的X线吸收剂量增大。一般只用于感兴趣区的局部扫描,以提高小病灶检出的机会,不作为常规的CT检查方法。

### (三)靶扫描

靶扫描是指感兴趣区局部放大后再进行扫描的方法,又称放大扫描、目标扫描。通常对检查部位先进行一层普通扫描,利用此图像决定感兴趣区,局部放大(即缩小扫描视野)后进行薄层扫描。高档螺旋CT机上,通常采用扫描后小范围、大矩阵重建,以减小像素尺寸,提高空间分辨力。靶扫描图像增加了感兴趣区的像素数目,提高了空间分辨力;而普通扫描后的局部放大像,仅是感兴趣区的像素放大,数目不变,空间分辨力没有提高。靶扫描主要用于小器官和小病灶的显示,如蝶鞍、肾上腺扫描。对CT机没有特殊要求,扫描条件与普通扫描相同。

### (四)高分辨力CT扫描

高分辨力CT(high resolution CT,HRCT)是通过薄层扫描,大矩阵、骨算法重建图像,获得具有良好的空间分辨力CT图像的扫描方法。管电压120～140 kV,管电流120～220 mA,层厚1～2 mm,层距可视扫描范围大小决定,可无间距或有间距扫描,矩阵通畅512×512,选用骨算法重建。此方法突出优点是具有良好的空间分辨力,主要用于小病灶、小器官和病变细微结构的检查。如肺部HRCT,能清晰显示以次级肺小叶为基本单位的肺内细微结构,有助于诊断和鉴别诊断支气管扩张,肺内孤立或播散小病灶、间质性病变等。也可用于检查内耳、颞骨乳突、肾上腺等小器官。HRCT扫描因层厚小,需使用高的曝光条件。

(高　燕)

# 第三章　MRI成像基础

## 第一节　MRI 成像原理

含单数质子的原子核，例如人体内广泛存在的氢原子核，其质子有自旋运动，带正电，产生磁矩，有如一个小磁体。小磁体自旋轴的排列无一定规律，但如在均匀的强磁场中，则小磁体的自旋轴将按磁场磁力线的方向重新排列。在这种状态下，用特定频率的射频脉冲进行激发，作为小磁体的氢原子核吸收一定量的能而共振，即发生了磁共振现象。停止发射射频脉冲，则被激发的氢原子核把所吸收的能逐步释放出来，其相位和能级都恢复到激发前的状态。这一恢复过程称为弛豫过程。而恢复到原来平衡状态所需的时间则称之为弛豫时间。有两种弛豫时间，一种是自旋-晶格弛豫时间，又称纵向弛豫时间，反映自旋核把吸收的能传给周围晶格所需要的时间，也是 900 射频脉冲质子由纵向磁化转到横向磁化之后再恢复到纵向磁化激发前状态所需时间，称 $T_1$。另一种是自旋-自旋弛豫时间，又称横向弛豫时间，反映横向磁化衰减、丧失的过程，也即是横向磁化所维持的时间，称 $T_2$。$T_2$衰减是由共振质子之间相互磁化作用所引起，与 $T_1$不同，它引起相位的变化。

正常情况下，质子处于杂乱无章的排列状态。当把它们放入一个强外磁场中，就会发生改变。它们仅在平行或反平行于外磁场两个方向上排列。

人体不同器官的正常组织与病理组织的 $T_1$是相对固定的，而且它们之间有一定的差别，$T_2$也是如此。这种组织间弛豫时间上的差别是 MRI 的成像基础。有如 CT 时，组织间吸收系数(CT 值)差别是 CT 成像基础的道理。但 MRI 不像 CT 只有一个参数，即吸收系数，而是有 $T_1$、$T_2$和自旋核密度等几个参数，其中 $T_1$与 $T_2$尤为重要。因此，获得选定层面中各种组织的 $T_1$(或 $T_2$)值，就可获得该层面中包括各种组织影像的图像。

MRI 的成像方法也与 CT 相似。有如把检查层面分成 Nx、Ny、Nz 等一定数量的小体积，即体素，用接收器收集信息，数字化后输入计算机处理，获得每个体素的 $T_1$值(或 $T_2$值)，进行空间编码。用转换器将每个 T 值转为模拟灰度，而重建图像。

(武　文)

# 第二节　MRI 成像设备

MRI 成像设备的硬件部分组成非常复杂，主要由主磁体系统、射频系统、梯度系统、谱仪系统、控制台系统和辅助设备等组成。

## 一、主磁体系统

MRI 成像设备的主磁体用于产生一个高度均匀、稳定的静磁场，根据其产生磁场的硬件基础分为多种类型，如永磁磁体、常导磁体和超导磁体。

一般把主磁体做成圆柱形或矩形腔体，腔体内不仅可以安装主磁体的线圈，还可以安装不同方向梯度磁场的线圈和全身的发射线圈以及接收线圈，患者借助于检查床进入磁体磁场中。

主磁体是 MRI 成像的基础，人体与组织样品在静磁场的作用下发生磁化，产生 MRI 系统测量的物理对象，即磁化强度矢量($M_0$)。

## 二、射频系统

射频系统可分为射频发射子系统和射频接收子系统。

### (一)射频发射子系统

射频发射子系统包括射频发射线圈和射频放大器等调控系统，其作用是提供满足成像要求的射频场。射频是具有一定频率和波长的电磁波。目前临床诊断磁共振扫描仪的场强多在0.2～3.0 T，其射频工作频率范围在8.52～127.73 MHz。在临床试验用机中，目前可达到298 MHz(7 T)，甚至383.18 MHz(9 T)或更高。射频线圈是发生射频的物质基础，其作用于组织磁化后产生的 $M_0$，使 $M_0$ 成为可以被测量的形式。

### (二)射频接收子系统

射频接收子系统由接收线圈和前置放大器等组成，其作用是探测进动的 $M_0$。接收线圈是用于接收人体被成像部分所产生的磁共振信号，从外观上看，它与发射线圈非常相似(有时接收与发射共用一个线圈)，但其线圈品质因子 Q 值要高。

## 三、梯度系统

梯度系统提供成像所需的梯度场，包括梯度线圈和梯度放大器等梯度调控系统，其作用有如下几点：①产生梯度磁场；②协助产生磁共振信号，如梯度回波序列；③制造不同的组织对比。

按照电磁学原理中的右手螺旋法则，将两组对应的线圈调整好距离后，由梯度发生器产生一定开关形状的梯度电流，经放大后由驱动电路送至梯度线圈从而产生梯度磁场。系统在三个主方向上安装相应的梯度线圈 $G_z$、$G_x$、$G_y$。磁场梯度 G 在空间定位、回波形成以及多种对比度形成上都起到关键作用(如扩散、流动敏感等)。

## 四、谱仪系统

谱仪系统是射频和梯度系统的控制中心，进行扫描过程时序控制，对射频波形和梯度波形进行计算与控制，对信号进行采集和处理等。

对于工程技术人员，也是通过谱仪系统各个硬件的平台，对各个部位进行校准、故障诊断和维护。

### 五、控制台系统

控制台系统的主要作用是提供用户接口，方便操作者从临床工作的角度，进行扫描、图像显示、图像打印、数据管理以及系统维护，并对谱仪预设的参数进行调整。

### 六、辅助设备

由于扫描要求不同，磁共振设备还可配置相应的辅助设备。

(1)为实施特殊成像(如心脏门控)，要有对有关生理信号(心电、脉搏、血氧饱和度、氧分压、二氧化碳分压等)进行采集、处理、分析的单元等。

(2)为实现实时脑功能成像，需要配置特殊的高性能计算机柜、射频脉冲实时跟踪、试验刺激的控制、数据的全自动后处理系统等。

(3)为实现对眼动轨迹的分析，需要配置磁共振兼容的眼动仪。

常用的附属设备有：磁屏蔽体、屏蔽体、冷水机组、不间断电源、空调以及超导磁体的低温保障设施和激光相机等。

(张　伟)

## 第三节　MRI 图像特点

### 一、多参数成像

具有一定 $T_1$ 差别的各种组织，包括正常与病变组织，转为模拟灰度的黑白影，则可使器官及其病变成像。MRI 所显示的解剖结构非常逼真，在良好清晰的解剖背景上，再显出病变影像，使得病变同解剖结构的关系更明确。

值得注意的是，MRI 的影像虽然也以不同灰度显示，但反映的是 MR 信号强度的不同或弛豫时间 $T_1$ 与 $T_2$ 的长短，而不像 CT 图像，灰度反映的是组织密度。

MRI 是多参数成像，其成像参数主要包括 $T_1$、$T_2$ 和质子密度等，可分别获得同一解剖部位或层面的 $T_1$WI、$T_2$WI 和 PDWI 等多种图像；而包括 CT 在内的 X 线成像，只有密度一个参数，仅能获得密度对比一种图像。在 MRI 中，$T_1$WI 上的影像对比主要反映的是组织间 $T_1$ 的差别；$T_2$WI 上的影像对比主要反映的是组织间 $T_2$ 的差别；而 PDWI 上的影像对比主要反映的是组织间质子密度的差别。

在 $T_1$WI 上，脂肪 $T_1$ 短，MR 信号强，影像白；脑与肌肉 $T_1$ 居中，影像灰；脑脊液 $T_1$ 长；骨与空气含氢量少，MR 信号弱，影像黑。在 $T_2$WI 上，则与 $T_1$WI 不同，例如脑脊液 $T_2$ 长，MR 信号强而呈白影。

### 二、多方位成像

MRI 可获得人体轴位、冠状位、矢状位及任意倾斜层面的图像，有利于解剖结构和病变的三维显示和定位。

### 三、流空效应

体内流动的液体中的质子与周围处于静止状态的质子相比，在 MR 图像上表现出不同的信号特征，称为流空效应。血管内快速流动的血液，在 MR 成像过程中虽然受到射频脉冲激励，但在终止射频脉冲后采集 MR 信号时已经流出成像层面，因此接收不到该部分血液的信号，呈现为无信号黑影，这一现象称为流空现象。血液的流空现象使血管腔不使用对比剂即可显影，是 MRI 成像中的一个特点。

流动血液的信号还与流动方向、流动速度以及层流和湍流有关。在某些状态下，流动液体还可表现为明显的高信号。

### 四、质子弛豫增强效应与对比增强

一些顺磁性和超顺磁性物质使局部产生磁场，可缩短周围质子弛豫时间，此效应称为质子弛豫增强效应，这一效应是 MRI 行对比剂增强检查的基础。

（吕莎莎）

## 第四节　MRI 检查技术

### 一、脉冲序列

MR 成像中常用的脉冲序列有自旋回波脉冲序列（spin echo sequence，SE 序列）、梯度回波序列（gradient echo sequence，GRE 序列）、反转恢复序列（inversion recovery sequence，IR 序列）等，每种序列中又包括多种类型，临床上应根据不同检查部位和目的选择应用。

#### （一）SE 脉冲序列

常规 SE 脉冲序列是临床上最常用的成像序列。该序列先发射一次 90°射频激励脉冲，继而施加一次 180°复相位脉冲使质子相位重聚，产生自旋回波信号。通过调节 TR 和 TE 的长短可分别获得反映组织 $T_1$、$T_2$ 及质子密度特性的 MR 图像。其中 $T_1$WI 具有较高的信噪比，适于显示解剖结构，也是增强检查的常规序列；$T_2$WI 则更易于显示水肿和液体，而病变组织常含有较多水分，在 $T_2$WI 上显示为高信号，因而更易于显示病变；PDWI 常可较好地显示出血管结构。

常规 SE 脉冲序列的主要优点是图像质量高，用途广，缺点是扫描时间相对较长。因此，在常规 SE 序列的基础上，开发了快速自旋回波序列，使扫描时间显著缩短。

#### （二）GRE 脉冲序列

GRE 序列是常用的快速成像脉冲序列，具有多种类型，其中常规 GRE 脉冲序列最为成熟，临床应用也最多。该序列由一次＜90°的小角度（或稍大于 90°，但不使用 90°）激励脉冲和读出梯度的反转构成。读出梯度的反转用于克服梯度场带来的去相位，使质子相位重聚产生回波，由于是梯度复相位产生回波，故称 GRE。

GRE 序列的主要优点是扫描速度快、成像时间短，而空间分辨力及信噪比均较高。主要用于屏气下腹部单层面快速扫描、动态增强扫描、血管成像、关节病变等检查。快速 GRE 成像序列进一步提高了扫描速度，能够在一次屏气下完成十几个层面的扫描成像。

**(三)IR 脉冲序列**

IR 脉冲序列首先使用一次 180°反转脉冲使全部质子的净磁矢量反转 180°，达到完全饱和；继而当质子的纵向磁化恢复一定时间后，施加一次 90°脉冲使已恢复的纵向磁化翻转为横向磁化，以后再施加一次 180°复相位脉冲，取得 SE。由于取得 SE，故也可称为反转恢复自旋回波。

IR 脉冲序列主要用于获取重 $T_1$WI，以显示解剖，通过选择适当的反转时间可得到不同质子纵向磁化的显著差异，获得比 SE 脉冲序列更显著的 $T_1$加权效果。IR 脉冲序列还可用于增强检查，使顺磁性对比剂的短 $T_1$增强效果更明显。IR 脉冲序列的主要优点是 $T_1$对比效果好、信噪比高，缺点是扫描时间长。

(1)STIR 脉冲序列是 IR 脉冲序列的一个类型，特征是选择特殊的 $T_1$值，恰好使脂肪质子的纵向磁化恢复到 0 点时施加 90°脉冲，因此在 90°脉冲后脂肪质子无横向磁化而无信号产生。主要用途是在 $T_1$WI 中抑制脂肪的短 $T_1$高信号，即脂肪抑制。

(2)液体衰减反转恢复脉冲序列是 IR 序列的另一个类型，其特征是选择特殊的 $T_1$值，使脑脊液信号被抑制，主要用于 $T_2$WI 和 PDWI 中抑制脑脊液的高信号，使与脑脊液相邻的长 $T_2$病变显示得更清楚，在中枢神经系统检查中应用价值较大。

**(四)回波平面成像**

回波平面成像(echo planar imaging，EPI)是目前成像速度最快的技术，可在 30 毫秒内采集一幅完整的图像，使每秒钟获取的图像达到 20 幅。EPI 技术可与所有常规成像序列进行组合。

EPI 最大的优点是扫描时间极短而图像质量相当高，可最大限度地去除运动伪影，除适用于心脏成像、腹部成像、流动成像外，还可进行灌注和弥散成像等功能成像，此外，还可用于实时 MRI 和介入 MRI。

## 二、脂肪抑制

短 $T_1$高信号可来源于脂肪、亚急性期血肿、富含蛋白质的液体及其他顺磁性物质，采用如 STI 等特殊的脉冲序列可将图像上由脂肪成分形成的高信号抑制下去，使其信号强度降低，即脂肪抑制，而非脂肪成分的高信号不被抑制、保持不变，从而可鉴别出是否为脂肪组织。

## 三、MR 血管成像

MR 血管成像(magnetic resonance angiography，MRA)是使血管成像的 MRI 技术，一般无须注射对比剂即可使血管显影，安全无创，可多角度观察，但目前 MRA 对显示小血管和小病变仍不够满意，还不能完全代替 DSA。常用的 MRA 技术有时间飞跃法和相位对比法，近年来，为提高 MRA 的准确性，又推出了对比剂增强的 MRA。

## 四、MR 水成像

MR 水成像是采用长 TR、很长 TE 的重 $T_2$加权快速自旋回波序列加脂肪抑制技术，从而使体内静态或缓慢流动的液体呈现高信号，而实质性器官和快速流动的液体如动脉血呈低信号的技术。通过最大强度投影重建，可得到类似对含水器官进行直接造影的图像。

目前常用的 MR 水成像技术主要包括 MR 胆胰管成像、MR 尿路造影、MR 脊髓造影等。MR 水成像具有无须对比剂、安全无创、适应证广、成功率高、可多方位观察等优点。

## 五、磁共振功能成像

磁共振功能成像是在病变尚未出现形态变化之前，利用功能变化来形成图像，以进行疾病早期诊断或研究某一脑部结构的功能。主要包括弥散成像、灌注成像和皮质激发功能定位成像等。

（勾凤玲）

# 第四章　胸部疾病的X线诊断

## 第一节　气管与支气管疾病的 X 线诊断

### 一、气管与支气管炎

**(一)概述**

气管与支气管炎是由生物、物理、化学刺激或过敏等因素引起的气管与支气管黏膜炎症。临床症状主要为咳嗽和咳痰。可分为急性与慢性两种。

**(二)局部解剖**

气管起于环状软骨下缘(平第 6 颈椎体下缘),向下至胸骨角平面(平第 4 胸椎体下缘),分为左、右主支气管,其分叉处称气管杈。左主支气管细而长,嵴下角大,斜行。右主支气管短而粗,嵴下角小,走行较直。主支气管进入肺门后,左主支气管分上、下两支,右主支气管分上、中、下 3 支,进入相应的肺叶,称肺叶支气管。肺叶支气管再分支即肺段支气管(图 4-1)。

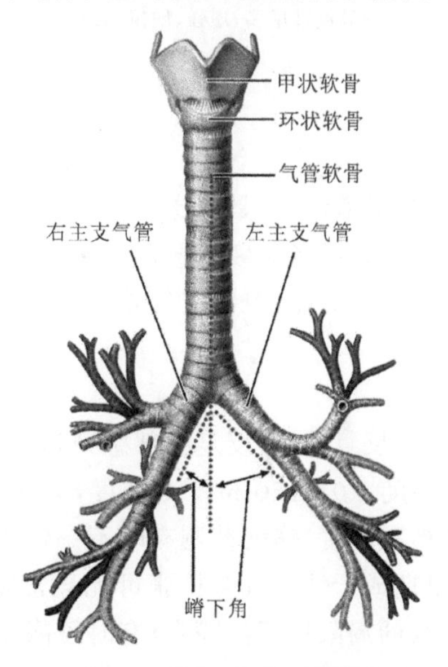


图 4-1　支气管树解剖图

### (三)临床表现与病理基础

急性气管与支气管炎,起病急,通常全身症状较轻,可有发热。初为干咳或少量黏液痰,随后痰量增多,咳嗽加剧,偶伴血痰。听诊可闻及散在干、湿啰音,咳嗽后减少或消失。呼吸道表现在2～3周消失,如反复发生或迁延不愈,可发展为慢性支气管炎。慢性支气管炎以咳嗽、咳痰为主要症状,患者每年发病持续3个月,连续2年或2年以上,并除外引起慢性咳嗽、咳痰的其他疾病。急性气管与支气管炎表现为气管、支气管黏膜充血水肿,淋巴细胞和中性粒细胞浸润;同时可伴纤毛上皮细胞损伤脱落;黏液腺体肥大增生。

### (四)X线表现

早期X线检查阴性,当病变发展到一定阶段,胸片上可出现某些异常征象,主要表现为肺纹理增多、增粗、增强、紊乱、扭曲及变形。由于支气管增厚,当其走行与X线垂直时可表现为平行的线状致密影,即"轨道征"。肺组织的纤维化表现为条索状或网状阴影。弥漫性肺气肿表现为肺野透亮度的增加,肋间隙增宽,心脏垂直,膈低平。小叶中心性肺气肿表现为肺透亮度不均匀,或形成肺大疱。肺组织的纤维化也可导致肺动脉压力过高,累及心脏,使肺动脉段隆凸、右心室肥厚增大(图4-2)。

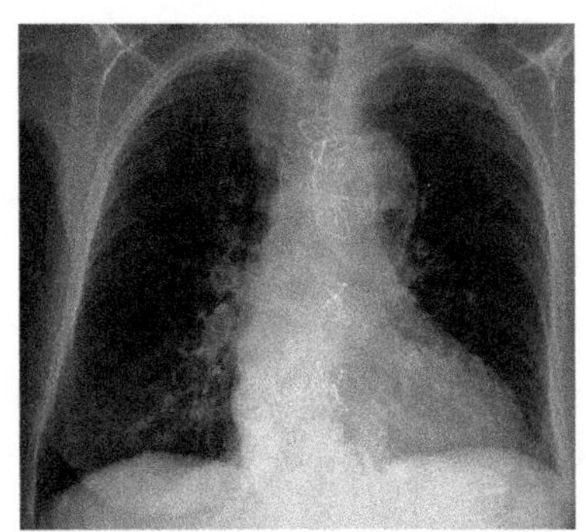

**图4-2　支气管炎X线影像表现**

双肺纹理增多、增强、增粗、紊乱

## 二、支气管扩张

### (一)概述

支气管扩张为较常见的慢性呼吸道疾病,是指支气管管腔超过正常范围的永久性或不可逆转性改变。分先天性和继发性两种,以后者居多。继发性支气管扩张大多继发于急、慢性呼吸道感染和支气管阻塞后,反复发生支气管炎症、致使支气管壁结构破坏,引起支气管异常和持久性扩张。

### (二)临床表现与病理基础

主要为慢性咳嗽、咳大量浓痰、反复咯血、反复肺部感染和慢性感染中毒症状等,其严重度可用痰量估计:轻度,<10 mL/d;中度,10～150 mL/d;重度,>150 mL/d。50%～70%的患者有程度不等的咯血,咯血量与病情严重程度、病变范围有时不一致。患者反复感染常表现为同一肺段反复发生肺炎并迁延不愈。早期或干性支气管扩张可无异常肺部体征,病变重或继发感染时常可闻及下胸部、背部固定而持久的局限性粗湿啰音,有时可闻及哮鸣音。支气管扩张常常是位于段或亚段支气管管壁的破坏和炎性改变,受累管壁的结构,包括软骨、肌肉和弹性组织破坏被纤维组织替代。

肉眼可见支气管壁明显增厚，伴有不同程度的变形，管腔可呈囊、柱状或梭状扩张。扩张的管腔内常有黏液充塞、黏膜明显炎症及溃疡，支气管壁有不同程度破坏及纤维组织增生。镜下可见支气管壁淋巴细胞浸润或淋巴样结节，黏液腺及淋巴细胞非常明显。支气管黏膜的柱状上皮常呈鳞状上皮化生。支气管壁有不同程度的破坏，甚至不能见到正常结构，仅见若干肌肉及软骨碎片。管壁上有中性粒细胞浸润，周围肺组织常有纤维化、萎陷或肺炎等病理基础。一般炎性支气管扩张多见于下叶。由于左侧总支气管较细长，与气管的交叉角度近于直角，因此痰液排出比右侧困难，特别是舌叶和下叶基底段更是易于引流不畅，导致继发感染，伴随支气管行走的肺动脉可有血栓形成，有的已重新沟通。支气管动脉也可肥厚、扩张。支气管动脉及肺动脉间的吻合支明显增多。病变进展严重时，肺泡毛细血管广泛破坏，肺循环阻力增加，最后可并发肺源性心脏病，甚至心力衰竭。

**(三)X 线表现**

支气管扩张在透视或平片肺部可无异常表现，有的表现为肺纹理增多、紊乱或呈网状、蜂窝状，还可见支气管管径明显增粗的双轨征或者不规则的杵状致密影。扩张的支气管表现为多发薄壁囊状空腔阴影，其内常有液平面。病变区可有肺叶或肺段范围肺不张，表现为密度不均的三角致密影，其内可见柱状、囊状透光区及肺纹理聚拢。继发感染时显示小片状和斑点状模糊影，或大片密度增高影，常局限于扩张部位。经治疗可以消退，易反复发作。因此，支扩、肺部感染、肺不张三者常并存，且互为因果(图 4-3)。

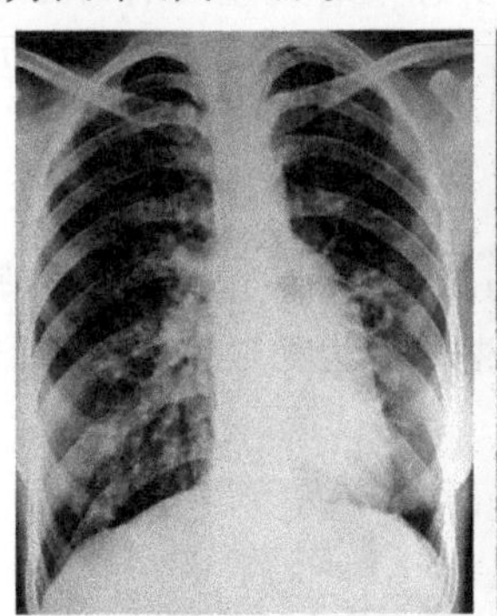
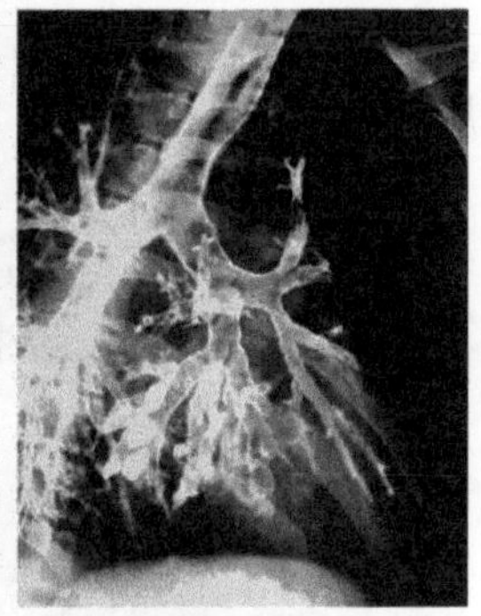

**图 4-3 支气管囊状扩张 X 线影像表现**

## 三、先天性支气管囊肿

**(一)概述**

先天性支气管囊肿是胚胎发育时期气管支气管树分支异常的罕见畸形，分为纵隔囊肿、食管壁内囊肿和支气管囊肿。可为单发或多发，大小可从数毫米至一厘米占据一侧胸廓的 1/3～1/2。纵隔支气管囊肿大多位于隆突附近，通过蒂与一侧支气管相连。通常为孤立性，多位于后纵隔，中纵隔次之，上纵隔最少。可因周围结构的压力产生症状。

**(二)临床表现与病理基础**

婴幼儿的纵隔囊肿可压迫大气道引起呼吸困难，哮鸣或持续性咳嗽，运动时明显加重。一些成人的纵隔支气管囊肿可长到很大而没有症状。出现的症状或体征大多数是由于继发感染引起，或者由囊肿压迫周围组织或器官引起。胚芽发育障碍发生在气管或主支气管分支阶段形成的囊肿。

位于纵隔内，称为支气管囊肿；发生在小支气管分支阶段的发育障碍形成的囊肿，多数位于肺组织内，称为肺囊肿。支气管肺囊肿多见于下叶，两肺分布均等；纵隔支气管囊肿大多位于隆突附近，通过蒂与一侧支气管相连通常为孤立性，后纵隔多见，中纵隔次之，上纵隔最少。囊肿为单房或多房，薄壁，内覆呼吸性上皮，通常充满黏液样物质。囊壁可含黏液腺、软骨、弹性组织和平滑肌。

### (三)X 线表现

单发囊肿一般下叶比上叶多见，而多发囊肿可见一叶、一侧或者双侧肺。

1.含液囊肿

呈圆形、椭圆形或分叶状；高密度影，密度均匀，出血者可见钙化；边缘光滑锐利，有时囊壁可见弧形钙化，周围肺组织清晰；深呼、吸气相囊肿形态大小可改变；邻近胸膜无改变。

2.含气囊肿

薄壁环状透亮影，囊肿壁厚度 1 mm 左右；囊肿越大壁越薄；囊壁内外缘光滑且厚度均匀一致；透视下或呼吸相摄片，可见其大小和形态有改变；与支气管相通处活瓣性阻塞，则形成张力性含气囊，同侧肺纹理受压集中，且被推向肺尖或肋膈区，纵隔向健侧移位；有时含气囊肿可见有间隔，表现为多房性。

3.液气囊肿

囊肿内可见液气平面；感染后囊壁增厚；反复感染后囊壁可有纤维化改变；并发感染则在其周围可见斑片状浸润影，与周围肺组织发生粘连，可是其形态不规则；位于叶间胸膜附近的肺囊肿感染时，可见局部叶间胸膜增厚。

4.多发性肺囊肿

多见于一侧肺；多为含气囊肿，大小不等，占据整侧肺时，称为蜂窝肺或囊性肺；少数可见小的液平面，立位可见高低不平的多个液平面；囊壁薄而边缘锐利，感染后囊壁可增厚且模糊；通常伴有胸膜增厚；肺体积减小(图 4-4)。

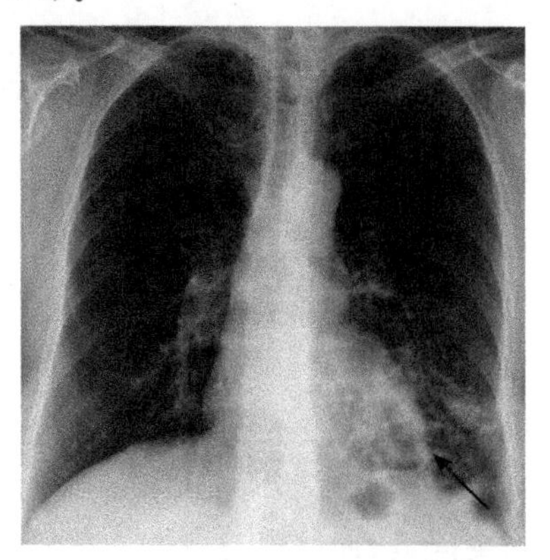

**图 4-4　支气管囊肿 X 线影像表现**

左下肺多发囊状影(箭头所示)，内见液平

## 四、气管、支气管异物

### (一)概述

气管、支气管异物为临床常见急症。异物可存留在喉咽腔、喉腔、气管和支气管内，引起声嘶、呼吸困难等，右支气管较粗短长，故异物易落入右主支气管。本病75%发生于2岁以下的儿童。

**(二)临床表现与病理基础**

异物所在部位不同，可有不同的症状。喉异物：异物进入喉内时，出现反射性喉痉挛而引起吸气性呼吸困难和剧烈的刺激性咳嗽。如异物停留于喉入口，则有吞咽痛或咽下困难。如异物位于声门裂，大者出现窒息，小者出现呛咳及声嘶、呼吸困难、喉鸣音等。如异物为小膜片状贴于声门下，则可只有声嘶而无其他症状。尖锐异物刺伤喉部可发生咯血及皮下气肿。气管异物：异物进入气道立即发生剧烈呛咳，并有憋气、呼吸不畅等症状。随着异物贴附于气管壁，症状可暂时缓解；若异物轻而光滑并随呼吸气流在声门裂和支气管之间上下活动，可出现刺激性咳嗽，闻及拍击音；气管异物可闻及哮鸣音，两肺呼吸音相仿。如异物较大，阻塞气管，可致窒息。此种情况危险性较大，异物随时可能上至声门引起呼吸困难或窒息。支气管异物：早期症状和气管异物相似，咳嗽症状较轻。植物性异物，支气管炎症多较明显即咳嗽、多痰。呼吸困难程度与异物部位及阻塞程度有关。大支气管完全阻塞时，听诊患侧呼吸音消失；不完全阻塞时，可出现呼吸音降低。

**(三)X线表现**

气管、支气管异物在影像学中的具体表现，通常会和异物形状、异物大小以及异物性质、停滞时间、感染与否等因素息息相关。

1.直接征象

金属、石块及牙齿等不透X线的异物在胸部X线片上可显影。根据阴影形态可判断为何种异物。正位及侧位胸片能准确定位。密度低的异物在穿透力强的正位胸片、斜位胸片及支气管体层片上引起气道透亮阴影中断；间接征象：非金属异物在X线上不易显示，根据异物引起的间接征象而诊断。

2.气管内异物

异物引起呼气性活瓣梗阻时，发生阻塞性肺气肿，使两肺含气增多。由于吸气时进入肺内的气体比正常情况少，胸腔负压增大，引起回心血量增多，故心脏阴影增大，同时膈肌上升。呼气时因气体不能排除，胸内压力增高，使心影变小，膈下降。这些表现与正常情况相反。

3.主支气管异物

一侧肺透光度增高：呼气性活瓣阻塞时患侧透明度升高，肺血管纹理变细；纵隔摆动：透视或者拍摄呼、吸气相两张对比判断。呼气性活瓣阻塞时纵隔在呼气相向健侧移位，吸气时恢复正常位置。吸气性活瓣阻塞时纵隔在吸气相向患侧移位，呼气时恢复正常位置；阻塞性肺炎和肺不张：支气管阻塞数小时后可发生小叶性肺炎，较长时间的阻塞后发生肺不张。阻塞性肺炎表现为斑片状阴影，肺纹理增粗、密集、模糊。肺不张后，肺体积缩小，呈致密阴影。长期肺不张引起支气管扩张和肺纤维化，使阴影的密度不均匀；其他改变：肺泡因剧烈咳嗽时内压增高而破裂，肺间质内有气体进入发生间质性肺气肿，气体沿间质间隙进入纵隔而发生纵隔气肿，表现为纵隔旁带状低密度影，继之发生颈部气肿，面、头、胸部皮下气肿。气体从纵隔破入胸腔发生气胸。

4.肺叶支气管异物

早期为阻塞性肺炎，为反复发生或迁延不愈的斑片状阴影。发生肺不张后肺体积缩小、密度增高，病变发生在相应的肺叶内(图4-5)。

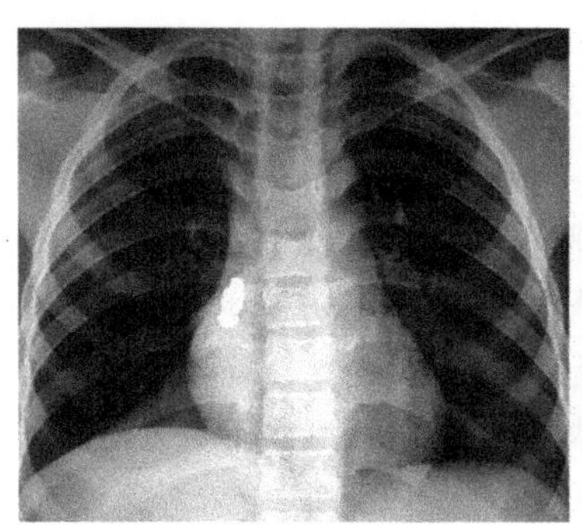
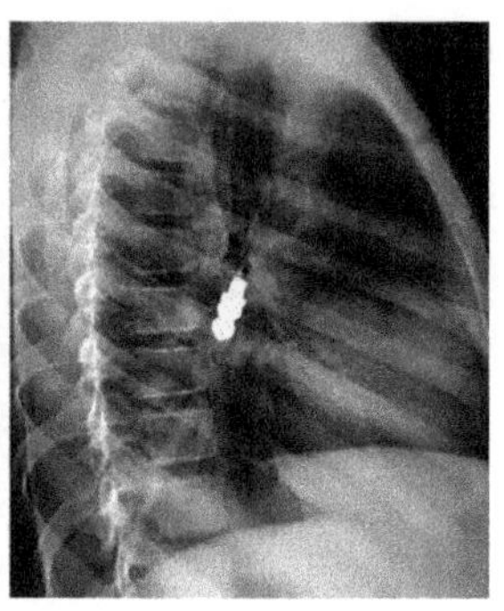

图 4-5 右侧中间段支气管异物 X 线影像表现

（宋 涛）

# 第二节 肺部先天性疾病的 X 线诊断

## 一、先天性肺发育不全

### （一）概述

肺先天性发育不全可根据其发生程度分为 3 类。①肺未发生：一侧或双侧肺缺如；②肺未发育：支气管原基呈一终端盲囊，未见肺血管及肺实质；③肺发育不全：可见支气管、血管和肺泡组织但数量和/或容积减少。患者可能伴发肺血管及其他畸形病变。先天性肺发育不全的主要原因可能是胸内肺生长发育的有效容量减少，最常见的原因是膈疝一侧膈肌不能关闭，腹腔脏器疝入胸腔，从而影响肺的发育。

### （二）局部解剖

肺位于胸腔内，在膈肌的上方、纵隔的两侧。肺的表面被覆脏胸膜，透过胸膜可见许多呈多角形的小区，称肺小叶，其发炎称小叶性肺炎。正常肺呈浅红色，质柔软呈海绵状，富有弹性。成人肺的重量约等于自己体重的 1/50，男性为 1 000～1 300 g，女性为 800～1 000 g。健康男性成人两肺的空气容量为 5 000～6 500 mL，女性小于男性。

两肺外形不同，右肺宽而短，左肺狭而长。肺呈圆锥形，包括一尖、一底、三面、三缘。肺尖钝圆，经胸廓上口伸入颈根部，在锁骨中内 1/3 交界处向上突至锁骨上方达 2.5 cm。肺底坐于膈肌上面，受膈肌压迫肺底呈半月形凹陷。肋面与胸廓的外侧壁和前、后壁相邻。纵隔面即内侧面与纵隔相邻，其中央有椭圆形凹陷，称肺门。膈面即肺底，与膈相毗邻。前缘为肋面与纵隔面在前方的移行处，前缘角锐利，左肺前缘下部有心切迹，切迹下方有一突起称左肺小舌。后缘为肋面与纵隔面在后方的移行处，位于脊柱两侧的肺沟中。下缘为膈面与肋面、纵隔面的移行处，其位置随呼吸运动而显著变化。

肺借叶间裂分叶，左肺的叶间裂为斜裂，由后上斜向前下，将左肺分为上、下两叶。右肺的叶间裂包括斜裂和水平裂，它们将右肺分为上、中、下三叶。肺的表面有毗邻器官压迫形成的压迹或沟。如：两肺门前下方均有心压迹；右肺门后方有食管压迹，上方是奇静脉沟；左肺门上方毗邻主动脉弓，后方有胸主动脉（图 4-6）。

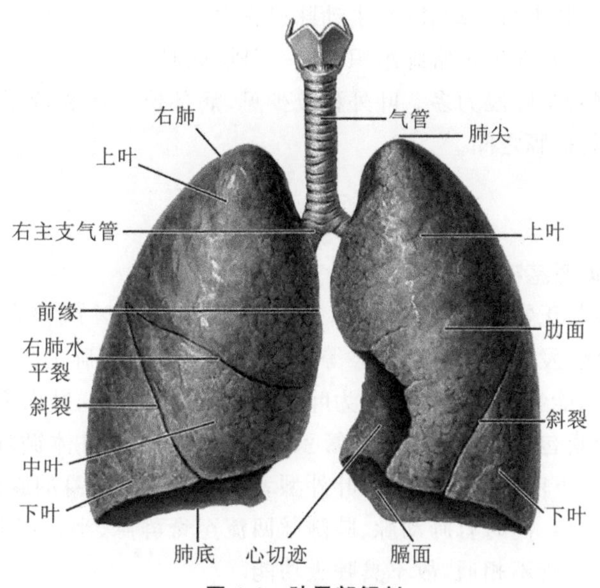


图 4-6 肺局部解剖

### (三)临床表现与病理基础

严重病例出生后即死亡。主要表现为呼吸困难,甚至呼吸窘迫,以及长期反复呼吸道感染,体检可见患侧胸廓塌陷,活动度减弱,叩诊呈浊音,听诊呼吸音减低或消失,患者可伴有其他先天性畸形的临床表现,如肾功能不全等。病情轻微者可能无明显临床症状仅于常规胸部 X 线片检查时发现。

### (四)X 线表现

肺的发育异常通常表现为患侧片状密度均匀密度增高影,无肺纹理,患侧膈肌抬高,肋间隙变窄,纵隔偏向患侧;健侧代偿性肺气肿,血管纹理增粗。按肺发育状况具体分为如下几种。①一侧肺不发育:患侧胸腔无含气肺组织及支气管影,纵隔向患侧移位,健侧肺代偿气肿或伴发肺纵隔疝;②一侧肺发育不全:患侧部分肺膨胀不全,或呈均匀致密影,纵隔向患侧移位;③肺叶发育不全:肺内密实影尖端指向肺门,支气管造影可见支气管扩张(图 4-7)。

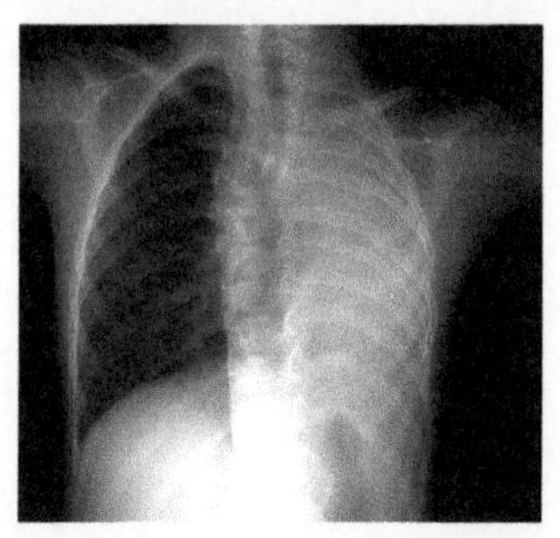

图 4-7 先天性肺发育不全 X 线表现

## 二、肺隔离症

### (一)概述

肺隔离症是一种先天畸形,指没有功能的胚胎性、囊肿性肺组织从正常肺隔离出来。一般不与呼吸道相通连，供血动脉来自主动脉(胸主动脉或腹主动脉分支)。可分为两型：叶内型及叶外型，叶内型较多见，病肺与其邻近正常肺组织被同一脏层胸膜所覆盖，可发生在任何肺叶内，但多见于肺下叶。尤以左侧后基底段为多。叶外型较少见，病部位于其邻近正常肺组织的脏层胸膜外，多数位于左肺下叶与横膈之间。

**(二)局部解剖**

局部解剖同图 4-6。

**(三)临床表现与病理基础**

病肺初始阶段可不与正常支气管相通，可无任何症状，仅在 X 线检查时发现胸内有肿块状阴影。可出现咳嗽、咳痰、发热和反复肺感染等症状。肺隔离症是肺的发育畸形，部分肺组织与主体肺分隔，并形成无功能囊性肿块。可分为叶内型和叶外型两种，叶内型即病肺周围系正常肺组织，二者有共同的胸膜包裹，与正常支气管系统相通，并有来自体循环的异常动脉，本型约 60%位于左侧，几乎均在下叶的后基底段。叶外型者病变部分有自身的胸膜，也有来自体循环的异常动脉，多在肺下韧带内，同时有肺动脉、肺静脉回流至奇静脉、半奇静脉和门脉系统，病变部位的支气管与正常的支气管不相通，故不具呼吸功能。

**(四)X 线表现**

肺野下叶后基底段近脊柱旁圆形或类圆形密度增高影少数有分叶状，边界清晰，密度较均匀，常合并感染，与气道相通时可见囊状影像，可见气液平。胸片主要是发现病灶及位置(图 4-8)。

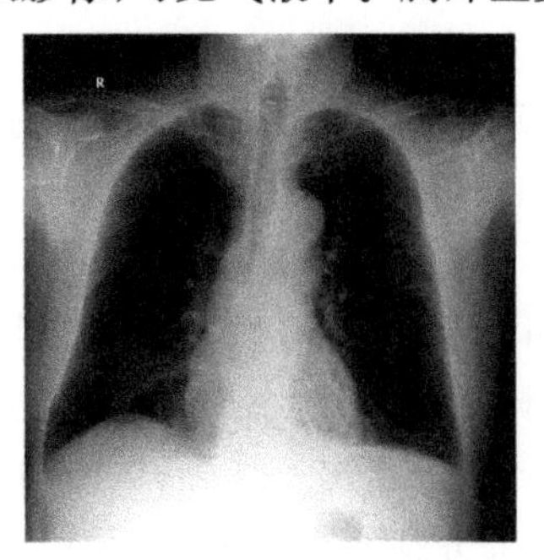

**图 4-8　肺隔离症 X 线表现**

(宋　涛)

# 第三节　肺实质性病变的 X 线诊断

## 一、肺水肿

**(一)概述**

肺水肿是指由某种原因引起肺内组织液的生成和回流平衡失调，使大量组织液在很短时间内不能被肺淋巴和肺静脉系统吸收，从肺毛细血管内外渗，积聚在肺泡、肺间质和细小支气管内，从而造成肺通气与换气功能严重障碍。在临床上表现为极度的呼吸困难，端坐呼吸，发绀，大汗淋漓，阵发性咳嗽伴大量白色或粉红色泡沫痰，双肺布满对称性湿啰音。肺水肿分为心源性和非心源性两大类。本病可严重影响呼吸功能，是临床上较常见的急性呼吸衰竭的病因。

**（二）局部解剖**

局部解剖同图 4-6。

**（三）临床表现与病理基础**

肺水肿间质期，患者常有咳嗽、胸闷，轻度呼吸浅速、急促，查体可闻及两肺哮鸣音。肺水肿液体渗入肺泡后，患者可表现为面色苍白，发绀，严重呼吸困难，咳大量白色或血性泡沫痰，两肺满布湿啰音。

肉眼可见肺表面苍白，含水量增多，切面有大量液体渗出。显微镜下观察，可将其分为间质期、肺泡壁期和肺泡期。间质期是肺水肿的最早表现，液体局限在肺泡外血管和传导气道周围的疏松结缔组织中，支气管、血管周围腔隙和叶间隔增宽，淋巴管扩张。液体进一步潴留时，进入肺泡壁期。液体蓄积在厚的肺泡毛细血管膜一侧，肺泡壁进行性增厚。发展到肺泡期时，可见充满液体的肺泡壁丧失了环形结构，出现褶皱。无论是微血管内压力增高还是通透性增加引起的肺水肿，肺泡腔内液体的蛋白均与肺间质内相同，提示表面活性物质破坏，而且上皮丧失了滤网能力。

**（四）X 线表现**

间质性肺水肿 X 线主要表现肺静脉影增粗，肺门影变大、变模糊，可见 Kerley 氏线征，肺叶间裂增厚等；肺泡性肺水肿表现为两肺可见大片状模糊影，多位于肺中心部或基底部，及可见“蝶翼征”，可伴少量胸腔积液，肺泡性肺水肿病变动态变化大。急性呼吸窘迫征引起的肺水肿 X 线表现通常为散在片状模糊影，随病变发展融合成大片毛玻璃样影或实变影，广泛肺影密度增高称为“白肺”，对复张性肺水肿、神经性肺水肿结合病史即可做诊断（图 4-9）。

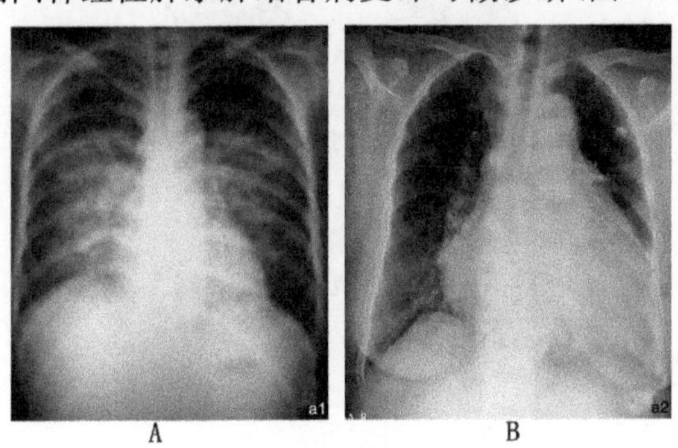


A　　B

**图 4-9　肺水肿 X 线表现**

A.肺泡性肺水肿 X 线表现“蝶翼征”；B.间质性肺水肿 X 线表现

## 二、肺气肿

**（一）概述**

肺气肿是指终末细支气管远端的气道弹性减退，过度膨胀、充气和肺容积增大或同时伴有气道壁破坏的病理状态。按其发病原因肺气肿有如下几种类型：老年性肺气肿，代偿性肺气肿，间质性肺气肿，灶性肺气肿，旁间隔性肺气肿，阻塞性肺气肿。

**（二）局部解剖**

局部解剖同图 4-6。

### (三)临床表现与病理基础

临床表现症状轻重视肺气肿程度而定。早期可无症状或仅在劳动、运动时感到气短,随着肺气肿进展,呼吸困难程度随之加重,以至于稍一活动甚或完全休息时仍感气短。此外尚可感到乏力、体重下降、食欲缺乏、上腹胀满。除气短外还有咳嗽、咳痰等症状。典型肺气肿者胸廓前后径增大,呈桶状胸,呼吸运动减弱,语音震颤减弱,叩诊过清音,心脏浊音界缩小,肝浊音界下移,呼吸音减低,有时可听到干、湿啰音,心率增快,心音低远,肺动脉第二心音亢进。

肺气肿按解剖组织学部位分为肺泡性肺气肿和间质性肺气肿。肺泡性肺气肿按发生部位又可细分为腺泡中央型、腺泡周围型、全腺泡型肺气肿。腺泡中央型指肺腺泡中央区的呼吸细支气管呈囊状扩张,肺泡管及肺泡囊无明显改变,腺泡周围型则是肺泡管及肺泡囊扩张,而呼吸细支气管未见异常改变,从呼吸细支气管至肺泡囊及肺泡均扩张即是全腺泡型肺气肿。肺内陈旧瘢痕灶邻近发生的瘢痕旁若肺气肿囊腔超过 2 cm,累及小叶间隔称为肺大疱。间质性肺气肿是因肺内压骤然升高,气体从破裂的肺泡壁或支气管管壁进入肺间质,在肺膜下或下叶间隔内形成小气泡,气泡可扩散至肺门、纵隔,甚至颈胸部皮下软组织内。

### (四)X 线表现

X 线主要表现为肺野扩大,肺血管纹理变疏变细,肺透亮度增加,肋间隙增宽,纵隔向一侧偏移,横膈下移,心缩小等,侧位像显示胸腔前后径增大(图 4-10)。

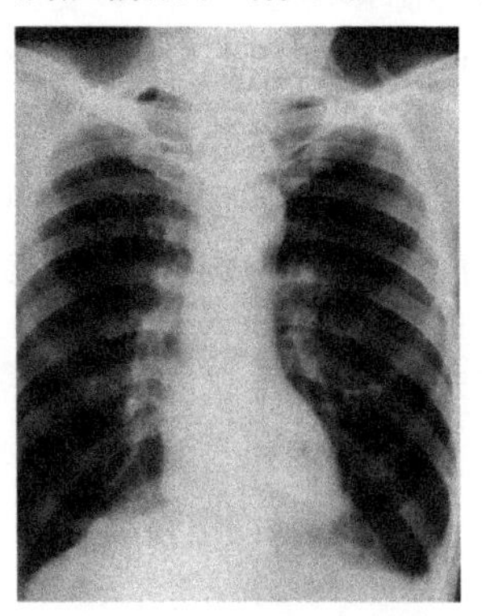

图 4-10 肺气肿 X 线表现

## 三、Wegener 肉芽肿

### (一)概述

Wegener 肉芽肿是一种坏死性肉芽肿性血管炎,属自身免疫性疾病。该病在 1931 年由 Klinger 首次描述,在 1936 年由 Wegener 进一步作了病理学的描述。该病男性略多于女性,从儿童到老年人均可发病,未经治疗的 Wegener 肉芽肿病死率可高达 90%以上,经激素和免疫抑制剂治疗后,Wegener 肉芽肿的预后明显改善。尽管该病有类似炎性的过程,但尚无独立的致病因素,病因至今不明。

### (二)局部解剖

局部解剖同图 4-6。

### (三)临床表现与病理基础

Wegener 肉芽肿临床表现多样,可累及多系统。典型的 Wegener 肉芽肿有三联征:上呼吸道、肺和肾病变。可以起病缓慢,持续一段时间,也可表现为快速进展性发病。病初症状包括发热、疲劳、抑郁、食欲缺乏、体重下降、关节痛、盗汗、尿色改变和虚弱。其中发热最常见。大部分患者以上呼吸道病变为首发症状。通常表现是持续地流鼻涕，而且不断加重。肺部受累是本病基本特征之一，约 50%的患者在起病时即有肺部表现，总计 80%以上的患者将在整个病程中出现肺部病变。胸闷、气短、咳嗽、咯血以及胸膜炎是最常见的症状。大部分病例有肾脏病变，出现蛋白尿，红、白细胞及管型尿，严重者伴有高血压和肾病综合征，终可导致肾衰竭，是 Wegener 肉芽肿的重要死因之一。

全身系统和脏器均可受累，病理特点：呼吸道上部（鼻，鼻窦炎，鼻咽部，鼻中隔为主）或下部（气管，支气管及肺）坏死性肉芽肿性病变，小血管管壁纤维素样变，全层有单核细胞，上皮样细胞和多核巨细胞浸润，病变严重时可侵犯骨质引起破坏。肺部可见空洞形成。肉芽肿也见于上颌骨、筛骨眼眶等处，广泛的血管炎引起的梗死及溃疡造成鞍状鼻畸形、眼球突出等。肾脏病变呈坏死性肾小球肾炎的改变。全身性灶性坏死性血管炎，主要侵犯小动脉、细动脉、小静脉、毛细血管及其周围组织，血管壁有多形核细胞浸润，纤维蛋白样变性，肌层及弹力纤维破坏，管腔中血栓形成，管壁坏死，形成小动脉瘤、出血等。

**（四）X 线表现**

肺野内单发或多发大小不等类圆形影或团状影，少数为粟粒型。多分布于两肺中下野及肺尖部。球形病灶可出现肉芽肿坏死、液化而形成空洞，厚薄不规则，可为单房或多房。肺浸润病变多表现大小不一边缘模糊斑片状影。以上表现可同时存在，可伴有胸腔积液、肺不张、肺梗死或气胸等（图 4-11）。

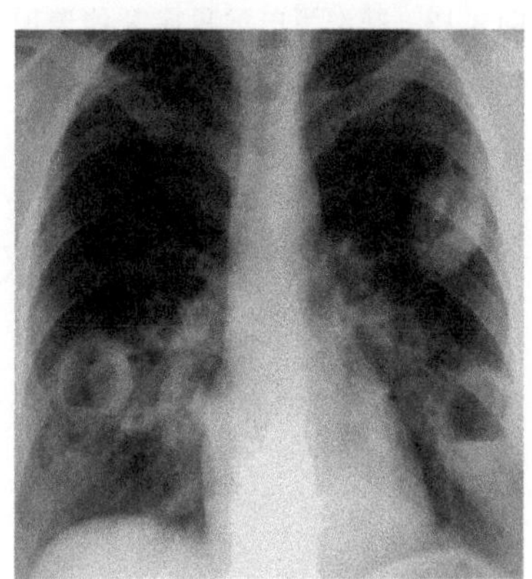

**图 4-11 Wegener 肉芽肿 X 线表现**

## 四、肺泡蛋白质沉积症

**（一）概述**

肺泡蛋白质沉积症（pulmonary alveolar proteinosis，PAP）是以肺泡和细支气管腔内充满 PAS 染色阳性，来自肺的富磷脂蛋白质物质为其特征。好发于青中年，男性发病率约 3 倍于女性。病因未明，可能与免疫功能障碍（如胸腺萎缩、免疫缺损、淋巴细胞减少等）有关。

**（二）局部解剖**

局部解剖同图 4-6。

**（三）临床表现与病理基础**

发病多隐袭，典型症状为活动后气急，以后进展至休息时亦感气急，咳白色或黄色痰、乏力、消瘦。继发感染时，有发热、脓性痰。少数病例可无症状，仅 X 线有异常表现。呼吸功能障碍随着病情发展而加重，呼吸困难伴发绀亦趋严重。

肉眼肺大部分呈实变，胸膜下可见黄色或黄灰色结节，切面有黄色液体渗出。镜检示肺泡及细支气管内有嗜酸 PAS 强阳性物质充塞，是Ⅱ型肺泡细胞产生的表面活性物质磷脂与肺泡内液体中的其他蛋白质和免疫球蛋白的结合物，肺泡隔及周围结构基本完好。电镜可见肺泡巨噬细胞大量增加，吞噬肺表面活性物质，胞浆肿胀，呈空泡或泡沫样外观。

**（四）X 线表现**

典型表现为从两肺弥漫且基本对称的由肺门向外放散的弥漫细小的羽毛状或结节状阴影，呈“蝶翼”状，类似肺泡性肺水肿；可表现两肺弥漫性颗粒状致密影，融合成斑片状，边缘模糊；可因支气管沉积物阻塞表现节段性肺不张、肺气肿等（图 4-12）。

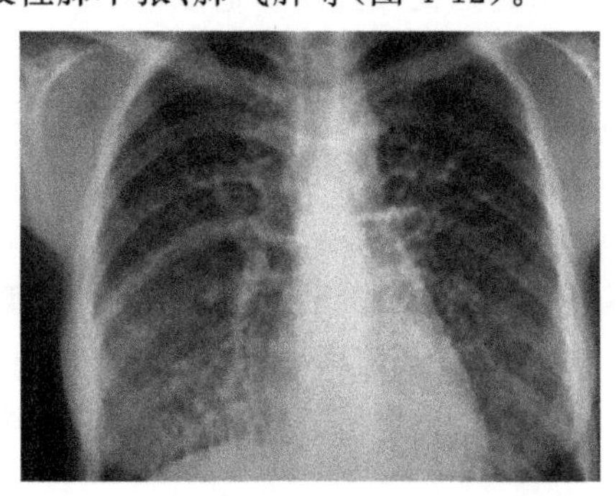

图 4-12　肺泡蛋白沉积症 X 线表现

（宋　涛）

# 第四节　肺部感染性病变的 X 线诊断

## 一、大叶性肺炎

**（一）概述**

病原体先在肺泡引起炎症，经肺泡间孔向其他肺泡扩散，致使部分肺段或整个肺段、肺叶发生炎症改变。典型者表现为肺实质炎症，通常并不累及支气管。致病菌多为肺炎链球菌。

**（二）局部解剖**

局部解剖图同图 4-6。

**（三）临床表现与病理基础**

起病急骤，寒战、高热、胸痛、咳嗽、咳铁锈色痰。早期肺部体征无明显异常，重症者可有呼吸频率增快、鼻翼翕动、发绀等。实变期可有典型体征，如患侧呼吸运动减弱，语颤增强，叩诊浊音，听诊呼吸音减低，有湿啰音或病理性支气管呼吸音。

大叶性肺炎其病变主要为肺泡内的纤维素性渗出性炎症（图 4-13）。一般只累及单侧肺，以下叶多见，也可先后或同时发生于两个以上肺叶。典型的自然发展过程大致可分为 4 期。充血水肿期：主要见于发病后 1～2 天。肉眼观，肺叶肿胀、充血，呈暗红色，挤压切面可见淡红色浆液溢出。镜下，肺泡壁毛细血管扩张充血，肺泡腔内可见浆液性渗出物，其中见少量红细胞、嗜中性粒细胞、肺泡巨噬细胞。渗出物中可检出肺炎链球菌，此期细菌可在富含蛋白质的渗出物中迅速繁殖。红色肝变期：一般为发病后的3～4天进入此期。肉眼观，受累肺叶进一步肿大，质地变实，切面灰红色，较粗糙。胸膜表面可有纤维素性渗出物。镜下，肺泡壁毛细血管仍扩张充血，肺泡腔内充满含大量红细胞、一定量纤维素、少量嗜中性粒细胞和巨噬细胞的渗出物，纤维素可穿过肺泡间孔与相邻肺泡中的纤维素网相连，有利于肺泡巨噬细胞吞噬细菌，防止细菌进一步扩散。灰色肝变期：见于发病后的第5～6天。肉眼观，肺叶肿胀，质实如肝，切面干燥粗糙，由于此期肺泡壁毛细血管受压而充血消退，肺泡腔内的红细胞大部分溶解消失，而纤维素渗出显著增多，故实变区呈灰白色。镜下，肺泡腔渗出物以纤维素为主，纤维素网中见大量嗜中性粒细胞，红细胞较少。肺泡壁毛细血管受压而呈贫血状态。渗出物中肺炎链球菌多已被消灭，故不易检出。溶解消散期：发病后1周左右，随着机体免疫功能的逐渐增强，病原菌被巨噬细胞吞噬、溶解，嗜中性粒细胞变性、坏死，并释放出大量蛋白溶解酶，使渗出的纤维素逐渐溶解，肺泡腔内巨噬细胞增多。溶解物部分经气道咳出，或经淋巴管吸收，部分被巨噬细胞吞噬。肉眼观，实变的肺组织质地变软，病灶消失，渐近黄色，挤压切面可见少量脓样混浊的液体溢出。病灶肺组织逐渐净化，肺泡重新充气，由于炎症未破坏肺泡壁结构，无组织坏死，故最终肺组织可完全恢复正常的结构和功能。

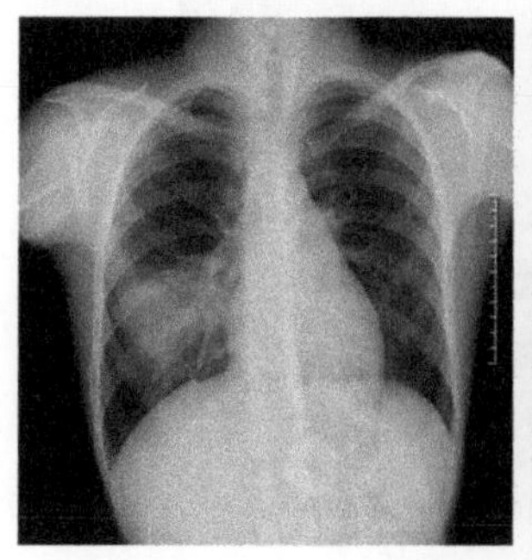
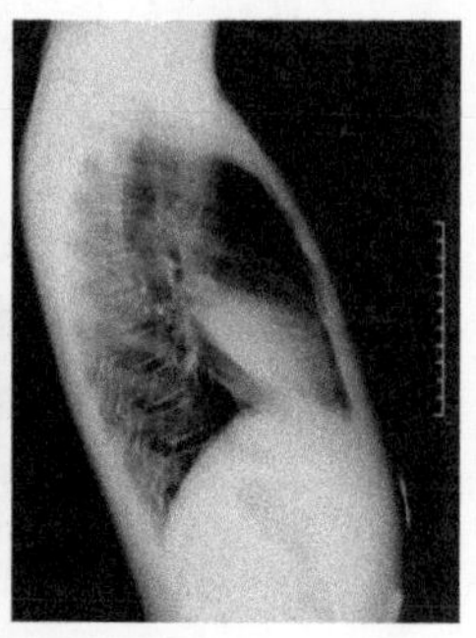

**图4-13 大叶性肺炎X线影像表现**

可见大片状高密度影

## 二、支气管肺炎

### (一)概述

病原体经支气管入侵，引起细支气管、终末细支气管及肺泡的炎症，常继发于其他疾病。其病原体有肺炎链球菌、葡萄球菌、病毒、肺炎支原体以及军团菌等。

### (二)临床表现与病理基础

主要为发热、咳嗽、呼吸困难和发绀，全身中毒症状，肺部可闻及中、小湿啰音等。重症者，以上症状体征明显加重，可有呼吸衰竭，心力衰竭，中毒性脑病，脱水性酸中毒，中毒性肠麻痹，中毒性肝炎，还可并发脓胸、脓气胸、肺脓肿、肺大疱和败血症等。

病理可分为一般性和间质性两大类。一般性支气管肺炎主要病变散布在支气管壁附近的肺泡，支气管壁仅黏膜发炎。肺泡毛细血管扩张充血，肺泡内水肿及炎性渗出，浆液性纤维素性渗出液内含大量中性粒细胞、红细胞及病菌。病变通过肺泡间通道和细支气管向周围邻近肺组织蔓延，呈小点片状的灶性炎症，而间质病变多不显著。有时小病灶融合起来成为较大范围的支气管肺炎，但其病理变化不如大叶肺炎那样均匀致密。后期在肺泡内巨噬细胞增多，大量吞噬细菌和细胞碎屑，可致肺泡内纤维素性渗出物溶解吸收、炎症消散、肺泡重新充气。间质性支气管肺炎主要病变表现为支气管壁、细支气管壁及肺泡壁的发炎、水肿与炎性细胞浸润，呈细支气管炎、细支气管周围炎及肺间质炎的改变。蔓延范围较广，当细支气管壁上细胞坏死，管腔可被黏液、纤维素及破碎细胞堵塞，发生局限性肺气肿或肺不张。病毒性肺炎主要为间质性肺炎。但有时灶性炎症侵犯到肺泡，致肺泡内有透明膜形成。晚期少数病例发生慢性间质纤维化，可见于腺病毒肺炎。

#### （三）X 线表现

支气管肺炎又称小叶性肺炎，其典型 X 线表现为：病变多见于两肺中下肺野的内、中带；病变具有沿支气管分布的特征，多呈斑点及斑片状密度增高影，边界不清，可以融合呈大片状，液化坏死后可见空洞形成。当支气管堵塞时，可有节段性肺不张形成。支气管肺炎吸收完全，肺部组织可完全恢复，久不消散的则会引起支气管扩张等（图 4-14）。

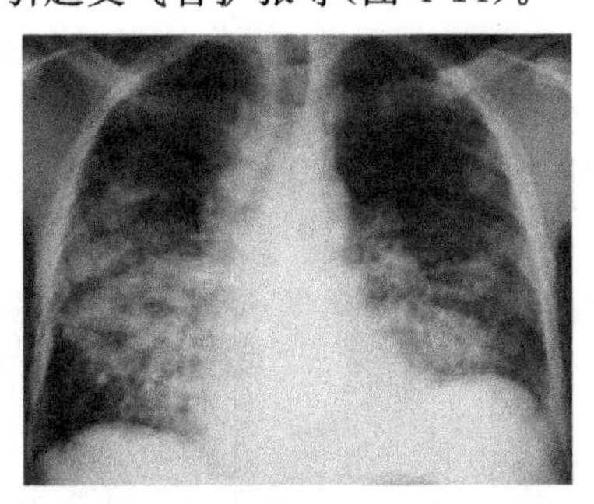

**图 4-14　支气管肺炎 X 线影像表现**

右中下肺及左下肺见斑片状密度增高影，边界不清

### 三、间质性肺炎

#### （一）概述

以弥漫性肺实质、肺泡炎和间质纤维化为病理基本改变，以活动性呼吸困难、胸部 X 线片示弥漫阴影、限制性通气障碍、弥散功能降低和低氧血症为临床表现的不同类疾病群构成的临床病理实体的总称。炎症主要侵犯支气管壁肺泡壁，特别是支气管周围血管周围小叶间和肺泡间隔的结缔组织，而且多呈坏死性病变。

#### （二）临床表现与病理基础

起病常隐匿，病程发展呈慢性经过，机体对其最初反应在肺和肺泡壁内表现为炎症反应，导致肺泡炎，最后炎症将蔓延到邻近的间质部分和血管，最终产生间质性纤维化，导致瘢痕产生和肺组织破坏，使通气功能降低。继发感染时可有黏液浓痰，伴明显消瘦、乏力、厌食、四肢关节痛等全身症状，急性期可伴有发热。

可分为四期：一期，肺实质细胞受损，发生肺泡炎；二期，肺泡炎演变为慢性，肺泡的非细胞性和细胞性成分进行性地遭受损害，引起肺实质细胞的数目、类型、位置和/或分化性质发生变化，肺泡结构的破坏逐渐严重而变成不可逆转；三期，间质胶原紊乱，肺泡结构大部损害和显著紊乱，镜检可见大量纤维组织增生；四期，肺泡结构完全损害，代之以弥漫性无功能的囊性变化。不能辨认各种类型间质性纤维化的基本结构和特征。

**(三)X 线表现**

病变分布广泛,多好发于两肺门及肺下野,且两肺同时受累,多见于支气管血管周围间质,呈纤细条索状密度增高影,走行僵直,可相互交织成网格状。病变也可呈细小结节影,大小一致,分布不均,通常不累及肺尖和两肺外带。由于其炎性浸润,可使肺门影增大,密度增高。病变消散较慢,部分消散不完全的可导致慢性肺间质性纤维化或支气管扩张(图 4-15)。

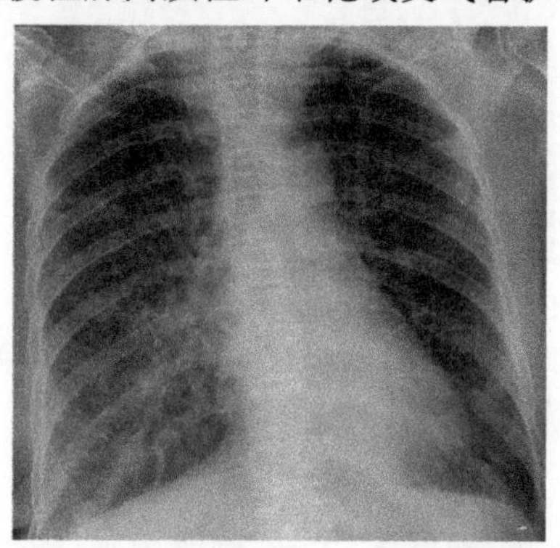

**图 4-15 间质性肺炎 X 线影像表现**

双肺可见纤细条索状密度增高影,走行僵直

## 四、真菌性肺炎

**(一)概述**

引起原发性真菌性肺炎的大多是皮炎芽生菌、荚膜组织胞浆菌或粗球孢子菌,其次是申克孢子丝菌、隐球菌、曲菌或毛霉菌等菌属。真菌性肺炎可能是抗菌治疗的一种并发症,尤其见于病情严重或接受免疫抑制治疗以及患有艾滋病而致防御功能下降的患者。

**(二)临床表现与病理基础**

常继发于婴幼儿肺炎、肺结核、糖尿病、血液病等,滥用抗生素和激素等是主要诱因。具有支气管肺炎的各种症状和体征,但起病缓慢,多在应用抗生素治疗中肺炎出现或加剧,可有发热,咳嗽剧烈,痰为无色胶冻样,偶带血丝。肺部听诊可有中小水泡音。其病理改变可由过敏、化脓性炎症反应或形成慢性肉芽肿。

**(三)X 线表现**

肺曲菌球是肺曲菌病的最具特征的表现,多位于肺部空洞或空洞内的圆形类圆形致密影,大小在 3~4 cm,密度一般均匀,边缘光整,可部分钙化,其位置可以改变。在曲球菌与空洞壁之间有时可见新月形空隙,称为空气半月征。如支气管黏液阻塞支气管可引起远侧肺组织的实变和不张,病灶坏死可形成脓肿,少数可见空洞形成,侵袭性曲菌病主要表现为单侧或双侧肺叶或肺段的斑片样致密影(图 4-16)。

## 五、过敏性肺炎

**(一)概述**

过敏性肺炎是一组由不同致敏原引起的非哮喘性变应性肺疾病,以弥漫性间质炎为其病理特征。系由于吸入含有真菌孢子、细菌产物、动物蛋白质或昆虫抗原的有机物尘埃微粒(直径<10 μm)所引起的变态反应,因此又称为外源性变应性肺泡炎。

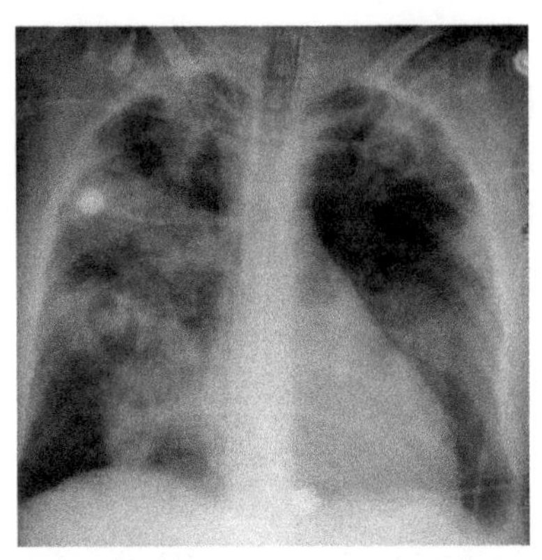

**图 4-16 真菌性肺炎 X 线影像表现**

双肺可见片状高密度影，其内可见空洞及空洞内可见类圆形致密影，密度尚均匀，可见空气半月征

### （二）临床表现与病理基础

于接触抗原数小时后出现症状：有发热、干咳、呼吸困难、胸痛及发绀。少数患者接触抗原后可先出现喘息、流涕等速发变态反应，4～6 小时后呈Ⅲ型反应表现为过敏性肺炎。肺部可有湿啰音，多无喘鸣音，无实化或气道梗阻表现。

病理表现为亚急性肉芽肿样炎症，有淋巴细胞、浆细胞、上皮样细胞及朗格汉斯巨细胞浸润等，以致间质加宽。经过慢性病程后出现间质纤维化及肺实质破坏，毛细支气管为胶原沉着及肉芽组织堵塞而闭锁。持续接触致敏抗原后可发生肺纤维性变，严重时肺呈囊性蜂窝状。

### （三）X 线表现

急性早期胸部 X 线片可以不显示明显异常。曾有报道病理活检证实有过敏性肺炎，但胸部 X 线片完全正常。另有 26 例临床症状典型的蘑菇肺仅 8 例显示胸部 X 线片异常。另一组报道 107 个农民肺 99 例（93%）胸部 X 线片有弥漫性肺部阴影。阴影的多少与肺功能、BAL、临床症状严重程度不一定相平行。胸部 X 线片表现多为两肺弥散的结节。结节的直径从 1 毫米至数毫米不等，边界不清，或呈磨玻璃阴影。有的阴影为网状或网结节型，病变分布虽无特殊的倾向但肺尖和基底段较少。细网状和结节型多为亚急性表现。Fraser 等曾见到农民肺、蘑菇肺和饲鸽者肺，急性期在暴露于重度抗原后短时内两下肺泡样阴影比较常见。肺泡样阴影常为闭塞性细支气管炎的小气道闭塞，所致肺泡内的内容物形成密度增加的影像。弥漫性网状或网状结节状阴影的持续存在再加上急性加重期的腺泡样阴影（图 4-17）。

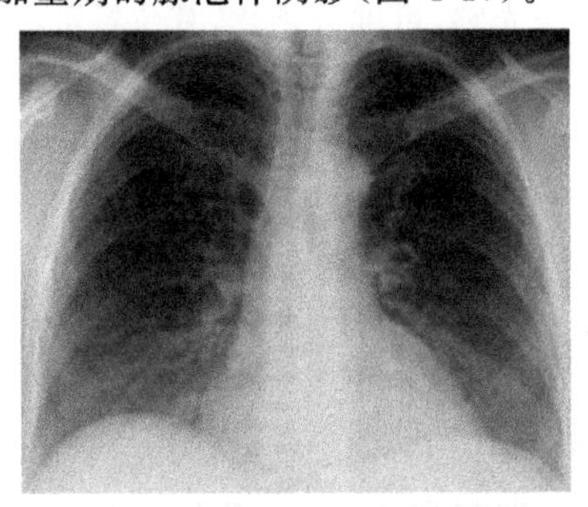

**图 4-17 过敏性肺炎 X 线影像表现**

两中下肺的磨玻璃影

## 六、肺脓肿

### (一)概述

肺脓肿是多种病原菌感染引起的肺组织化脓性炎症,导致组织坏死、破坏、液化形成脓肿。以高热、咳嗽、咳大量脓臭痰为主要临床特征。常见病原体包括金黄色葡萄球菌、化脓性链球菌、肺炎克雷伯菌和铜绿假单胞菌等。

### (二)临床表现与病理基础

吸入性肺脓肿起病急骤,畏寒、高热,体温达 39~40 ℃,伴有咳嗽、咳黏液痰或黏液脓性痰。炎症累及壁层胸膜可引起胸痛,且与呼吸有关。病变范围大时可出现气促。此外还有精神不振、全身乏力、食欲缺乏等全身中毒症状。如感染不能及时控制,可于发病后 10~14 天,突然咳出大量脓臭痰,偶有中、大量咯血而突然窒息致死。血源性肺脓肿多先有原发病灶引起的畏寒、高热等感染中毒症的表现。经数天或数周后才出现咳嗽、咳痰,痰量不多,极少咯血。慢性肺脓肿患者常有咳嗽、咳脓痰、反复发热和咯血,持续数周到数月。可有贫血、消瘦等慢性消耗症状。肺部体征与肺脓肿的大小和部位有关。早期常无异常体征,脓肿形成后病变部位叩诊浊音,呼吸音减低,数天后可闻及支气管呼吸音、湿啰音;随着肺脓肿增大,可出现空瓮音;病变累及胸膜可闻及胸膜摩擦音或呈现胸腔积液体征。慢性肺脓肿常有杵状指(趾)。

病理表现为肺组织化脓性炎症、坏死,形成肺脓肿,继而坏死组织液化破溃到支气管,脓液部分排出,形成有气液平的脓腔,空洞壁表面常见残留坏死组织。病变有向周围扩展的倾向,甚至超越叶间裂波及邻接的肺段。若脓肿靠近胸膜,可发生局限性纤维蛋白性胸膜炎,发生胸膜粘连;如为张力性脓肿,破溃到胸膜腔,则可形成脓胸、脓气胸或支气管胸膜瘘。肺脓肿可完全吸收或仅剩少量纤维瘢痕。若支气管引流不畅,坏死组织残留在脓腔内,炎症持续存在,则转为慢性肺脓肿。脓腔周围纤维组织增生,脓腔壁增厚,周围的细支气管受累,致变形或扩张。

### (三)X 线表现

急性化脓性炎症阶段,表现为大片的致密影,密度均匀,边缘模糊,如有坏死液化则密度可减低,坏死物排出后空洞形成,可见液平面,如病变好转,则显示脓肿空洞内容物及液平面减少甚至消失,愈合后可不留痕迹,或仅少许条索影。病程较快的患者,由于坏死面积较大可见肺组织体积减小。病程较慢者空洞周围纤维组织增生,空洞壁也更为清晰,肺脓肿邻近胸膜可增厚,也可形成脓胸或脓气胸(图 4-18)。

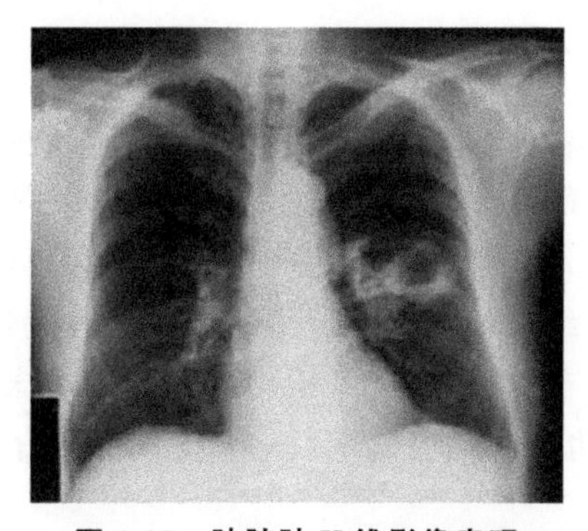

**图 4-18 肺脓肿 X 线影像表现**

左中肺脓肿空洞,其内可见液平面,边缘模糊

## 七、肺结核

### (一)概述

肺结核是由结核分枝杆菌引发的肺部感染性疾病,是严重威胁人类健康的疾病。结核分枝杆菌的传染源主要是排菌的肺结核患者,通过呼吸道传播。健康人感染此菌并不一定发病,只有在机体免疫力下降时才发病。临床分型如下。

(1)原发性肺结核:多见于年龄较大儿童。婴幼儿及症状较重者可急性起病,高热可达 39~40 ℃;可有低热、食欲缺乏、疲乏、盗汗等结核中毒症状。少数有呼吸音减弱,偶可闻及干性或湿性啰音。

(2)血行播散型肺结核:起病急剧,有寒战、高热,体温可达 40 ℃以上,多呈弛张热或稽留热,血沉加速。亚急性与慢性血行播散性肺结核病程较缓慢。

(3)浸润型肺结核:多数发病缓慢,早期无明显症状,后渐出现发热、咳嗽、盗汗、胸痛、消瘦、咳痰及咯血。

(4)慢性纤维空洞型肺结核:反复出现发热、咳嗽、咯血、胸痛、盗汗、食欲缺乏等,胸廓变形,病侧胸廓下陷,肋间隙变窄,呼吸运动受限,气管向患侧移位,呼吸减弱。

### (二)临床表现与病理基础

可出现呼吸系统症状和全身症状。呼吸系统症状主要为咳嗽咳痰、咯血、胸痛、呼吸困难等;全身症状为结核中毒症状,发热为最常见症状,多为长期午后潮热,部分患者有倦怠乏力、盗汗、食欲缺乏和体重减轻等。

1.原发性肺结核

结核分枝杆菌经呼吸道进入肺后,最先引起的病灶称原发灶,常位于肺上叶下部或下叶上部靠近胸膜处,病灶呈圆形,约 1 cm 大小。病灶内细菌可沿淋巴道到达肺门淋巴结,引起结核性淋巴管炎和肺门淋巴结结核。肺原发灶、结核性淋巴管炎、肺门淋巴结结核合称为原发复合征,是原发性肺结核的特征性病变。

2.血行播散型肺结核

由结核分枝杆菌一次大量侵入引起,结核分枝杆菌的来源可由肺内病灶或肺外其他部位的结核灶经血播散。这些部位的结核分枝杆菌先进入静脉,再经右心和肺动脉播散至双肺。结核在两肺形成 1.5~2 mm 大小的粟粒样结节,这些结节病灶是增殖性或渗出性的,在两肺分布均匀、大小亦较均一。

3.浸润型肺结核

多见于外源性继发型肺结核,即反复结核菌感染后所引起,少数是体内潜伏的结核分枝菌,在机体抵抗力下降时进行繁殖,而发展为内源性结核,也有由原发病灶形成者,多见于成年人,病灶多在锁骨上下,呈片状或絮状,边界模糊,病灶可呈干酪样坏死灶,引发较重的毒性症状,而成干酪性(结核性)肺炎,坏死灶被纤维包裹后形成结核球。经过适当治疗的病灶,炎症吸收消散,遗留小干酪灶,钙化后残留小结节病灶,呈现纤维硬结病灶或临床痊愈。有空洞者,也可经治疗吸收缩小或闭合,有不闭合者,也无存活的病菌,称为“空洞开放愈合”。

4.慢性纤维空洞型肺结核

由于治疗效果和机体免疫力的高低,病灶有吸收修补,恶化进展等交替发生,单或双侧,单发或多发的厚壁空洞,常伴有支气管播散型病灶和胸膜肥厚,由于病灶纤维化收缩,肺门上提,纹理呈垂柳状，纵隔移向病侧，邻近肺组织或对侧肺呈代偿性肺气肿，常伴发慢性气管炎、支气管扩张、继发肺感染、肺源性心脏病等；更重使肺广泛破坏、纤维增生，导致肺叶或单侧肺收缩，而成“毁损肺”。

**(三)X 线表现**

1.原发型肺结核(Ⅰ型肺结核)

多见于儿童，少数见于青年，常无影像学异常。如果发生明显的感染，常常表现为气腔实变阴影(图 4-19)，累及整个肺叶。原发性肺结核患者可发生胸腔积液，常仅表现为胸腔积液而无肺实质病变。淋巴结增大常发生于儿童原发性肺结核感染。有时可侵及肺门淋巴结(图 4-20)和纵隔淋巴结，尤其好发于右侧气管旁区域，可增大。淋巴结增大在成人原发性肺结核中罕见，除非是免疫功能低下的患者。原发复合征：即是肺部原发灶，局部淋巴管炎和所属淋巴结炎三者的合称，X 线表现多为上叶下部及下叶后部靠近胸膜处的云絮状或类圆形高密度灶，边缘可模糊不清。如有突出于正常组织轮廓的肿块影，多为肺门及纵隔肿大的淋巴结。典型的原发复合征显示为原发灶，淋巴管炎与肿大的肺门淋巴结连接在一起，形成哑铃状，此种征象已不多见。

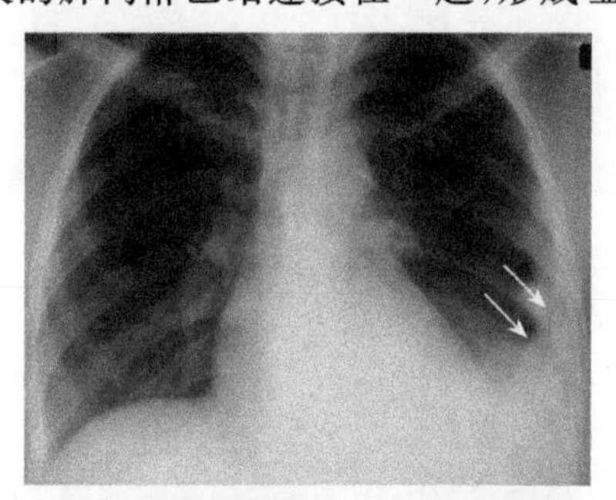

**图 4-19 原发性肺结核 X 线影像表现**

胸部正位片可见左肺下叶实变，伴左侧少量胸腔积液(箭头)

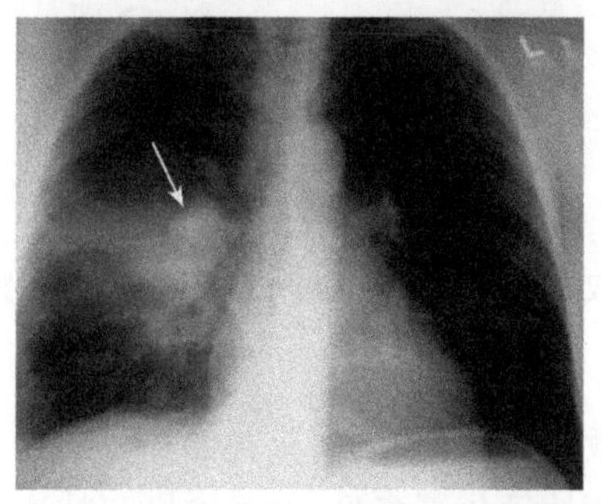

**图 4-20 原发性肺结核淋巴结增大 X 线影像表现**

胸部正位片显示右肺门淋巴结增大(箭头)伴肺内实变及轻度气管旁淋巴结增大

2.胸内淋巴结结核

按病理改变分型为炎症型和结节型。炎症型多为从肺门向外扩展的高密度影，边缘模糊，与周围组织分界不清，亦可成结节状改变。结节型多表现为肺门区域突出的圆形或卵圆形边界清楚的高密度影，右侧多见。如气管旁淋巴结肿大可表现为上纵隔影增宽，如呈波浪状改变，则为多个肿大的淋巴结。对于一些隐匿于肺门阴影中或是气管隆嵴下的肿大淋巴结，通过行 CT 扫描可清楚地显示其大小及形态。

3.血行播散型肺结核(Ⅱ型肺结核)

急性粟粒性肺结核X线表现:典型病灶分布特点为“三均匀”,即广泛均匀分布于两肺的粟粒样的结节状高密度灶,大小为1~2 mm,部分呈磨玻璃样改变,病灶晚期可见融合。CT扫描尤其是高分辨率CT扫描可清晰显示弥漫性的粟粒性病灶,并可观察病灶有无渗出。

4.亚急性或慢性血行播散型肺结核

X线表现为“三不均匀”,即双肺多发大小不一,密度不均的渗出增殖灶和纤维钙化,钙化灶多见于肺尖和锁骨下,渗出病灶多位于其下方,病灶融合可产生干酪性坏死形成空洞和支气管播散(图4-21、图4-22)。

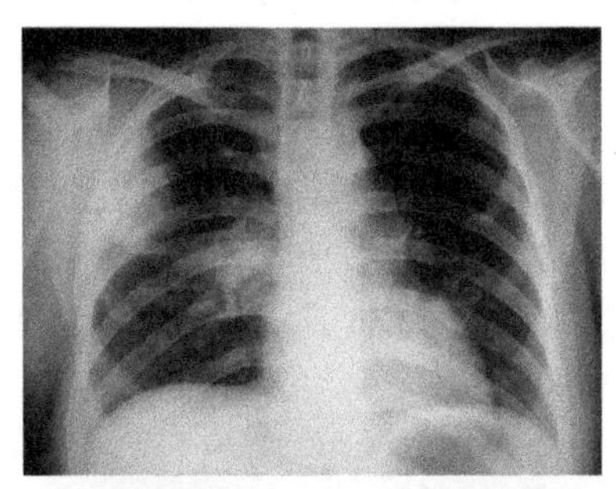

**图4-21 右侧原发性肺结核综合征X线影像表现**

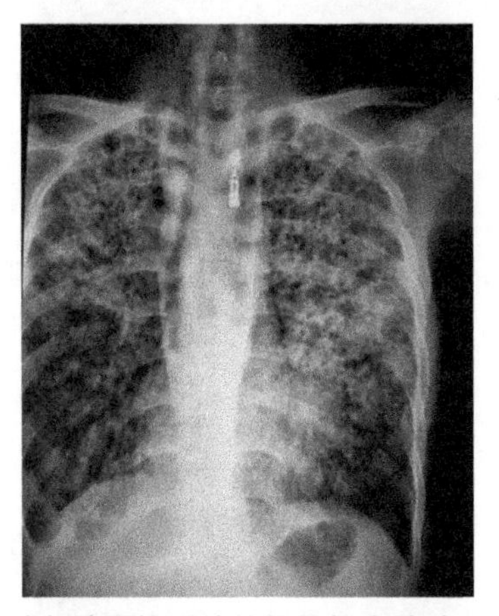

**图4-22 双肺急性粟粒型肺结核伴椎旁脓肿X线影像表现**

5.慢性血行播散型肺结核

病变类似于亚急性血行播散型肺结核表现,只是大部分病变呈增殖性改变,病灶边缘基本清晰,纤维索条状影更明显,或者病灶钙化更多见,胸膜增厚和粘连更显著等。同时,两肺纹理增粗紊乱更明显。

6.继发型肺结核(Ⅲ型肺结核)

浸润型肺结核:病变多局限于肺的一部,以肺尖、锁骨上、下区及下叶背段为多见;X线片上的征象多样,一般为陈旧性病灶周围出现渗出性病灶表现为中心密度较高而边缘模糊的致密影;新渗出性病灶表现为小片状云絮状影,范围较大的病灶可波及一个肺段或整个肺叶浸润;空洞常表现为壁薄、无内容物或很少液体;渗出、增殖、播散、纤维化、空洞等多种性质的病灶同时存在,活动期的肺结核易沿着支气管向同侧或对侧播散。

7.干酪性肺炎

似大叶性肺炎，显示一片无结构的、密度较不均匀的致密影，可累及一肺段或肺叶，密度较一般性肺炎高；干酪样坏死灶中心发生溶解、液化并可经支气管排出，出现虫蚀样空洞或无壁空洞；下肺野及对侧肺野可见沿支气管分布的小斑片状播散灶。

8.结核瘤

大多为孤立性球形病灶，多发者少见。多位于上叶尖后段和下叶背段。形态常为圆形或椭圆形，有时可见分叶(几个球形病灶融合在一起形成)，一般 2～3 cm。其内可见点状钙化、层状钙化影；结核瘤中心的干酪改变可以液化而形成空洞，常为厚壁性；结核瘤附近肺野可见有散在的结核病灶，即“卫星病灶”。

9.慢性纤维空洞型肺结核

两上肺野广泛的纤维索条状病灶及新旧不一的结节状病灶；可见形状不规则的纤维性空洞，少有液气面；同侧或对侧可见斑片状播散病灶，密度可低可高甚至钙化；纵隔气管向患侧移位，同侧肺门影上移，其肺纹理拉长呈垂直走向如垂柳状，患侧胸部塌陷；常伴有胸膜肥厚粘连，无病变区呈代偿性肺气肿(图 4-23、图 4-24)。

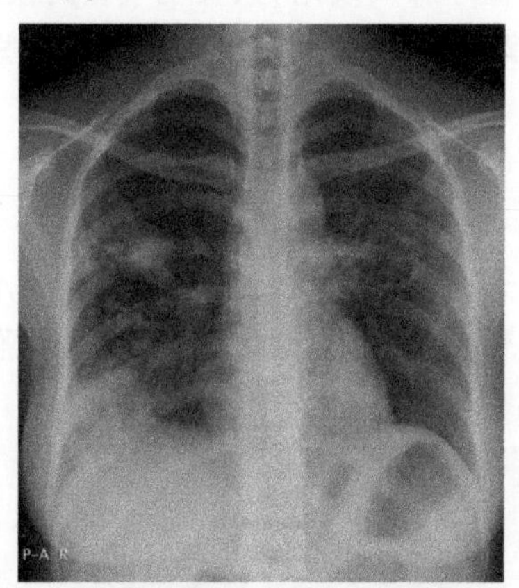

**图 4-23 右侧浸润型肺结核 X 线影像学表现**

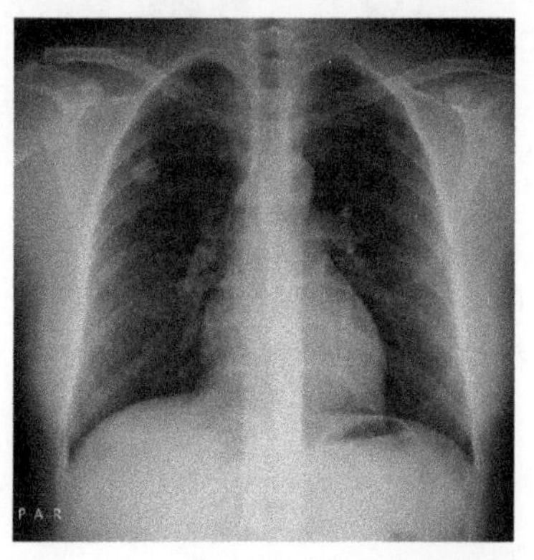

**图 4-24 右上肺结核球 X 线影像学表现**

10.结核性胸膜炎

结核性胸膜炎多表现为单侧及双侧的胸腔积液。当积液量＞250 mL 以上时，立位胸片检查则可发现。X 线表现为两次肋膈角变钝，呈内低外高的弧形液体阴影。叶间裂积液表现为沿叶间裂走向的梭行高密度影，积液量较多时可呈圆形或卵圆形。包裹性积液表现为突向肺野内的扁丘状及半圆形密度增高影，边界清楚。

## 八、肺炎性假瘤

### (一)概述

肺炎性假瘤是肺内良性肿块，是由肺内慢性炎症产生的肉芽肿、机化、纤维结缔组织增生及相关的继发病变形成的肿块，并非真正肿瘤。它是一种病因不清的非肿瘤性病变。

### (二)临床表现与病理基础

肺炎性假瘤患者多数年龄在 50 岁以下，女性多于男性。1/3 的患者没有临床症状，仅偶然在 X 线检查时发现，2/3 的患者有慢性支气管炎、肺炎、肺化脓症的病史，以及相应的临床症状，如咳嗽、咳痰、低热，部分患者还有胸痛、血痰，甚至咯血，但咯血量一般较少。

肺炎性假瘤的病理学特征是组织学的多形性，肿块内含有肉芽组织的多寡不等、排列成条索的成纤维细胞、浆细胞、淋巴细胞、组织细胞、上皮细胞以及内含中性脂肪和胆固醇的泡沫细胞或假性黄瘤细胞。肺炎性假瘤一般位于肺实质内，累及支气管的仅占少数。绝大多数单发，呈圆形或椭圆形结节，一般无完整的包膜，但肿块较局限、边界清楚，有些还有较厚而缺少细胞的胶原纤维结缔组织与肺实质分开。

### (三)X 线表现

病变形态不一，大小不等，多<5 cm，位于肺的表浅部位，一般为中等密度影，密度可均匀，硬化血管瘤型可见斑点状钙化影，有假性包膜时，病变边界清楚，乳头状增生型多见，有的肿块由于不规则可表现为分叶状。无假性包膜时，边界模糊，以组织细胞增生型多见。有的炎性假瘤甚至表现为周围型肺癌的毛刺样改变(图 4-25)。

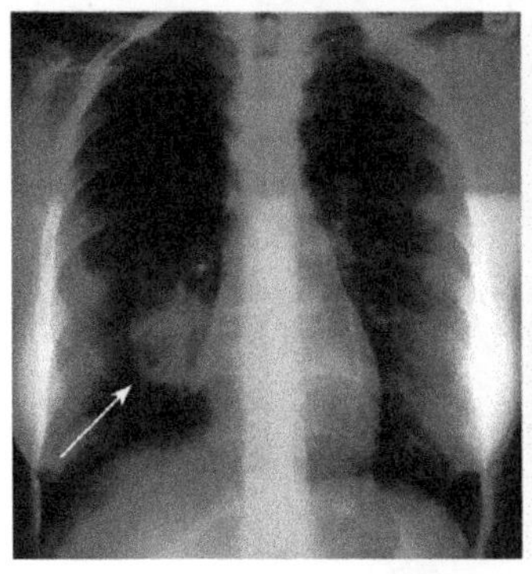
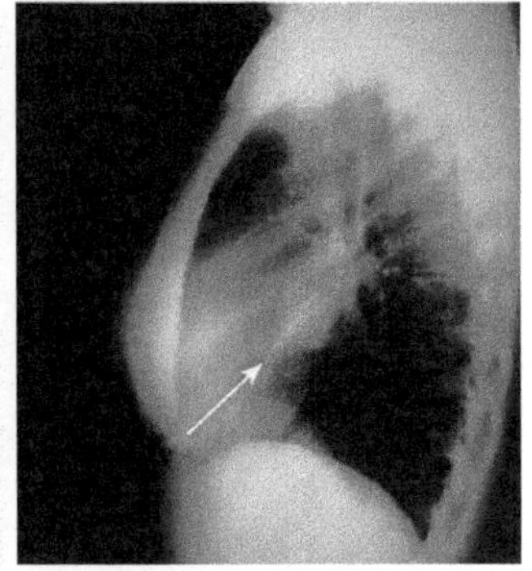

图 4-25　肺炎性假瘤 X 线影像表现

右肺中叶软组织肿块，边缘见毛刺(箭头)

## 九、慢性肺炎

### (一)概述

慢性非特异性炎症，可分为原发性慢性肺炎和急性肺炎演变而来，促成慢性肺炎的因素有营养不良、佝偻病、先天性心脏病或肺结核患儿发生肺炎时，易致病程迁延；病毒感染引起间质性肺炎，易演变为慢性肺炎；反复发生的上呼吸道感染或支气管炎以及慢性鼻窦炎均为慢性肺炎的诱因；深入支气管的异物，特别是缺乏刺激性而不产生初期急性发热的异物(如枣核等)，因被忽视而长期存留在肺部，形成慢性肺炎；免疫缺陷小儿，包括体液及细胞免疫缺陷，补体缺乏及白细胞吞噬功能缺陷皆可致肺炎反复发作，最后变成慢性；原发性或继发性呼吸道纤毛形态及功能异常亦可致肺慢性炎症。

**(二)临床表现与病理基础**

慢性肺炎的特点是周期性的复发和恶化，呈波浪形。由于病变的时期、年龄和个体的不同，症状多种多样。在静止期体温正常，无明显体征，几乎没有咳嗽，但在跑步和上楼时容易气喘。在恶化期常伴有肺功能不全，出现发绀和呼吸困难等。恶化后好转很缓慢，经常咳痰，甚至出现面部水肿、发绀、胸廓变形和杵状指(趾)。

炎症病变可侵及各级支气管、肺泡、间质组织和血管。特别在间质组织的炎症，每次发作时都有所进展，使支气管壁弹力纤维破坏，终因纤维化而致管腔狭窄。同时，由于分泌物堵塞管腔而发生肺不张，终致支气管扩张。由于支气管壁及肺泡间壁的破坏，空气经过淋巴管散布，进入组织间隙，可形成间质性肺气肿。局部血管及淋巴管也发生增生性炎症，管壁增厚，管腔狭窄。

**(三)X线表现**

1.肺纹理增强

支气管壁和支气管周围组织的细胞浸润和结缔组织增生以及小叶间隔的细胞浸润和结缔组织增生是肺纹理增强的病理基础。在胸片上前者表现为走行紊乱的不规则线条状阴影，可伴有血管的扭曲移位及全小叶肺气肿。

2.结节和斑片状阴影

气管周围的渗出与增生改变的轴位影像和腺泡病变表现为结节影。支气管的狭窄扭曲可导致小叶肺不张或盘状肺不张。小叶肺不张呈斑片状阴影，盘状肺不张呈条状阴影。

3.肺段、肺叶及团块阴影

慢性炎症局限于肺叶或肺段时则呈肺叶肺段阴影，肺叶肺段阴影可体积缩小。由于合并支气管扩张、肺气肿、肺大疱或小脓肿、肺大疱或小脓腔，肺叶或肺段阴影的密度可不均匀。在支气管体层片或支气管造影片上可见支气管扩张。但支气管狭窄或阻塞较少见。有时在肺叶肺段阴影内可见团块状阴影，其病理基础为脓肿或炎性肿块。肺叶阴影多见于右中叶慢性炎症。其他肺叶较少见，肺段阴影较常见。呈肿块阴影的慢性肺炎，其大小从不到 3 cm 至>10 cm，肿块边缘较清楚，周围可见不规则索条状阴影，在团块内有时可见 4～6 级支气管扩张。炎性肿块阴影在正侧位胸片上各径线差有时较大，例如在正位胸片上呈圆形，在侧位胸片上呈不规则形状或椭圆形，此点有利于与周围型肺癌鉴别。

4.蜂窝状及杵状影

含空气的囊状支气管扩张可呈蜂窝状阴影、含有黏液的支气管扩张可表现为杵状阴影，其特点为与支气管走行方向一致。

5.肺气肿征象

弥漫性慢性肺炎可合并两肺普遍性肺气肿。而局限性慢性肺炎常与瘢痕旁肺气肿并存，因此慢性肺炎区的密度不均匀。有时慢性肺炎还可与肺大疱并存。

6.肺门团块状阴影

肺门区炎性肺硬化可表现为边缘不整齐、形态不规则类圆形团块状影，此时常需与肺癌鉴别。有时慢性肺炎还可伴有肺门淋巴结增大，但较少见。有时可见肺门部淋巴结肿大(图 4-26)。

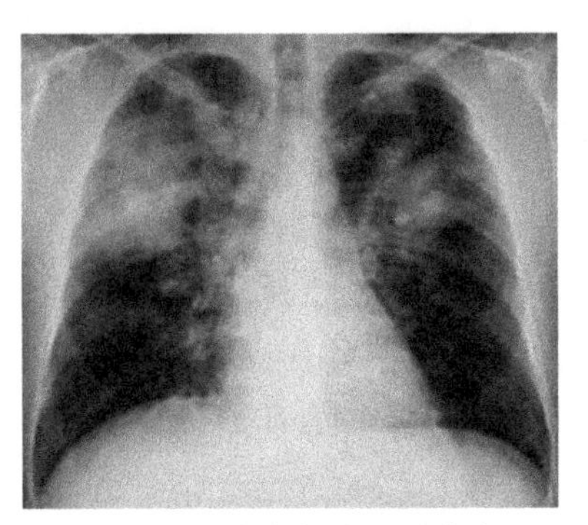

图 4-26　慢性肺炎 X 线影像表现

## 十、放射性肺炎

### (一)概述

放射性肺炎是肺组织接受一定剂量的电离辐射后所导致的急性炎性反应,目前对该病的基础及临床研究不多,缺乏严格的诊断标准,治疗多数为对症处理、长期大剂量皮质激素治疗等。停止放疗后多数患者可以缓慢恢复,也有部分患者逐步发展成放射性肺纤维化,严重者会导致患者呼吸衰竭而死亡。

### (二)临床表现与病理基础

放射性肺炎通常发生于放疗后 3 个月内,如果照射剂量较大或同时接受了化疗等,或者遗传性放射损伤高度敏感的患者,放射性肺炎也可能发生于放疗开始后 2～3 周内。肺癌患者接受放疗后 70%以上会发生轻度的放射性肺损伤,多数无症状或症状轻微,仅有 10%～20%的患者会出现临床症状。放射性肺炎的临床症状没有特异性,通常的临床表现为咳嗽、气短、发热等,咳嗽多为刺激性干咳,气短程度不一,轻者只在用力活动后出现,严重者在静息状态下也会出现明显呼吸困难。部分患者可以伴有发热,甚至发生在咳嗽气短等症状出现前,多在 37～38.5 ℃,但也有出现 39 ℃以上高热者。放射性肺炎的体征不明显,多无明显体征,部分患者会出现体温升高、肺部湿啰音等表现。放射性肺炎临床症状的严重程度与肺受照射的剂量及体积相关,也和患者的个体遗传差异相关。

电离辐射导致放射性肺炎的靶细胞包括Ⅱ型肺泡细胞、血管内皮细胞、成纤维细胞以及肺泡巨噬细胞等。Ⅱ型肺泡细胞合成和分泌肺泡表面活性物质,维持肺泡表面张力,接受电离辐射后,Ⅱ型肺泡细胞胞质内 Lamellar 小体减少或畸形,肺泡细胞脱落到肺泡内,导致肺泡张力变化,肺的顺应性降低,肺泡塌陷不张。血管内皮细胞的损伤在照射后数天内就可以观察到,毛细血管内皮细胞超微结构发生变化,细胞内空泡形成、内皮细胞脱落,并可以发生微血栓形成、毛细血管阻塞,最终导致血管通透性改变,肺泡换气功能受损。肺泡巨噬细胞及成纤维细胞在接受电离辐射损伤后也会出现相应的变化,促进和加重放射性肺炎的发生。

### (三)X 线表现

其表现取决于放射线照射的部位、照射的方向、照射野及照射量。乳腺癌术后放射照射所引起的放射性肺炎病灶多位于第 1～2 肋间。肺癌放疗后引起的放射性肺炎发生在原发病灶所在的肺叶,食管癌于恶性淋巴瘤放疗后引起的放射性肺炎位于两肺内带。放射性肺炎的 X 线表现:急性期通常表现为大片状高密度阴影,密度较均匀,边缘较模糊;慢性期由于病灶纤维结缔组织增生明显,原来的大片状阴影范围缩小,病灶较前密度增高而不均匀,可见网状及纤维索条状阴影。大范围的慢性放射性肺炎体积缩小可伴纵隔向患侧移位，同侧胸膜肥厚粘连，胸廓塌陷变形，膈升高(图 4-27)。

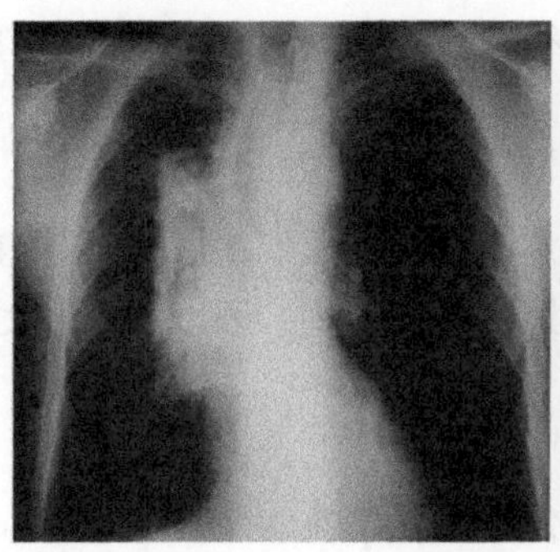
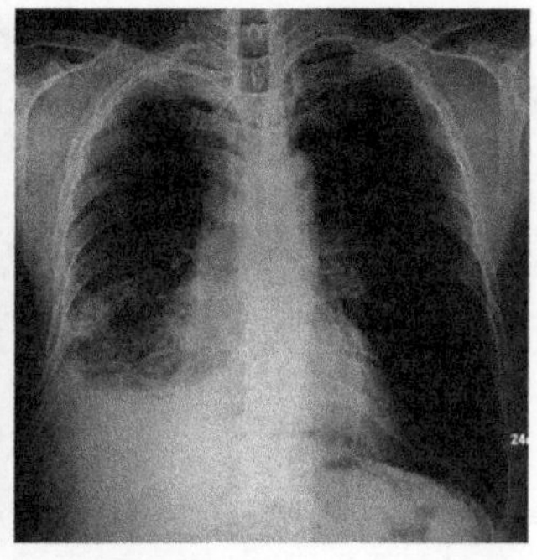

图 4-27 放射性肺炎 X 线影像表现

## 十一、特发性肺间质纤维化

### (一)概述

特发性肺间质纤维化是一种原因不明，以弥漫性肺泡炎和肺泡结构紊乱最终导致肺间质纤维化为特征的疾病，按病程有急性、亚急性和慢性之分，临床更多见的是亚急性和慢性型。现认为该病与免疫损伤有关。预后不良，早期病例即使对激素治疗有反应，生存期一般也仅有 5 年。

### (二)临床表现与病理基础

通常为隐匿性起病，主要的症状是干咳和劳力性气促。随着肺纤维化的发展，发作性干咳和气促逐渐加重。进展的速度有明显的个体差异，经过数月至数年发展为呼吸衰竭和肺心病。起病后存活时间为 2.8～3.6 年。通常没有肺外表现，但可有一些伴随症状，如食欲缺乏、消瘦等。体检可发现呼吸浅快，双肺底可闻及吸气末期 Velcro 啰音。晚期可出现发绀等呼吸衰竭和肺心病的表现。50%以上患者有杵状指(趾)。

特发性肺纤维化的病理改变与病变的严重程度有关。主要特点是病变在肺内分布不均一，肺泡壁增厚，伴有胶原沉积、细胞外基质增加和灶性单核细胞浸润。炎症细胞不多，通常局限在胶原沉积区或蜂窝肺区。肺泡腔内可见到少量的Ⅱ型肺泡上皮细胞聚集。可以看到蜂窝肺气囊、纤维化和纤维增殖灶。

### (三)X 线表现

1.磨玻璃样影及实变影

病变早期，两下肺后外基底段部位可见小叶状轻度密度增高影；其内可见含气支气管影，支气管血管树增粗。实变影可相互融合成肺段甚或肺叶实变。

2.线状影

表面与胸膜面垂直的细线形影，长 1～2 mm，宽约 1 mm，多见于两肺下叶，也可见其他部位。两肺中内带区域的小叶间隔增厚则表现为分枝状细线形影。

3.胸膜下弧形线影

表现为胸膜下 0.5 cm 以内的与胸壁内面弧度一致的弧形线影，长 5～10 cm，边缘较清楚或较模糊，多见于两下肺后外部。

4.蜂窝状影

表现为大小不等的圆形或椭圆形含气囊腔，壁较薄而清楚，与正常肺交界面清楚。主要分布于两肺基底部胸膜下区。

5.小结节影

在蜂窝、网、线影基础上，可见少数小结节影，边缘较清楚，并非真正的间质内结节，而是纤维条索病变在横断面上的表现，或相互交织而成。

6.肺气肿

小叶中心性肺气肿表现为散在的、直径 2～4 mm 的圆形低密度区，无明确边缘，多见于肺部外围，但随病变发展可逐渐见于肺中央部。有时胸膜下可见直径 1～2 cm 大小的圆形或椭圆形肺气囊。

7.支气管扩张

主要为中小支气管扩张，多为柱状扩张，可伴支气管扭曲、并拢。

## 十二、肺结节病

### （一）概述

肺结节病是一种病因未明的多系统多器官的肉芽肿性疾病，近来已引起国内广泛注意。常侵犯肺、双侧肺门淋巴结、眼、皮肤等器官。其胸部受侵率达 80%～90%。本病呈世界性分布，欧美国家发病率较高，其余地区少见。多见于 20～40 岁，女略多于男。病因尚不清楚，部分病例呈自限性，大多预后良好。

### （二）临床表现与病理基础

早期结节病的症状较轻，常见的呼吸道症状和体征有咳嗽、无痰或少痰，偶有少量血丝痰，可有乏力、低热、盗汗、食欲缺乏、体重减轻等。病变广泛时可出现胸闷、气急，甚至发绀。后期主要是肺纤维化导致的呼吸困难。肺部体征不明显，部分患者有少量湿啰音或捻发音。

结节病的病理特点是非干酪样坏死性类上皮肉芽肿。肉芽肿的中央部分主要是多核巨噬细胞和类上皮细胞，后者可以融合成朗格汉斯巨细胞。周围有淋巴细胞浸润，而无干酪样病变。

### （三）X 线表现

有 90%以上的患者伴有胸部 X 线片的改变，而且常是结节病的首次发现。

1.纵隔、肺门淋巴结肿大

纵隔、肺门淋巴结肿大为结节病最常见表现，为唯一异常表现。多组淋巴结肿大是其特点，其中两侧肺门对称性淋巴结肿大且状如土豆，多为本病典型表现，其肿大淋巴结一般在 6～12 个月期间可自行消退，恢复正常；或在肺部出现病变过程中，开始缩小或消退；或不继续增大，为结节病的发展规律。

2.肺部病变

肺部病变多发生在淋巴结病变之后。最常见的病变为两肺弥漫性网状结节影，但肺尖或肺底少或无。结节大小不一，多为 1～3 mm 大小，轮廓尚清楚。其次为圆形病变，直径 1.0～1.5 cm，密度均匀，边缘较清楚，单发者类似肺内良性病变或周围型肺癌，多发者酷似肺内转移瘤。此外为阶段性或小叶性浸润，类似肺部炎性病变，一般伴或不伴胸腔内淋巴结病变。少数表现为单纯粟粒状颇似急性粟粒型肺结核。以纤维性病变为主，不易与其他原因所致的肺纤维化区别，且可引起多种继发性改变。

3.胸膜病变

胸膜渗液可能为胸膜脏、壁层广泛受累所致。肥厚的胸膜为非干酪性肉芽肿。

4.骨骼病变

较少见,约占全部结节病的10%。骨损害一般限于手、足的短管状骨,显示小囊状骨质缺损并伴有末节指(趾)变细、变短(图4-28)。

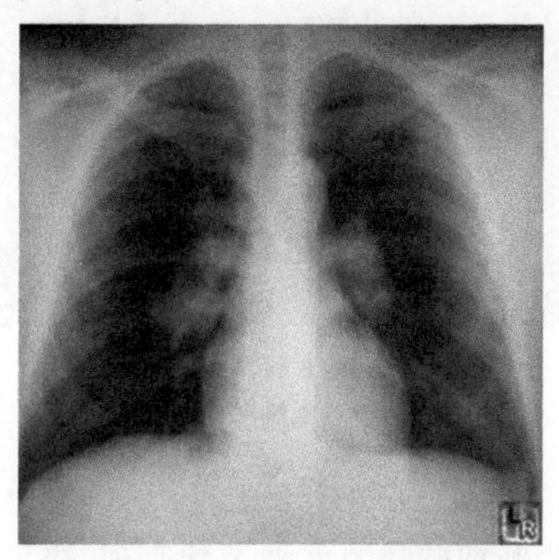

**图4-28 肺结节病X线影像表现**

两侧纵隔、肺门淋巴结肿大

## 十三、硅肺

### (一)概述

硅肺是由长期吸入石英粉尘所致的以肺部弥漫性纤维化为主的全身性疾病,是我国目前常见的且危害较为严重的职业病。目前是职业病中发病率最高的病种之一,也是12种尘肺中较重的一种。

### (二)临床表现与病理基础

硅肺的早期可能没有自觉症状,或症状很轻。Ⅱ、Ⅲ期硅肺患者多有症状,但症状轻重和X线胸片改变的程度不一定平行,在有肺部并发症时,症状加重。早晨咳嗽较重,无痰或有少量黏液痰。肺内有并发感染时,则痰量增多,或有脓性痰。单纯硅肺多无胸痛或有轻微胸痛,一旦有明显胸痛应考虑有肺内感染或并发肺结核的可能。胸膜摩擦音常是并发肺结核的征象。早期硅肺气短不明显,晚期硅肺并发肺结核、肺气肿时,气短明显。早期患者一般状态尚好,晚期则营养欠佳。晚期患者,特别是并发肺结核或肺部感染时,肺部可听到呼音,也可出现发绀。

硅肺基本病变是矽结节形成,眼观矽结节呈圆形灰黑色、质韧、直径2～3 mm。在人体,最早的改变是吸入肺内的粉尘粒子聚集并沉积在相对固定的肺泡内,巨噬细胞及肺泡上皮细胞(主要是Ⅱ型)相继增生,肺泡隔开始增厚。聚集的细胞间出现网织纤维并逐渐转变成胶原纤维,形成矽结节。典型矽结节,结节境界清晰,胶原纤维致密扭曲排列或呈同心圆排列,纤维间无细胞反应,出现透明性变,周围是被挤压变形的肺泡。

### (三)X线表现

1.圆形小阴影

圆形小阴影是硅肺最常见和最重要的一种X线表现形态,其病理变化以结节型硅肺为主,呈圆形或近似圆形,边缘整齐或不整齐,直径<10 mm;不规则形小阴影多为接触游离二氧化硅含量较低的粉尘所致,病理基础主要是肺间质纤维化。表现为粗细、长短、形态不一的致密阴影。之间可互不相连,或杂乱无章的交织在一起,呈网状或蜂窝状;致密度多持久不变或缓慢增高。早期也多见于两肺中下区,弥漫分布,随病情进展而逐渐波及肺上区(图4-29)。

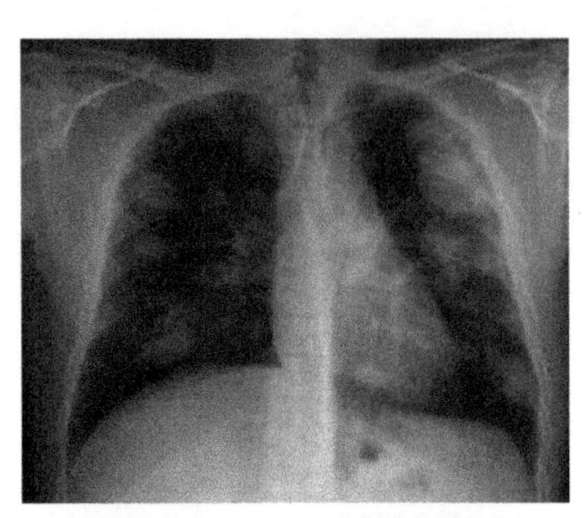

**图 4-29　硅肺 X 线影像表现**

两肺散在类圆形结节影，边界尚清

2.大阴影

长径超过 10 mm 的阴影，为晚期硅肺的重要 X 线表现，边界清楚，周围有明显的肺气肿；多见于两肺上、中区，常对称出现；大阴影长轴多与后肋垂直，不受叶间裂限制。

3.胸膜变化

胸膜粘连增厚，先在肺底部出现，可见肋膈角变钝或消失；晚期膈面粗糙，由于肺纤维组织收缩和膈胸膜粘连，呈“天幕状”阴影。

4.肺气肿

多为弥漫性、局限性、灶周性和泡性肺气肿，严重者可见肺大疱。

5.肺门和肺纹理变化

早期肺门阴影扩大，密度增高，有时可见淋巴结增大，包膜下钙质沉着呈蛋壳样钙化，肺纹理增多或增粗变形；晚期肺门上举外移，肺纹理减少或消失。

（宋　涛）

# 第五章　颅脑疾病的CT诊断

## 第一节　脑血管疾病的 CT 诊断

脑血管疾病(CVD)以脑出血和脑梗死多见,CT 和 MRI 诊断价值大;动脉瘤和血管畸形则需配合 DSA、CTA 或 MRA 诊断。

### 一、脑出血

#### (一)病理和临床概述

脑出血是指脑实质内的出血,依原因可分为创伤性的和非创伤性的,后者又称原发性或自发性脑内出血,多指高血压、动脉瘤、血管畸形、血液病和脑肿瘤等引起的出血,以高血压性脑出血常见,多发于中老年高血压和动脉硬化患者。出血好发于基底核、丘脑、脑桥和小脑,易破入脑室。血肿及伴发的脑水肿引起脑组织受压、软化和坏死。血肿演变分为急性期、吸收期和囊变期,各期时间长短与血肿大小和年龄有关。

#### (二)诊断要点

呈边界清楚的肾形、类圆形或不规则形均匀高密度影,周围水肿带宽窄不一,局部脑室受压移位(图 5-1)。破入脑室可见脑室内积血。

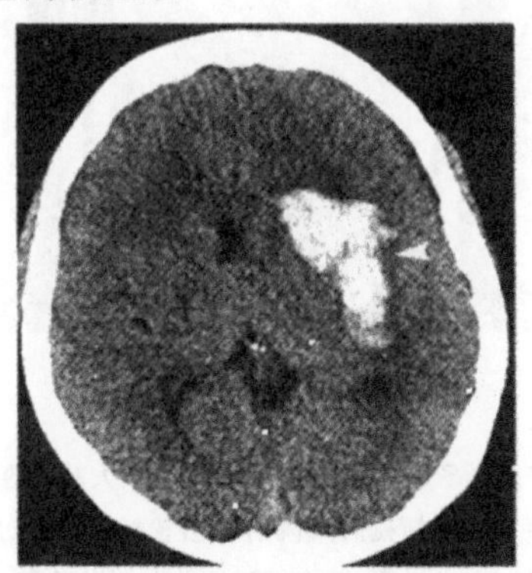

**图 5-1　脑出血**

女性患者,68 岁,突发言语不清、左侧肢体偏瘫 4 小时就诊,
CT 显示左侧基底核区条片状高密度影,左侧侧脑室受压变形

急性期表现为脑内密度均匀一致的高密度灶,呈卵圆形或圆形为主,CT 值为 50～80 Hu;吸

收期始于3～7天，可见血肿周围变模糊，水肿带增宽，血肿缩小并密度减低，小血肿可完全吸收；囊变期始于2个月以后，较大血肿吸收后常遗留大小不等的囊腔，伴有不同程度的脑萎缩。

#### （三）鉴别诊断

应与脑外伤出血鉴别，结合外伤史可以鉴别。

#### （四）特别提示

血肿不同演变时期CT显示的密度不同，容易误诊，应密切结合临床。

### 二、脑梗死

#### （一）病理和临床概述

脑梗死包括缺血性和出血性脑梗死及腔隙性脑梗死。缺血性脑梗死是指脑血管闭塞导致供血区域脑组织缺血性坏死。其原因有以下几种。①脑血栓形成：继发于脑动脉硬化、动脉瘤、血管畸形、炎性或非炎性脉管炎等；②脑栓塞：如血栓、空气、脂肪栓塞；③低血压和凝血状态。病理上分为缺血性、出血性和腔隙性脑梗死。出血性脑梗死是指部分缺血性脑梗死继发梗死区内出血。腔隙性脑梗死系深部髓质小动脉闭塞所致，为脑深部的小梗死，在脑卒中病变中占20%，主要好发中老年人，常见于基底核、内囊、丘脑、放射冠及脑干。

#### （二）诊断要点

1.缺血性梗死（图5-2A）

CT示低密度灶，其部位和范围与闭塞血管供血区一致，皮髓质同时受累，多呈扇形。基底贴近硬膜。可有占位效应。2～3周时可出现“模糊效应”，病灶变为等密度而不可见。增强扫描可见脑回状强化。1～2个月后形成边界清楚的低密度囊腔。

2.出血性梗死（图5-2B）

CT示在低密度脑梗死灶内，出现不规则斑点、片状高密度出血灶，占位效应较明显。

3.腔隙性梗死（图5-2C）

CT表现为脑深部的低密度缺血灶，大小5～15 mm，无占位效应。

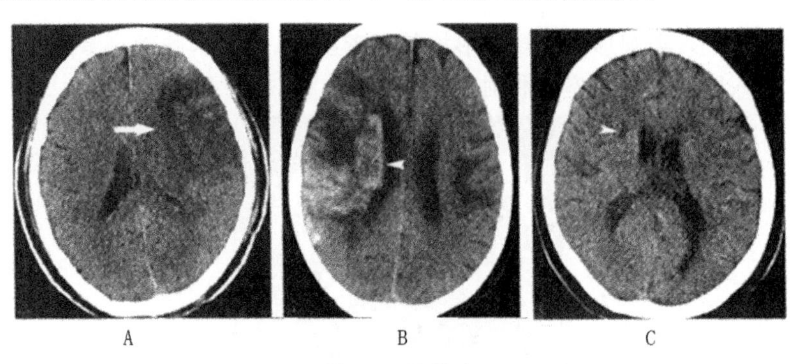


**图5-2　脑梗死**

A.男性患者，75岁，突发肢体偏瘫1天，CT显示左侧额、颞叶大片低密度梗死灶；B.女性，64岁，突发肢体偏瘫5小时，经诊断为右颞大片脑梗死后入院后行溶栓治疗，3天后病情加重，CT显示右侧颞顶叶大片出血性脑梗死；C.女性，67岁，诉头昏3天，CT显示右侧颞叶基底核区腔隙性脑梗死（箭头）

#### （三）鉴别诊断

1.胶质瘤

详见颅内肿瘤章节。

2.脑炎

结合病史和临床症状及实验室检查。

**(四)特别提示**

CT 对急性期及超急性期脑梗死的诊断价值不大，应行 MRI 弥散加权扫描。病情突然加重时应行 CT 复查，明确有无梗死后出血即出血性脑梗死，以指导治疗。

## 三、动脉瘤

**(一)病理和临床概述**

动脉瘤好发于脑底动脉环及附近分支，是蛛网膜下腔出血的常见原因，发生的主要原因是血流动力学改变，尤其是血管分叉部血液流动对血管壁形成剪切力以及搏动压力造成血管壁退化；动脉粥样硬化也是常见因素；另外常与其他疾病伴发，如纤维肌肉发育异常、马方综合征等。按形态可分为常见的浆果形、少见的梭形及罕见的主动脉夹层。浆果形的囊内可有血栓形成。

**(二)诊断要点**

分为 3 型。Ⅰ型无血栓动脉瘤(图 5-3A)，平扫呈圆形高密度区，均一性强化；Ⅱ型部分血栓动脉瘤(图 5-3B)，平扫中心或偏心处高密度区，中心和瘤壁强化，其间血栓无强化，呈“靶征”；Ⅲ型完全血栓动脉瘤，平扫呈等密度灶，可有弧形或斑点状钙化，瘤壁环形强化。动脉瘤破裂时 CT 图像上多数不能显示瘤体，但可见并发的蛛网膜下腔出血，脑内血肿、脑积水、脑水肿和脑梗死等改变。

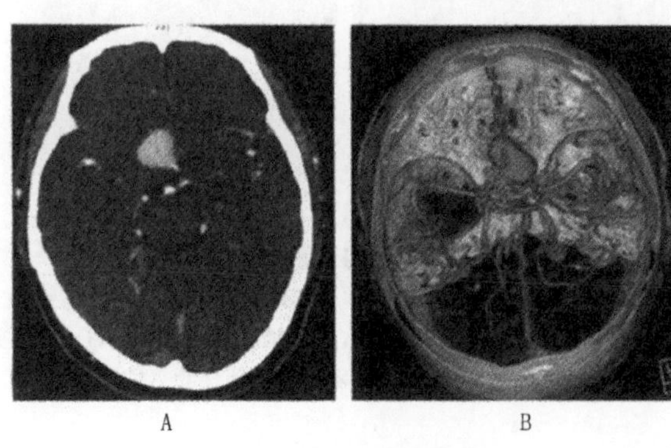


**图 5-3 前交通动脉瘤**

A.男性患者，24 岁，因不明原因蛛网膜下腔出血而行 CT 检查，增强可见鞍上池前方可见一囊样结节灶，强化程度与动脉相仿；B.CTA 的 VRT 重建显示前交通动脉瘤

**(三)鉴别诊断**

1.脑膜瘤

与脑膜宽基相接。

2.脑出血

结合病史及临床症状。

**(四)特别提示**

CTA 对动脉瘤显示价值重大，可以立体旋转观察载瘤动脉、瘤颈及其同周围血管的空间关系。

## 四、脑血管畸形

### (一)病理和临床概述

脑血管畸形为胚胎期脑血管的发育异常,根据 McCormick 分类分为动静脉畸形、静脉畸形、毛细血管扩张症、血管曲张和海绵状血管瘤等。动静脉畸形最常见,好发于大脑中动脉、后动脉系统,由供血动脉、畸形血管团和引流静脉构成。好发于男性,以 20～30 岁最常见。儿童常以脑出血、成人以癫痫就诊。

### (二)诊断要点

显示不规则混杂密度灶,可有钙化,并呈斑点或弧线形强化,水肿和占位效应缺乏(图 5-4A)。可合并脑血肿、蛛网膜下腔出血及脑萎缩等改变。

### (三)鉴别诊断

与海绵状血管瘤相鉴别。CT 增强扫描呈轻度强化,病灶周围无条状、蚓状强化血管影;MRI 可显示典型的网格状或爆米花样高低混杂信号,周围见低信号环。

### (四)特别提示

CTA 价值重大,可以立体旋转观察供血动脉和引流静脉(图 5-4B)。MRA 显示更清楚。

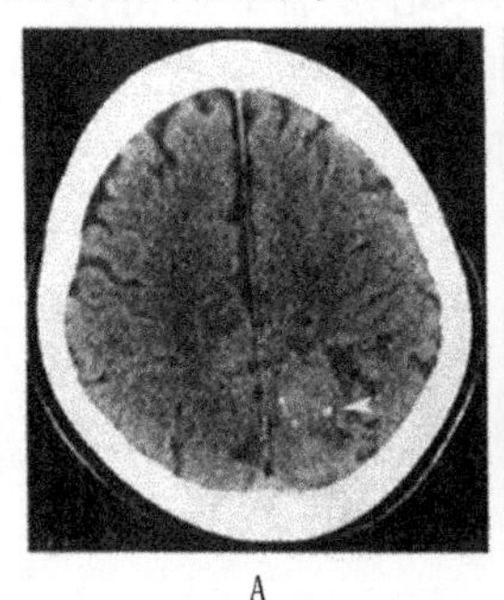

A

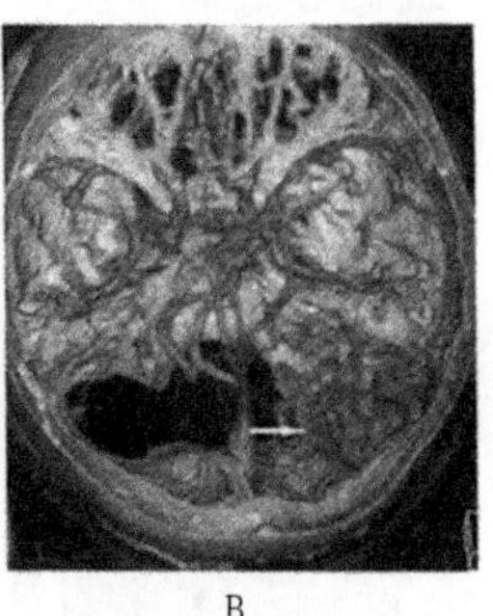

B

图 5-4　颅内动静脉畸形

A.男性,患者 19 岁,因癫痫不规则发作 5 年来院检查,CT 平扫显示左侧顶、枕部脑实质内可见多发斑点状钙化影,局部脑实质密度增高,DSA 证实为颅内动静脉畸形;B.CTA 的 VRT 重建显示为左侧顶枕叶 AVM

(王金发)

# 第二节　颅内感染的 CT 诊断

颅内感染的病种繁多,包括细菌、病毒、真菌和寄生虫感染,主要通过血行性感染或邻近感染灶直接扩散侵入颅内,少数可因开放性颅脑损伤或手术造成颅内感染。改变包括脑膜炎、脑炎和动静脉炎。

## 一、脑脓肿

### (一)病理和临床概述

脑脓肿以耳源性常见,多发于颞叶和小脑;其次为血源性、鼻源性、外伤性和隐源性等。病理上分为急性炎症期、化脓坏死期和脓肿形成期。

**(二)诊断要点**

急性炎症期呈大片低密度灶,边缘模糊,伴占位效应,增强无强化;化脓坏死期,低密度区内出现更低密度坏死灶,轻度不均匀性强化;脓肿形成期,平扫见等密度环,内为低密度并可有气泡影,呈环形强化,其壁完整、光滑、均匀,或多房分隔(图 5-5)。

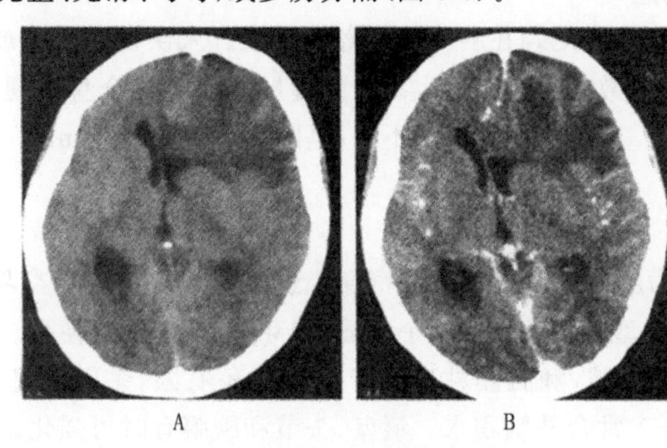


**图 5-5 脑脓肿**

男性患者,24 岁,因头痛、呕吐 2 天入院,CT 平扫显示左额叶不规则低密度灶,占位效应明显。增强可见病灶呈环形均匀强化,未见明显壁结节,中心低密度区无明显变化,周围水肿明显,左侧侧脑室前角明显受压移位变形。考虑为脓肿形成,经抗感染治疗后情况好转

**(三)鉴别诊断**

(1)胶质瘤:胶质瘤的环状强化厚薄不均,形态不规则,常呈花环状、结节状强化,中心坏死区密度不等,CT 值常大于 20 Hu。

(2)脑梗死:多见于老年高血压患者,有明确突发病史,经复查随访,占位效应减轻。

(3)与肉芽肿病鉴别。

**(四)特别提示**

CT 诊断该病应结合病史、脑脊液检查。

## 二、结核性脑膜脑炎

**(一)病理和临床概述**

结核性脑膜脑炎是结核分枝杆菌引起脑膜弥漫性炎性反应,并波及脑实质,好发于脑底池。脑膜渗出和肉芽肿为其基本病变,可合并结核球、脑梗死和脑积水。

**(二)诊断要点**

CT 早期可无异常发现。脑底池大量炎性渗出时,其密度增高,失去正常透明度;增强扫描脑膜广泛强化,形态不规则。肉芽肿增生则见局部脑池闭塞并结节状强化。

脑结核瘤平扫呈等或低密度灶,增强扫描呈结节状或环形强化。

**(三)鉴别诊断**

应与蛛网膜下腔出血相鉴别,蛛网膜下腔出血 CT 平扫呈高密度,增强扫描无明显强化,脑底池形态规则,无局部闭塞及扩张改变;此外需同脑囊虫病,转移瘤及软脑膜转移等鉴别,需结合病史。

#### (四)特别提示

CT 诊断应结合脑脊液检查、胸部 X 线片检查等。

### 三、脑猪囊尾蚴病

#### (一)病理和临床概述

脑猪囊尾蚴病系猪绦虫囊尾蚴在脑内异位寄生所致。人误食绦虫卵或节片后,卵壳被胃液消化后,幼虫经肠道血流而散布于全身寄生。脑猪囊尾蚴病为其全身表现之一,分为脑实质型、脑室型、脑膜型和混合型。脑内囊虫的数目不一,呈圆形,直径 4～5 mm。囊虫死亡后退变为小圆形钙化点。

#### (二)诊断要点

脑实质型 CT 表现为脑内散布多发性低密度小囊,多位于皮、髓质交界区,囊腔内可见致密小点代表囊虫头节。不典型者可表现为单个大囊、肉芽肿、脑炎或脑梗死。脑室型以第四脑室多见;脑膜型多位于蛛网膜下腔,和脑膜粘连,CT 直接征象有限,多间接显示局部脑室或脑池扩大,相邻脑实质光滑受压。常合并脑积水。囊壁、头节和脑膜有时可强化。

#### (三)鉴别诊断

1.蛛网膜囊肿

常位于颅中窝、侧裂池,边缘较平直,可造成颅骨压迫变薄。

2.转移瘤

呈大小不一的圆形低密度灶,增强扫描环状、结节状强化,病灶周围明显水肿。

3.脑结核

结合病史、CT 特点可以区别。

#### (四)特别提示

需要结合有无疫区居住史、有无生食史等。

### 四、急性播散性脑脊髓炎

#### (一)病理和临床概述

急性播散性脑脊髓炎或称急性病毒性脑脊髓炎,可见于病毒(如麻疹、风疹、水痘等)感染后或疫苗(如牛痘疫苗、狂犬病疫苗等)接种后,临床表现为发热、呕吐、嗜睡、昏迷。一般在病毒感染后 2～4 天或疫苗接种后 10～13 天发病。发病可能与自身免疫机制有关。

#### (二)诊断要点

CT 表现急性期脑白质内多发、散在性低密度灶,半卵圆中心区明显,有融合倾向,增强呈环形强化。慢性期表现为脑萎缩。

急性病毒性脑炎时,主要表现为早期脑组织局部稍肿胀,中、后期可以出现密度减低(图 5-6),增强扫描可以有局部软脑膜强化,增厚改变,脑沟显示欠清。

#### (三)鉴别诊断

同软脑膜转移、结核性脑膜炎等鉴别。

#### (四)特别提示

应进行脑脊液检查。MRI 成像及增强扫描对显示该病有很好的效果。

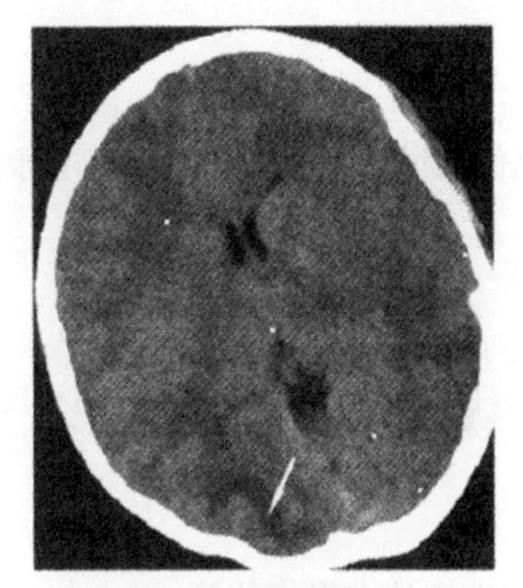

**图 5-6 病毒性脑炎**

女性患者,11 岁,因头昏嗜睡 2 天,CT 可见右侧枕叶局部脑皮质肿胀、白质水肿改变,经脑脊液检查证实为病毒性脑炎

## 五、肉芽肿性病变

### (一)病理和临床概述

肉芽肿种类繁多,主要有炎症性的和非炎症性的。侵犯脑内的肉芽肿主要有炎症性的,其中以结核性最常见。炎症性肉芽肿是炎症局部形成主要以巨噬细胞增生构成的境界清楚的结节样病变。病因有结核、麻风、梅毒、真菌及寄生虫、异物、其他疾病等。临床表现与颅内占位类似。

### (二)诊断要点

CT 平扫表现等或稍高密度的边界清楚的结节灶(图 5-7)。增强扫描呈结节样强化,也可以因内部发生坏死而呈环形强化,后者常见于结核性肉芽肿。少部分肉芽肿内可见钙化。可以单发或多发。好发于大脑皮质灰质下。

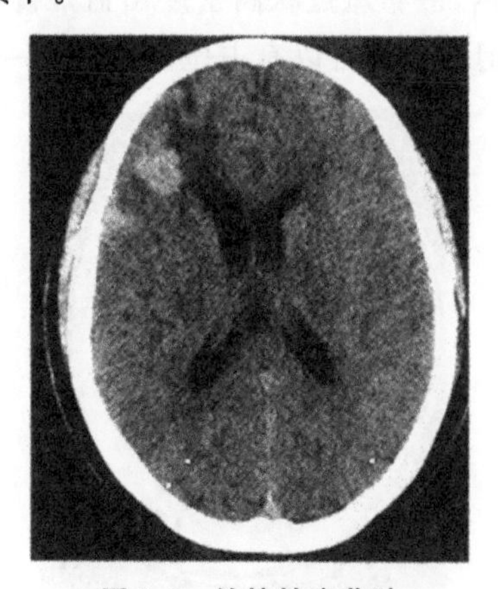

**图 5-7 结核性肉芽肿**

男性患者,32 岁,因头晕嗜睡 3 天就诊,CT 平扫显示右侧额、颞叶大脑皮质灰质下及灰质区可见高密度结节灶,右侧侧脑室前角扩大伴局部白质区低密度改变,手术病理检查为结核性肉芽肿

### (三)鉴别诊断

(1)脑转移肿瘤:水肿较明显,增强扫描呈环状或结节状,一般有原发病史,临床复查随访进展明显。

(2)同部分脑肿瘤鉴别困难。

**(四)特别提示**

应进行脑脊液检查。MRI 成像及增强扫描对显示该病有很好的效果。

**(王金发)**

# 第三节 颅脑外伤的 CT 诊断

颅脑外伤是脑外科常见病,国内统计占损伤的第 1～2 位,为年轻人第一位死因。颅脑外伤多由直接暴力所致,极少可由间接暴力引起。因受力部位不同和外力类型、大小、方向不同,可造成不同程度的颅内损伤,如脑挫裂伤、脑内、外出血等,脑外出血又包括硬膜外、硬膜下和蛛网膜下腔出血。急性脑外伤病死率高。CT 应用以来,脑外伤诊断水平不断提高,极大降低了病死率和病残率。

## 一、脑挫裂伤

**(一)病理和临床概述**

脑挫裂伤是临床最常见的颅脑外伤之一,包括脑挫伤和脑裂伤。脑挫伤是指外力作用下脑组织发生局部静脉瘀血、脑水肿、脑肿胀和散在的小灶性出血。脑裂伤则是指脑膜、脑组织或血管撕裂。两者常合并存在,故统称为脑挫裂伤。

**(二)诊断要点**

CT 表现为低密度脑水肿区内,散布斑点状高密度出血灶。小灶性出血可以互相融合,病变小而局限时可以没有占位效应,但广泛者可以有占位征象(图 5-8)。

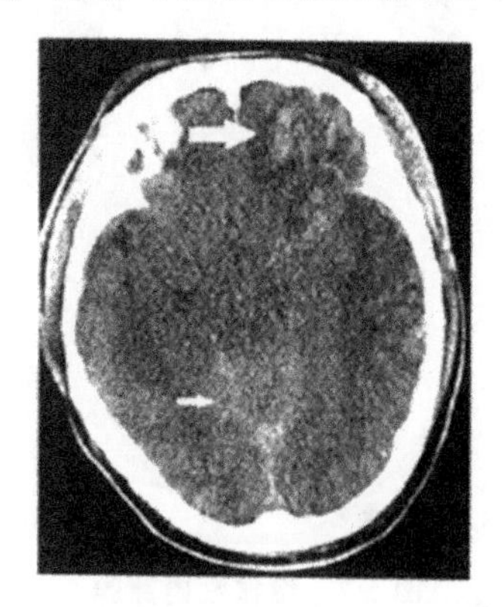

**图 5-8 颅脑外伤 2 小时后 CT 检查**

大箭头所示为左额叶挫裂伤,小箭头为小脑上池蛛网膜下腔出血

早期低密度水肿不明显,随着时间推移,水肿区逐渐扩大,第 3～5 天达到高峰,以后出血灶演变为低密度,最终形成软化灶。

1.部分容积效应

前颅底骨可能因部分容积效应反应到脑额叶高密度影,但薄层扫描后即消失。

2.出血性脑梗死

有相应的临床表现和病史。

**(三)特别提示**

CT可以快速诊断,病变小者如治疗及时一般能痊愈,不遗留或很少有后遗症。病变较大者形成软化灶。

## 二、颅内血肿

**(一)病理和临床概述**

外伤性颅内血肿约占颅内血肿的5%。多发生于额、颞叶,即位于受力点或对冲部位脑表面区,与高血压性脑出血好发位置不同。绝大多数为急性血肿且伴有脑挫裂伤和/或急性硬膜下血肿。少数为迟发血肿,多于伤后48~72小时内复查CT时发现。

**(二)诊断要点**

CT表现为边界清楚的类圆形高密度灶(图5-9)。血肿进入亚急性期时呈等密度,根据占位效应和周围水肿,结合外伤史,CT仍能诊断。

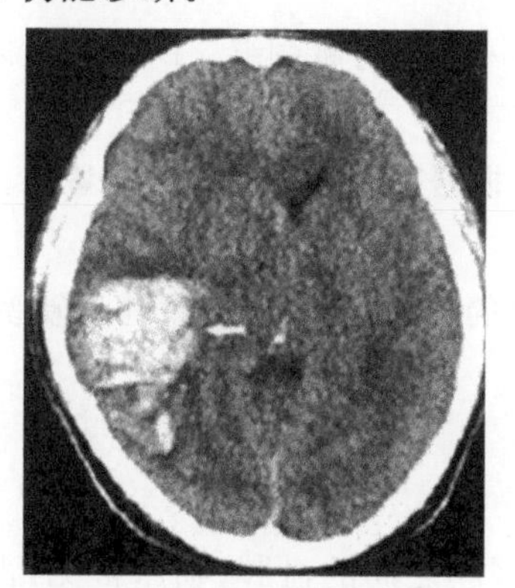

**图5-9 右颞颅内血肿**

颅脑急性外伤后6小时行CT检查,可见右颞颅内血肿,周边可见低密度水肿带,右侧侧脑室受压改变,中线结构左移

**(三)鉴别诊断**

主要与高血压性脑出血鉴别,根据有无外伤史很容易鉴别。

**(四)特别提示**

CT可以快速诊断,如果血肿较大,可以进行立体定向血肿穿刺抽吸术。如外伤后CT扫描原来无血肿患者有进行性意识障碍者,应及时进行CT复查,以除外迟发性血肿。

## 三、硬膜外血肿

**(一)病理和临床概述**

硬膜外血肿位于颅骨内板与硬膜之间的血肿,临床常见,占30%。主要因脑膜血管破裂所致,脑膜中动脉常见,血液聚集硬膜外间隙。硬膜与颅骨内板粘连紧密,故血肿较局限,呈梭形。临床表现因血肿大小、部位及有无合并伤而异。典型表现为:外伤后昏迷、清醒、再昏迷。此外,有颅内压增高表现,严重者可出现脑疝。

### (二)诊断要点

CT 表现为颅板下见局限性双凸透镜形、梭形或半圆形高密度灶(图 5-10),多数密度均匀,但亦可不均匀,呈高、等混杂密度影,主要是新鲜出血与血凝块收缩时析出的血清混合所致。

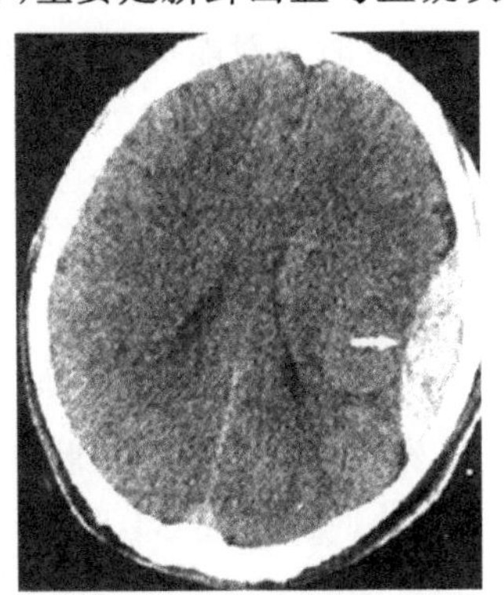

**图 5-10 硬膜外血肿**

颅脑外伤后 3 小时行 CT 检查,左颞可见梭形高密度影,手术证实为硬膜外血肿

硬膜外血肿多位于骨折附近,一般不跨越颅缝。跨越者常以颅缝为中心呈“3”字形。

### (三)鉴别诊断

主要与高血压性脑出血鉴别,根据有无外伤史很容易鉴别。

### (四)特别提示

CT 对硬膜外血肿具有很重要的诊断价值,应注意的是硬膜外血肿一般伴有局部颅骨骨折。

## 四、硬膜下血肿

### (一)病理和临床概述

硬膜下血肿是位于硬膜与蛛网膜之间的血肿,临床常见,占颅内血肿 40%。主要因静脉窦损伤出血所致,血液聚集于硬膜下腔,沿脑表面分布。急性期是指外伤后 3 天内发生的血肿,约占硬膜下血肿的 70%。病情多较危重,常有意识障碍;亚急性期是指外伤后 4 天~3 周内发生的血肿,约占硬膜下血肿 5%,原发损伤一般较轻,出血较慢,血肿形成较晚,临床表现较急性者出现晚且轻;慢性期是指伤后 3 周以上发生的血肿,约占 20%。慢性硬膜下血肿并非急性或亚急性硬膜下血肿的迁延,而是有其自身的病理过程。可为直接损伤或间接的轻微损伤,易忽略。好发老年人,为脑萎缩使脑表面与颅骨内板间隙增宽,外伤时脑组织在颅腔内移动度较大所致血管断裂出血。慢性硬膜下血肿常不伴有脑挫裂伤,为单纯性硬膜下血肿。患者症状轻微,多于伤后数周或数月出现颅内压增高、神经功能障碍及精神症状来就诊。

### (二)诊断要点

急性期见颅板下新月形或半月形高密度影,常伴有脑挫裂伤或脑内血肿,脑水肿和占位效应明显(图 5-11)。亚急性表现为颅板下新月形或半月形高、等密度或混杂密度区。1~2 周后可变为等密度;慢性期表现为颅板下新月形或半月形低密度、等密度、高密度或混杂密度区。血肿的密度和形态与出血时间、血肿大小、吸收情况及有无再出血有关。

### (三)鉴别诊断

主要与硬膜外血肿鉴别,硬膜下血肿呈新月形,可以跨越颅缝。

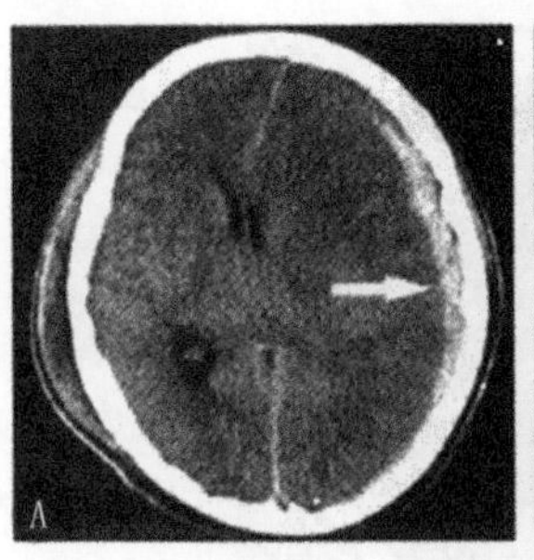

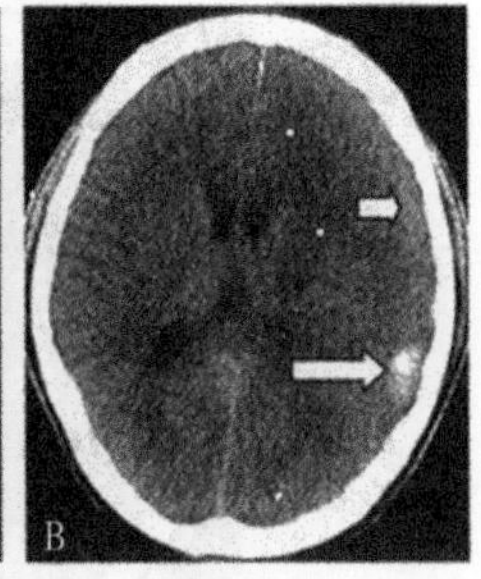


**图 5-11 硬膜下血肿 CT 检查**

A.颅脑外伤 5 小时后行 CT 检查,可见左侧额、颞、顶颅板下新月形高密度影,手术证实为硬膜下血肿;B.1 周前有颅脑外伤史的患者,CT 检查发现左侧额、颞、顶颅板下新月形等密度影(短箭头),部分有高密度(长箭头)为新鲜出血,手术证实为慢性硬膜下血肿伴少量新鲜出血

#### (四)特别提示

CT 对急性硬膜下血肿诊断很有价值,但对亚急性、慢性硬膜下血肿却显示欠佳,血液因其顺磁性,所以在 MRI 下显示非常清楚,应进一步行 MRI 检查。

### 五、外伤性蛛网膜下腔出血

#### (一)病理和临床概述

外伤性蛛网膜下腔出血,近期外伤史,蛛网膜小血管破裂所致,多位于大脑纵裂和脑底池。脑挫裂伤是外伤性蛛网膜下腔出血的主要原因,两者常并存。

#### (二)诊断要点

CT 表现为脑沟、脑池内密度增高影,可呈铸形。大脑纵裂出血多见,形态为中线区纵行窄带形高密度影。出血亦见于外侧裂池、鞍上池、环池、小脑上池或脑室内。蛛网膜下腔出血一般 7 天左右吸收。

#### (三)鉴别诊断

应与结核性脑膜炎相鉴别,根据近期外伤史和临床症状容易鉴别。

#### (四)特别提示

CT 在急性期显示较好,积血一般数天后吸收消失。伤后 5～7 天后,CT 难以显示,血液因其顺磁性,所以在 MRI 下显示非常清楚,故应行 MRI 检查。

### 六、硬膜下积液

#### (一)病理和临床概述

硬膜下积液又称硬膜下水瘤。占颅脑外伤的 0.5%～1%。系外伤致蛛网膜撕裂,使裂口形成活瓣,导致脑脊液聚积。可因出血而成为硬膜下血肿。临床上可无症状,也可以有颅内压增高的临床表现。

#### (二)诊断要点

呈颅骨内板下方新月形均匀低密度区,密度与脑脊液相似,多位于双侧额部。纵裂硬膜下积液表现为纵裂池增宽,大脑镰旁为脑脊液样低密度区(图 5-12)。

#### (三)鉴别诊断

应与老年性脑萎缩相鉴别,根据年龄情况和其他部分脑实质有无萎缩等情况可以鉴别。

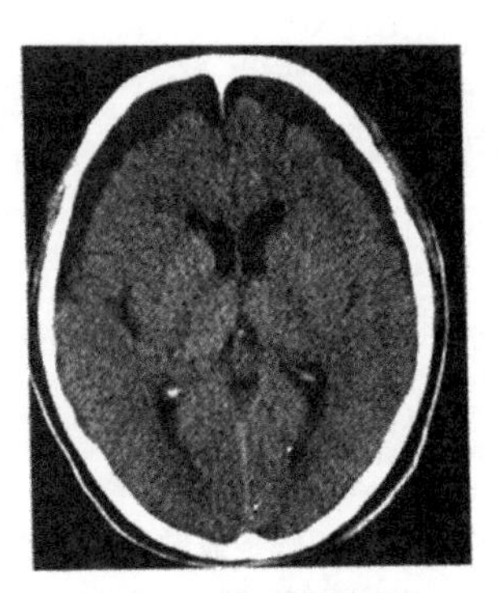

图 5-12　硬膜下积液

颅脑外伤 7 天后 CT 复查示双侧额、颞部颅板下可见新月形低密度影，为硬膜下积液

#### (四)特别提示

CT 诊断硬膜下积液时应结合临床病史及年龄等因素。

(王金发)

## 第四节　颅内肿瘤的 CT 诊断

颅内肿瘤是中枢神经系统最常见的疾病之一。原发性颅内肿瘤可以发生在脑组织、脑膜、脑神经、垂体、血管及残余胚胎组织中，继发性颅内肿瘤多来源于身体各个部位的原发性肿瘤。颅内肿瘤的发生以 20～50 岁年龄组最常见，男性稍多于女性。以星形细胞肿瘤、脑膜瘤、垂体瘤、颅咽管瘤、听神经瘤和转移瘤等较常见。胶质瘤、脑膜瘤和垂体腺瘤为颅内三大原发性肿瘤。可以出现以下症状：颅内高压综合征、神经系统定位体征、内分泌功能失调、脑脊液循环障碍等。

CT 检查目的主要在于确定有无肿瘤，并对其做出定位、定量乃至定性诊断。根据病灶所在的位置及其与脑室、脑池和脑叶的对应关系以及同相邻硬膜与颅骨结构的比邻关系多不难做出定位诊断，但临界部位肿瘤，仅轴位扫描可能出现定位困难，需要薄层扫描后再进一步多方位重建。MRI 因多方位扫描，一般定位无困难。

CT 灌注扫描有助于脑肿瘤内血管生成及血流状态的研究，而脑肿瘤内血管生成对肿瘤生长、分级、预后有重要影响。CT 灌注可以反映血管生成引起血流量、血容量和毛细血管通透性的改变，从而有助于判断肿瘤的生物学特性，并估计预后情况。

### 一、星形细胞瘤

#### (一)病理和临床概述

星形细胞瘤成人多发生于大脑，儿童多见于小脑。按肿瘤组织学分为 6 种类型，且依细胞分化程度不同分属于不同级别。世界卫生组织(WHO)分类将星形细胞瘤分为局限性和弥漫性两类。Ⅰ级，即毛细胞型、多形性黄色星形细胞瘤及室管膜下巨细胞型星形细胞瘤，占胶质瘤 5%～10%，小儿常见。Ⅱ级星形细胞瘤，包括弥漫性星形细胞瘤、多形性黄色星形细胞瘤(Ⅱ级)，间变性星形细胞瘤为Ⅲ级，胶质母细胞瘤为Ⅳ级。Ⅰ～Ⅱ级肿瘤的边缘较清楚，多表现为瘤内囊腔或囊腔内瘤结节，肿瘤血管较成熟；Ⅲ～Ⅳ级肿瘤呈弥漫浸润生长，肿瘤轮廓不规则，分界不清，易发生坏死、出血和囊变，肿瘤血管丰富且分化不良。

**（二）诊断要点**

1.Ⅰ级星形细胞瘤

（1）毛细胞型常位于颅后窝，具有包膜，一般显示为边界清楚的卵圆形或圆形囊性病变，但内部囊液CT值较普通囊液高，20～25 Hu。瘤周水肿和占位效应较轻。部分可呈实质性，但密度仍较脑实质为低（图5-13）。增强扫描无或轻度强化，延迟扫描可见造影剂进入囊内。

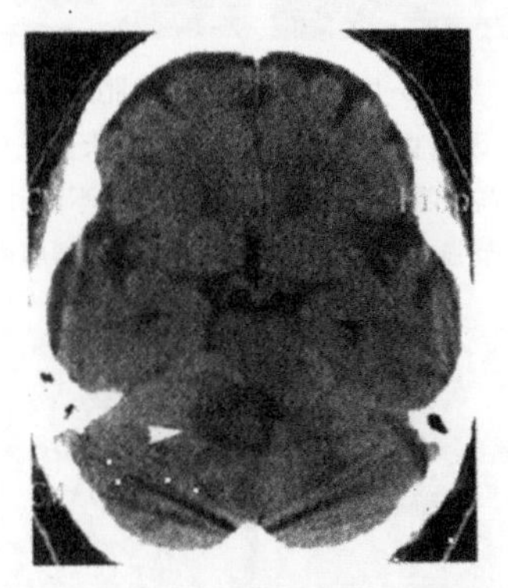

**图5-13 毛细胞型星形细胞瘤**

男性患者，63岁，因头昏不适3个月来院就诊，CT显示小脑右侧低密度影，边界尚清；第四脑室受压变形。病变内部CT值约20 Hu。手术病理为毛细胞型星形细胞瘤

（2）多形性黄色星形细胞瘤通常位于大脑皮质的表浅部位，约一半以上为囊性，增强后囊内可见强化结节，囊壁不强化。不足一半为实质性，密度不均，有钙化及出血，增强后不均强化。

（3）10%～15%结节性硬化患者可以发生此瘤，常位于室间孔附近，形成分叶状肿块，并可见囊变及钙化。增强扫描有明显强化。

2.Ⅱ级星形细胞瘤

平扫呈圆形或椭圆形等或低密度区，边界常清楚，但可见局部或弥漫性浸润生长，15%～20%有钙化及出血，增强扫描一般不强化。

3.Ⅲ～Ⅳ级星形细胞瘤

多呈高、低或混杂密度的囊性肿块，可有斑点状钙化和瘤内出血，肿块形态不规则，边界不清，占位效应和瘤周水肿明显，增强扫描多呈不规则环形伴壁结节强化，有的呈不均匀性强化（图5-14、图5-15）。

**（三）鉴别诊断**

1.脑梗死

同Ⅱ级星形细胞瘤相鉴别。一般脑梗死与相应供血血管的区域形态相似，如楔形、扇形、底边在外的三角形等，无或轻微占位效应，并且2～3周后增强扫描可见小斑片状或结节状强化。

2.脑脓肿

有相应的临床症状，增强扫描厚壁强化较明显。

3.转移瘤

一般多发，有明显的水肿。

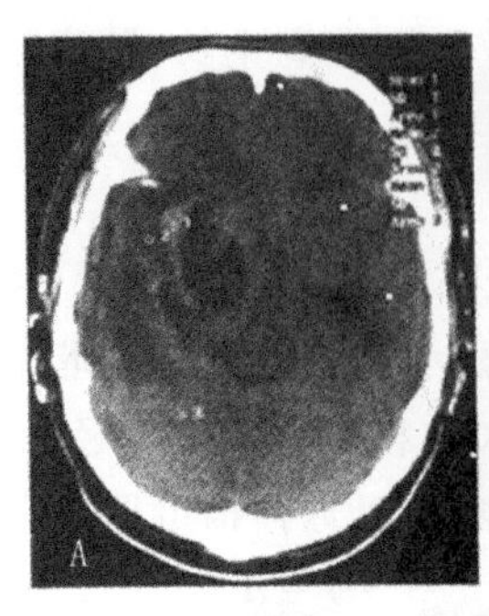
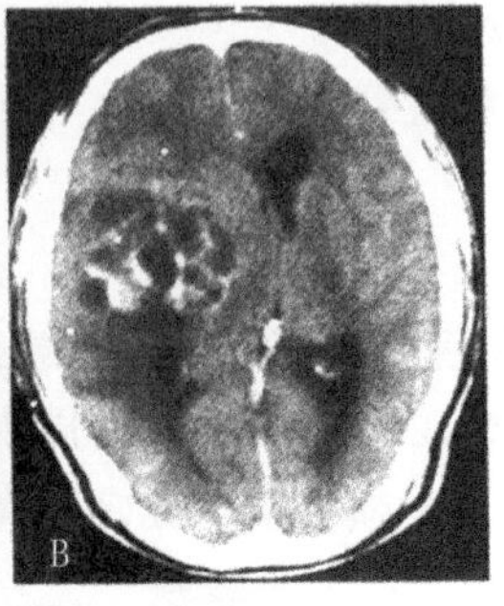

**图 5-14　Ⅲ级星形细胞瘤**

男性患者，26 岁，因头昏 1 个月，癫痫发作 2 天。A.CT 扫描示左侧颞叶片状不规则高低混杂密度囊性肿块，边界不清；B.增强扫描呈不规则环形伴壁结节强化。手术病理为Ⅲ级星形细胞瘤

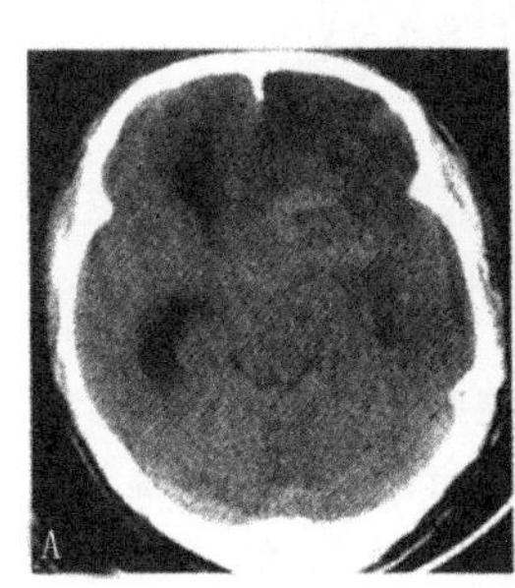
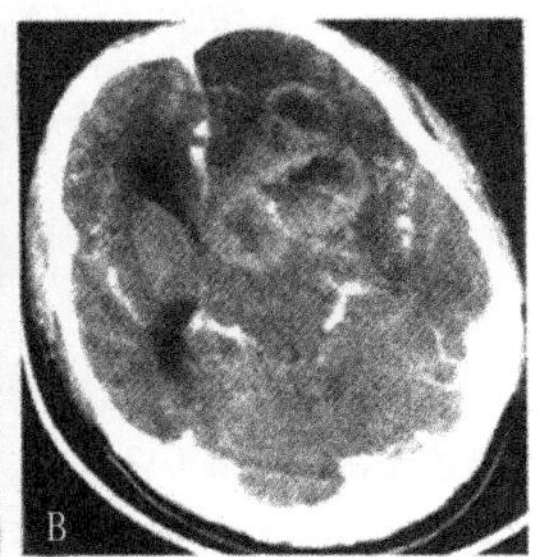

**图 5-15　胶质母细胞瘤**

男性患者，17 岁，因头痛 2 个月来院就诊。A.CT 示：左额叶密度不均肿块影，边界不清，中心及周围低密度，侧脑室受压变形，中线结构向右移位；B.增强呈环状中度不均强化肿块影，环形欠规则，厚薄不均，内为不均低密度，病灶前较大低密度水肿区。手术病理为胶质母细胞瘤

#### （四）特别提示

CT 对星形细胞瘤诊断价值有限，MRI 对颅内病变显示尤为清晰，并可以多方位、多参数成像，应补充 MRI 检查。

### 二、脑膜瘤

#### （一）病理和临床概述

脑膜瘤多见于中年女性，起源于蛛网膜粒帽细胞，多居于脑外，与硬脑膜粘连。好发部位为矢状窦旁、脑凸面、蝶骨嵴、嗅沟、桥小脑角、大脑镰和小脑幕等，少数肿瘤位于脑室内。肿瘤包膜完整，多由脑膜动脉供血，血运丰富，常有钙化，少数有出血、坏死和囊变。组织学分为上层型、纤维型、过渡型、砂粒型、血管瘤型等 15 型。脑膜瘤以良性为最常见，少部分为恶性，侵袭性生长。

#### （二）诊断要点

平扫肿块呈等或略高密度，常见斑点状钙化。多以广基底与硬膜相连，类圆形，边界清楚，瘤周水肿轻或无，静脉或静脉窦受压时可出现中度或重度水肿。颅板侵犯引起骨质增生或破坏。增强扫描呈均匀性显著强化（图 5-16）。

少数恶性或侵袭性脑膜瘤可以侵犯脑实质及局部骨皮质，但基本也基于局部脑膜向内、外发展。

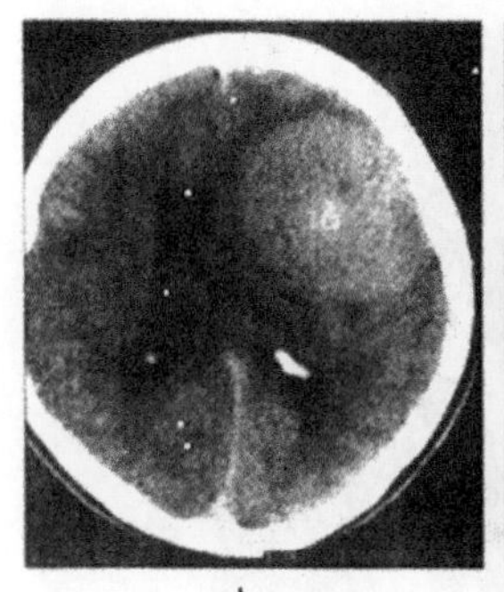

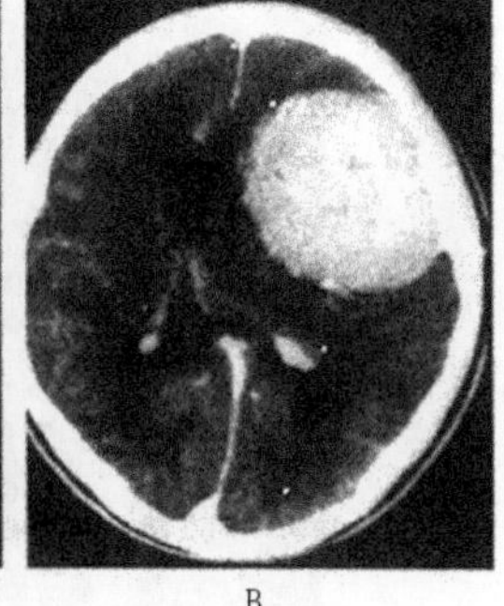


**图 5-16 纤维型脑膜瘤**

A.CT 检查显示肿瘤为卵圆形，均匀的略高密度灶，与硬脑膜相连，邻近脑沟消失，有白质受压征；B.增强后明显均匀强化。术后病理为纤维型脑膜瘤

### （三）鉴别诊断

1.转移瘤

一般有大片裂隙样水肿及多发病变，较容易鉴别。

2.胶质瘤

一般位于脑内，与脑膜有关系者，可见为窄基相接，增强强化不如脑膜瘤。

3.神经鞘瘤

位于桥小脑角区时较难鉴别，但 MRI 有较大意义。

### （四）特别提示

CT 对该病有较好的价值，但显示与脑膜的关系不如 MRI。

## 三、垂体瘤

### （一）病理和临床概述

绝大多数为垂体腺瘤。按其是否分泌激素可分为非功能性腺瘤和功能性腺瘤。直径小于 10 mm 者为微腺瘤，直径大于 10 mm 者为大腺瘤。肿瘤包膜完整，较大肿瘤常因缺血或出血而发生坏死、囊变，偶可钙化。肿瘤向上生长可穿破鞍膈突入鞍上池，向下可侵入蝶窦，向两侧可侵入海绵窦。

### （二）诊断要点

肿瘤较大时，蝶鞍可扩大，鞍内肿块向上突入鞍上池，或侵犯一侧或者两侧海绵窦。肿块呈等或略高密度，内常有低密度灶，均匀、不均匀或环形强化。

局限于鞍内的、小于 10 mm 的微腺瘤，宜采取冠状面观察，平扫不易显示，增强呈等密度、低密度或稍高密度结节（图 5-17）。间接征象有垂体高度超过 8 mm、垂体上缘隆突、垂体柄偏移和鞍底下陷。

### （三）鉴别诊断

1.颅咽管瘤

位于鞍区一侧，位于鞍区时鞍底无下陷或鞍底骨质无变化。

2.脑膜瘤

位于蝶嵴的脑膜瘤与脑膜关系密切。

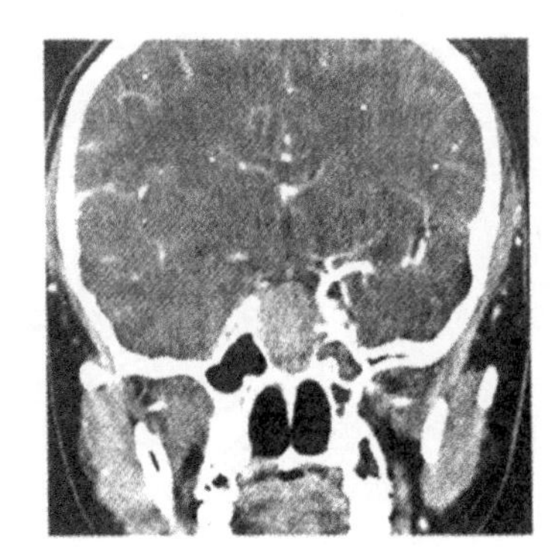

图 5-17 垂体腺瘤

CT 检查示垂体窝内可见类圆形稍高密度影，边界清楚，蝶鞍扩大，鞍底下陷；增强扫描肿瘤均匀强化。术后病理为垂体腺瘤。

### (四)特别提示

注意部分垂体微腺瘤 CT 需要冠状位扫描，可以显示垂体柄偏移，正常垂体柄位正中或下端极轻的偏斜(倾斜角为 1.5°左右)，若明显偏移肯定为异常。MRI 矢状位、冠状位扫描对显示正常垂体及垂体病变有重要价值。

## 四、听神经瘤

### (一)病理和临床概述

听神经瘤为成人常见的颅后窝肿瘤。起源于听神经鞘膜，早期位于内耳道内，以后长入桥小脑角池，包膜完整，可出血、坏死、囊变。

### (二)诊断要点

头颅 X 线片示内耳道呈锥形扩大，骨质可破坏。CT 示桥小脑角池内等、低或高密度肿块，瘤周轻、中度水肿，偶见钙化或出血，均匀、非均匀或环形强化(图 5-18)。第四脑室受压移位，伴幕上脑积水。骨窗观察内耳道呈锥形扩大。

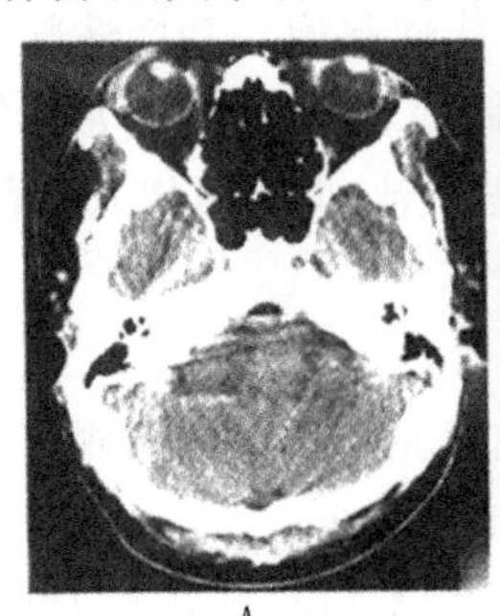

A

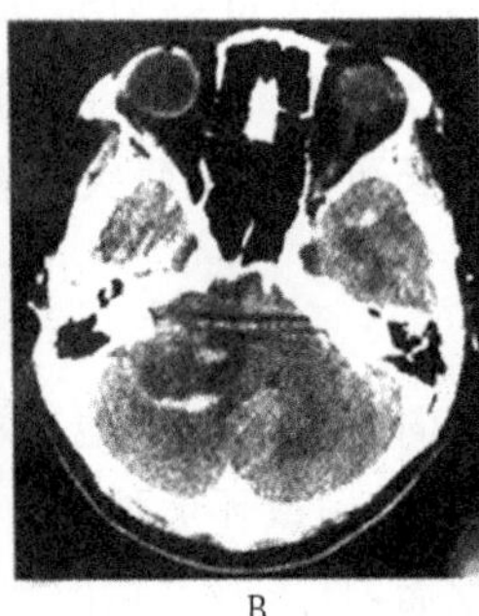

B

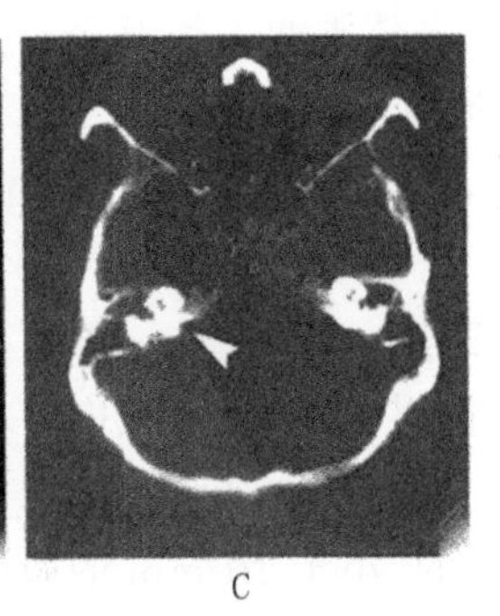

C

图 5-18 听神经瘤

A、B.女性患者，29 岁，右侧耳鸣 7 个月，近来加重伴共济失调，CT 扫描可见右侧桥小脑角区肿块，宽基于岩骨尖，内有大片囊变区，增强呈实质部分明显强化；C.骨窗观察可见右侧内听道喇叭口扩大(箭头所指)

### (三)鉴别诊断

1.桥小脑脚区的脑膜瘤

CT 骨窗观察可见内听道无喇叭口样扩大是重要征象。

2.表皮样囊肿

匍行生长、沿邻近蛛网膜下腔铸型发展、包绕其内神经和血管、无水肿等可以鉴别，MRI 对诊断该疾病有很好的优势。

3.颅咽管瘤

CT 可见囊实性病变伴包膜蛋壳样钙化。

4.特别提示

根据内听道处应薄层扫描，内耳道呈锥形扩大。高强场 MRI 行局部轴位、冠状位扫描可以显示位于内听道内较小的肿瘤。

## 五、颅咽管瘤

### (一)病理和临床概述

颅咽管瘤来源于胚胎颅咽管残留细胞的良性肿瘤，以儿童多见，多位于鞍上。肿瘤可分为囊性和实性，囊性多见，囊壁和实性部分多有钙化，常见为鸡蛋壳样钙化。

### (二)诊断要点

鞍上池内类圆形肿物，压迫视交叉和第三脑室前部，可出现脑积水。肿块呈不均匀低密度为主的囊实性改变或呈类圆形囊性灶(图 5-19A)，囊壁可以有鸡蛋壳形钙化，实性部分也可以不规则钙化，呈高密度。囊壁和实性部分呈环形均匀或不均匀强化，部分颅咽管瘤呈实性(图 5-19B)。

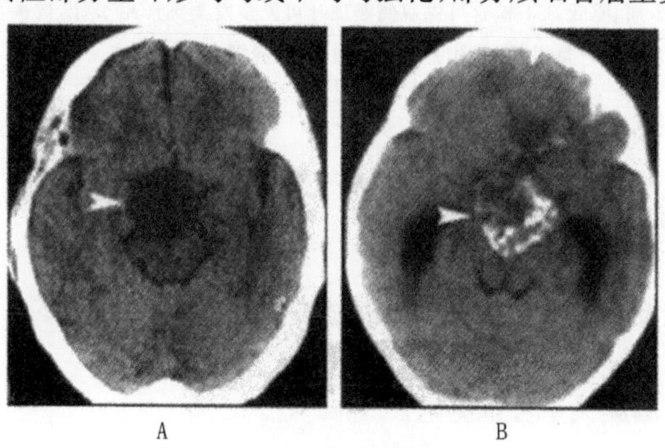


**图 5-19 颅咽管瘤**

A.男性患者，13 岁，头昏来院检查，CT 显示鞍上池内囊性占位，边界清楚，手术病理证实为囊性颅咽管瘤；B.男性患者，65 岁，因双眼复视 3 年，近来数月有加重来院就诊，CT 显示鞍上池区囊实性肿块，壁多发钙化，边界清楚，手术病理为实性颅咽管瘤

### (三)鉴别诊断

垂体瘤及囊变、脑膜瘤等。

### (四)特别提示

冠状位扫描更有帮助，应补充 MRI 扫描。

## 六、转移瘤

### (一)病理和临床概述

转移瘤多发于中老年人。顶枕区常见，也见于小脑和脑干。多来自肺癌、乳腺癌、前列腺癌、肾癌和绒癌等原发灶，经血行转移而来。常为多发，易出血、坏死、囊变，瘤周水肿明显。临床上一般有原发肿瘤病史后出现突发肢体障碍或头痛等症状，也有部分患者因出现神经系统症状，经检查发现脑内转移灶后再进一步查找原发灶。

**(二)诊断要点**

典型征象是“小肿瘤、大水肿”，部分肿瘤平扫无显示，增强扫描有明显强化后显示清晰，可以只有很小的肿瘤病灶，便可出现大片指压状水肿低密度影(图 5-20)。

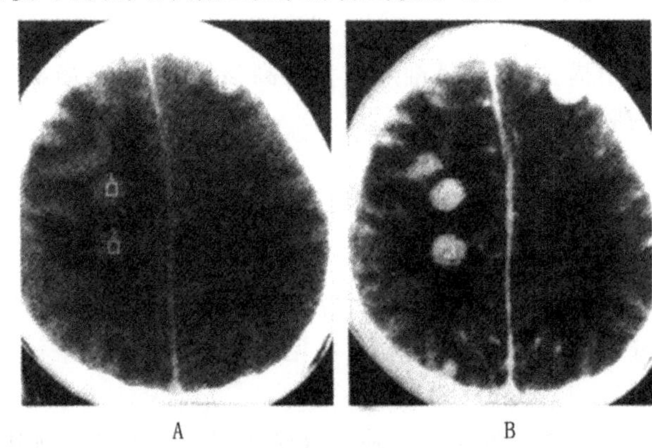


**图 5-20 转移瘤**

男性患者，68 岁，1 年前右下肺癌手术切除病史，7 天前无明显诱因下出现头痛、呕吐，CT 检查可见双侧额顶叶可见多发类圆形结节灶，周围可见大片水肿带，增强病灶明显均匀强化，边界清晰

**(三)鉴别诊断**

1.脑猪囊尾蚴病

有疫区居住史，可见壁结节或钙化。

2.脑炎

一般结合临床表现及实验室检查可以做出诊断。

3.多发脑膜瘤

根据有无水肿及与脑膜关系可以鉴别。

4.胶质母细胞瘤

瘤内有出血、坏死，显著不均匀强化等。

**(四)特别提示**

须注意的是部分肿瘤要增强扫描才能显示，MRI 显示效果要优于 CT。

## 七、少枝神经胶质瘤

**(一)病理和临床概述**

少枝神经胶质瘤多发于 30～50 岁，约占颅内肿瘤的 3%。以额叶、顶叶等常见，很少发生于小脑和脑桥。肿瘤发生于白质内，沿皮质灰质方向生长，常累及软、硬膜，可侵及颅骨和头皮。肿瘤乏血供，多钙化，钙化常位于血管壁和血管周围。可以伴囊变和出血。病理上可以分为单纯型和混合型，但影像学上难以区分。

**(二)诊断要点**

好发于额叶。肿瘤位置一般较表浅，位于皮质灰质或灰质下区，边界清楚或不清楚。肿瘤内囊变及钙化使密度不均匀，呈高、低混杂密度。钙化多为条带状、斑块状及大片絮状，囊变可以单或多囊，少见出血。瘤周水肿及占位效应较轻微（图 5-21）。

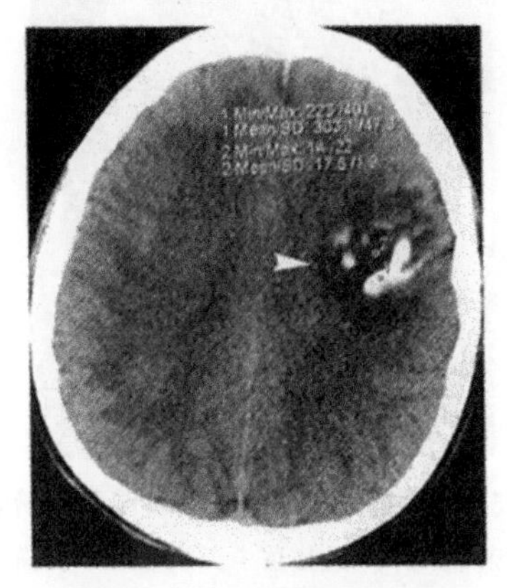

**图 5-21 少枝神经胶质瘤**

男性患者，42 岁，癫痫偶发 1 年，发作间隔缩短约 2 个月，CT 显示左侧额顶叶边界清楚肿瘤，内可见条片状钙化，钙化 CT 值约 303 Hu，占位效应轻微。手术病理结果为少枝神经胶质瘤

#### （三）鉴别诊断

1.星形细胞瘤

常位于脑白质及其深部，而少支胶质瘤位于脑表浅皮质和皮质灰质下区。

2.神经颜面综合征

一般为小点状钙化，有明显的三叉神经分布区域颜面部血管痣等。

#### （四）特别提示

需要注意的是与一般钙化和血管畸形的钙化相鉴别。MRI 显示软组织肿瘤的效果要优于 CT，但显示钙化的效果较差。

### 八、室管膜瘤

#### （一）病理和临床概述

室管膜瘤为发生于脑室壁与脊髓中央管室管膜细胞的神经上皮瘤，多发于儿童及青少年，占颅内肿瘤的1.9%～7.8%。占小儿颅内肿瘤的 13%，男女比例为 3∶2。室管膜瘤为中等恶性程度肿瘤。多于术后通过脑脊液种植转移。好发部位第四脑室底部最为常见，其次为侧脑室、第三脑室、脊髓、终丝和脑实质。临床表现因肿瘤生长部位不同而异。一般主要有颅内高压、抽搐、视野缺损等，幕下肿瘤还可以伴有共济失调。

#### （二）诊断要点

幕下室管膜瘤为等、稍低密度软组织肿块，有时可以在肿瘤周围见到残存第四脑室及瘤周水肿，呈低密度环状影。CT 可以显示瘤内钙化及出血，钙化约占一半，呈点状或位于瘤周。增强扫描肿瘤有轻至中度强化（图 5-22）。幕上室管膜瘤囊变及出血较幕下多见，肿瘤有较显著强化。

#### （三）鉴别诊断

（1）髓母细胞瘤：一般位于幕下，应行 MRI 矢状位扫描，可见显示发生部位为小脑蚓部。

（2）毛细胞星形细胞瘤。

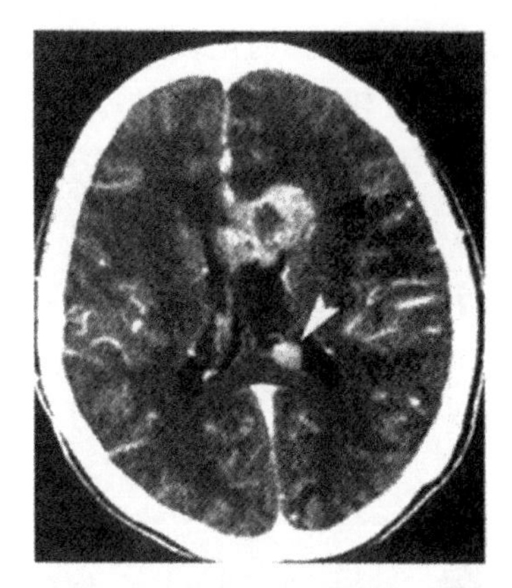

**图 5-22　侧脑室内室管膜瘤伴种植转移**

男性患者，19 岁，因头昏 1 个月，抽搐 1 天就诊，CT 扫描可见左侧侧脑室前角肿块，瘤内有囊变，左侧侧脑室体部后壁可见一结节灶。增强扫描肿块及结节有明显强化。手术病理为侧脑室内室管膜瘤伴种植转移

### (四)特别提示

MRI 矢状位及冠状位扫描显示肿瘤与第四脑室关系非常有优势，对诊断有重大价值。

## 九、髓母细胞瘤

### (一)病理和临床概述

髓母细胞瘤好发于颅后窝，以小脑蚓部最常见，多发于男性儿童，约占儿童颅后窝肿瘤的 18.5%。髓母细胞瘤为原始神经外胚层瘤，恶性程度较高。一般认为起源于髓帆生殖中心的胚胎残余细胞，位于蚓部或下髓帆，再向下生长而填充枕大池。本病起病急，病程短，多在 3 个月内死亡。

### (二)诊断要点

平扫为边缘清楚的等或稍高密度肿瘤，周边可见低密度第四脑室影(图 5-23)。增强扫描主要呈中等或轻度强化，少部分可以明显强化或不强化。

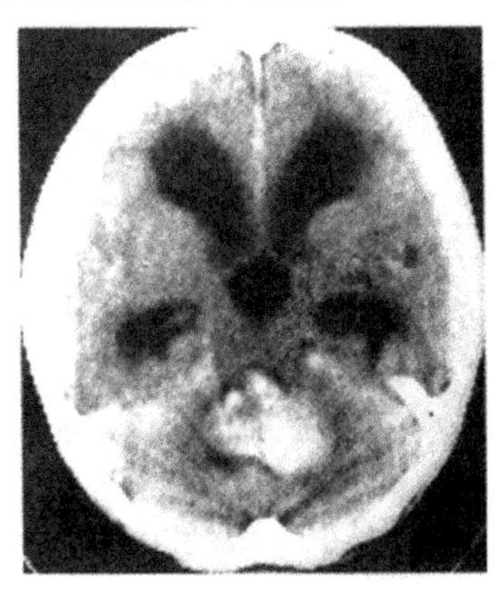

**图 5-23　髓母细胞瘤**

3 岁患者，因呕吐、步态不稳 2 周就诊，CT 增强扫描可见第四脑室内肿块，有中等均匀强化。手术病理为髓母细胞瘤

**(三)鉴别诊断**

同第四脑室室管膜瘤、毛细胞星形细胞瘤等鉴别。

**(四)特别提示**

MRI 矢状位及冠状位扫描显示肿瘤与第四脑室关系,非常有优势,对诊断有重大价值。

## 十、原发性淋巴瘤

**(一)病理和临床概述**

中枢神经系统原发性淋巴瘤是相对罕见的颅内肿瘤,占颅内原发瘤的 0.8%～1.5%。均为非霍奇金病。但近年来由于获得性免疫缺陷综合征及器官移植术后服用大量免疫抑制药的患者增多,淋巴瘤的发生率逐年增高。原发性淋巴瘤恶性程度高,病程短,如不及时治疗。患者将会在短期内死亡。因此早期诊断意义重大。好发于额叶、颞叶、基底核区、丘脑,也可以发生于侧脑室周围白质、胼胝体、顶叶、三角区、鞍区及小脑半球、脑干。临床表现无特异性,主要有:①基底部脑膜综合征,头痛、颈项强直、脑神经麻痹及脑积水等,脑脊液检查可见瘤细胞;②颅内占位症状,癫痫、精神错乱、痴呆、乏力及共济失调等。

**(二)诊断要点**

平扫大多数为稍高密度肿块,也可以表现为等密度,一般密度均匀,呈圆形或类圆形,边界多数较清楚或呈浸润性生长使边界欠清。瘤内囊变、出血、钙化相对少见。肿瘤可以单发亦可以多发,大小不等。病灶占位效应轻微,瘤周水肿轻或中等(图 5-24)。

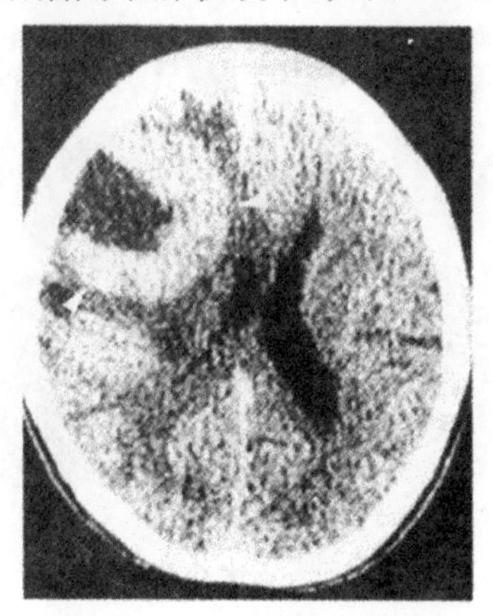

**图 5-24 原发性淋巴瘤**

男性患者,36 岁,因头痛 1 周来院就诊,CT 平扫见右侧额叶巨大肿块,呈类圆形稍高密度,中央有低密度影,宽基于脑膜。手术病理为原发性淋巴瘤

继发于 AIDS 或其他免疫功能缺陷时,病理上常有瘤中心坏死,CT 上表现为低密度灶。增强扫描肿瘤大多数均匀强化,少数形态不规则,边缘不清及强化不均匀。沿室管膜种植转移者可见室管膜不均匀增厚并明显强化。侵及脑膜者亦如此。AIDS 患者,病灶可见低密度周围的环形强化。

**(三)鉴别诊断**

1.继发淋巴瘤

临床上有 AIDS 或器官移植史,一般难以鉴别。

2.转移瘤

多发,大片水肿。

3.其他

需要鉴别的还有星形细胞瘤、脑膜瘤等。

**(四)特别提示**

CT 与 MRI 均可以作为首选方法,但 MRI 增强扫描时剂量增加后可以显示小病变,T2WI 显示瘤周水肿效果非常好。

## 十一、血管母细胞瘤

**(一)病理和临床概述**

血管母细胞瘤,又叫成血管细胞瘤,系起源于内皮细胞的良性肿瘤,占中枢神经系统原发性肿瘤的1.1%~2.4%。好发于小脑,亦见于延髓及脊髓,罕见于幕上。发生于任何年龄,以中年男性多见。病理上常为囊性,含实性壁结节,壁结节常靠近软脑膜,以便于接受血供。实性者常为恶性,预后较差。临床症状较轻微或呈间歇性,有头痛、头晕、呕吐、眼球震颤、言语不清等症状。

**(二)诊断要点**

平扫时囊性肿瘤表现为均匀的低密度灶,囊液内因含蛋白及血液,密度较脑脊液稍高,囊性肿瘤的壁结节多为等或稍低密度(图 5-25A)。增强后囊性肿瘤壁不强化或轻度强化,壁结节明显强化(图 5-25B)。

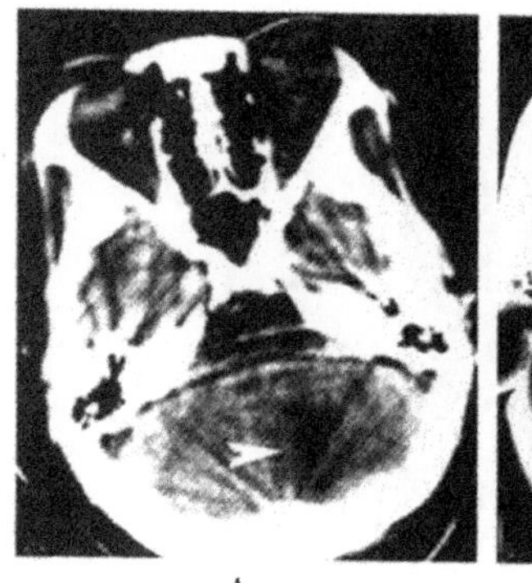

A

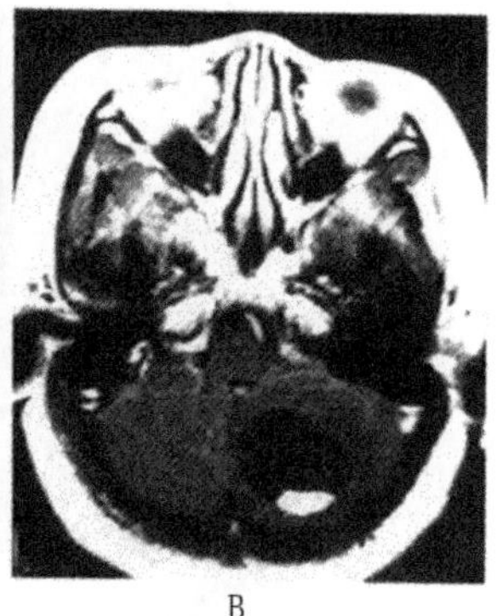

B

**图 5-25 血管母细胞瘤**

A.男性患者,48 岁,因头痛、呕吐及共济失调来院就诊,CT 平扫可见左侧小脑半球可见囊性灶,边界及壁结节显示欠清,手术病理为血管母细胞瘤;B.与前者为同一患者,MRI 增强显示囊性灶,壁轻微强化,后壁上有明显强化的壁结节

实性肿瘤多为等或稍低密度混杂灶,呈轻度或中等强化。

**(三)鉴别诊断**

囊性肿瘤需要与星形细胞瘤、脑脓肿、转移瘤相鉴别。实性肿瘤需要与星形细胞瘤等相鉴别。

**(四)特别提示**

CT 平扫不容易发现壁结节,增强效果较好,但与 MRI 比较应以后者作为首选方法,MRI 增强多方位扫描,显示壁结节效果极佳。

(王金发)

# 第六章　颈部疾病的CT诊断

## 第一节　咽部疾病的 CT 诊断

### 一、鼻咽腺样体增生

#### (一)病理和临床概述

腺样体(咽扁桃体)是位于鼻咽顶部的一团淋巴组织,在儿童期可呈生理性肥大,腺样体增生5岁时最明显,以后逐渐缩小,15岁左右达成人状态。腺样体肥大可引起呼吸道不畅或反复性上呼吸道感染,临床主要表现有鼻塞、张口呼吸、打鼾,影响咽鼓管时导致分泌性中耳炎。

#### (二)诊断要点

CT 表现为顶壁、后壁软组织对称性增厚,表面可不光滑,增强后均匀强化,两侧咽隐窝受压狭窄,咽旁间隙、颈长肌等结构形态密度正常,颅底无骨质破坏(图 6-1)。

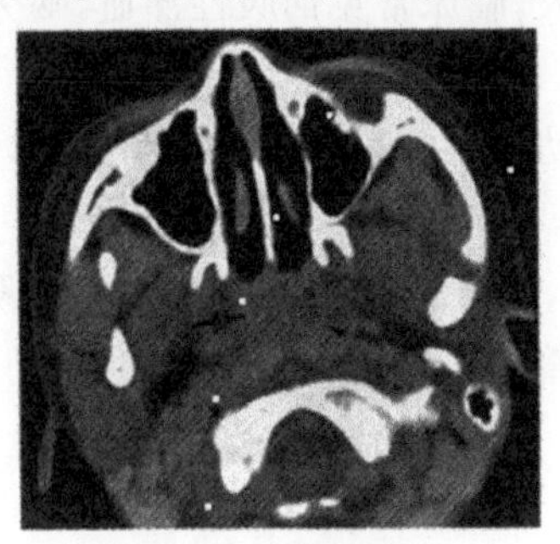

**图 6-1　腺样体肥大**

患者男性,8岁,打鼾加重就诊,CT 检查可见顶壁、后壁软组织对称性增厚,表面光滑,两侧咽隐窝受压狭窄

#### (三)鉴别诊断

一般可明确诊断。

#### (四)特别提示

临床检查即可以明确诊断,做 X 线片侧位检查有助于了解腺样体大小,CT 检查可以明确显示腺样体情况,并有助于鉴别诊断。

## 二、鼻咽部纤维血管瘤

### (一)病理和临床概述

纤维血管瘤是常见的良性肿瘤,多见于男性青少年。组织学上,肿瘤由结缔组织和扩张的血管组成,由于血管缺乏肌层,容易出血,随着年龄增长,病灶可纤维化,部分可自行消退。主要症状为鼻阻塞、鼻出血。

### (二)诊断要点

肿瘤常位于鼻咽顶壁或后鼻孔,呈软组织密度,边界清晰,呈膨胀生长,周围骨质可压迫吸收,肿块有沿自然孔道、裂隙生长趋势,可经后鼻孔长入同侧鼻腔,蝶腭孔扩大,肿瘤长入翼腭窝、颞下窝,向上可破坏颅底骨质,侵入蝶窦或海绵窦,肿块境界清楚,密度一般均匀,肿瘤强化异常明显(图 6-2)。

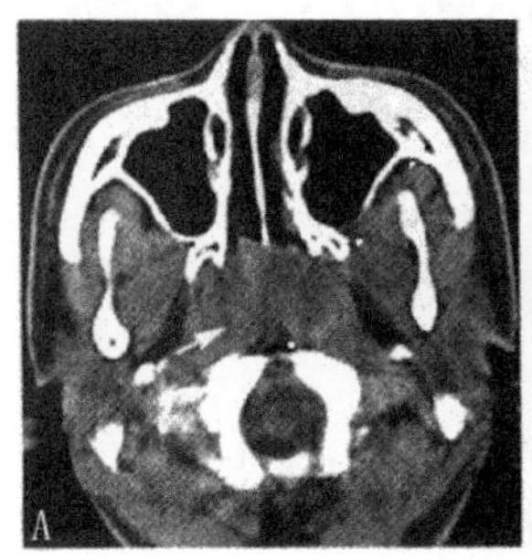


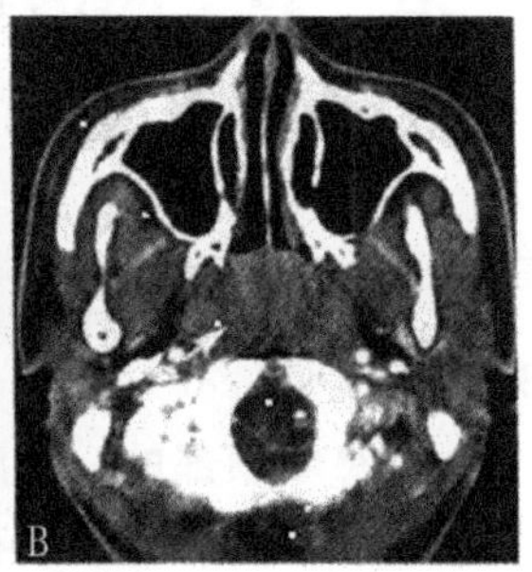


**图 6-2　鼻咽部纤维血管瘤**

A.鼻咽部顶后壁软组织肿块;B.增强扫描明显均匀强化

### (三)鉴别诊断

(1)鼻咽癌:一般患者年龄较大,临床常见回吸性涕血,咽旁间隙一般显示清晰,DSA 检查肿块血管多显著,可作鉴别。

(2)腺样体增生:多发生于婴幼儿,一般 15 岁后逐渐萎缩,无鼻出血症状。

### (四)特别提示

MRI 检查示 $T_1$WI 呈低信号,$T_2$WI 呈明显高信号,强化明显,瘤内可见低信号条状或点状影,称为“椒盐征”。肿瘤富含血管,DSA 可明确肿瘤供血动脉及引流静脉,同时可进行介入治疗。

## 三、鼻咽癌

### (一)病理和临床概述

鼻咽癌(NPC)占鼻咽部恶性肿瘤的 90%,以结节型多见。好发年龄 30～60 岁,男性较多见。临床常见回吸性涕血,单侧耳鸣及听力减退,不明原因的复视及偏头痛。

### (二)诊断要点

鼻咽癌病灶较小时,CT 表现为咽隐窝变浅或咽鼓管变平;肿瘤较大时,向鼻咽腔生长,顶后壁或侧壁不规则肿块,咽鼓管隆起变厚。咽旁间隙变小。鼻咽癌常侵犯周围结构,颅底骨质破坏多表现为溶骨性,部分病例为成骨性。鼻咽癌淋巴转移常位于颈后三角、颈静脉二腹肌淋巴结等,常显示中央低密度,周围有增强(图 6-3)。

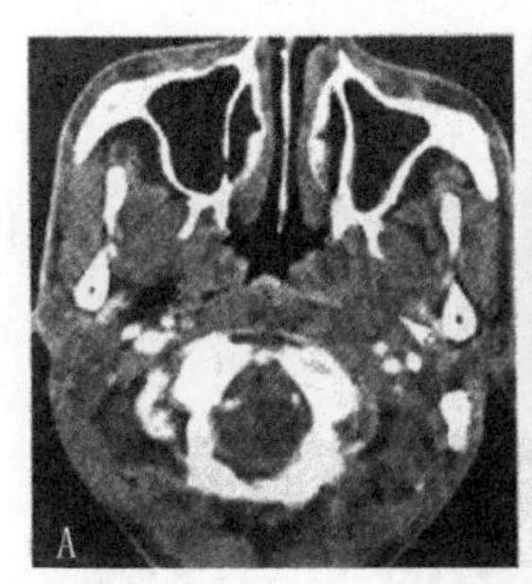
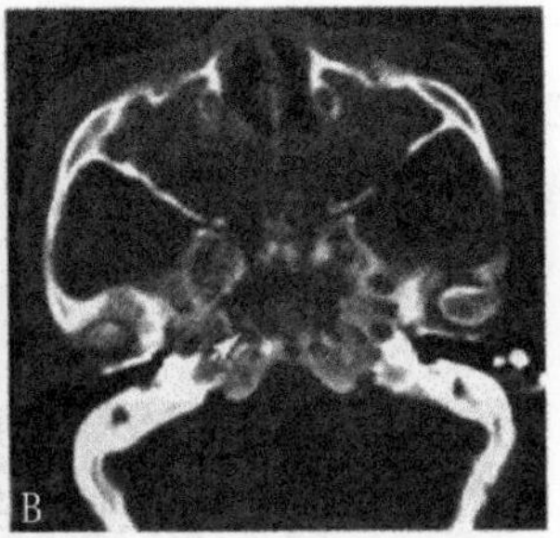

图 6-3 鼻咽癌

A.图示左侧咽隐窝变浅，鼻咽部左后壁、咽旁间隙见软组织肿块（箭头），颈部血管旁淋巴结肿大；B.图示颅底见骨质破坏吸收（箭头）

### （三）鉴别诊断

需要与鼻咽部慢性炎症、淋巴瘤、颈部淋巴结结核等鉴别。

### （四）特别提示

CT 能明确鼻咽癌的侵犯范围及有无转移，并用于放疗后随访。

## 四、咽部脓肿

### （一）病理和临床概述

咽部脓肿为临床常见疾病。咽周为疏松结缔组织、肌肉、筋膜构成的间隙，这些间隙感染较易形成积脓。根据感染的部位又分为扁桃体周围脓肿、咽后脓肿、咽旁间隙感染或脓肿。急性脓肿多见于儿童，常因咽壁损伤、异物刺伤、耳部感染、化脓性淋巴结炎等引起。慢性脓肿多见于颈椎结核、淋巴结结核所致的脓肿。临床上急性脓肿患者有全身炎症症状、咽痛、吞咽及呼吸困难等，脓肿破坏血管可引起出血。

### （二）诊断要点

CT 显示软组织肿胀，呈略低密度，结核脓肿有时见脓肿壁钙化。脓肿突向咽腔，导致气道变形，脓肿与深部组织分界清或不清。增强 CT 检查呈不规则环形强化（图 6-4）。

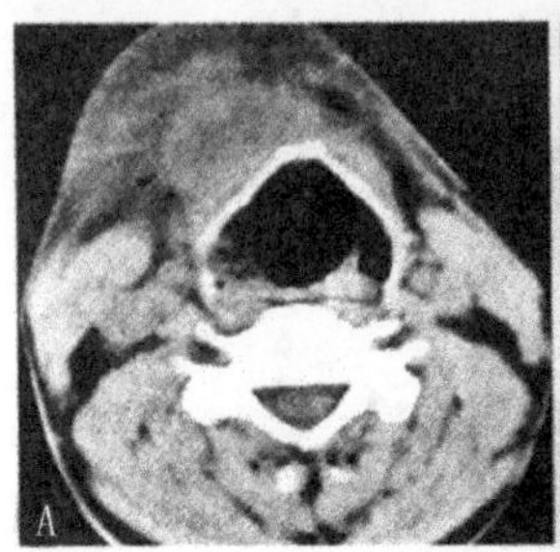
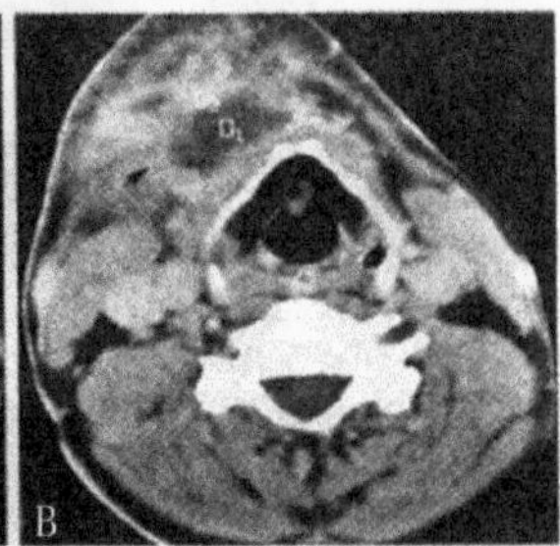

图 6-4 咽部脓肿

患者男性，12 岁，外伤后 10 天，发现右侧咽部肿胀，触之有波动感，CT 检查可见软组织明显肿胀，皮下脂肪间隙模糊，有低密度团块影，增强扫描低密度影呈环形强化，为脓肿

### （三）鉴别诊断

与外伤性血肿、咽部囊性淋巴管瘤、鼻咽血管纤维瘤等疾病鉴别。血肿 CT 呈高密度，MRI 示 $T_1$WI、$T_2$WI 呈高信号。囊性淋巴管瘤为儿童头颈部较常见疾病，范围较广，与脓肿改变不同。鼻咽纤维血管瘤见于男性青少年，DSA 检查肿瘤富含血管，CT 和 MRI 强化明显。

**（四）特别提示**

CT 增强扫描有重要价值；MRI $T_1$WI 见脓肿呈不均匀低信号，$T_2$WI 呈高信号，脓肿范围显示清楚，压迫周围组织器官移位。增强后 CT 显示脓肿壁强化，脓腔无强化。

（叶　鹏）

## 第二节　喉部疾病的 CT 诊断

### 一、喉癌

**（一）病理和临床概述**

喉癌是喉部常见的恶性肿瘤，大多数为鳞状细胞癌。好发年龄 50～70 岁，喉癌按位置分为声门下区癌、声门癌、声门上区癌，所有肿瘤均可通过黏膜层、黏膜下层向深部组织扩散。临床上声门上癌早期表现异物感，晚期表现为咳嗽、痰中带血、呼吸困难、声音嘶哑。声门癌早期出现声音嘶哑，逐渐加重。声门下癌早期无症状，晚期出现呼吸困难及颈部淋巴结转移。

**（二）诊断要点**

声门癌多数位于真声带前部，早期表现声带局限性增厚，中、晚期声带显著增厚变形，有软组织肿块，杓状软骨移位，周围软组织及软骨破坏（图 6-5）。

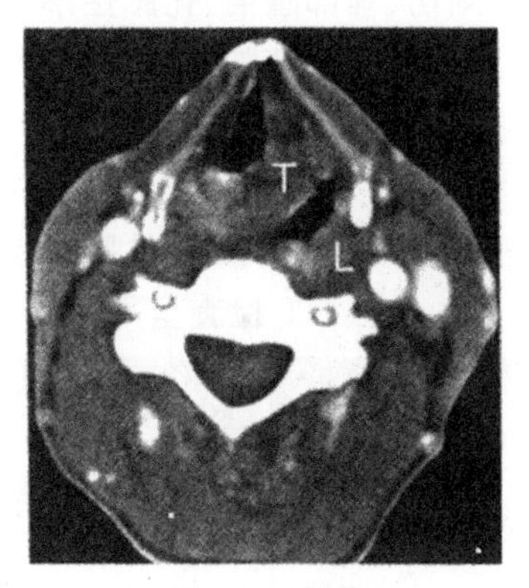


**图 6-5　喉癌**

左侧声带增厚，呈团块状高密度影，左侧梨状窝受累（T），颈动脉旁淋巴结肿大（L）

**（三）鉴别诊断**

喉部息肉，呈小结节状，常见歌手及教师等人群，息肉位于声带游离缘前、中 1/3 处，双侧多见。

**（四）特别提示**

CT 检查可以发现甲状软骨、环甲膜及会厌前间隙有无肿瘤侵犯。

## 二、甲状舌管囊肿

### (一)病理和临床概述

甲状舌管囊肿(TDCs)是由于胚胎早期甲状腺舌导管未完全闭合,部分开放管壁所衬之上皮细胞发育成长,并分泌黏液而形成。因此,甲状舌骨囊肿大多数位于颈中线,少数病例也可略为偏向一侧,是颈部常见无痛性肿块,可随伸舌运动而上下移动。

### (二)诊断要点

表现为颈中线区或略偏一侧可见一囊性病灶,边界清楚,内部密度均匀,偶尔可因囊肿内少量出血或蛋白含量增高,可见密度较高(图 6-6)。

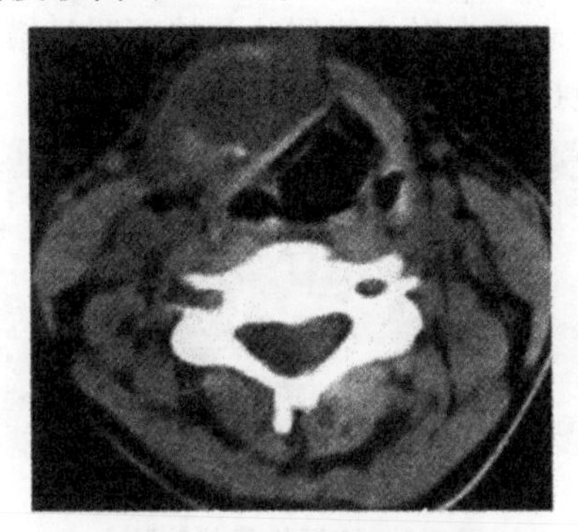

**图 6-6 甲状舌管囊肿**

男性,15 岁少年,3 年前发现颈中线区肿块,近 1 年来有增大并向右侧略偏移。CT 可见中线偏右侧囊性肿块,边界清楚。手术病理为甲状舌管囊肿

### (三)鉴别诊断

(1)声门癌:多数位于真声带前部,早期表现声带局限性增厚,中、晚期声带显著增厚变形,有软组织肿块,杓状软骨移位,周围软组织及喉软骨破坏。

(2)颈前部炎症:起病急,颈前部软组织肿胀,脓肿形成时可见积气及环状强化,实验室检查白细胞计数增高。

### (四)特别提示

CT 检查增强扫描囊性病变无强化及边界相对清晰者应该考虑本病。CT 检查可以发现甲状软骨有无侵犯,观察囊肿边缘是否光整及有无瘘管形成。

(叶 鹏)

# 第三节 甲状腺与甲状旁腺疾病的 CT 诊断

CT 检查能够清晰显示甲状腺形态、大小、密度的变化,正常甲状腺密度高于周围颈部组织,甲状腺病变时,病变组织含碘量降低,在 CT 上表现为低密度灶。临床上,影像学检查首先选择超声检查,CT 作为二线检查手段,主要应用于:①观察甲状腺肿大的程度并分析可能的原因;②检查甲状腺结节并鉴别良恶性;③对于甲状腺癌,检查有无周围结构侵犯、淋巴结转移或远处

转移,治疗过程中有无复发或转移;④区别前上纵隔肿块是否与甲状腺相连;⑤颈部肿块是否为异位甲状腺组织。

## 一、弥漫性甲状腺肿大

### (一)病理和临床概述

弥漫性甲状腺肿大又叫 Graves 病,其临床 3 个主要特点:高代谢、弥漫性甲状腺肿大、突眼。在甲状腺功能亢进患者中,Graves 病患者约占 85%,20～40 岁女性多见。临床症状有甲状腺肿大、突眼、心悸、神经质、易激动、畏热多汗、多食、体重减轻等。

### (二)诊断要点

CT 检查时弥漫性甲状腺肿表现为甲状腺侧叶及峡部明显增大,边缘清楚,密度均匀或不均匀,与颈部肌肉密度相仿。增强扫描更明显(图 6-7)。

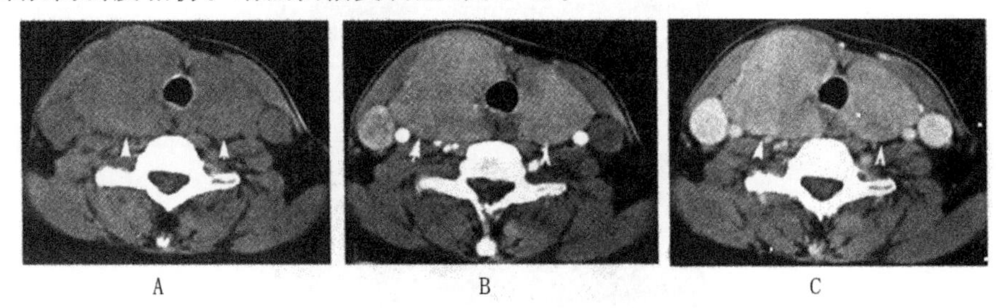


**图 6-7 弥漫性甲状腺肿大**

图 A～C 分别为平扫、动脉期、静脉期扫描图像,双侧甲状腺弥漫性肿大,密度均匀,增强时呈均匀性强化

### (三)鉴别诊断

结节性甲状腺肿,甲状腺轮廓呈结节状或波浪状,密度不均,见多发结节状低密度灶。

### (四)特别提示

临床怀疑有甲状腺肿或甲状腺功能亢进时,慎行 CT 碘对比剂增强扫描。

## 二、结节性甲状腺肿

### (一)病理和临床概述

结节性甲状腺肿是由于甲状腺激素合成不足,刺激甲状腺滤泡上皮增生、肥大所致。病理分为弥漫性或结节性甲状腺肿。结节性甲状腺肿镜下可见胶体潴留性结节和腺瘤样结节。临床多无症状表现,较大者可出现压迫症状。

### (二)诊断要点

CT 表现为低密度结节,较小时密度均匀,较大时密度不均匀,多结节甲状腺肿表现为多发低密度区,有时边缘可见钙化,腺瘤样增生结节可有轻度强化,一般不侵犯邻近器官或结构。有两种结节表现:①胶体潴留性结节表现为边界不清低密度结节,可有囊变或钙化,钙化为弧状或粗斑点状;②腺瘤样结节呈实性,可有轻度强化(图 6-8)。

### (三)鉴别诊断

甲状腺癌:临床上结节生长迅速,结节边界不清,病灶侵犯周围结构,颈部淋巴结肿大,提示甲状腺癌。

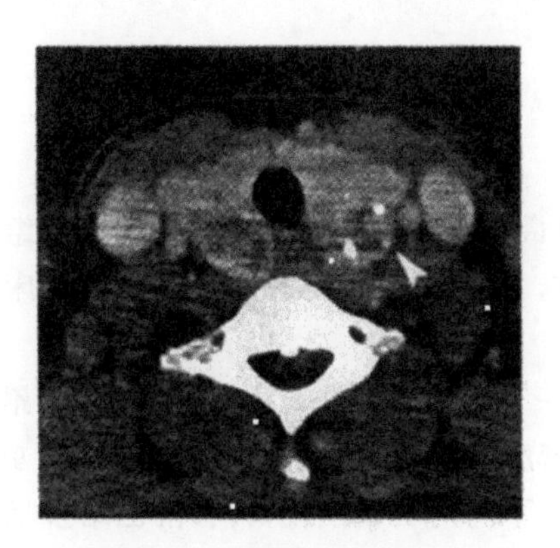

**图 6-8 结节性甲状腺肿**

双侧甲状腺增大,密度不均,见结节状低密度灶,边缘见小点状钙化

**(四)特别提示**

临床怀疑有甲状腺肿或甲状腺功能亢进时,慎行对比剂增强扫描。MRI 表现为长 $T_2$ 信号,$T_1$ 信号强度则根据胶体中蛋白质含量而定,信号由低信号到高信号不等。

## 三、甲状腺腺瘤

**(一)病理和临床概述**

甲状腺腺瘤是最常见的甲状腺良性肿瘤,好发于 30～50 岁女性。病理上分为滤泡状和乳头状囊性腺瘤。临床上,患者常无症状,部分有颈部压迫和吞咽困难,通常生长缓慢,出血时明显增大。

**(二)诊断要点**

CT 检查腺瘤呈圆形或类圆形低密度灶,多数单发,直径 1～5 cm,边缘清晰、光整、锐利,密度均匀,部分病灶可有囊变,急性出血时呈高密度。增强扫描轻度强化,强化程度低于正常甲状腺组织。邻近甲状腺及气管受压、移位(图 6-9)。

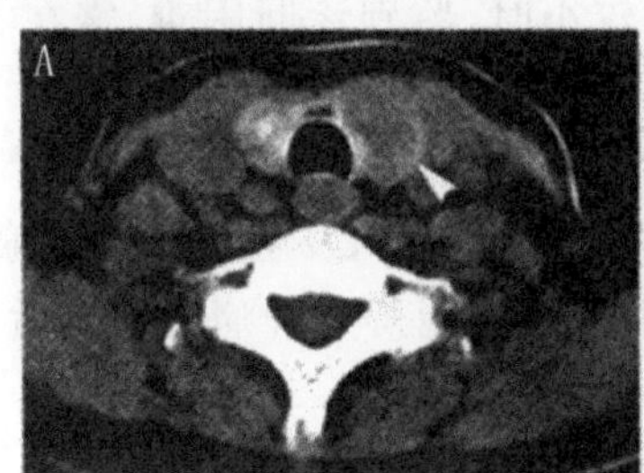



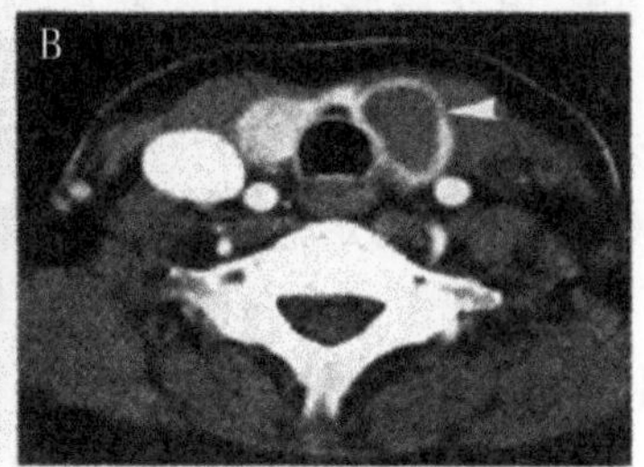



**图 6-9 甲状腺腺瘤**

图 A.CT 平扫显示左侧甲状腺见结节状低密度灶,边缘光整,密度较均匀;图 B.增强扫描可见结节无明显强化

**(三)鉴别诊断**

甲状腺癌:临床上结节生长迅速,结节边缘不清,病灶侵犯周围结构,颈部淋巴结肿大,提示甲状腺癌。

**(四)特别提示**

10%的甲状腺腺瘤有癌变危险,且可引起甲状腺功能亢进,一般应早期切除。

## 四、甲状腺癌

### (一)病理和临床概述

甲状腺癌为内分泌系统中最常见的恶性肿瘤,女性多见。组织学上,甲状腺癌分为乳头状癌、滤泡癌、未分化癌和髓样癌。颈前或颈侧区肿块是其主要临床表现。

### (二)诊断要点

CT 平扫甲状腺癌大小不一,2～5 cm,常单发,部分病例可累及一叶或双侧甲状腺,呈形态不规则、边界不清的不均匀低密度影,约半数可见细盐状钙化及更低密度坏死区,病变与周围组织分界不清,颈部淋巴结肿大。不均匀明显强化,转移淋巴结多呈环状强化。甲状腺肿块生长迅速或侵犯包膜和邻近组织、器官是恶性的较为可靠征象,可伴有局部淋巴结转移。增强扫描不均匀强化,强化程度低于正常组织,病灶边缘变清晰,边界模糊;甲状腺癌侵犯邻近组织包括肌肉、气管、食管及颈部血管。颈部淋巴结转移表现淋巴结肿大,密度不均,可呈环状强化(图 6-10)。

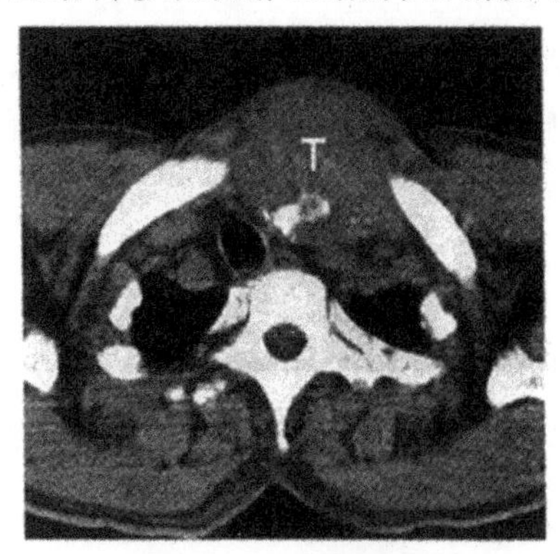


**图 6-10　甲状腺癌**

左侧甲状腺不规则肿块,肿块内见不定形钙化,周围间隙不清,气管受压右移

### (三)鉴别诊断

结节性甲状腺肿、甲状腺腺瘤,当甲状腺癌较小时,鉴别诊断困难,需在 B 超引导下活检定性。

### (四)特别提示

总体上,CT 对甲状腺癌的定性较超声没有明显优势。但 CT 可显示甲状腺癌对周围器官的侵犯、淋巴结转移情况及肿瘤同血管的关系较佳。MRI 能辨别肿瘤切除术后甲状腺内组织特征,将纤维化和肿瘤复发区别开来,利于随访。

## 五、甲状旁腺疾病

甲状旁腺分泌的甲状旁腺激素(PTH)具有调节钙、磷代谢的作用,主要的疾病为甲状旁腺功能亢进和特发性甲状旁腺功能减退,以原发性甲状旁腺功能亢进最多见。甲状旁腺检查方法有 X 线片、US、PET、CT、MRI 检查及血管造影和选择性静脉采样等。

### (一)病理和临床概述

甲状旁腺腺瘤是原发性甲状旁腺功能亢进最常见原因,常单发,肿瘤包膜完整,无分叶表现,与残存甲状旁腺分界明显。甲状旁腺腺瘤约 80%位于颈部甲状腺区,常位于气管-食管旁沟内,呈软组织肿块,该区正常的脂肪密度消失。小部分甲状旁腺腺瘤位于甲状腺叶下极附近或稍下方。临床上主要有以下两点：①屡发活动性尿结石或肾钙盐沉着；②骨质吸收、脱钙，甚而囊肿形成，特别当累及上述好发部位时，应高度怀疑本病。

原发性甲状旁腺功能亢进的病因还有甲状旁腺增生、甲状旁腺癌等。原发性甲状旁腺功能亢进占10%～30%，常为多个腺体增生肥大，程度不一。甲状旁腺增生病理表现分两型：主细胞型和亮细胞型，以主细胞型多见，表现为所有的腺体均增大，病变与正常组织分界不清。

在原发性甲状旁腺功能亢进中，甲状旁腺癌少见，仅占0.4%～3.2%。临床上，血钙及PTH明显增高，颈部见增长迅速的肿块，质地较硬，肿瘤细胞排列成小梁状，被厚的纤维束分隔，细胞核大、深染，易出血、纤维化，部分病灶内见显著钙化。

甲状旁腺功能减退是因甲状旁腺分泌不足或先天性肾小管和/或骨对甲状旁腺素反应不良而引起的疾病，临床常分3种：特发性、继发性、低镁血性。临床特点：手足搐搦，癫痫样发作，儿童常有智力低下、发育畸形、低钙血症、高磷血症。特发性甲状旁腺功能减退病因不明，多认为是自身免疫性疾病，可伴有其他自身免疫性疾病。多数有家族遗传性。

**（二）诊断要点**

（1）甲状旁腺腺瘤（图6-11）：CT表现为类圆形软组织肿块，常1～3 cm，边缘清晰，密度较均匀，CT值35～60 Hu，少部分病灶内见囊变，常为陈旧性出血所致。较大肿瘤表现邻近甲状腺、气管受压或移位。增强扫描，肿瘤强化明显，CT值90～105 Hu。

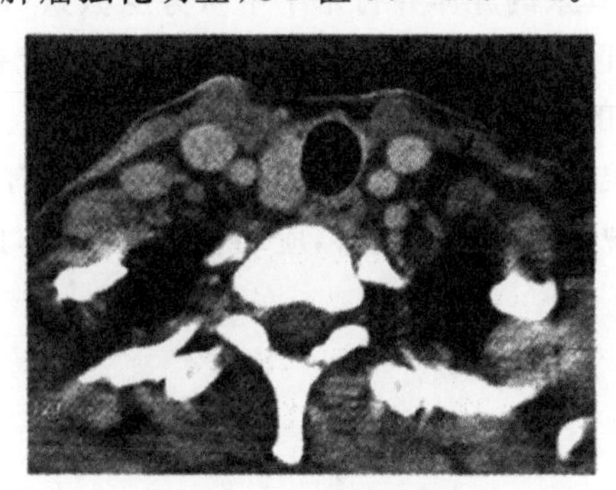

**图6-11　甲状旁腺腺瘤**

患者有多次尿路结石病史，血钙明显升高而行颈部CT检查，可见右侧气管食管间隙结节，增强扫描有均匀强化

（2）增生的甲状旁腺通常很小，只有增生的甲状旁腺明显增大时，方能被影像学检查发现。CT检查能发现的增生性显著增大的腺体的表现与甲状旁腺腺瘤相似，难以鉴别。

（3）CT表现颈部甲状旁腺区较大的软组织肿块，常呈分叶状，肿块密度不均，常见坏死、出血、钙化，增强扫描瘤体实性部分明显强化。较大肿块可压迫或侵犯相邻结构如甲状腺、气管、食管和颈部血管。

（4）甲状旁腺功能减退（图6-12）：甲状旁腺功能减退患者约93%有脑内钙化，而临床症状一般在甲状旁腺素分泌减少到正常的50%以下时出现。CT表现：双侧基底节、丘脑、小脑、齿状核、皮质下及皮髓质交界区高密度钙化。钙化常对称性，多发，大小不等。其形态常片状、点状、弯曲条状、条带状。钙化好发于基底节（苍白球、壳核、尾状核），常对称，其次是脑叶、丘脑、小脑、齿状核。脑叶深部钙化多发于额顶叶。

**（三）鉴别诊断**

需要与正常颈部血管和肿大淋巴结相鉴别：颈部血管呈连续性，多层面均可清晰显示，动态增强扫描，血管强化明显，腺瘤强化程度略低。颈部肿大淋巴结，常位于颈部血管旁，增强扫描轻度强化。

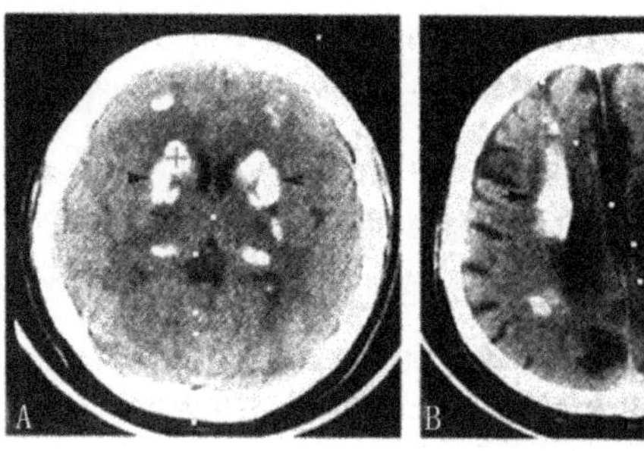

**图 6-12　甲状旁腺功能减退**

患者反复抽搐就诊，CT 检查可见苍白球、壳核、尾状核多发对称性钙化，提示甲状腺功能减退，经血钙、磷检查证实

**(四)特别提示**

原发性甲状旁腺功能亢进患者行各种影像学检查时，发现甲状旁腺区结节或肿块影，除考虑腺瘤外，也需要想到甲状旁腺增生的可能性，因此，甲状旁腺功能亢进患者手术时，除切除影像学发现的增大腺体外，还需探查其余的腺体并行术中甲状旁腺激素(PTH)测定。在原发性甲状旁腺功能亢进者，如果甲状旁腺区 CT 检查未发现异常，需继续向上扫描至下颌水平、向下扫描至主动脉根部水平，以寻找移位的甲状旁腺腺瘤。

临床怀疑甲状旁腺功能减退，癫痫样发作或肢体功能障碍伴有低血钙或高血磷者，均应行颅脑 CT 检查。反之，CT 上发现脑内多发钙化者，应结合临床表现，血清钙、磷及甲状旁腺素的检查确定有无甲状腺功能减退。

(叶　鹏)

# 第七章 胸部疾病的CT诊断

## 第一节 先天性气管-支气管异常的CT诊断

### 一、先天性气管瘘

单纯的先天性气管瘘少见，多数为合并食管闭锁伴食管气管瘘。

**(一)影像检查方法的选择**

主要影像检查方法为胸部X线检查、支气管造影及CT检查。胸部X线检查是基本的检查方法，支气管镜或支气管造影可确诊，但均为有创性。螺旋CT为无创检查方法，应作为首选。

**(二)影像与病理**

气管瘘分先天性和后天性。先天性气管瘘病因不明，现多认为是正常气管发育受损所致，主要为气管食管瘘，且伴或不伴有食管闭锁。后天性气管瘘多为气管胸膜瘘，是因气管或肺部手术后造成。

**(三)影像诊断要点及比较影像学**

1.胸部X线检查

胸部X线检查不能显示气管瘘，但能发现肺部病变，表现为两肺不同程度的炎症。

2.支气管造影

转动患儿体位或呛咳时对比剂可通过瘘管到达气管外，可确诊。

3.CT表现

CT平扫后处理技术如表面重建和多平面重建(MPR)可显示气管瘘。

4.比较影像学

胸部X线检查可显示肺部病变，对本病确诊帮助不大。螺旋CT为首选检查方法，可通过多平面重建及仿真内镜直接显示气管瘘。

**(四)影像与临床**

患者表现为反复呛咳、吐沫、肺炎。食管闭锁患儿如果胃肠道充气，考虑有气管食管瘘存在。

### 二、先天性气管支气管狭窄

先天性气管狭窄是因气管软骨发育异常或胚胎期前肠分隔气管与食管过程异常引起，常伴有食管发育异常。病变可为气管纤维性狭窄形成隔膜，或是气管软骨环发育不全或畸形引起，亦可是大血管畸形所形成的血管环压迫气管引起局部狭窄。

**(一)影像检查方法的选择**

胸部X线检查尤其是CR和DR可显示气管大小和形态，但对支气管显示不够清楚，对先天性气管狭窄的诊断有一定价值，但对支气管狭窄诊断帮助不大；同时可发现肺部的继发改变如炎症、肺不张等。螺旋CT扫描及后处理技术如多平面重建、三维重建及仿真内镜能准确显示支气管气管狭窄的部位、程度、范围及与邻近组织的关系，可明确诊断，是本病首选影像学检查方法。

**(二)影像与病理**

气管狭窄可以是局限性的，或是弥漫性的。局限性气管狭窄多位于下1/3处，病变段管腔可呈漏斗状向心性狭窄，或呈新月形偏心性狭窄，也可为纤维索带。弥漫性气管狭窄累及整个气管，且由上向下逐渐加重，气管分叉位置偏低。先天性支气管狭窄原因不明，常见发生于主支气管，也可仅发生在肺叶支气管。

**(三)影像诊断要点及比较影像学**

1.胸部X线检查

(1)先天性气管狭窄，表现为两肺程度不等肺气肿，如肺部感染，则肺内有斑片状致密影，缺乏特征性。侧位片可显示狭窄段的气管，严重者管腔直径可小于5 mm。

(2)先天性主支气管狭窄，患侧肺呈气肿表现；肺叶支气管狭窄引起相应肺叶炎性病变，且反复出现，或持续存在肺不张。

2.CT表现

轴位上可见病变段气管内径变小，<10 mm，甚至于不到5 mm，新生儿<3 mm。气管环完整，管壁通常无增厚。应当注意气管纤维性狭窄或闭锁形成气管内隔膜，CT平扫轴位有时也难以显示，应结合仿真内镜，判断管腔是否阻塞。

3.比较影像学

胸部平片简便易行，较为清晰显示气管，但对支气管显示欠佳，对肺部病变显示较好。CT扫描能直接显示气管支气管形态，准确测量冠状径及矢状径，多平面重建及表面遮盖法重建可清楚显示狭窄气管、支气管的程度、范围及与邻近组织的关系。

**(四)影像与临床**

临床表现差异较大，轻者常无临床症状。严重的气管狭窄表现为出生后呼吸困难、持续性喘憋及上呼吸道反复感染；支气管狭窄重者则表现为呼气和吸气时喘息，下呼吸道反复感染。

**(五)鉴别诊断**

(1)气管外肿物及血管畸形压迫引起的气管狭窄，CT平扫及增强可明确诊断。

(2)结核性支气管狭窄患者年龄较小，结核菌素试验阴性可排除结核病。

(3)其他病因所致的气管狭窄，如白喉感染引起炎症后纤维化、化学腐蚀及气管切开引起肉芽组织增生和瘢痕挛缩，导致气管狭窄。CT扫描显示此类狭窄病变范围较广，且管腔宽窄不一。

## 三、气管性支气管

气管性支气管为气管分支发生异常，被认为起源于气管的右上叶支气管，发病率为0.1%～2%。

**(一)影像检查方法的选择**

螺旋CT扫描是首选检查方法,其后处理技术即多平面重建、最小密度投影、容积重组、表面阴影成像和CT仿真内镜可清楚显示气管及两侧主支气管的形态及分支。而胸部X线检查虽可显示气管及主支气管及肺部改变,但难以发现气管性支气管。

**(二)影像与病理**

病因目前尚无定论,假设性理论有复位学说、迁移学说和选择学说,分成额外型和移位型,额外型为正常支气管分支都存在,移位型为正常的支气管分支部分缺如。

**(三)影像诊断要点及比较影像学**

1.CT表现

CT表现为直接开口于气管侧壁,由内向外走行的低密度气管影,部分可伴气管狭窄。异常的支气管开口多在距气管隆嵴20 mm以内,右侧多见,常单独一支,也可双侧。

2.比较影像学

胸部X线检查对本病诊断无帮助。胸部CT气道后处理重建即最小密度重建、表面遮盖法重建、仿真内镜能较好地显示气管及两侧主支气管的形态,尤其是最小密度重建图像操作简单,不仅可显示支气管的形态,并可同时看到肺野情况,有无感染和/或肺不张等。

**(四)影像与临床**

临床上通常无症状,部分患儿可因反复性右上叶肺炎或支气管扩张而偶然发现。部分可有喘息、反复感染、气管插管并发症。

**(五)鉴别诊断**

本病需与支气管桥相鉴别,支气管桥与左主支气管形成的气管分叉常被误认为气管隆嵴。

## 四、气管、支气管软化症

气管、支气管软化是引起呼吸道阻塞的发育异常之一,为呼吸道管腔纵行弹性纤维的萎缩或气道软骨结构被破坏所致的管腔狭窄塌陷。

**(一)影像检查方法的选择**

CT能清楚显示气管、支气管形态和大小,尤其是动态呼气相CT扫描对本病诊断有重要意义,为本病首选影像学检查方法。胸部X线检查尤其是侧位片不仅能显示气道管径变化,而且能显示肺部病变,为本病最基本检查方法。支气管造影能显示气管支气管的形态及大小,但有较大危险性,且敏感性不高,一般不用于本病诊断。

**(二)影像与病理**

气管支气管软化主要表现为呼气时气管冠状径减小,是由呼吸道管腔纵行弹性纤维萎缩或气道软骨结构破坏引起管腔过度塌陷,中心气道膜部无力。本病病因不明,可以是先天性或获得性。病变可为部分或整个气管,也可累及主支气管。

**(三)影像诊断要点及比较影像学**

1.X线表现

肺部表现可正常、感染或肺不张,部分患儿有充气过度。透视下可有气道阻塞现象,即纵隔摆动或心影大小随呼吸改变反常,即吸气时心影增大,呼气时心影变小。

2.CT表现

主要表现为呼气时气管过度塌陷,气管或支气管横断面积减少50%以上,气管可呈新月形、军刀状，管壁无增厚和钙化，内壁光整；肺内除炎性病变外，可有气体滞留。

3.比较影像学

胸部平片有时可直接显示气管管腔塌陷，同时显示继发的肺部表现。CT 扫描不仅能显示病变范围，还能直接显示气管、支气管和准确测量冠状径及矢状径，尤其是动态呼气相 CT 扫描可客观反映气道的改变，为临床提供确切的诊断依据。

**（四）影像与临床**

临床表现多种多样，取决于年龄和病变程度。先天性气管支气管软化症多在 6 个月内发病，表现为喘鸣、阵发性发绀和发作性呼吸困难，反复咳嗽，随活动增多而明显，或伴发感染时加重。年龄较大的患儿以慢性咳嗽为主，咳嗽呈突发的、较深的金属音样干咳或阵咳，多在夜间熟睡时突然发作。轻、中度患儿以喘息和咳嗽为主，重者以反复感染、肺不张和呼吸困难为主。

**（五）鉴别诊断**

本病需同喉软骨软化症鉴别，后者为喉软骨松弛引起吸气时喉腔狭窄，临床表现为吸气性喘鸣。CT 扫描显示管腔内径可以鉴别。

## 五、先天性支气管囊肿

先天性支气管囊肿属肺前肠发育畸形，是因胚胎期支气管由实心索状演变成中空管状组织过程中发生障碍所致，索状的支气管一段或多段与肺芽分离，分离的远端中空支气管形成盲囊，囊内细胞分泌黏液积聚形成囊肿。

**（一）影像检查方法的选择**

胸部 X 线检查简便、价格便宜，是本病诊断和鉴别诊断的重要依据。CT 检查不仅能显示病变的部位、形态、大小、密度及与周围组织器官的关系，而且可较准确测定 CT 值，对判断病变的性质有较大帮助，是较理想的检查方法。MR 对病变的定位较 CT 更准确，显示囊肿大小及周围脏器受压情况更加清楚，尤其是可更清楚地显示囊内的不同组织成分，应作为普通 X 线和 CT 检查的补充。

**（二）影像与病理**

本病一般分为纵隔型、肺内型和异位型。肺内型又称先天性肺囊肿，单侧多见，可单发，也可多发。组织学上囊壁含腺体、软骨和平滑肌，内衬呼吸上皮。囊肿可为单房或多房，一般不与支气管相通，感染后可与支气管连通，囊内液体可经支气管排出，并有气体进入囊内，使囊肿为含气/气液囊肿或活瓣性张力性气囊肿。

**（三）影像诊断要点及比较影像学**

1.胸部 X 线检查

含液囊肿表现为圆形或椭圆形致密影，密度均匀，边缘光滑、清晰。含气囊肿为薄壁圆形透亮影，内可有液平面，囊壁较薄，多为 1～2 mm，囊肿大小和形态可随呼吸改变。如与支气管相通，且呈活瓣性阻塞，则为张力性囊肿，此时囊肿体积较大，占位效应明显，压缩周围肺组织，纵隔向健侧移位。合并感染时囊壁增厚模糊，囊内液体增加，周围有炎性浸润病灶。感染控制后囊肿恢复原形态大小，或与周围肺组织粘连而形态不规则。

2.CT 表现

平扫病灶多为圆形，也可为葫芦状、长条状或不规则形，CT 值随着其成分不同而不同，含液囊肿如无感染，CT 值近似水样密度，较易诊断。若合并出血或囊内蛋白质胶冻样成分含量多，可呈软组织样密度,CT 值为 20～30 Hu。囊壁可有点状或弧线状钙化,尤以弧线状最具特征性。病变周围可有局限性肺气肿。增强扫描示囊壁可轻到中度的强化。如合并感染,囊壁强化明显。

3.MRI 表现

根据囊内成分不同,MRI 可有 3 种信号。如囊肿内含有单纯液体,呈均匀一致 $T_1$WI 低信号,$T_2$WI 高信号;在 $T_1$WI 和 $T_2$WI 均呈高信号,表示囊内含有蛋白质或胆固醇成分,或合并囊内出血;如果反复感染和出血,$T_1$WI 和 $T_2$WI 信号则不均匀,有时可见气液平面。

4.比较影像学

胸部 X 线检查简便易行,但易误诊和漏诊,诊断价值有限,可用于病变的发现和随访。CT 扫描有助于确定囊肿所在肺叶、段,显示其与气道关系,通过测定 CT 值进一步明确性质。MRI 也可根据囊内信号不同,进一步提示囊内组成。

**(四)影像与临床**

多数在婴儿期发病,临床症状的轻重与囊肿大小、位置和继发感染有关。小的囊肿可无临床症状,较大的囊肿可出现相应的压迫症状,如呼吸困难或喘鸣。合并继发感染则有发热、咳嗽、脓痰等症状。张力性囊肿一旦破裂,可出现胸痛、胸闷、气急等自发性气胸征象。少数患者有咯血。

**(五)鉴别诊断**

肺部的囊性病变种类较多,包括先天性和获得性。

1.肺大疱

肺大疱多见于慢性支气管炎的患者,少数为先天性的。肺大疱多发生于肺尖、肺底及肺外带胸膜下,壁菲薄,一般无气液平面,有感染病史。有时两者很难区别。

2.先天性肺囊性腺瘤样畸形

先天性肺囊性腺瘤样畸形呈多发囊状或囊实性改变,也可见单发薄壁囊肿,也无异常血供,与支气管囊肿有时难以鉴别。

3.张力性气胸

单发巨大张力性肺囊肿胸部 X 线检查难以显示菲薄囊壁,两者均为肺野透亮度增高,内无肺纹理影,需要鉴别。后者为胸腔积气,以压缩肺移向肺门为特点。

4.肺脓肿

支气管囊肿继发感染时,囊壁变厚,边缘模糊,腔内有液气平,周围有炎性病灶,类似肺脓肿。但后者壁更厚,周围的炎性病变更明显,内壁不光整,如及时治疗肺脓肿病灶逐渐缩小完全吸收消散,而支气管囊肿感染好转后含气空腔仍存在。

**(吕丽君)**

## 第二节　获得性气管-支气管异常的 CT 诊断

### 一、气管插管后狭窄

气管插管后狭窄为气管插管后发生的并发症,是气管狭窄最常见的原因。

**(一)影像检查方法的选择**

X线片尤其是颈部侧位片可作为本病的筛选方法。多层螺旋CT气管、支气管三维重建可显示气管插管后引起狭窄的部位、形态、范围及内部特征,是较准确的无创性的诊断方法。

**(二)影像与病理**

气管切开位置一般位于第2～3软骨环。插管后可因压迫血管导致气管软骨缺血性坏死,48小时组织学有炎症反应,7天后有浅表气管炎及黏膜溃疡,1～2周可有深溃疡及软骨暴露,进一步发展软骨遭受破坏。愈合期肉芽组织及纤维组织增生导致气管狭窄。

**(三)影像诊断要点及比较影像学**

1.X线检查

颈侧位片可显示颈段局部气管前壁内陷,气管狭窄。

2.CT检查

气管前壁和/或两侧壁内陷使管腔呈三角形或漏斗状,狭窄部位常在声门下区,狭窄段一般长1～4 cm,管壁轻度到显著的增厚。

3.比较影像学

颈部侧位片可显示气管狭窄,CT检查可更好地显示狭窄范围。

**(四)影像与临床**

临床症状与气管狭窄程度成正比,患儿有气管插管的病史,在拔除气管插管后出现上呼吸道阻塞症状,表现为气促、喘鸣、进行性呼吸困难,可有反复肺部感染。

**(五)鉴别诊断**

气管插管后狭窄有明确的病史,病变常位于颈段气管,与其他原因导致的气管狭窄较易鉴别。若仅从影像学上观察,需与气管肿瘤相鉴别。气管肿瘤造成的管腔狭窄常为偏心性的,腔内可见软组织肿块。

## 二、急性支气管炎

急性支气管炎是支气管黏膜的急性炎症,病原体是各种病毒或细菌或其合并感染。

**(一)影像检查方法的选择**

急性支气管炎一般不需要影像学检查,胸部X线检查是为观察肺部有无并发炎症,或有无肺气肿、肺不张等继发改变。

**(二)影像与病理**

病变的气管、主支气管和肺叶支气管黏膜充血、水肿及渗出,泌物增多且黏度增高,妨碍黏膜上纤毛运动,继而纤毛上皮细胞脱落,黏膜下层白细胞浸润。

**(三)影像诊断要点及比较影像学**

1.X线表现

胸部X线检查可无阳性发现,或两肺纹理增多、增粗、模糊,肺门影浓密,结构模糊,小儿常伴有肺气肿或肺不张。

2.比较影像学

胸部X线检查为本病基本检查方法,主要是为了观察肺部并发症。

**(四)影像与临床**

本病是小儿最常见的呼吸道疾病之一。起病前有上呼吸道感染的症状如鼻塞、喷嚏,部分有咳嗽、咳痰、胸痛,发热。一般无肺部体征,肺部听诊偶有干、湿啰音。

## 三、支气管哮喘

支气管哮喘是由多种细胞(包括炎性细胞、气道结构细胞)和细胞组分参与的气道慢性炎症性疾病,为儿童期最常见的慢性疾病,且近年来有明显上升趋势。

### (一)影像检查方法的选择

首次因喘息就诊的患儿应行胸部 X 线检查检查,以除外肺部先天性或感染性疾病,如需要可行 CT 检查,明确病变性质。对已确诊支气管哮喘的患儿无需进行 X 线检查。长期哮喘的儿童应行 HRCT 扫描,观察肺间质病变情况,评估预后。

### (二)影像与病理

哮喘发作期气道黏膜中有大量炎症细胞浸润,以嗜酸性粒细胞浸润为主。气道上皮损伤、脱落,纤毛细胞损伤脱落,甚至坏死。气道壁增厚,黏膜水肿,胶原蛋白沉着。支气管黏膜下黏液腺增生,杯状细胞肥大、增生,气道黏液栓形成。

### (三)影像诊断要点及比较影像学

1.X 线检查

大多数缓解期哮喘儿童胸部 X 线检查正常,少数为肺纹理增多。哮喘发作期,多表现为肺纹理增多和肺气肿,部分病例肺内可见片状致密影。如黏液嵌塞支气管可引起肺不张。少数严重者可并发纵隔气肿。

2.比较影像学

胸部 X 线检查检查可了解肺部病变及并发症,CT 检查尤其是 HRCT 可进一步明确肺间质性改变。

### (四)影像与临床

反复发作喘息、咳嗽、气促、胸闷,多与接触变应源、冷空气、物理、化学性刺激、呼吸道感染及运动等有关,肺部可闻及哮鸣音。

### (五)鉴别诊断

(1)气道异物:患者异物吸入史,有纵隔摆动。

(2)气管狭窄、软化临床易与支气管哮喘相混淆。两者胸部 X 线检查表现相似,如均可正常或肺气肿、肺不张,CT 检查可鉴别。

(3)支气管淋巴结结核

常易与支气管哮喘相混淆。前者临床上有结核中毒症状,胸部 X 线检查可发现肺内原发病灶或肺门淋巴结肿大。CT 检查可显示纵隔内肿大淋巴结及其钙化。

## 四、气道异物

气道异物好发于 3 岁以下幼儿。异物按是否透 X 线分为不透X 线异物和透 X 线异物。

### (一)影像检查方法的选择

胸部 X 线检查与透视相结合,是诊断和随访气道异物最简便、快捷的方法,胸部 X 线检查应包括呼、吸两相。透视可动态反复观察,对判断纵隔摆动有重要价值。CT 扫描横断面及后处理技术如 MPR、仿真内镜可直接显示气道内的异物影,明确诊断,且定位准确,对支气管镜检查具有重要指导价值,是首选检查方法。应当注意的是必须同时用肺窗和纵隔窗仔细观察,因对于植物类的异物肺窗显示清楚，纵隔窗易漏诊；高密度异物如骨块、金属异物纵隔窗显示清楚，肺窗易漏诊。

**（二）影像与病理**

异物进入气道引起不同程度的气道阻塞，同时损伤和刺激局部黏膜，引起充血、水肿、渗出、肉芽组织及纤维组织增生，加重气道阻塞和损伤，12～48 小时后可发生较重的炎性改变。异物引起气道不全阻塞时，吸气时气道增宽，气体通过，呼气时气道变窄，异物将气道完全阻塞，产生气流能进不能出，引起阻塞性肺气肿。异物如在吸气时随气流向下移动，阻塞气道，呼气时异物上移，气流能出不能进，引起阻塞性肺不张。异物将气道完全阻塞，肺内气体吸收发生肺不张。

**（三）影像诊断要点及比较影像学**

1.X 线表现

（1）直接征象：对金属或碎骨头、鱼刺类不透 X 线的异物，通过胸部正侧位呼吸两相检查或透视能够准确定位。如异物在气管内，且为片状可扁平状时，正侧位胸部 X 线检查上分别呈矢状面和冠状面，与食管异物相反。

（2）间接征象：X 线不能直接显示透 X 线异物，只能根据异物引起气道阻塞的间接 X 线征象推断异物部位以确定诊断。①气管异物：主要嵌于声门下，侧位片可直接显示颈段气管内声门区异物轮廓，相应气管变窄。透视下心影大小随呼吸变化异常是诊断气管异物最重要的间接征象，表现为吸气相心影增大呼气相心影缩小。②支气管异物：阻塞性肺气肿最为常见。肺气肿范围有助于异物定位诊断，单侧性肺气肿应警惕存在支气管异物。肺不张，患侧全肺、肺叶或段密度增高，严重者纵隔向患侧移位。纵隔摆动为单侧支气管异物最重要、最常见的X 线征象。不论是吸气性活瓣阻塞还是呼气性活瓣阻塞，吸气时纵隔均向患侧移位，即吸气时纵隔向哪侧移位，异物就在哪侧。必须注意纵隔摆动征象无特异性，凡是气道阻塞造成两侧胸腔内压差加大者均可出现此征象，如气道炎症分泌物淤积、肺门淋巴结肿大压迫相应支气管等。肺部感染，表现为密度不均匀的斑片影。对于难治的肺部感染，特别是合并局部肺气肿，应考虑有气道异物的可能，必须透视观察有无纵隔摆动。

部分患者可有患侧胸腔积液、纵隔疝，少数有气胸、纵隔气肿及皮下气肿。

2.CT 表现

（1）直接征象：显示异物及其所在位置，异物呈不同形状的软组织密度影，所在管腔气柱中断或狭窄，仿真内镜见局部管腔变窄或完全闭塞。

（2）间接征象：包括阻塞性肺气肿、阻塞性肺炎、肺不张、横膈双边征、纵隔双边影。横膈双边征表现为横膈影上方另有一与其平行的浅淡条带影，在冠状位上易于观察。纵隔双边影表现为纵隔影外缘另有一与其平行的浅淡条带影，左侧较明显，是纵隔摆动在 CT 上的表现。

3.比较影像学

胸部 X 线检查可直接显示不透 X 线异物，但对于气管内或较小的不透光异物可能漏诊。透 X 线异物通过气道阻塞的间接征象基本判断病变部位，应重视透视下观察心、肺、横膈的动态变化。对轻度纵隔摆动有时难以发现，常需要让患儿做深呼吸（或哭泣）及仔细观察才能发现。CT 检查对本病诊断非常重要，可直接显示不同密度的异物，定位准确，确诊率高。

**（四）影像与临床**

临床表现取决于异物的性质、部位和气道阻塞程度。异物吸入气管时首先引起刺激性呛咳、喘鸣、发绀及呼吸困难等。异物可随呼气向上移动撞击声门下部，环甲区触诊有撞击感，听诊有气管拍击声。异物进入支气管后症状有所缓解,伴发支气管炎或肺炎时有咳嗽、发热等感染表现。

### (五)鉴别诊断

患儿有明确异物吸入史及典型临床症状,通过X线和CT检查,可及时确诊及定位。对于异物史不明确而出现上述气道异物的间接X线征象者,需与各种气管、支气管疾病相鉴别。

## 五、支气管扩张症

支气管扩张症是指各种因素引起支气管内径持久不可逆的增宽和变形,少数为先天性的,多数为继发性的。先天支气管发育障碍是由于软骨发育不全或弹力纤维不足,局部管壁较薄或弹性较差,生后受呼吸活动影响形成支气管扩张。继发性的主要原因是肺部的感染、阻塞和牵拉,且互相影响,促使支气管扩张的发生和发展。

### (一)影像检查方法的选择

胸部X线检查可显示支气管扩张所引起的肺部改变,如肺纹理增粗、轨道征或囊状影,但特异性不高。支气管造影对支气管显示好,属侵入性检查,对比剂不易排除,滞留肺泡内可形成机化性病灶。CT可显示胸部X线检查的"盲区",清楚显示支气管,尤其是HRCT,可显示支气管扩张的部位、范围及程度,还能显示肺小叶中央终末细支气管扩张及周围小叶实质炎变等细节,取代传统支气管造影,是筛查和诊断支气管扩张首选的检查方法。

### (二)影像与病理

支气管扩张根据形态分为3种:①柱状型,扩张的支气管失去正常由粗逐渐变细的移行过程,远端支气管管径与近端相似,甚至比近端还粗。②静脉曲张状型,支气管管壁有局限性收缩,呈不规则串珠状。③囊状型,支气管末端明显扩张呈囊状,多个扩张的囊腔似葡萄串,是最严重的一种类型。

### (三)影像诊断要点及比较影像学

1.胸部X线检查

(1)正常或肺纹理增多、增粗、紊乱、模糊。柱状型可见管状透明影呈双轨征或环状影,粗细不规则,如有分泌物潴留,表现为杵状增粗致密影。囊状型显示为多个圆形或卵圆形壁薄囊状影,直径为5～30 mm,分布不均匀,可呈蜂窝状。如囊腔内有液气平常提示合并感染。

(2)继发肺部感染:多呈斑片状密度增深影,边缘模糊。病变吸收缓慢,有时可在同一区域反复出现。

(3)肺不张:往往与支气管扩张同时存在,互为因果。肺不张可以出现在肺叶、肺段或肺亚段,表现为三角形、线样或盘状密度增深影,邻近的肺组织有代偿性肺气肿。

2.支气管造影

(1)柱状型:表现为病变的支气管呈柱状增粗,失去正常由粗逐渐变细的移行过程,或远端反较近端粗。

(2)静脉曲张型:支气管管腔形态不规则,粗细不一呈串珠状,似曲张的静脉。

(3)囊状型呈囊状,大小不一,对比剂可进入囊内,囊内形成液平面,较多的囊聚集在一起呈葡萄串或蜂窝状。

3.CT表现

CT表现取决于支气管的走行方向与扫描层面的关系、支气管内有无黏液栓、支气管扩张的类型和是否合并感染。

(1)柱状型：扩张的支气管增粗，胸膜下 30 mm 的肺周部内可见到支气管，比相伴行的动脉影粗，可见“印戒征”，即环状的支气管断面与相邻的圆形血管影形成特征性征象。

(2)静脉曲张状型：管壁局限性收缩造成边缘不规则呈串珠状。

(3)囊状型：呈多发环状含气的空腔，边缘光滑，呈散在或簇状分布的葡萄串样排列，腔内可有液气平面。

(4)其他征象：包括病变部位的支气管聚拢及扭曲，管壁增厚，管腔增宽，可有肺不张或反复同一部位的肺实变或浸润。

4.比较影像学

胸部 X 线检查对本病的诊断价值有限，确诊需支气管造影或 CT 检查尤其是 HRCT。HRCT 能取代大部分支气管造影检查或作为支气管造影前的筛选，其敏感性接近支气管造影。

**(四)影像与临床**

主要表现为慢性咳嗽和咳痰，痰液呈黏液或脓性，可痰中带血或有咯血。咯血多为成人，小儿少见。呼吸道反复感染，发生急性感染时有发热、咳嗽加剧、痰量增加。早期体征多不明显，继发感染时病变部位叩诊可呈浊音，肺底常有湿啰音，或有呼吸音减低或管状呼吸音，部分有杵状指。

**(五)鉴别诊断**

当患者有反复咳嗽、咳痰、肺部感染的病史，通过 CT 检查，一般可得出诊断，诊断时需判断是否为继发性支气管扩张，并且判断病因。

## 六、闭塞性细支气管炎

闭塞性细支气管炎是由小气道炎症病变引起的慢性气流阻塞的临床综合征。病变部位累及细支气管和肺泡小管，肺实质几乎不受累。

**(一)影像检查方法的选择**

胸部 X 线检查可观察肺内的改变如透明肺等，是最基本的影像检查方法。薄层 CT 或 HRCT 比胸部 X 线检查更具有特征性，是进一步检查的首选方法。

**(二)影像与病理**

本病主要累及终末或呼吸性细支气管，病理学特征为细支气管及其周围炎症和纤维化，小气道的破坏和瘢痕形成，导致管腔狭窄、闭塞，管腔内无肉芽组织，肺泡正常。

**(三)影像诊断要点及比较影像学**

1.胸部 X 线检查

无明显特异性改变，可为：①表现正常；②肺透光度增加，肺纹理增多，模糊；③病变肺段的实变或不张；④斑片状肺泡浸润影，呈磨玻璃样，边缘不清；⑤正常或体积较小的单侧透明肺。

2.HRCT

(1)支气管壁增厚和/或支气管扩张，前者为本病的直接表现，后者出现于病程稍晚阶段。

(2)“马赛克灌注征”，表现为片状分布肺密度减低区域合并血管管径的减小，为间接表现。

(3)呼气时的气体滞留征，是间接表现。

(4)肺实变或肺不张。

(5)黏液栓。

3.比较影像学

本病的X线表现多数无特异性，诊断不敏感。薄层CT或HRCT在病变密度、范围、分布明显优于胸部X线检查，可提示本病的诊断。

**(四)影像与临床**

急性感染或急性肺损伤患者6周后出现反复或持续气促、喘息或咳嗽、喘鸣，运动耐受性差，重者可有三凹征，对支气管扩张剂无反应，可闻及喘鸣音和湿啰音。

**(五)鉴别诊断**

闭塞性细支气管炎初期的影像学表现与普通毛细支气管炎或病毒性肺炎难以区别，但前者影像学表现迁延不愈，且随呼吸道感染而加重。

(吕丽君)

# 第三节 肺气肿的CT诊断

肺气肿是常见病，在成人尸检中几乎都能见到。在生前取得肺组织做病理检查有困难，只能依赖胸部X线检查和肺功能检查做出间接的诊断。但除非是严重的患者，这两者对肺气肿的诊断均不很敏感。CT特别是HRCT能在肺小叶水平上显示肺气肿的病理解剖，为生前诊断肺气肿创造了非常有利的条件。

虽然肺气肿是慢性阻塞性肺疾病(COPD)中的一种常见病因，但它的定义是根据其形态学表现而不是其功能异常。肺气肿的定义是终末细支气管远端气腔的持久性异常增大，并伴有壁的破坏。所谓的气腔增大是指与正常肺的气腔大小比较而言。肺气肿患者中的气道阻塞性功能异常是呼气时气道萎陷所致，而后者在很大程度上是肺实质破坏，气道失去支持的结果。

## 一、病理表现

根据肺破坏区的解剖分布，通常把肺气肿从病理上分为以下4型。

**(一)小叶中心型肺气肿**

也有人称之为腺泡中心型肺气肿或近侧腺泡肺气肿，但以小叶中心型肺气肿最为普遍接受。本型肺气肿早期改变为位于小叶中央的2、3级呼吸细支气管扩张，而小叶的周围部分肺泡囊、肺泡管和肺泡不受累。这种选择性的肺破坏导致正常肺和气肿样肺呈特征性的并列状，即破坏区周围常常绕以正常肺，形成病理标本上肉眼可见到的“气肿腔”。当病变进展时，病灶互相融合，累及全小叶甚至肺段，此时很难与全小叶肺气肿区分。但是，除非是最严重的病例，小叶中心型肺气肿在肺内是不均匀的，除了较大范围已融合的病灶外，常可以发现还有早期的局灶性气肿腔存在。小叶中心型肺气肿是最常见的肺气肿，病变多发生于两肺上、中部，特别是上叶尖、后段和下叶背段。大部分患者均有长期、大量的吸烟史并合并慢性支气管炎。在成人吸烟者的尸检中半数都可发现有小叶中心型肺气肿。

**(二)全小叶型肺气肿**

本型也称为非选择性肺气肿，因为病变是均匀的，无选择地累及整个肺小叶，即病变涉及终末细支气管以下的全部气道。扩张的气道使原来较大的肺泡管和肺泡之间的正常区别消失了。

全小叶型肺气肿是肺气肿中最重要的类型，因为它常较严重，在肺内分布范围较广而导致患者的肺功能丧失。虽然病变在两肺内弥漫分布，但以下叶及前部为多。有的患者有家族史，并有α1-抗胰蛋白酶缺乏，导致由白细胞携带的蛋白水解酶逐渐破坏肺组织，由于下叶血流量较多，故本型肺气肿亦以下叶为最多见。

#### （三）间隔旁肺气肿

本型也称远侧腺泡肺气肿、局限性肺气肿等。病变选择性地累及小叶的远侧部分，因此特征性地位于胸膜下区、肺周围部的小叶间隔旁。本型肺气肿的病理过程还不清楚。通常把直径超过 1～2 cm 的间隔旁肺气肿称作肺大疱，它们常位于肺尖，但也可位于肺内其他部位，可逐渐增大，并可形成自发性气胸。但肺大疱并不是间隔旁肺气肿的同义词，其他各型肺气肿也可见到肺大疱。偶尔，间隔旁肺气肿可十分大，造成邻近的肺不张，而产生呼吸困难等症状。

#### （四）瘢痕旁型或不规则型肺气肿

本型肺气肿指在肺瘢痕区周围发生的气腔增大和肺破坏，如见于肺结核、弥漫性肺纤维化、肺尘埃沉着病尤其是发生团块和进行性大块纤维化时。不规则型肺气肿一词强调了本型肺气肿的病变和肺小叶或腺泡的任何部分没有肯定的关系。在肺纤维化区域，本型肺气肿常和细支气管扩张共存，形成所谓“蜂窝肺”。

在病理标本上可用计点法或与标准片比较来估计肺气肿的范围，病变占全肺的 1%～5%者为极轻度，5%～25%者为轻度，25%～50%者为中度，大于 50%者为重度。病变范围小于 25%者常无症状，大于 25%者有 COPD 的临床症状。

### 二、临床及肺功能表现

早期病例其临床症状和体征可不明显，典型者有咳嗽、咳痰、气短，在发病过程中常有反复呼吸道感染并逐渐加重，后期发生低氧血症和高碳酸血症，并可发生肺源性心脏病。

肺功能检查对估计病变的严重程度及预后有很大意义。一般通过第一秒用力呼气容积（$FEV_1$）和 $FEV_1$ 与肺活量（FVC）或用力肺活量的比例减少来确定有无气道阻塞性异常。

### 三、影像学表现

#### （一）胸部 X 线检查

胸部 X 线检查是肺气肿诊断重要的方法，早在 20 世纪 30 年代中期即已完整地叙述了肺气肿在胸部 X 线检查上的表现：主要为肺膨胀过度和血管改变。

1.提示为肺膨胀过度的征象

（1）正位片上从右膈顶至第一肋骨结节间的距离，若大于 29.9 cm，则 70%病例的肺功能有异常改变。

（2）膈肌低位，右膈位于或低于第 7 前肋。

（3）膈肌变平，若正位片上右膈顶至右肋膈角和右心肋角连线的最大垂直距离大小于 2.7 cm，则2/3 病例的肺功能有阻塞性改变，其中 80%皆为中至重度异常。侧位上则可见前肋膈角大于 90°，膈顶至前、后肋膈角连线的最大垂直距离小于 1.5 cm 或膈肌翻转。

（4）胸骨后间隙增宽，侧位片上从胸骨角下 3 cm 至升主动脉前缘的水平间距大于 2.5 cm。

2.血管改变

血管改变包括周围血管纹理变细和减少，由于肺大疱或肺气肿区所致的肺血管移位，血管分支角度增宽，边支减少及血流再分配（表现为由气肿区血管减少而非气肿区代偿性血管增粗和增多）。肺血管纹理稀疏、变细虽也反映了肺组织的破坏，但无特异性，且在诊断中的主观性较强。此时还要注意胸部X线检查的投照质量，在过度曝光胸部X线检查上的肺纹理稀少可被误解为肺气肿表现，此外，肺血栓栓塞、心源性肺动脉高压、伴空气潴留的支气管内黏液嵌塞等都可在胸部X线检查上呈现肺血管纹理减少，但它们常无肺气肿时肺大小和形态的改变。

上述征象中以肺高和膈肌变平最有用。将上述两大改变结合起来要比仅用其中一项征象来诊断的正确性高。但上述各种征象都是肺气肿的间接征象，也无特异性，也并不能在每例肺气肿患者中都出现。轻度的小叶中心型或全小叶型肺气肿很少能在胸部X线检查上被认识。在胸部X线检查上出现肺大疱是肺气肿诊断中仅有的特征性征象，它表现为增大的气腔，直径在1 cm以上，内无肺纹理，和周围肺实质间有细而锐利的细线，它常见于肺气肿，代表了肺组织的破坏，但它并不能反映肺内全面的肺气肿改变，而且肺大疱也可出现在和肺气肿无关的病例中，此时，肺内无其他肺气肿的影像表现。胸部X线检查表现很难区分是小叶中心型还是全小叶型肺气肿。但若在肺水肿、肺炎或肺出血患者的致密影区内出现散在的透亮区时要考虑合并有小叶中心型肺气肿，若患者系成年吸烟者，可能性更大。此外，也曾提出有的患者表现为肺纹理增加、边缘模糊，而肺过度膨胀并不明显，也很少有肺大疱者，病理证实此种肺纹理增加型肺气肿的表现是支气管壁增厚和血管增粗及血流再分配混合所致，同时也常有严重的小叶中心型肺气肿。

（二）CT

CT的出现戏剧性地改变了肺气肿的诊断，使得可以在任何临床表现出现以前检出解剖性的肺气肿。在CT和HRCT上肺气肿的特征是出现无壁的异常低密度区。HRCT由于较高的分辨率可以显示常规CT所不能发现的肺气肿，从而可以更好地评定病变的范围和严重程度。根据病变无明显的壁，可以与淋巴管肌瘤病中的含气囊肿或纤维化中的蜂窝鉴别。

1.各型肺气肿在HRCT上的表现

（1）小叶中心型肺气肿：直径大于1 cm、周围为正常或几乎正常肺的低密度区为本型肺气肿在常规CT上的主要表现。这种局灶性低密度区多位于肺的非周围部，除非病变进展，才见于肺的周围部。轻度至中度的小叶中心型肺气肿在HRCT上的特征性表现是直径几毫米的小圆形低密度区，无可见的壁，聚集在小叶中心附近。病理证实这种低密度区相当于小叶中心处的肺破坏区。它的这种小叶中心分布在常规CT上是不能辨认的。当病变进展到重度肺气肿时，破坏区发生融合，这种病灶在小叶中心分布，不再能从HRCT或病理上辨认。有时称此种肺气肿为融合性肺气肿。在弥漫性融合性小叶中心型肺气肿中，由于周围缺乏并列的正常肺作密度上的对比，而使得病灶显得不那样低密度。此时，肺血管纹理稀疏形成小叶中心型肺气肿的另一种CT征象。

（2）全小叶型肺气肿：本型肺气肿的特征是肺小叶的一致性破坏，导致较大范围的异常低密度区，如小叶中心型肺气肿那样的直径几毫米的小圆形低密度区在全小叶肺气肿中未见到过。在严重的全小叶型肺气肿中，由于广泛的肺破坏，表现为病变区内血管纹理变形、稀疏，形成弥漫性的“简化肺结构”，即肺野内仅剩下由血管、小叶间隔和支气管等组成的肺内支持性结构，是容易和正常肺实质区分的。这种血管异常改变仅在肺组织有明显破坏时才有明确的表现。因此，轻度甚至中度的本型肺气肿常难以在CT上被确认。如前所述，全小叶型肺气肿在下叶最严重。

（3）间隔旁型肺气肿：由于本型肺气肿多发生于胸膜下、小叶间隔旁及血管和支气管周围，故特别适用CT诊断。它的典型CT表现为肺周围部局限性低密度区。HRCT可检出位于胸膜下的直径 0.5～1.0 cm的小的间隔旁型肺气肿，对检出位于肺实质深部的直径 2 cm 的局限性肺气肿也有满意的对比度。间隔旁型肺气肿可散在分布于其他为正常的肺野内，也可与全小叶型或小叶中心型肺气肿共存。特别是小叶中心型肺气肿也可向脏胸膜方向延伸，因此，当在其他层面上的非周围部肺野内有小叶中心型的小圆形低密度区存在时，则此时的肺周围部的局限性低密度区很可能就是小叶中心型肺气肿的一部分。

(4)瘢痕旁型或不规则型肺气肿：本型肺气肿常见于局灶性瘢痕附近、弥漫性肺纤维化及肺尘埃沉着病特别是在融合性团块和进行性大块纤维化中。当 CT 上有可见的肺内纤维灶时，认识本型肺气肿是容易的，常规 CT 上就可发现纤维化周围直径 1.5 cm 的本型肺气肿，但当它与仅在显微镜下才能见到的肺纤维化共存时，其 CT 表现难以和小叶中心型肺气肿区别。

2.根据 HRCT 上肺气肿的严重度和支气管壁表现的 COPD 分型

COPD 是一种综合征，包含了以慢性气流阻塞为共同特征的不同的肺气肿、小气道病变和细支气管炎等的一组疾病。文献上还有根据它们的 HRCT 表现分为下列 3 型：①气道型，无或仅有少许肺气肿[CT 上的肺部低衰减区(LAA)＜25%]，有或无支气管壁增厚；②肺气肿型，有肺气肿(LAA＞50%)，无支气管壁增厚；③混合型，有肺气肿及支气管壁增厚。气道型和肺气肿型比较：前者多为不吸烟者，弥散能力高，肺过度充气少，对支气管扩张剂有较大的可恢复性。

**(三)CT 和病理、胸部 X 线检查的比较**

应用以上叙述的诊断标准作出肺气肿的 CT 诊断是可靠的。HRCT 表现和病理表现的对照研究证实在肺气肿的范围上两者间的相关系数为 0.85～0.91，是较为理想的。Foster 等的小叶中心型肺气肿的常规 CT 和病理比较中发现两者诊断一致者为 84%，CT 的假阴、阳性各为 8%，较胸部 X 线检查和病理对照的结果有显著的提高。当应用 HRCT 后，它与病理的符合率又有进一步提高，在 Hruban 的 20 例尸检材料的 HRCT 和病理比较中，15 例病理为小叶中心型肺气肿者，HRCT 均做出同样诊断，其中包括 4 例病理上为轻度肺气肿者，在 5 例病理上无小叶中心型肺气肿者中 HRCT 上 4 例正常，1 例将肺尖部陈旧性结核灶周围的瘢痕性肺气肿误为小叶中心型肺气肿。Kuwano 等发现在 HRCT 中，层厚 1 mm 的 CT 图像对检出肺气肿的低密度区效果好，它更正确地反映了肺气肿的病理，而层厚 5 mm 的图像对评价血管纹理的分布较好，但在早期肺气肿的诊断中检出低密度区要比评价血管纹理的分布重要得多。因此，做层厚 1～2 mm 的 CT 扫描在早期肺气肿的诊断上是很重要的。胸部 X 线检查和尸检的对照结果表明，轻度肺气肿时胸部 X 线检查常正常，中度和重度肺气肿也分别仅 41%和 67%可从胸部 X 线检查上加以诊断。因此，可以认为胸部 X 线检查在肺气肿的诊断上是不敏感的。当比较胸部 X 线检查和 CT 在肺气肿诊断上的价值时，可以发现 CT 不仅较胸部 X 线检查的诊断敏感性为高(CT 能较胸部 X 线检查提高 28%～38%的肺气肿检出率)，还较胸部 X 线检查有更高的诊断特异性，HRCT 在正常人和因其他原因在胸部 X 线检查上呈现肺过度充气的患者中也较少出现假阳性。CT 对检出位于肺尖、膈上或较小的肺大疱较胸部 X 线检查有较大的优越性。

**(四)CT 和肺功能的比较**

肺气肿患者的肺功能改变表现为气道阻塞和弥散功能降低，较胸部 X 线检查要敏感。但上述改变在其他病因引起的 COPD 中也可存在，不能加以鉴别，而且据估计肺组织要破坏达 30%以上时，才能出现肺功能改变，因此，肺功能正常时也不能除外肺气肿。虽然肺功能检查较胸部 X 线检查在肺气肿的诊断上有较高的敏感性，但不少报告研究了 CT 和肺功能检查在肺气肿定性和定量诊断上的关系，几乎一致肯定它们之间存在相当密切的关系。在肺功能检查中依赖

$FEV_1/FVC$来反映气道有无阻塞，用一氧化碳弥散功能（DLCO）来反映肺泡毛细血管膜表面区域的减少程度。Goddard、Bergin、Sakai等先后报告CT上见到肺气肿严重程度和肺功能检查之间有密切的阳性关系。随着CT上肺气肿严重度的增加，DLCO和$FEV_1$均同步发生变化。Sanders和潘纪成等都曾报告在肺功能诊断为肺气肿的患者中，91%～96%CT上都有肺气肿的证据，说明CT在肺气肿的检出上至少和肺功能有相似的敏感性。更加重要的是在无肺功能改变的患者中，66.7%～69%在CT上发现有肺气肿的征象。Omori等也曾对615例40～69岁低剂量肺癌普查中的男性病例进行了CT和肺功能检出肺气肿的比较，在380例吸烟者中有116例在CT上显示有肺气肿，而其中91例（78%）的肺功能正常。因此，CT在检出轻度肺气肿上较肺功能检查有更大的敏感性。Gurney在比较HRCT和肺功能的结果中，也发现在肺功能正常者中40%在HRCT上有肺气肿。他还发现在这些病例中肺气肿多位于上肺部，因而认为上肺部是一沉默区，在该区可发生较广泛的肺破坏而无肺功能异常，也不出现症状。这使得好发于上肺部的小叶中心型肺气肿的临床诊断更为困难，对这些肺气肿的诊断目前只有依赖HRCT。

**（五）CT诊断肺气肿的限度**

虽然HRCT对肺气肿的诊断有很高的敏感性和特异性，但它仍有一定限度。Miller曾报告27例HRCT和病理的对照研究，在病理上4例小叶中心型肺气肿，2例轻至中度全小肺型肺气肿在CT上未见到肺气肿征象。在回顾性的对比研究中发现：直径小于0.5 mm或面积小于0.25 $mm^2$的局灶性破坏区无论在1.5 mm或10 mm层厚的CT上均不能被发现。因此，可以得出以下结论：CT特别是HRCT是当今诊断早期肺气肿的最敏感的无创性方法，但对最早期的肺气肿仍是不敏感的，也不能除外肺气肿。

**（六）肺气肿的CT定量诊断**

CT可对肺气肿做出定性诊断，还可对它的分布范围和严重度做出正确的定量诊断。

1.视觉定量

对CT上所见到的肺气肿区用一种简单的视觉（肉眼）分级系统加以定量。Bergin首先报告了32例肺气肿的视觉定量和病理所见的关系，结果显示在CT定量和病理估计之间有良好的相关，也和DLco、$FEV_1$、$FEV_1/FVC$等肺功能参数之间密切相关。计分时左右侧分别计分，每层面上的肺气肿区范围分为0～4级，0＝正常，1＝肺气肿区＜25%，2＝肺气肿区占25%～50%，3＝肺气肿区占50%～75%，4＝肺气肿区＞75%；严重度分为0＝无肺气肿，1＝有＜5 mm的低密度区，2＝＜和＞5 mm的低密度区共存，3＝弥漫性低密度区，无正常肺插入或呈融合性低密度区。各层面范围和严重度得分乘积的总和即为该例全肺肺气肿的得分，总分为120分，如除以层面数则为该例的肺气肿平均得分，＜8分为轻度肺气肿，8.1～16分为中度肺气肿，16.1～24分为重度肺气肿。Sanders等用相似的方法对60例男性肺气肿者进行了胸部X线检查、CT、肺功能的比较，结果认为CT较胸部X线检查在肺气肿和肺功能参数之间有更好的相关。Eda曾用相似的方法于吸气末和呼气末CT上，并取得呼气末得分和吸气末得分的比值（E/I），结果显示两者的得分和E/I比都和$FEV_1$、$FEV_1/FVC$和VC有良好的相关，而E/I比和RV/TLC%有更好的相关，有学者认为肺气肿区得分反映的是肺气肿程度，而E/I比反映的是空气潴留，有利于区别在呼气CT上难以区分的肺气肿或空气潴留。

2.数字定量诊断

除上述用视觉读片方法来得出肺气肿的CT诊断外，还可以利用测量像素的CT值来作肺气肿的CT数字定量诊断。早先是测定每层层面的平均CT值，Rosenblum报告正常人吸气末的全肺平均CT值为−813 Hu±37 Hu。我国正常成人为−816 Hu±26 Hu，其值由上肺区至下肺区形成一个下降的梯度。由于肺部CT值是由血液、组织和空气三者的衰减值综合形成的，因此，若局部或普遍的远端气腔增大和/或组织有破坏，如在肺气肿中那样，则空气和血液之比将增大，形成−1 000～−900 Hu范围内的CT值。由于在10 mm层厚的深吸气末的CT扫描上肺的平均衰减值为−850～−750 Hu，在大于2个标准差以外的近−900 Hu处被视为是肺气肿的阈值。现在，大多数CT扫描机都具有选择性的使在一定范围内CT值的像素更明亮或用一种、多种假彩色的后处理软件，当把被选择的CT值限定在−1 000～−900 Hu内时即可将空气样密度的肺气肿区域检出。Müller首先报告用称之为密度屏蔽的方法，使小于−910 Hu像素增亮，从而将肺气肿区域画出来，并计算位于该阈值以下像素的面积及其所占全肺野面积的比例，即像素指数(PI)。通过每层层面上肺气肿区域和正常肺区的比例计算，可得到该患者肺气肿范围的定量诊断，其结果与肺气肿的病理级别间是密切相关的，这种方法得到不少学者的支持。

Kinsella也证实了密度屏蔽定量诊断的结果与肺功能检查的结果也是密切相关的。但这种用手工方法计算的定量诊断太费时间，不实用。后来，Archer在上述像素CT值分析的基础上，发展了一种在CT层面上自动计算肺容积和肺气肿所占百分比的系统，大大地缩短了所需时间，其结果与用手工计量者无显著差异。由于CT值的测定受多种因素影响，如扫描机型、扫描技术、层厚、呼吸状态等，究竟以何种阈值来分割有无肺气肿尚无一致的意见，其范围为−960～−900 Hu不等，也曾提出了诊断不同严重度肺气肿的阈值，如阈值−960 Hu用于严重的肺气肿，而阈值−856 Hu则用于轻度肺气肿；用薄层CT和锐利算法重组时的阈值为−950 Hu，在呼气CT上则以−910 Hu与病理的相关最好。目前似乎视−950 Hu为在HRCT上诊断肺气肿范围的有效阈值者较多，它和肺功能参数之间有良好的相关。如前所述，需要注意的是在用定量技术进行肺气肿的检出和定量时，选择作为肺气肿增亮区的肺密度值范围可能随CT扫描机而异，因此要首先决定每架CT机区分正常肺和气肿性肺之间的阈值。其次还要注意一些扫描技术包括层厚和是否用造影剂增强，都可以影响测量的CT值。如Adams等发现利用薄层CT扫描会使CT值为−1 000～−900 Hu的区域从厚层的占平均9.6%增加到16.1%，而用造影剂增强后其面积从增强前的8.9%降为3.3%。肺气肿的CT值定量诊断由于消除了在视觉读片时的主观解释上的差异，也解决了用不同窗条件时CT表现上的差异，在肺气肿的流行病学和纵向研究上是十分重要的。但Stem指出，在临床实践中，对CT图像直接观察进行视觉上的分级和上述较复杂的定量方法的结果几乎是同样正确的。

**(七)HRCT诊断肺气肿的临床适应证**

虽然CT是最敏感的生前诊断肺气肿的方法，但由于其成本较高，在临床实践中结合病史、肺功能改变及胸部X线检查上的肺容积增加和肺破坏的表现，还是多利用胸部X线检查作出肺气肿的日常诊断。但在一些早期肺气肿的患者中，常无胸部X线检查及阻塞性肺功能改变，却可有气短或肺弥散功能异常，难以和间质性肺病或肺血管病区别，此时在HRCT上若可见有明显的肺气肿，则可避免做进一步的活检。由于HRCT在肺气肿的分型和定量诊断上的作用，它对肺移植术、肺大疱切除术及严重肺气肿患者的肺减容术的术前评定都有很大价值。

**(吕丽君)**

# 第四节 中毒性肺水肿的CT诊断

中毒性肺水肿是由吸入高浓度刺激性气体所致的呼吸系统损害的疾病之一。其病理特征是肺间质和肺泡腔液体积聚过多。若不及时抢救或救治不当,可导致急性呼吸窘迫综合征 ARDS 和急性呼吸衰竭,是职业性中毒的常见急症之一。

## 一、作用机制

高浓度刺激性气体烟雾吸入后,直接损伤肺泡上皮细胞及表面活性物质,致肺泡表面张力增加,肺泡萎陷,液体渗出增加,肺泡壁通透性增加,水分进入肺泡。

毒物直接破坏肺毛细血管内皮细胞,致内皮细胞间裂隙增宽,液体渗出。此外进入血液循环中的毒物、炎症介质、缺氧、神经体液反射等因素,致毛细血管痉挛或扩张,使渗出增加,导致肺间质水肿;肺淋巴循环受阻,肺动脉高压和静脉回流受阻,影响肺内液体排出。

## 二、病理过程

由肺毛细血管渗出到肺组织的液体首先出现于肺间质,若程度较轻,则表现为间质性肺水肿。反之则逐渐扩展至肺泡,形成肺泡性肺水肿。可分为四个阶段:液体积聚于细支气管和小血管周围的结缔组织内;肺泡间隔肿胀;液体积聚于肺泡角;肺泡水肿。

## 三、临床过程与分期

临床上可分为四期。

(1)刺激期:吸入刺激性气体后短时间内发生呛咳、流涕、咽痛、胸闷、头晕、恶心、呕吐等。

(2)潜伏期:一般为 2～6 小时,病情越重者本期越短。本期内病情相对稳定,患者自觉症状减轻。但肺部病变可继续发展。

(3)肺水肿期:患者突然出现进行性加重的呼吸困难,咳嗽并咳出大量泡沫血痰,发绀、烦躁、大汗淋漓,双肺布满湿啰音。胸部影像学检查可见肺水肿表现。该期尚可并发自发性气胸、纵隔及皮下气肿及肝、肾、心等器官损害及酸中毒和继发肺部感染等。

(4)恢复期:经正确救治,无严重并发症,肺水肿可在 2～3 天内得到控制,症状、体征逐渐消失,肺部影像学表现约在一周恢复正常。

## 四、CT 表现

(1)潜伏期:在潜伏期末可无明显异常或仅见肺纹理增多模糊,双肺磨玻璃影(图 7-1)。

(2)肺水肿期:至肺水肿期,可见双肺野内弥漫性成团、成片样絮状高密度影,边缘模糊,呈中央型分布,越往中央密度越高,越往周边密度越淡,病变以双中下肺野为主,而肺尖及外带较清晰。双侧胸腔可有少量积液。可有纵隔气肿和颈部及腋窝的皮下气肿(图 7-2)。

(3)恢复期:双肺野内弥漫性成团、成片样絮状高密度影开始吸收,密度逐渐变淡,而渐变为密度极淡的毛玻璃影,一般 7 天左右基本消失。双侧少量胸腔积液、纵隔气肿和颈部及腋窝的皮下气肿一般需10～15 天才能吸收(图 7-3,图 7-4)。

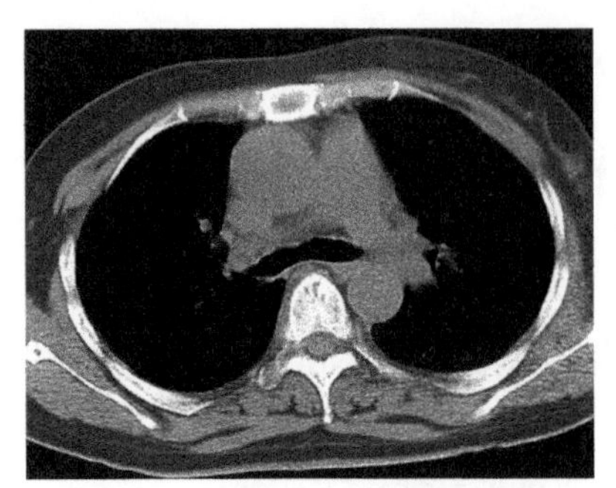

**图 7-1　中毒性肺水肿潜伏期**

患者为苯中毒潜伏期，双肺弥漫性磨玻璃影，密度较淡，边缘模糊

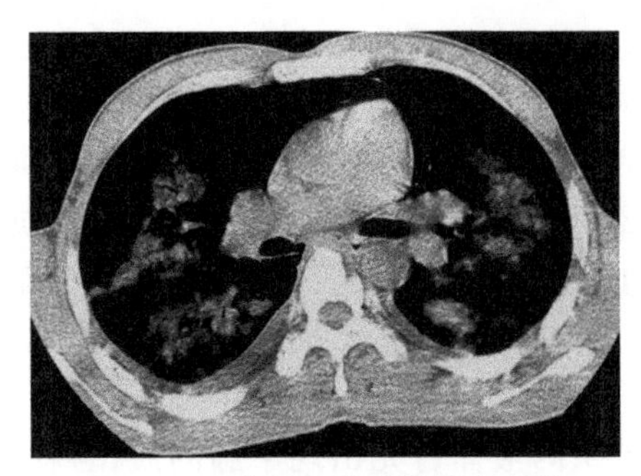

**图 7-2　中毒性肺水肿的肺水肿期**

双肺多发片样絮状高密度影，轮廓模糊。呈中央分布

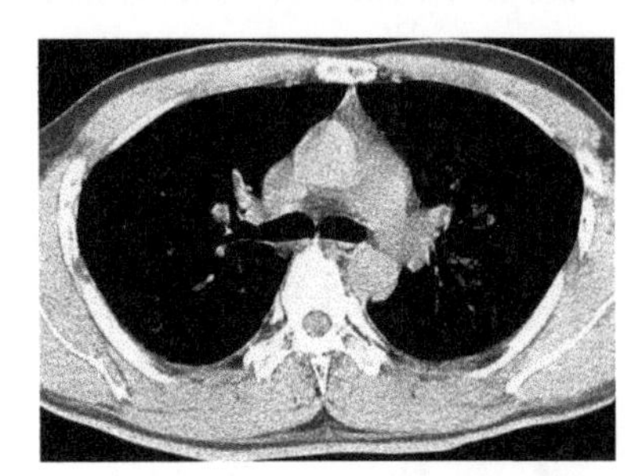

**图 7-3　中毒性肺水肿恢复初期表现**

中毒性肺水肿开始恢复，双肺呈团的絮状影变淡，周围呈磨玻璃影

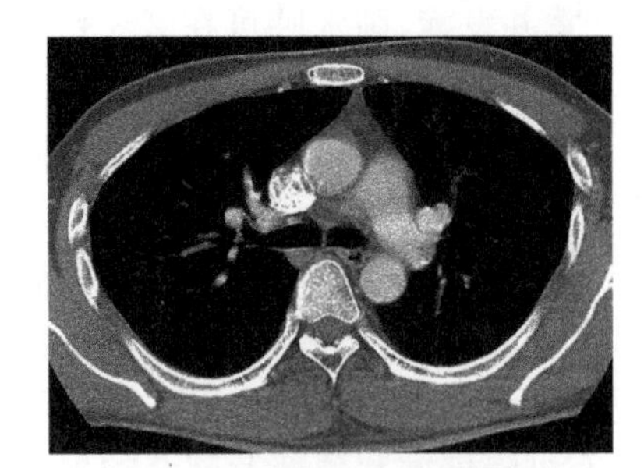

**图 7-4　中毒性肺水肿恢复期**

与图 7-4 为同一患者，双肺多发的絮状影已吸收，双肺表现为正常

**（吕丽君）**

# 第五节 肺癌的CT诊断

## 一、发病率

肺癌是严重威胁人类健康和生命的恶性肿瘤，也是世界上发病最多的恶性肿瘤之一。

自1990年以来，全世界肺癌病例以20%的速度递增(男性为17%，女性为27%)。肺癌发病的趋势与地区内吸烟人数的趋势密切相关，美国和北欧、西欧地区男性吸烟人数已经从高峰下降，其男性肺癌发病也呈减缓趋势；发达国家女性因吸烟导致肺癌发病率和死亡率增高，而发展中国家因为女性吸烟稀少，故发病率低。受国内吸烟人群数量越来越庞大等肺癌危险因素和人口增长与老龄化的双重因素的影响，中国肺癌发病率显著增加，成为中国最常见、增幅最大的恶性肿瘤之一。

导致肺癌发生有两大危险因素——吸烟和空气污染。75%～90%肺癌和吸烟相关。烟叶中含有多种致癌物。吸烟与肺鳞状细胞癌、小细胞癌的相关性比与肺腺癌的相关性更强，而暴露在香烟环境中，即吸二手烟者承担的肺癌患病风险也和低剂量吸烟者相当。空气污染是导致肺癌的第二个危险因素，空气污染主要存在于室内，由建筑物内部逐渐释放而出，包括一些放射性物质。室内空气污染作为肺癌危险因素和吸烟具有协同作用。

## 二、病理学分类

按照组织解剖学对肺癌分类，能更方便临床诊断和治疗的需要。

### (一)按解剖部位分

1.中央型肺癌

中央型肺癌指发生于肺段和肺段以上支气管的肺癌，约占所有肺癌的3/4，以鳞状上皮细胞癌和小细胞癌多见。

2.周围型肺癌

周围型肺癌指发生在段支气管以下的肺癌，约占肺癌的1/4，以腺癌多见。

3.弥漫型肺癌

癌组织沿肺泡管、肺泡弥漫浸润生长，累及部分肺叶或在肺内呈散在分布的多发结节。

### (二)按组织学分

肺癌组织学分类有两大类：小细胞肺癌(small cell lung cancer，SCLC)和非小细胞肺癌(non small cell lung cancer，NSCLC)，后者包括鳞状上皮细胞癌、腺癌、大细胞癌和鳞腺癌。

1.非小细胞肺癌

非小细胞肺癌占肺癌总数的75%左右，各型细胞分期、治疗相似，但是组织类型和临床表现各有差异。

(1)鳞癌：最常见的肺癌，占整个肺癌的30%，好发于50岁以上的男性，一般有吸烟史，血行转移发生晚，因而手术切除效果好，约占肺癌手术切除病例的60%。肿瘤多数起源于段和亚段支气管黏膜，形成肿块，堵塞管腔。肿块中央易发生坏死，空洞多见。多数鳞癌为中等分化或低分化。

(2)腺癌:第二常见肺癌,占整个肺癌的25%,女性多于男性,早期就可以侵犯血管和淋巴管,引起远处转移,累及胸膜。腺癌主要起源于小支气管的黏液腺体,因此,3/4以上的腺癌发生于肺的周边,生长速度比较缓慢,约50%为孤立性肺结节,空洞少见。

在诊断上,肺腺癌常常需要与来自其他脏器(如肠道、乳腺、甲状腺和肾脏)的转移性腺癌相鉴别。肺腺癌也常发生于原先肺有损伤的区域,即所谓的瘢痕癌。

(3)大细胞癌:一种高度恶性的上皮肿瘤,多位于肺的周边实质,占整个肺癌的15%。大细胞癌中有10%左右鳞状分化,80%左右腺样分化,而与鳞癌和腺癌难以区分。

(4)腺鳞癌:明确的腺癌和鳞癌结构混杂或分别存在于同一肿块内。

2.小细胞肺癌

小细胞肺癌常见于较为年轻的男性,是肺癌中恶性程度最高的。肿瘤早期就发生血行和淋巴转移,肿瘤浸润性强,生长速度快,多数位于大的支气管,表现为中央型肺癌,在支气管黏膜下层呈浸润性生长,引起管腔狭窄。小细胞肺癌对放、化疗敏感。

## 三、临床表现

除定期查体发现的肺癌者外,大多数肺癌患者在就诊时已经出现临床表现。其临床表现有肺癌原发肿瘤引起的刺激性咳嗽、持续性咳嗽、肺不张、咯血、胸闷、气促等;肿瘤在胸内蔓延可导致的胸痛、呼吸困难、声音嘶哑、上腔静脉阻塞、心包积液、胸腔积液等;肺癌远处转移导致的相应表现及非转移性肺外表现(包括内分泌异常、神经肌肉疾病、皮肤病变和全身性症状等)。

## 四、肺癌分期

肺癌的分期和患者的治疗方案选择、预后密切相关。无论临床诊断还是影像学诊断,都必须把分期诊断涵盖其中,才是完整的诊断。目前普遍采用的是国际抗癌联盟(UICC)公布的肺癌国际分期标准。肺癌国际分期标准主要适用于非小细胞肺癌。小细胞肺癌由于通常不以手术作为首选,较多采用放疗,因此,以癌症是否局限于一个放射治疗照射野,分为局限期和广泛期。

## 五、治疗和预后

肺癌的治疗方法和其他实体肿瘤一样,包括手术治疗、放疗、化疗,近年来还有生物靶点治疗。

(1)非小细胞肺癌的治疗:①外科治疗,对肺癌根治治疗,目前主要采用以手术为主的综合治疗。对$T_1N_0$、$T_2N_0$肺癌采用外科根治术,5年生存期可达到80%;对$T_1N_1$和$T_2N_1$期采用根治性切除并纵隔淋巴结清扫,5年生存率为15%~20%;$T_3N_0$期肺癌的5年生存率为30%~50%;如果术前已经明确是$N_2$期或$N_3$期患者,不主张手术。②对于不能外科治疗的行化疗、放疗、分子靶向治疗等。对于局部广泛期肺癌患者,放化疗联合已经成为规范治疗方案。

(2)小细胞肺癌是一种恶性程度较高的肿瘤,绝大多数患者于确诊时已伴有淋巴结或远处转移,且无手术治疗的指征。不利的预后因素包括广泛期疾病、LDH值升高、不良的行为状态评分、体重下降与男性性别。局限期小细胞肺癌的治疗应采用化疗联合同期胸部放射的治疗方案。广泛期疾病以全身化疗为主。即便对于老年或行为状态评分较差的患者,联合化疗仍值得推荐。

治疗后肿瘤达完全缓解者应接受预防性全颅放疗,以降低颅脑转移率。

## 六、原发性肺癌 CT 表现

按原发性支气管肺癌的 CT 表现可分为周围型肿瘤(起自肺门以远的支气管肿瘤)和位于中央支气管树的中央型肿瘤(起自与肺门密切相关的支气管)两种。

### (一)周围型肺癌

约 40%支气管肺癌起源于段以后的支气管,其大小各异,但如小于 1 cm 时,胸部 X 线检查上不易发现,而 CT 因其分辨率较高,可检出较小的病灶,并可准确评价其大小和形态。

1.大小、形态和边缘

除了某些肺泡细胞癌或发生于间质纤维化区的周围性肺癌外,一般都表现为圆形或卵圆形,是影像学上成人孤立性肺结节诊断中的难题之一。在大于 20 mm 的孤立性肺结节中,恶性肿瘤的患病率达到85%,如小于 5 mm 则恶性肿瘤的机会小于 1%,6～10 mm 的结节 24%为恶性结节,而 11～20 mm的结节,33%为恶性结节。由于肿瘤各部分的生长速度不一,可出现分叶状边缘,在生长较慢处呈脐样切迹或凹陷,曾有学者把无钙化的孤立性肺结节的边缘形态在 CT 上分为 4 类:1 型为边缘锐利、光滑;2 型为中度光滑伴有一些分叶状;3 型为不规则起伏或轻度毛刺状;4 型为明显的不规则和毛刺状。

CT 上的结节-肺界面对良、恶性的区别也有帮助。88%～94%的原发性肺癌可见到毛刺状边缘,表现为自结节向周围放射的无分支的细短线影,近结节端略粗,以在 HRCT 上所见最好。病理上,为结节中的促结缔组织增生反应引起的向周围肺野内放射的纤维性线条。在恶性结节中它也可以是肿瘤直接向邻近支气管血管鞘内浸润或局部淋巴管扩张的结果,但它在 HRCT 上难以和由纤维性反应引起的毛刺区别,毛刺状边缘无完全的特异性,因为在慢性肺炎或肉芽肿中有时也能见到(图 7-5)。

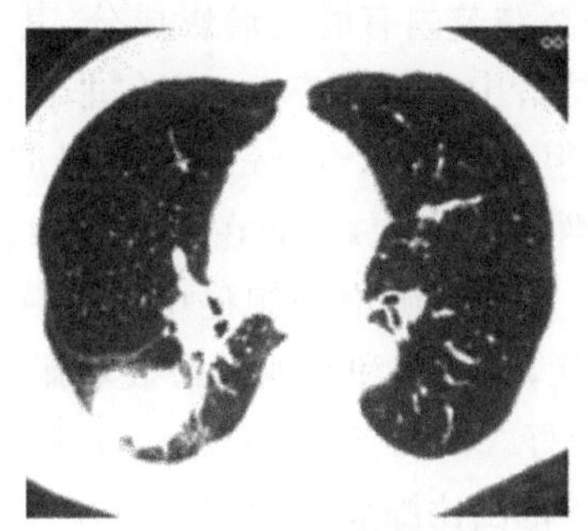

**图 7-5 肺癌患者的横断面 CT 图**

患者男性,67 岁,右下叶腺癌。肿瘤边缘呈分叶状,有细毛刺,为 4 型边缘

2.密度

在 Zuirewich 等报道的 68 例恶性结节中,80%呈不均匀密度,CT 上表现为钙化、磨玻璃影、小泡样低密度区、空气支气管征、明显的空洞或无空洞的肿瘤坏死。

(1)钙化:在病理上,肺癌内可见钙化,钙化可由于肿瘤坏死区的营养不良或肿瘤本身的原因而致,后者可见于黏液性腺癌。但除了在肺标本上,肺癌中的钙化很少能在胸部 X 线检查上检出,而薄层 CT 在钙化的检出上较标准胸部 X 线检查敏感。据报告胸部 X 线检查在恶性结节中钙化的检出率仅 0.6%～1.3%,但在 CT 上其钙化检出率可达 13.4%,几乎为胸部 X 线检查的

10 倍。6%～10%的肺癌在 CT 上可仅用肉眼即见到其内部的钙化，在有疑问者中则可用测量结节或肿块内的衰减值，以确定其有无钙化，许多学者采用的区分钙化和非钙化的衰减值为 200 Hu。

肺癌中的钙化多数表现为结节或肿块内偏心性的针尖状或云雾状钙化。不常出现大块钙化区，钙化仅占据结节的一小部分，常在 10%以下(图 7-6)。非小细胞肺癌或小细胞肺癌都可发生钙化，钙化与细胞类型也无关，虽然小的周围型肺癌可发生针尖状钙化，但大多数发生钙化的肺癌直径都大于 5 cm。

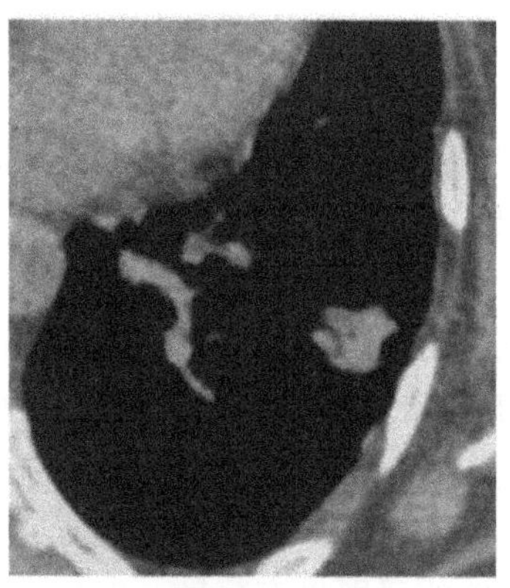

**图 7-6　肺癌患者的横断面 CT 图**

患者男性，56 岁，鳞腺癌。CT 纵隔窗，肿瘤内可见支气管充气征、空泡征及小于 10%面积的钙化

(2)磨玻璃影成分：虽然大部分非钙化的周围型肺癌是实心的，即肿瘤表现为软组织密度，但有些可出现全部或局灶性磨玻璃影密度，前者称为非实心结节，后者为部分实心结节。在一项 233 例孤立性肺结节的研究中，19%结节内有磨玻璃影成分，其中 34%为恶性结节，而实心结节中仅 7%为恶性结节。部分实心结节中的恶性率为 63%，非实心结节中的恶性率为 18%，大于 1 cm的部分实心结节中的恶性率很高。1996 年 Jang 正式报道 4 例有磨玻璃影的肺泡细胞癌，在病理上磨玻璃影处为非黏蛋白性肺泡细胞癌，而在实心处为黏蛋白性肺泡细胞癌。其中 2 例正电子发射断层显像(PET)阴性，可能与肺泡细胞癌中有新陈代谢活力的肿瘤细胞较少有关。此种磨玻璃影中多伴支气管充气征，据此可和其他呈磨玻璃影病变区别。在肺泡细胞癌中磨玻璃影范围越大则生长越慢、预后越好。2001 年 Kim 报道了有磨玻璃影的 132 例肺泡细胞癌和 92 例腺癌，肺泡细胞癌的磨玻璃影范围比腺癌大(29%∶8%)，无淋巴结或远处转移者的磨玻璃影范围大，提示磨玻璃影范围越大预后越好(图 7-7)。

(3)空泡征：空泡征表现为结节内 1～2 mm 的点状低密度透亮影。病理上，小泡样低密度区在有些病例中为小的未闭合的含气支气管，在细支气管肺泡癌中也可为伴有乳头状肿瘤结构的小含气囊样间隙。小泡样低密度区可见于 50%的细支气管肺泡癌病例中，较其他恶性病变多见，也可偶见于良性结节中。

(4)空气支气管征：当在 CT 上见到一支气管直接进入结节或在结节内包含有支气管时称为支气管征或支气管充气征。表现为上、下层连续的长条状或分支状小透亮影。Kuriyama 曾对良、恶性结节各 20 个的 HRCT 表现进行了这方面的观察，结果发现 65%的恶性结节内均可见通畅的支气管或细支气管，管径正常或稍扩张；而良性结节中仅 1 例(5%)有支气管征。但局限性机化性肺炎可能是一个例外，因为其中50%的病灶可见支气管征。在恶性结节中，则以腺癌出现支气管征的病例为多。

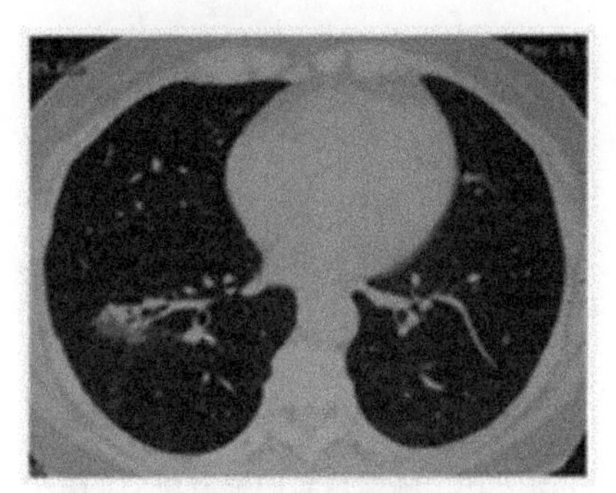

图 7-7 肺癌患者的横断面 CT 图

患者女性，70岁，右下叶结节。边缘有分叶，80%为磨玻璃影组成，并牵拉斜裂，手术病理为细支气管肺泡癌

(5)空洞：指在结节内有较大而无管状形态的低密度透亮影，在CT图像上应大于5 mm或相应支气管的2倍，而且与上、下层面支气管不相连的圆形或类圆形低密度透亮影(图7-8、图7-9)；病理上为结节内坏死液化并已排出；肿瘤性空洞多为厚壁空洞，壁不规则，可有壁结节；壁厚≤4 mm者倾向于良性，≥15 mm者倾向于恶性。在HRCT上见到有明显的空洞的结节或肿块者，几乎都是恶性的，其中腺癌要较鳞状细胞癌为多。

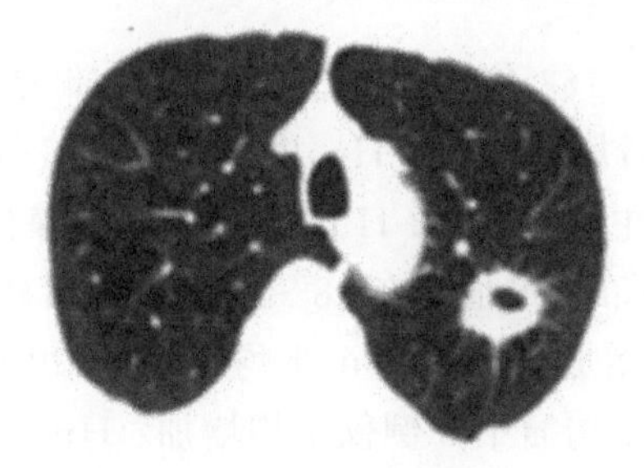

图 7-8 肺癌患者的横断面 CT 图

患者男，66岁，左上叶鳞状细胞癌。边缘呈分叶状，有较长的毛刺，内有空洞，本例还有弥漫性肺小叶型肺气肿

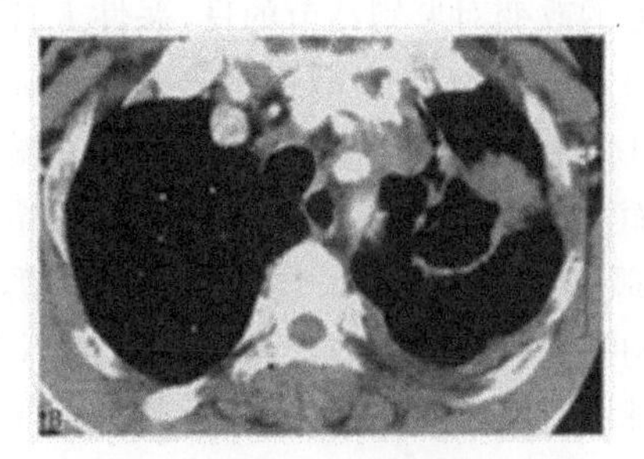

图 7-9 肺癌患者的横断面 CT 图

3.结节和胸膜的关系

位于肺周围的孤立性肺结节和邻近的胸膜之间可见所谓"胸膜尾征"，它表现为从结节外缘走向胸膜的三角形或放射状线条影，也称"兔耳征"或胸膜皱缩。在病理上，是结节的一种促结缔组织反应而形成的结缔组织带牵扯胸膜向内(图7-10)；"胸膜尾征"最常见于恶性结节中。在Zwirewich的85个恶性结节中，58%(49个)可见，而Kuriyama的18例周围型小肺癌中78%(14例)可见。它们绝大多数见于腺癌和细支气管肺泡癌(63.3%～78.6%)中，少数见于鳞状细胞癌和类癌中，但从未见于转移瘤中。要注意27%的良性结节也可见到"胸膜尾征"，特别是结核和机化性炎症，这说明在HRCT上见到的该种征象对恶性结节来说并不是特异性的；如仅见局部胸膜增厚、粘连，也有结节和胸膜间的条状连接，但无胸膜皱缩是为胸膜反应，可为炎症纤维化或肺肿瘤对胸膜的侵犯。

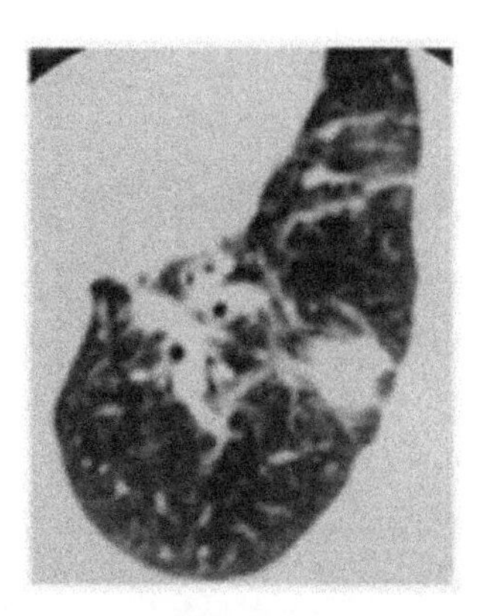

图 7-10 肺癌患者的横断面 CT 图

肺窗图像，结节外缘和胸膜之间可见胸膜尾征，还有血管向肿瘤集中征

4.生长速度

大多数肺癌的体积倍增(或直径增加 26%)的时间为 1～18 个月，其中细支气管肺泡癌、黏液表皮样癌和囊腺癌生长较慢。在一项研究中，未分化癌的平均倍增时间为 4.1 个月，鳞状细胞癌为 4.2 个月，腺癌为 7.3 个月。

5.增强扫描

对无钙化的肺内孤立性结节的增强扫描研究中，注射对比剂前后结节 CT 衰减值和密度形态学上的改变对鉴别结节的良、恶性上有重要价值。

(1)增强后 CT 衰减值的改变：Swensen 等曾报告对 163 例肺内孤立性结节的测量结果，111 例恶性结节注射对比剂前后 CT 衰减值均较平扫时增加 20～108 Hu，中位数为 40 Hu，

而 43 例肉芽肿和 9 例良性病变仅增加 4～58 Hu，中位数为 12 Hu。Yamashita 等报告对 32 例孤立性肺结节的增强结果，平扫时恶性结节和结核球的 CT 值均在 18～20 Hu，无明显区别，而错构瘤仅在 1 Hu 左右。注射对比剂后恶性结节 CT 值增加 25～56 Hu，平均40 Hu±10 Hu，而结核球 CT 值增加低于 12 Hu，平均 3 Hu±6 Hu。4 例错构瘤中 3 例仅平均增加2 Hu±4 Hu，但另 1 例却增加 71 Hu，后者根据其 CT 值不能与癌区别。恶性结节注射对比剂后 CT 值逐渐升高，根据时间-衰减曲线大部分在注射后 2 分钟达到峰值。也有报告 61%在注射后 5 分钟达到峰值者，若以注射对比剂后 CT 值增强≥20 Hu为诊断恶性结节的阈值，其灵敏度为 100%，特异性为 76.9%，阳性预期值为 90.2%，阴性预期值为 100%，正确性为 92.6%，这种阈值在肉芽肿疾病发生率较高的地区中更有价值。但在 Swensen 的资料中，也有 9%(15 例)的结节(6 例恶性，9 例良性)增强在 20 Hu±5 Hu 范围内，因此，增强在 20 Hu 左右的病例其诊断可靠性减少，故他们认为若增强在 16～24 Hu 时仍应视为不定性结节。若≥25 Hu 时则可诊断为恶性结节，此时应进一步做经皮针吸活检，经支气管镜活检，直至开胸探查等有创性检查。若增加仅≤15 Hu 则可在临床密切观察下做定期 X 线复查。

从增强后的时间-密度曲线研究中可知：恶性结节的曲线上升速率较快，达到峰值后曲线维持在较高值；炎性结节的曲线上升更快，峰值更高，但达峰值后下降较快；良性结节的曲线低平或无升高。目前，多数学者认为增强≤20 Hu 者高度提示良性，20～60 Hu 提示恶性，＞60 Hu 以炎症结节可能大。

(2)增强后的密度形态学改变：根据注射后肉眼观察到的密度改变，Yamashita 等把孤立性

肺结节分为4型：中央增强型，增强位于占结节60%的中央部；周围增强型；完全增强型，结节的周围及中央部均见增强；包囊增强型，仅周围部的最外围增强，此型结节常在注射后早期表现无增强，而在延迟扫描中出现包囊增强。完全增强型多提示为肺癌，周围增强型和包囊增强型见于结核球及大的错构瘤，该两型在CT值的测量中常呈无或仅轻度增强，因为测量时多取结节中央部之故。肺癌有大面积坏死时也可呈周围增强型，此时其CT值增强可小于20 Hu。因此，直径大于3 cm的结节做增强扫描时可出现不规则增强的形态学表现(图7-11)。

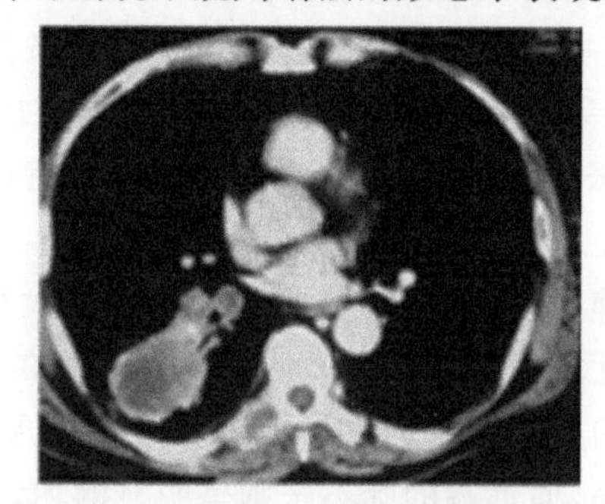

**图7-11 肺癌患者的横断面增强CT图**

患者男，62岁，右下叶鳞癌。增强CT见肿瘤呈周围强化

### (二)中央型肺癌

中央型肺癌最常见的CT表现为病变侧伴支气管管腔变窄或阻塞的肺门部软组织肿块和肿块远侧的肺不张和实变。

1.肺门部肿块

肺门部肿块是中央型肺癌的直接征象，肿块可来自肿瘤本身、因转移而肿大的肺门淋巴结和肿瘤周围的实变或炎症。肿块的边缘不规则，与纵隔之间分界不清，如肺门部肿块的边缘分叶状愈明显，则愈可能有肿大的淋巴结。肿块的密度一般较均匀，呈软组织密度(图7-12)。

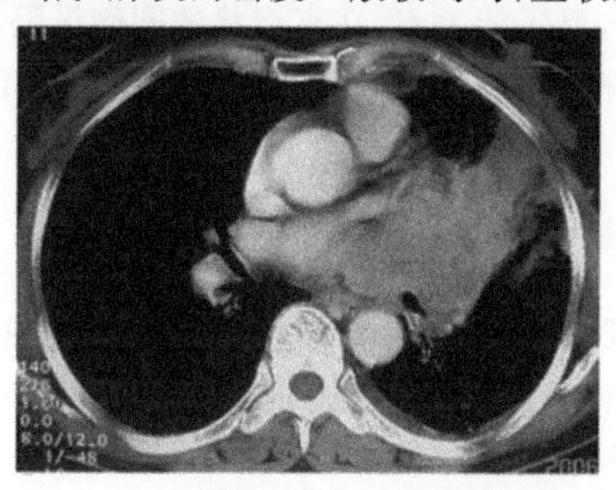

**图7-12 肺癌患者的横断面增强CT图**

早期病例在肿块内或其内侧的支气管管壁内缘呈不规则的高低不平，以后管壁增厚，发生不同程度的管腔狭窄，但导致管腔完全阻塞者不多。此时，多可见管壁周围有肿块形成。

中央型肺癌可直接侵犯纵隔胸膜及各种纵隔器官和组织，如心脏、大血管、气管、食管和脊柱。如仅见到上述器官的轮廓线中断，只能假定上述器官有侵犯，而仅有的较可靠的纵隔侵犯的诊断征象是由于肿瘤蔓延而致的纵隔脂肪线的消失。胸膜或心包积液并不是胸膜浸润的可靠征象，而完整的纵隔边缘也不足以除外早期的肿瘤浸润。CT和手术对比的结果显示，在CT上肿瘤和纵隔面的接触未超过3 cm时常仍可切除，但这常需用薄层CT来证实。

2.肿块远侧的肺不张和实变

支气管狭窄、闭塞后将发生一系列继发性改变,如阻塞性肺气肿、阻塞性肺炎、阻塞性肺不张和支气管扩张等,它们并无特征性,是中央型肺癌的间接表现。

大支气管阻塞可导致肺不张和支气管和/或肺内分泌物的潴留,由于鳞状细胞癌较常见,并且起源于中央气道者也较多,因此是最容易发生肺不张和实变的肺癌类型。由于存在侧支通气,这种阻塞后的改变可以是完全的或不完全的,它们都在CT上形成致密影,呈斑片状或均匀性密度增高,常伴有肺容积缩小(图7-12)。虽然支气管充气征在胸部X线检查上不易见到,但在CT上的检出比胸部X线检查多,特别在治疗后,肿瘤有缩小时。在肿瘤远侧的气道可因黏液潴留而扩张,CT上表现为致密的不张区内出现分支状、结节状的低密度结构,为支气管充液征,在增强扫描后更明显。

当中央型肺癌合并阻塞性肺不张或实变时,要明确肿瘤的大小有困难,在CT平扫时,肿瘤和非肿瘤的肺不张或实变的密度相似,要区别两者是困难的,而在初次诊断时了解肿瘤的位置和大小对肿瘤的处理又是很重要的。快速系列增强扫描有帮助,但要注意扫描的速度和时间,在肺动脉期扫描时肿瘤的强化程度小,而远端的肺不张则呈明显的均匀强化,从而可区分两者。

**(三)肺门纵隔淋巴结转移**

无论是中央性或周围性肺癌在发展过程中会发生肺门和/或纵隔淋巴结转移而致的淋巴结肿大。在初次诊断肺癌时,常已有肺门或纵隔淋巴结转移,特别在腺癌和小细胞癌中。肿瘤直径大于3 cm($T_2$)时淋巴结转移的发生率要比较小的肿瘤为多,原发肿瘤的位置越靠中央淋巴结受侵的机会也越多。淋巴结的转移常有一定的顺序,首先到同侧的段、叶间或叶淋巴结($N_1$),以后到达同侧纵隔淋巴结($N_2$);但33%病例可见转移到纵隔淋巴结,而无肺门淋巴结转移,跳跃转移到对侧纵隔淋巴结($N_3$)者也不少见。

当肺癌尚局限于胸部时,有无纵隔淋巴结转移是决定大部分患者最后结果的最重要的指征。如对侧纵隔淋巴结被累及($N_3$),已不能手术;在有症状的同侧纵隔淋巴结被侵犯时($N_2$),手术也可能是不合适的;在手术中发现有$N_2$淋巴结的预后要比术前CT或纵隔镜已发现有$N_2$者为佳,其5年生存率可达30%。

## 七、转移性肺癌CT表现

直径大于6 mm的血源性肺转移瘤可在胸部X线检查上发现,但CT的灵敏度更高,CT可显示直径大于2 mm的胸膜下转移瘤,而在中央肺部则需要直径大于4 mm时才能检出。

**(一)多发性血源性肺转移瘤**

在一个有已知肿瘤病例中,CT见到多发性软组织密度的肺结节时常表明为肺转移瘤。结节的大小不一,自几毫米至几厘米,位于肺周围部者较多。边缘多清楚、光滑(图7-13),少数来自腺癌的转移瘤可表现为边缘不规则或边缘模糊。在一篇报告中,30%~75%的转移瘤可见肺血管直接进入转移瘤内,但在CT与病理的对照研究中,其检出率小于20%,薄层CT在该征象的检出上较可靠。约5%的肺转移瘤发生空洞,常见于来自宫颈癌、结肠癌和头颈部癌(图7-14)。空洞和转移瘤的大小无关,可能和原发肿瘤的病理过程有关,如鳞状细胞癌中的角蛋白液化和腺癌中的黏蛋白/类黏蛋白变性。来自头颈部鳞癌的空洞性转移瘤可很小,壁很薄,可同时有实心结节。钙化见于成骨肉瘤和软骨肉瘤的病例中,偶见于来自产生黏液的肿瘤,如结肠或乳腺癌。

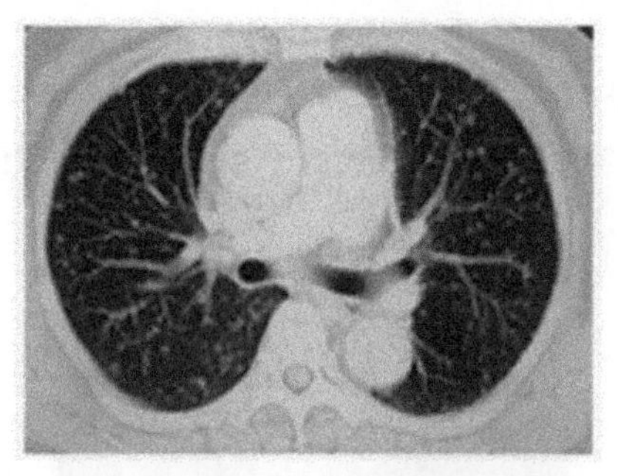

图 7-13 肺癌患者的横断面 CT 图

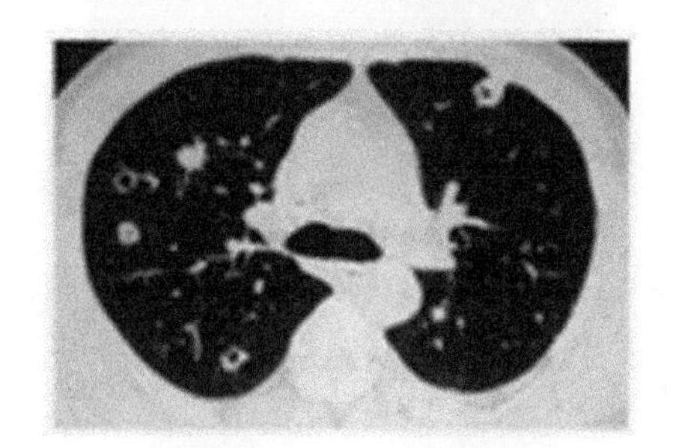

图 7-14 直肠癌肺转移患者的横断面 CT 图

患者男，70 岁，直肠癌患者的胸部 CT，见两肺血源性转移瘤，大小不一，有空洞，也有实心结节

**(二)孤立性肺转移瘤**

在一项有胸外恶性肿瘤一年后肺内出现孤立性结节的报告中，63%为原发瘤，25%为转移瘤。65%鳞癌者、50%腺癌者的孤立性肺结节为原发瘤，而肉瘤者则几乎都为转移瘤。Quint 等报告在原发为头颈、膀胱、乳腺、宫颈、胆管、食管、卵巢、前列腺或胃等癌中的孤立性肺结节多为原发瘤(转移：原发=25～26：3～8)；在原发为涎腺、肾上腺、结肠、腮腺、肾、甲状腺、胸腺、子宫等癌中两者概率相似(转移：原发=13：16)；而原发为黑色素瘤、肉瘤、睾丸癌者中则多为转移瘤(转移：原发=23：9)。

孤立性肺转移瘤的 CT 表现和良性结节十分相似，多数为直径小于 2 cm、边缘光滑的圆形结节，有时可呈卵圆形。60%位于胸膜下，25%位于肺周围部，2/3 位于两侧下叶。有时可见到结节-血管征，即在转移性结节和相邻动脉分支之间有相连(图 7-15)。另一个有助于与良性结节区别的征象是转移性结节远侧的低密度区，这可能是由于转移瘤阻塞了肺血管造成了其远侧血流灌注不良，良性结节中无此征象。少数孤立性转移瘤的边缘有分叶和毛刺，多来自腺癌的转移，和原发性肺腺癌不易区别。

## 八、鉴别诊断

原发性肺癌的 CT 表现，特别是其中的周围性肺癌要和许多肺内孤立性肺结节鉴别，纵隔内的转移性淋巴结肿大要和各种肺门和/或纵隔淋巴结肿大的病变相鉴别。

**(一)孤立性肺结节的鉴别**

1.结核球

约 60%的孤立性肺结节是肉芽肿，可发生于任何年龄组的病例中。据统计，在年龄小于

35 岁的患者的孤立性肺结节中 90%为肉芽肿。肉芽肿多由结核、组织胞浆菌病及球孢子菌病所致，在中国大多数的肉芽肿为结核性。直径≥2.0 cm 的类圆形纤维干酪灶称为结核球，≤2.0 cm 者称为结核结节。结核球的内容物多为凝固状的干酪坏死，有时有钙化，周围有厚约 1 mm 的纤维包膜。

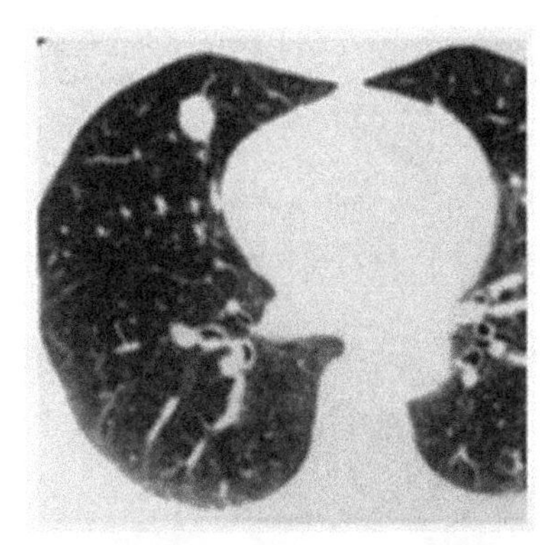

**图 7-15　结肠癌肺转移患者的横断面 CT 图**

患者男，60 岁，结肠癌病例肺内边缘光滑的孤立性转移瘤，病理证实，在 HRCT 上，可见血管进入结节内

结核球或结核结节在 CT 平扫上显示直径为 0.5～4 cm，或更大些的圆形或卵圆形病变，大多位于上叶，右侧多于左侧。典型的结核球边缘光滑、锐利(图 7-16)，但少数也可模糊，甚至呈分叶状，90%的病例其周围可见到卫星灶，发生空洞者也不少见，空洞多呈偏心性，裂隙状或新月状。结核的重要特征是经常发生钙化，各种良性钙化形态如弥漫性、靶心性、点状、爆米花状及层状等，均可见于结核球中，尤其层状或全部钙化几乎是结核球的特征性表现，经常伴有肺门淋巴结钙化。

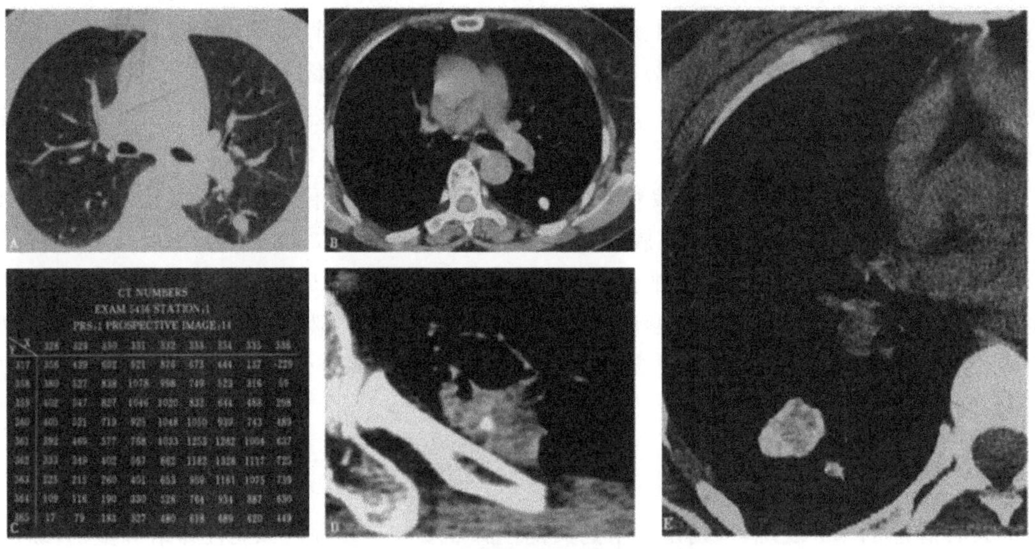


**图 7-16　结核球患者的横断面 CT 图**

A.左下叶背段结核球，CT 肺窗示病灶呈结节状，边缘较光滑；B.纵隔窗，结节呈弥漫性全钙化；C.为上述病灶的像素 CT 值分析，多在 300 Hu 以上；D.左下叶结核球，CT 平扫纵隔窗示病灶边缘不规则，内部见靶心钙化；E.右下叶结核球，CT 平扫纵隔窗见病灶边缘呈环状钙化，周围有小的钙化卫星灶

此外，多数的结核球有胸膜粘连带，也是本病在 CT 上的另一重要特征。结核球在 CT 上可保持几个月或几年不变，偶有进行性增大者。通常，病变越大，其活动性可能越大。在增强扫描时结核球 CT 值增加常低于 12 Hu，平均为 3 Hu±6 Hu。结核球在增强扫描后的形态学表现上也有较特征性的表现，Murayama 等曾对 12 例经手术切除的无钙化结核球进行了 CT 增强类型的观察，发现 7 例(58%)呈环状边缘增强，其中 2 例为不完全的环状增强；2 例(17%)于结节中央部可见弧线状增强；其余 3 例(25%)为无特异性的增强，其中 2 例呈部分增强，1 例为均匀增强。

结核球主要和周围型肺癌鉴别。周围型肺癌的形态不规则，边缘毛糙，有分叶，而且多为深分叶，并可见毛刺，可有空泡征和支气管充气征，但钙化少见；而结核球边缘多光整，空洞多呈偏心性，钙化常见，周围多有卫星灶等可资鉴别，如有困难可做增强扫描，结核球多无强化或呈边缘强化，而肺癌多为均匀或不均匀强化，强化幅度多在 20 Hu 以上。

2.错构瘤

错构瘤是最常见的肺部良性肿瘤，占手术切除的肺结节病例中的 6%～8%，仅次于肺癌和肉芽肿病(结核球)。起源于支气管的未分化间质细胞，由间质和上皮组织混合组成，有不同程度钙化和骨化的软骨、脂肪或黏液瘤样结缔组织。

CT 表现为肺内结节或肿块，呈圆形或类圆形，77%的直径在 3 cm 以下，但也可达到 10 cm 以上，边缘光滑，可有分叶，密度均匀，内部可有钙化或代表脂肪的低密度区。CT 诊断标准：①结节直径小于2.5 cm；②边缘光滑；③结节内含有 CT 值在－40～－140 Hu 的局灶性脂肪区，或有与脂肪共存的 CT 值大于 170 Hu 的钙化(图 7-17)。有时分叶较深，可误诊为肺癌，但后者除有分叶外，常有细短毛刺和棘状突起，胸膜凹陷，结节内有时有支气管充气征或空泡，有利于鉴别诊断。

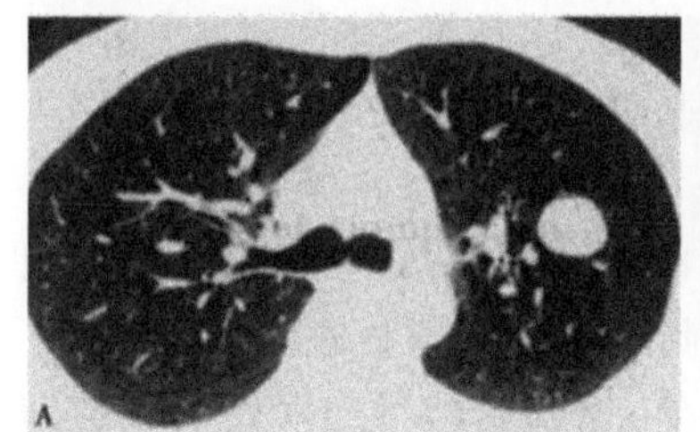


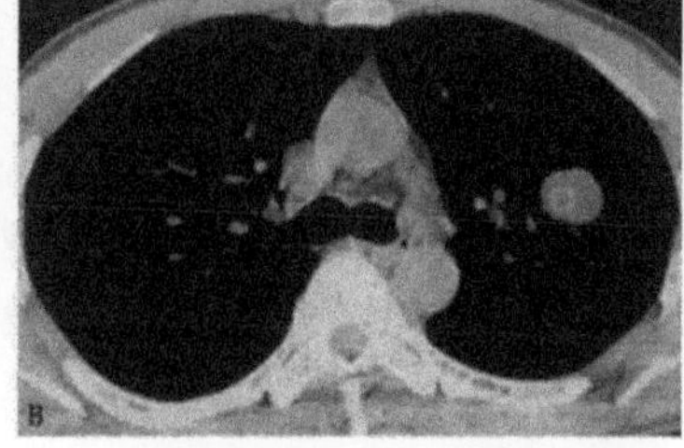


CT NUMBERS

EXAM: 8602 STATION: 1

PRS: 1 PROSPECTIVE IMAGE: 19

| Y\X | 389 | 390 | 391 | 392 | 393 | 394 | 395 | 396 | 397 |
|---|---|---|---|---|---|---|---|---|---|
| 259 | 18 | 22 | -12 | -18 | -43 | 10 | -47 | -60 | -45 |
| 260 | 62 | -45 | 29 | 6 | 26 | -1 | 18 | 25 | 62 |
| 261 | 16 | -12 | 1 | -58 | -37 | 26 | 6 | -27 | -28 |
| 262 | -3 | -37 | -16 | -19 | 43 | -46 | -63 | -23 | 34 |
| 263 | -65 | -41 | 14 | -67 | -11 | -70 | 35 | -40 | -38 |
| 264 | 11 | -33 | 15 | -28 | -10 | -11 | -80 | -46 | 6 |
| 265 | 7 | 25 | -8 | -26 | 7 | 68 | 7 | 21 | -68 |
| 266 | -10 | -3 | 73 | 33 | -18 | -44 | -19 | -24 | -15 |
| 267 | -28 | -19 | -65 | -9 | -18 | -65 | -42 | -34 | -24 |

C

**图 7-17　错构瘤患者的横断面 CT 图**

患者男，45 岁，无症状。图 A 为左肺上叶直径 2 cm 结节，边缘光滑；图 B 为纵隔窗，见结节密度均匀，取小区域为兴趣区，测量其内部像素的 CT 值；图 C：兴趣区内有 15 个像素的 CT 值在－40～－140 Hu 之间，提示有脂肪存在，手术证实为错构瘤

3.炎性假瘤

本病的细胞成分多样，病程长短不一，临床上有多种不同的命名，但本质上并非是真正的肿瘤，而是一种非特异性的慢性炎症性增生，其病理基础是肺实质炎性增生性瘤样肿块，属于不吸收或延迟吸收的肺炎。

在 CT 表现上具有良性病变的征象，但无特征性。大多呈圆形或类圆形的结节或肿块，直径 2～6 cm，多在 3 cm 以内，但少数可达 10 cm 以上，多位于肺周围部或紧贴胸膜，并可与其发生粘连，边缘较清楚或毛糙，分叶少见，邻近胸膜常有尖角样胸膜反应。密度较均匀，偶有钙化，少数病例可出现洞壁光滑的空洞或支气管充气征。平扫时 CT 值略高，增强时呈不均匀的明显增强，部分病例不强化或仅有边缘强化。纵隔内多无淋巴结肿大，此点有助于良性病变的诊断。

随访中肿瘤可长期无变化或缓慢增大，如边缘出现分叶、毛刺等征象时要想到恶变的可能。

4.局限性机化性肺炎

本病为不吸收或延迟吸收的肺炎，占全部肺炎的5%～10%。病理上可见肺泡和呼吸细支气管内的炎性渗出物机化，并有炎性细胞浸润，是不可逆的病变。

根据Kokno的经验，本病变位于肺周围部，39%和胸膜相接，44%直径小于2 cm，大部分(72%)呈卵圆形、梭形或梯形，呈圆形者仅28%，94%边缘清楚而不规则，50%病例可见胸膜尾征和空气支气管征，56%病灶周围有卫星灶，在随访中3/4病例病灶有缩小、密度减低或消失(图7-18)。

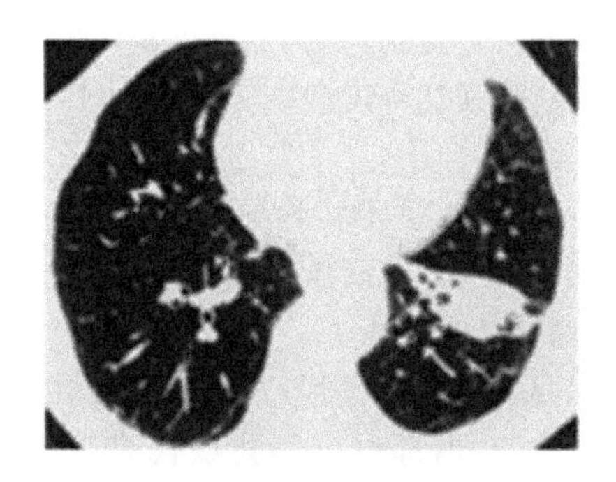

**图7-18　机化性肺炎患者的横断面CT图**

患者男，45岁，左肺下叶内前基底段，斜裂下梭形结节，内有大小不等的低密度影，并可见胸膜尾征。手术证实为机化性肺炎

本病病灶边缘不规则，病灶内有空气支气管征等常难以与肺癌鉴别，但本病位于肺周围部胸膜下，呈卵圆形、梭形或梯形的形态，病灶周围有卫星灶等特征有助于本病的诊断，如不能肯定，应及早进行肺活检，必要时，可在较短间隔期(3～4周)后复查，观察病灶有无缩小。

5.真菌病

多种真菌可在肺部形成病灶，其中较常见的有曲霉菌、毛霉菌、白色念珠菌、隐球菌和组织胞浆菌等。它们大多是继发在全身性疾病、机体免疫力下降的基础上，导致肺部真菌病的发生。

各种肺部真菌感染在CT上多无特征性表现，不能加以区分，也难以和其他病因所致的肺炎、结核、肿瘤或脓肿相鉴别。常见的CT表现有呈累及多个肺段或肺叶的炎症性改变，边缘模糊，内可有空洞形成；肺内单个或多个结节也不少见，大小不一，多位于肺的中外带，边缘多较模糊，有的结节边缘围绕以磨玻璃影，出现所谓“晕征”，是病变累及小肺动脉导致出血性梗死的结果；当多个结节增大融合时可形成肿块，其边缘可呈分叶状，有的周围也有“晕征”，肿块内部密度均匀或不均匀，有坏死液化时出现空洞，一般空洞内壁较光滑，厚薄不一。真菌感染还可引起肺门和/或纵隔淋巴结肿大、胸腔积液、胸膜增厚，甚至肋骨破坏等。

孤立性真菌感染所致的结节或肿块须与周围型肺癌、结核球、炎性假瘤等鉴别。周围型肺癌多有分叶或毛刺的边缘，一般周围无“晕征”，有胸膜尾征等，较易鉴别。结核球的边缘清晰，较光滑，周围有卫星灶，内部密度较高，多有钙化等也常可与之鉴别。

**(二)肺门和/或纵隔淋巴结肿大的鉴别**

许多其他疾病，包括肺癌以外的肿瘤、感染、结节病和反应性增生等都可引起纵隔和肺门淋巴结肿大，需要和肺癌转移所致的肿大淋巴结鉴别。在肿瘤中包括恶性淋巴瘤、转移瘤、白血病等。转移瘤常来自支气管、食管和乳腺，如原发肿瘤位于胸外时，则多来自肾、睾丸和头颈部。感染中最常见者为结核和真菌,后者常见者为组织胞浆菌病和球孢子菌病;结节病是又一种经常引起淋巴结肿大的原因。淋巴结肿大还可见于其他各种疾病:硅沉着病、肺尘埃沉着症、石棉沉着病、巨大淋巴结增生症、淀粉样变、慢性肺铍沉积症、坏死性肉芽肿性血管炎、多发性骨髓瘤、组织细胞增生症、严重的肺静脉压力增高和药物引起的淋巴结病等。反应性过度增生是淋巴结对肺感染、细胞碎屑和异物反应性改变,是一种急或慢性、非特异性的炎症过程,产生了淋巴结的炎症和过度增生。它们见于肺感染、支气管扩张和各种急、慢性间质性肺病等的淋巴引流区。

1.淋巴瘤

恶性淋巴瘤是淋巴过度增生病中的一部分,现在一般把恶性淋巴瘤分为霍奇金淋巴瘤(HD)和非霍奇金淋巴瘤(NHL)两种,它们在临床、病理和预后上均有所不同,在HD中可见到Reed-Sternberg细胞,而NHL中没有,而且恶性程度较HD高,预后差。每种又根据组织学改变分为几个型,它们都可累及胸部。

上纵隔淋巴结肿大是HD的标志,最易累及上纵隔和气管旁淋巴结链,不累及肺门淋巴结者也很少见,其他区的淋巴结——隆突下、膈上、食管旁和乳内等区的发生率依次下降。在治疗前淋巴结很少钙化,在治疗后则可发生钙化。

广泛的纵隔淋巴结肿大可造成上腔静脉阻塞,对食管或气管的压迫。病变还可累及肺部及胸膜,但检出率要较淋巴结者为少。NHL的临床表现和病理特征都较HD复杂。病变在全身较为广泛,仅40%累及胸部,在全部NHL中10%仅累及纵隔。

在病理上一般先根据病变的大体表现分为低、中、高三个等级,然后再分为10类,一般NHL在发现时要较HD为严重,但它不像HD那样,解剖部位的分期并不重要,而是其病理组织学改变和肿瘤的大小更重要。

在CT表现上,虽然两种淋巴瘤在全身分布可不一样,但在胸内淋巴结的表现是相似的。典型表现为两侧但不一定是对称的肺门淋巴结肿大,一侧肺门淋巴结肿大者非常少见。纵隔中气管旁淋巴结和隆突下淋巴结受累者至少和气管支气管淋巴结一样多或还要多,累及前纵隔和胸骨后淋巴结者也不少,当它们很大时,甚至可直接破坏胸骨,当肺部有病变时都有纵隔淋巴结肿大。但在NHL的组织细胞亚型可仅有肺部改变而无淋巴结肿大。在淋巴瘤中增大的淋巴结可呈散在状或融合成块,边缘清楚或模糊,大多数病例中增大的淋巴结在增强扫描中有增强,大部分为轻度或中度增强,小部分可增强达50 Hu以上,后者多为霍奇金淋巴瘤,但也有不增强者。

20%病例的淋巴结内有低密度囊状坏死区,在治疗后淋巴结有缩小时,囊状坏死区可继续存在。治疗前淋巴结内有钙化者很少见,在经化疗或放疗后淋巴结内可发生钙化,呈不规则、蛋壳状或弥漫性。

在与肺癌转移而致的肺门和/或纵隔淋巴结肿大的鉴别上肿大淋巴结的位置很重要,肺癌转移而致的肿大淋巴结的分布位置多沿原发肺癌的淋巴转移的途径发生,常有肺门淋巴结肿大,至晚期才有对侧纵隔或肺门淋巴结肿大,而此时肺内的原发病灶多已较明显;而淋巴瘤者肺内可无原发病灶,其肿大的淋巴结多为两侧对称,好融合成片,淋巴结之间的界线消失,不易分出该组中的每个淋巴结,增强扫描时为中度增强,较肺癌所致者为低,这些均有助于鉴别。

2.结节病

结节病也是一种常引起肺门和纵隔淋巴结肿大的全身疾病,淋巴结肿大是结节病最常见的胸部表现,发生于75%~80%的患者中。

两侧对称的肺门淋巴结肿大伴有气管旁淋巴结肿大是结节病的典型表现，右侧气管旁淋巴结比左侧者发生率高。病变淋巴结的大小各异，肿大的肺门淋巴结的边缘清楚，常呈分叶状。两侧对称分布是结节病的又一大特点(图 7-19)，因为在其他淋巴结肿大的病变，如结核、淋巴瘤和转移瘤中很少是两侧对称的。纵隔内的肿大淋巴结常多区同时发生，可累及前、中和后纵隔等各区淋巴结，在 CT 上 25%～66%累及前纵隔，但都伴有其他区的淋巴结肿大，如仅为前纵隔淋巴结肿大，强烈提示为结节病以外的疾病，特别是淋巴瘤；结节病的淋巴结可发生钙化，在 CT 上的检出率为 44%～53%，钙化仅发生在有病变的淋巴结内，是纤维组织营养不良的表现，而与高钙血症或合并结核无关。钙化可发生于任何区的淋巴结中，但以肺门和气管旁为多见。钙化的形态也无特异性，但有的表现为蛋壳状钙化较有特异性，因为它仅见于结节病和硅沉着病中，偶见于结核中。在增强扫描中淋巴结多为中度的弥漫性增强，很少有呈环状强化者。

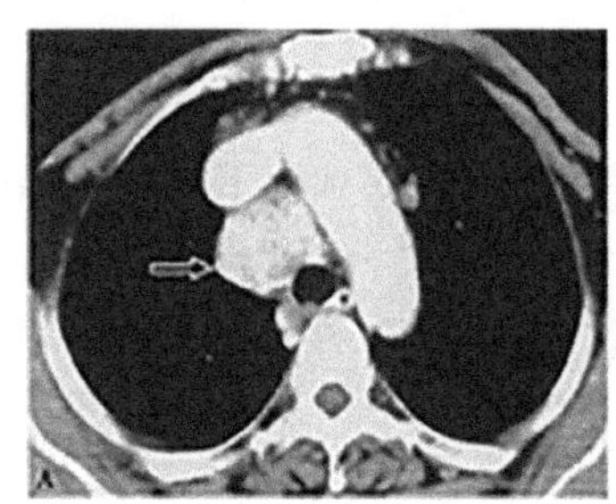
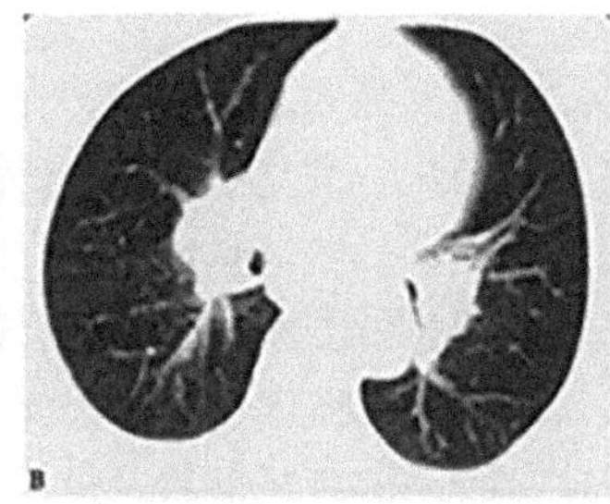
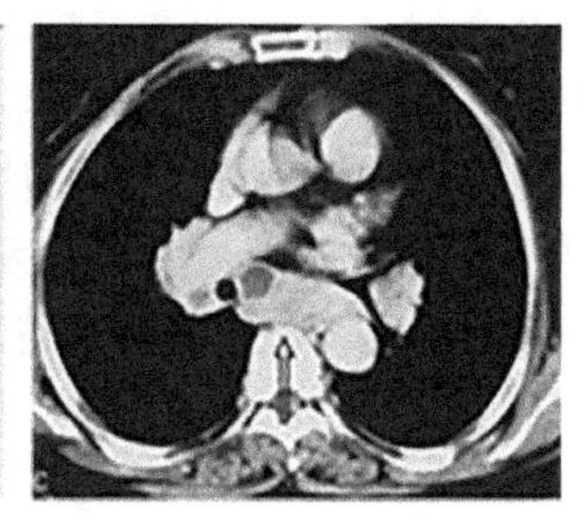

**图 7-19　结节病横断面 CT 图**

患者女，53 岁，结节病。增强 CT 纵隔窗见右气管旁(4R 区)淋巴结肿大(图 A 箭头)，增强后呈弥漫性强化，CT 值较高，达 80 Hu。图 B 为图 A 的向下层面，见两侧叶间区(11 区)淋巴结肿大，气管旁＋两侧肺门淋巴结增大是结节病的典型表现。图 C 为图 B 的增强 CT 纵隔窗，除 11 区淋巴结肿大外，还可见隆突下(7 区)淋巴结肿大，并有囊变(箭头)

在与肺癌转移而致淋巴结肿大的鉴别上，淋巴结的位置仍很重要，虽然有些结节病病例肺内可见到大小不等的结节或肿块，但其肿大淋巴结的位置和肺内病变无肯定的关系；结节病中的肿大淋巴结虽然也可以长得很大，但常仍可见到各个淋巴结的边缘，肿大淋巴结可发生钙化，增强扫描时多为中、高度增强，较肺癌转移者稍高；而肺癌转移所致的淋巴结肿大可发生融合，并很少发生钙化；大多数结节病患者在第一次检查时淋巴结已达最大的大小，在以后的 3～6 个月内减小，2/3 在 1 年后不再可见，仅 6%在 2 年后仍可见但也有减小，淋巴结逐渐缩小，这也有助于和纵隔淋巴瘤或转移瘤鉴别。

3.纵隔淋巴结结核和真菌感染

纵隔和/或淋巴结结核多见于儿童的原发性结核中，近年来随着抗结核药物的滥用和艾滋病的流行，成人中继发结核性纵隔淋巴结炎也不少见，以中老年人和免疫损害者为多见患者多无症状或有因肿大的淋巴结压迫邻近纵隔组织而引起相应的症状。

在 CT 上，几乎各区的淋巴结都可以被累及，但 60%左右位于右气管旁上区(2R 区)，20%左右位于右气管旁下区(4R 区)和主-肺动脉窗区(5 区)内。淋巴结的大小对判断病变的活动性上有一定意义，Moon 等认为活动性者和非活动性者的平均长径分别为 2.8 cm 和 2.1 cm。平扫时淋巴结的密度对诊断也有重要意义，有学者认为直径大于 2 cm 的淋巴结在平扫上呈中央相对低密度区时表明病变为干酪坏死期。增强 CT 扫描对本病的诊断和鉴别诊断有决定性意义。在增强时，85%～100%的活动性者的淋巴结呈明显环形强化(CT 值 101～157 Hu)，而中央区密度较低(CT 值 40～50 Hu),当有液化时 CT 值将更低,有的淋巴结的边缘较模糊也提示病变有淋巴结外蔓延。上述表现经抗结核治疗后有明显好转或完全消失,证实为活动性病变。非活动性者则在增强扫描时呈均匀状,而无边缘环状强化、中央低密度的表现。

本病虽然肺内常无实质性活动病变,但 67%可见肺内有陈旧性结核病变。

在纵隔淋巴结结核与肺癌转移而致的淋巴结肿大的鉴别上,平扫时淋巴结中央低密度和增强扫描时典型的边缘环形增强有重要意义。特别是边缘环形增强在肺癌转移而致者中不多见,但 CT 并不是经常都能区别它们。MRI 可能有用,如肿大淋巴结在 MRI 的 $T_1$ 和 $T_2$ 权重像上都呈低信号强度而考虑为炎性肿块时,必须考虑纵隔淋巴结结核的可能。

真菌感染中常见者为组织胞浆菌病和球孢子菌病,它们在我国较少见,当组织胞浆菌病累及肺和/或纵隔及胸外组织时,常见纵隔淋巴结肿大,表现为伴或不伴有肺部改变的一侧或两侧肺门淋巴结、纵隔淋巴结或肺内淋巴结肿大。肺部改变可表现为局灶性肺炎、一个或多个结节,可出现空洞或钙化,在无肺部改变的本病中,诊断需结合流行病学、临床材料和实验室资料。

4.肺癌以外的其他胸部恶性肿瘤的纵隔淋巴结转移

(1)食管癌:食管淋巴管构成围绕食管的不间断的致密的黏膜下丛,上 2/3 食管淋巴管向头侧引流,下 1/3 的淋巴管向下引流至腹部,也可在多水平上直接和邻近的胸导管交通,作为这种广泛引流系统的结果,常发生跳跃性转移,在远处发生淋巴结转移,而不累及中间的淋巴结。上中部食管的播散常累及气管旁淋巴结,下部食管癌转移的最常见淋巴结为胃小弯和胃左动脉淋巴结(胃肝韧带淋巴结)。

食管癌因纵隔淋巴结转移而出现肿大时,其肿大程度可能较因肺癌而转移者为小,Schroder 对 1 196 个因食管癌而切除的淋巴结的研究中表明,129 个(10.8%)为恶性,其大小和转移无明显相关。无转移淋巴结平均直径为 5 mm,转移淋巴结平均直径为 6.7 mm,仅 12%转移淋巴结直径大于10 mm。但 Dhar 报告直径小于 10 mm 的转移淋巴结的预后要较大于 10 mm 者为好。由于食管癌病例发现有纵隔淋巴结肿大时,其进食困难的症状多已较明显,在临床上和肺癌淋巴结转移的区别一般不困难。

(2)恶性胸膜间皮瘤:恶性胸膜间皮瘤起自脏层和膈肌胸膜,其自然的播散是通过脏层胸膜到肺,局部扩张到胸壁和膈肌。上中部前胸膜淋巴引流到内乳淋巴结,下部胸膜淋巴引流到膈肌周围淋巴结。后胸膜淋巴引流到胸膜外淋巴结,后者位于脊柱旁邻近肋骨头的胸膜外脂肪内。膈肌胸膜有丰富的淋巴管网络,沟通胸腔和腹腔。膈肌的前部和侧方淋巴管引流入内乳和前纵隔淋巴结,后部膈肌淋巴管引流到主动脉旁和后纵隔淋巴结。后纵隔淋巴管再向上引流和中纵隔淋巴管交通,也可向下引流到胃肝韧带和腹腔动脉淋巴管。

恶性胸膜间皮瘤的纵隔淋巴结转移可表现为累及一侧肺门或支气管肺淋巴结,也可累及隆突下和同侧纵隔淋巴结,严重时累及对侧纵隔或内乳淋巴结。此时胸膜间皮瘤的结节或肿块多已十分明显(图 7-20)。

5.肺尘埃沉着症

在长期吸入生产性粉尘的工人中也会发生肺门和纵隔淋巴结的变化,表现为淋巴结的肿大和/或钙化(图 7-21)。有学者报告的 100 例煤工肺尘埃沉着病的 CT 检查中,83%淋巴结有肿大,88%有淋巴结钙化。在有大块纤维化的Ⅲ期肺尘埃沉着病患者中的肿大淋巴结检出率较无大块纤维化的Ⅰ、Ⅱ期肺尘埃沉着病明显增多。此时,要和肺癌所致者鉴别,除肺尘埃沉着病的大块纤维化的 CT 表现和肺癌有不同外,肺尘埃沉着病中的肿大淋巴结较小,以直径在 1.5 cm

以下者为多，而且钙化的发生率高，有助于鉴别。

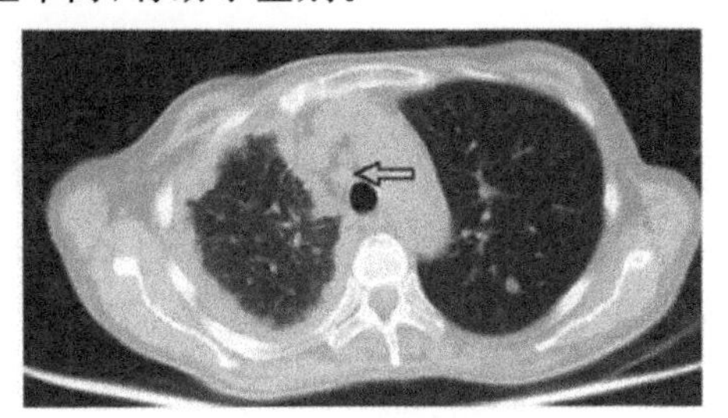

图 7-20 胸膜间皮瘤

患者女，58 岁，胸膜间皮瘤。右侧胸膜呈典型的环状增厚，表面高低不平。纵隔内可见右下气管区(4R 区)淋巴结肿大(箭头)

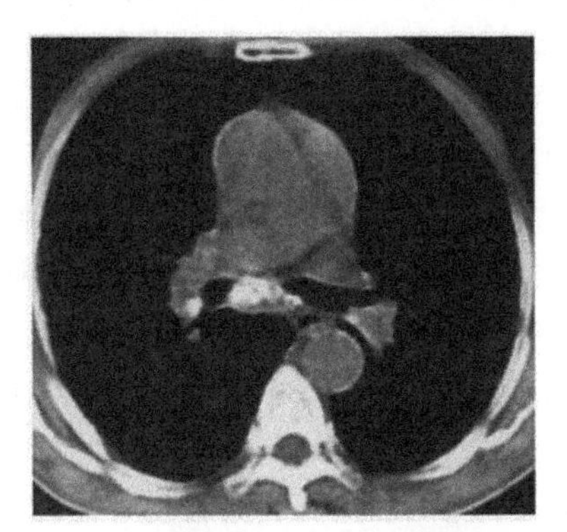

图 7-21 肺尘埃沉着病患者横断面 CT

隆突下(7 区)淋巴结肿大，并有大量钙化

6.巨大淋巴结增生症

本病原因不明，在青年人(平均 33 岁)中多见。它也可为多灶性累及胸内、外淋巴结，以在纵隔内最多见。

在组织学上，它分为两型：透明血管型(90%)和浆细胞型。前者的 CT 表现为纵隔或肺门部有一侧或两侧软组织密度肿块，边缘清楚，可有分叶，有时可十分巨大，并发生钙化，肿块可延伸至颈部或腹膜后。平扫时的 CT 值为 43～55 Hu，平均 47 Hu，在增强扫描时肿块有非常明显的增强，CT 值可达125 Hu，平均 90 Hu，在动态扫描中可见从周边到中央的逐渐强化，这有助于鉴别诊断。鉴别诊断中要包括各种在增强扫描中有强化的病变，如结节病、结核病、血管成免疫性淋巴结病和血管性转移瘤，特别是来自肾细胞癌、甲状腺乳头状癌和小细胞肺癌者。

(吕丽君)

## 第六节 胸壁疾病的 CT 诊断

胸壁由皮肤、浅筋膜、深筋膜、胸上肢肌、胸廓、肋间组织及胸内筋膜等共同构成，因此胸壁主要包含皮肤、脂肪、肌肉、血管、神经等软组织及肋骨、胸骨的骨性结构。胸壁疾病包括畸形、外伤、感染、肿瘤及术后改变等。

## 一、畸形

胸壁畸形主要由胸廓的骨性结构畸形所致，如鸡胸、桶状胸及胸廓不对称等，其病因可为先天性，亦可为后天各种原因所致，一般轻度的胸廓畸形对人体的生理功能影响不大，但严重胸廓畸形可不同程度影响心、肺功能。以下简略介绍与临床相关的畸形。

### (一)鸡胸和漏斗胸

1.病因及病理

造成鸡胸、漏斗胸这两种畸形原因：先天发育异常、营养不良及继发于胸腔内的疾病。严重的鸡胸、漏斗胸可引起心、肺受到不同程度的压迫，引起心脏移位，影响肺通气功能，还易发生呼吸道感染等病症。

2.CT 表现

鸡胸在 CT 上表现胸骨前突，可合并相连接的前肋呈反弓形，胸前壁呈楔状凸起，胸廓的前后径比左右径还长，状如禽类胸廓。漏斗胸在 CT 上表现为胸骨凹陷畸形，相连接的肋骨弓形程度增大，状如漏斗。

### (二)桶状胸和扁平胸

1.病因

桶状胸可由慢性支气管炎、哮喘等疾病形成的肺气肿所致，扁平胸可因先天发育形成，也可为慢性消耗性疾病所致，如肺结核等。

2.CT 表现

桶状胸表现为胸廓的前后径增长，有时超过左右径，以中下前肋为主的肋间隙加宽，整个胸廓呈圆桶形(图 7-22)。扁平胸表现为胸部的前后径不到左右径的一半，呈扁平状，且颈部细长、锁骨突出。

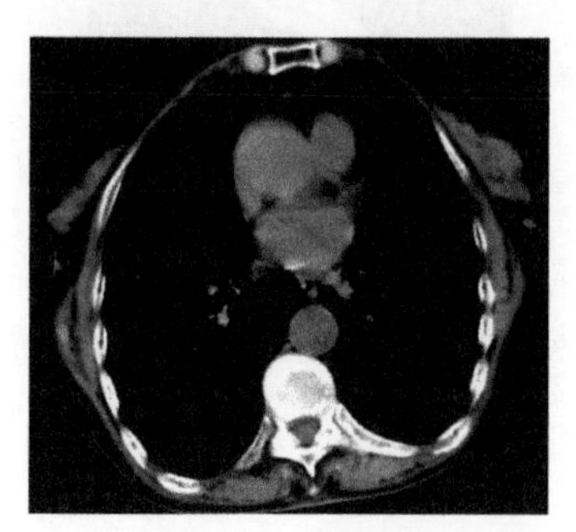

**图 7-22　桶状胸**

前后径明显增大，前后径大于左右径，胸似桶状

胸廓畸形常伴有其他疾病，因此在通过 CT 发现胸廓畸形的同时，还应密切注意肺、心脏等部位表现。另外，胸廓为肋骨、胸骨和胸椎之间的连接共同构成的统一体，当其中某一骨性结构畸形时，常伴有其他骨性结构改变，因此，观察 CT 表现时，需结合 X 线片进行全面观察。

## 二、外伤

胸部损伤根据是否穿破胸膜分为闭合性和开放性两类，而表现在胸壁损伤主要为骨性结构和软组织损伤，如肋骨、胸骨骨折及软组织血肿等。临床上无论是闭合性损伤还是开放性损伤，胸腔内、纵隔内脏器受损及合并腹部脏器损伤形成胸腹联合伤时都是临床急症。因此CT观察胸壁外伤的同时必须注意肺内、纵隔及腹腔等变化，如皮下积气、胸腔积液、气胸、间质性肺气肿、心包积液、腹内游离气体等征象。CT还可有发现因外伤残留在胸壁的异物，并且可有观察到异物是否损伤纵隔内重要脏器(图7-23)。另外，应用CT，特别是螺旋CT的重建技术对诊断胸骨骨折、细微的肋骨骨折及肋软骨骨折较X线片有明显优势(图7-24)。

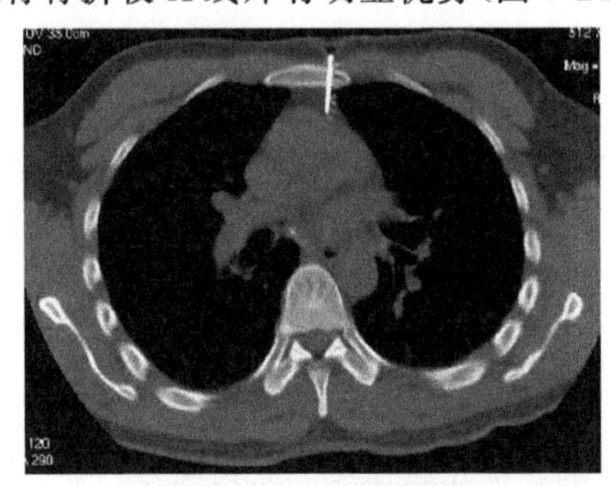

**图7-23　胸壁异物**

高密度条形异物穿过胸骨，进入前纵隔，紧贴升主动脉

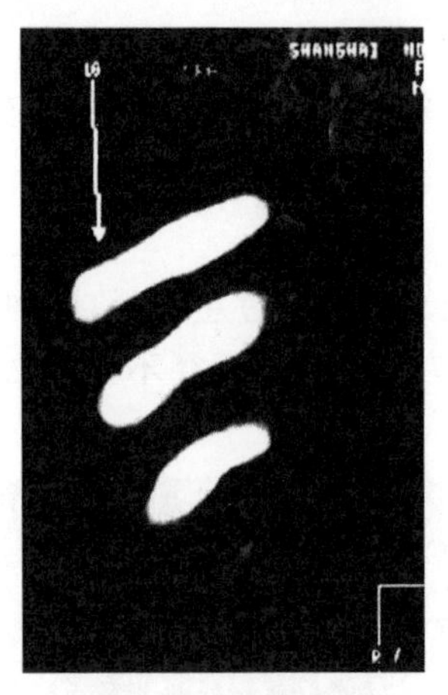

**图7-24　肋骨外伤**

CT矢状面重建可有清楚地看到肋骨的骨折线

## 三、感染

胸壁感染包括非特异性感染和特异性感染，特异性感染包含结核、真菌感染，非特异性感染为一般统称的化脓性感染。

### (一)胸壁结核

胸壁结核是胸壁常见疾病，根据中华医学分会结核病学会最新分类法，胸壁结核归类于肺外结核。

1.病因

胸壁结核原发少见，主要继发于肺、胸膜及纵隔淋巴结等结核，但胸壁结核并非和肺、胸膜及纵隔淋巴结结核呈同步性，有相当一部分胸壁结核患者其肺内病灶已吸收或趋于吸收。其主要感染途径如下。

(1)淋巴道播散:为最常见的感染途径,结核菌由肺、胸膜及纵隔淋巴结等原发灶经淋巴道感染胸壁组织,以胸骨旁、肋间为主的淋巴丰富区最易累及。早期病变局限于胸壁淋巴结,以后可蔓延侵犯周围软组织、骨质。

(2)血行播散:体内原发病灶的结核菌播散至胸壁上血供丰富的胸骨、肋骨骨松质内,导致结核性骨髓炎,而后引起骨质破坏,病灶破溃侵入软组织。

(3)直接侵犯:肺、纵隔结核病灶穿破胸膜后直接侵犯胸壁,或是结核性脓胸破溃,病灶累及胸壁,此种形式常有肺、纵隔、胸腔结核病灶与胸壁病灶的相互连接。

2.病理

胸内结核以淋巴、血行播散和直接侵犯累及胸壁淋巴结及胸壁各层组织,包括骨骼和软组织,形成无痛性冷脓肿并可导致骨质破坏;胸壁结核脓肿以起源于胸壁深处的淋巴结较多,经穿透肋间肌蔓延至胸壁浅部皮下层,往往在肋间肌层里外各有一个脓腔,中间有孔道相通,形成葫芦状。有的脓肿穿透肌间隙之后,因重力坠积作用,逐渐向外向下沉降至胸壁侧面或上腹壁,脓肿穿透皮肤可形成窦道。

3.临床表现

本病常见于35岁以下的青年人,以男性为多。大多患者全身症状不明显,若原发结核病灶尚有活动,则可有低热、盗汗等低毒症状。早期,患者只有不痛、不热、不红的冷脓肿,因此又称为无痛性寒性脓肿,按之有波动,少数患者可出现轻微疼痛。随着病灶继续发展,脓肿穿破皮肤,排出水样混浊脓液,无臭,可伴有干酪样物质,如经久不愈,可形成溃疡、窦道。如合并非特异性感染时,可出现急性炎症症状。

4.CT表现

(1)病变早期可只显示软组织增厚,后可形成软组织肿块,提示冷脓肿形成。淋巴道播散是其主要的感染方式,因此肿块常位于肋间及胸骨旁,其形态各异,常表现为梭形、圆形及椭圆形,内可伴钙化(图7-25,11-26)。淋巴道播散形成的冷脓肿,边缘较光整,但也可侵及胸腔、周围骨质而边缘模糊;血行播散和直接侵犯形成的冷脓肿,软组织肿块常边缘模糊(图7-27)。平扫CT可示肿块中心区为低密度液化区,周围为稍低于肌肉密度的软组织块影。增强CT见周围软组织密度可强化,中心区的液性密度不强化。这种表现有一定特征性,但亦见于真菌感染或肿瘤伴坏死改变。

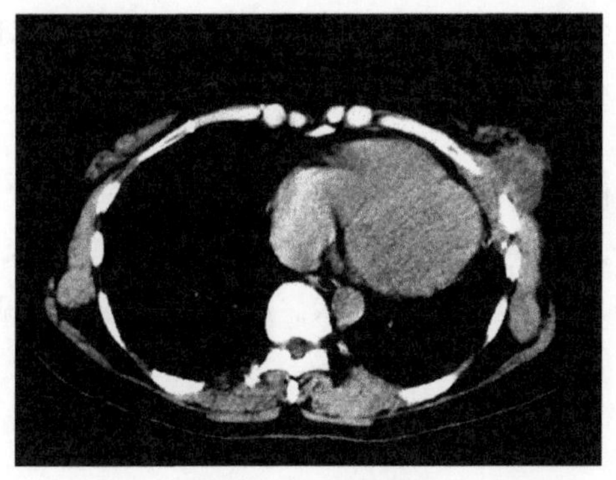

**图7-25 冷脓肿**

左侧胸壁包块影,与胸腔相通,局部的胸膜增厚

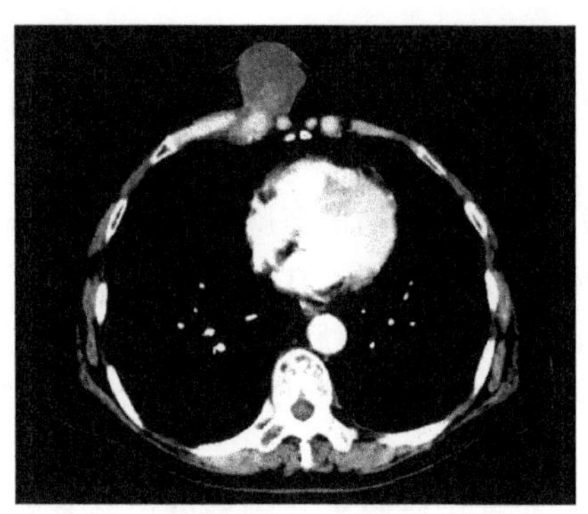

**图 7-26　冷脓肿**

右侧胸壁包块影，密度不均，边缘光整

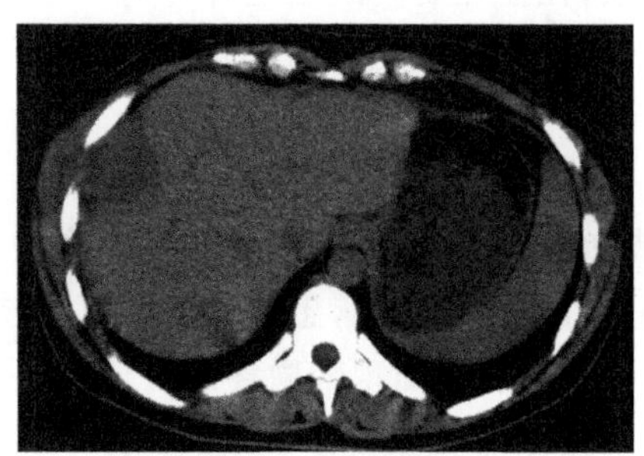

**图 7-27　胸壁结核**

右侧胸壁受结核直接侵犯，肿胀，肌间隙模糊

(2)胸壁结核通常可伴脓肿相邻的骨质呈溶骨性改变。病变部位一般在肋软骨处、肋骨或胸骨肋骨连接处。淋巴道播散形成的冷脓肿常为先出现肿块，后有骨质破坏；血行播散者先出现骨质破坏，后出现肿块；直接侵犯者，一般先出现肿块，后有骨质破坏，但亦可软组织肿块及骨质破坏同时出现。

(3)发现胸壁结核的同时，应密切注意肺、胸膜及肺门纵隔淋巴结情况。胸壁结核患者肺内、胸膜病变常常较轻，常可表现为肺内趋于陈旧性的条索影、钙化等病变，胸膜上常只表现为胸膜增厚粘连，伴部分钙化。如为直接侵犯形成的胸壁结核，肺内、胸膜病灶较严重，并清晰可见与胸壁病灶相连。胸壁结核常合并淋巴结结核，因此肺门纵隔、腋窝、锁骨上窝、颈部等部位淋巴结肿大情况需密切关注。

### (二)其他胸壁感染

胸壁其他感染形成的脓肿主要包括化脓性感染和真菌感染，CT 表现与胸壁结核类同，结合临床病史后一般可明确诊断。胸壁化脓性软组织脓肿多为胸部手术继发，原发性胸壁化脓性软组织脓肿有典型的红、肿、热、痛及全身中毒症状。胸壁真菌感染少见，临床上常有明显的免疫缺陷提示。

## 四、肿瘤

胸壁肿瘤包括原发性和继发性，其中以继发性多见，包括各类恶性肿瘤经血行、淋巴道转移至胸壁及肺癌、乳癌、胸膜间皮瘤等胸部恶性肿瘤直接侵犯胸壁。胸壁肿瘤按组织成分不同又可分为软组织源性肿瘤和骨源性肿瘤。

### (一)原发性软组织肿瘤

按组织不同可分为:①脂肪组织肿瘤;②纤维组织肿瘤;③肌肉组织肿瘤;④脉管组织肿瘤;⑤神经组织肿瘤;⑥其他肿瘤。

1.脂肪组织肿瘤

胸壁常见脂肪组织肿瘤主要为良性的脂肪瘤及恶性的脂肪肉瘤。

(1)脂肪瘤:一种由成熟脂肪细胞组成的良性肿瘤,是最常见的良性脂肪组织肿瘤,也是最常见的胸壁原发性软组织肿瘤。

病理:外观为扁圆形或分叶状,有包膜,质地柔软,切面色淡黄,似正常的脂肪组织。肿瘤大小不一,直径由数厘米至数十厘米不等,常为单发,亦可为多发。镜下结构与正常脂肪组织的主要区别在于有包膜。瘤组织分叶、大小、形态不规则,并可有不均等的纤维组织间隔存在。

临床表现:脂肪瘤可发生于任何年龄,但以中青年好发,男性居多。在胸壁常见的部位为前胸壁皮下组织,亦可发生于肌间内及胸膜外。临床上生长缓慢,一般无明显症状,但也有引起局部疼痛者,肿块质地柔软,似面团状,深部脂肪瘤体积增大时,可压迫神经产生相应的症状。肿瘤很少恶变,手术易切除。

CT表现:胸壁脂肪瘤在CT上表现典型,多呈均匀低密度影,CT值常在−50 Hu以下,部分肿瘤内可见少许线网状纤维分隔,少数肿瘤内可见钙化。发生于皮下的脂肪瘤由于相邻组织的关系,肿瘤常可见边界锐利清晰的薄层包膜,CT增强后包膜可有强化,肿瘤较大时可引起相邻骨质吸收。肿瘤形态上可因发生部位不同有所差异:发生于皮下者病灶较小时常呈圆形,肿瘤增大时因胸廓受限常呈扁圆形(图7-28);发生于胸膜外者在CT横断面可呈上下肋骨间隙中的哑铃形、葫芦形的脂肪密度肿块,一部分在肋间肌下,另一部分突向胸腔,肋间隙可扩大,这一点与胸膜脂肪瘤有不同,胸膜脂肪瘤很少突向胸壁(图7-29);发生于肌内的胸壁脂肪瘤形态各异,因胸壁的肌肉多为阔肌,其在CT横断面上多呈条梭形(图7-30)。

(2)脂肪肉瘤:一种由不同分化程度和异型性的脂肪细胞组成的恶性肿瘤,是最常见软组织肉肿瘤之一。

病理:肿瘤呈结节状或分叶状,肿瘤境界清楚,可有假包膜,发生在胸壁的脂肪肉瘤体积常不大。肿瘤切面观因组织学类型不同有较大差异。分化良好的脂肪肉瘤可类似脂肪瘤;黏液脂肪肉瘤则呈黏液样或胶样;分化差的脂肪肉瘤可呈鱼肉样或脑髓样,常伴出血、坏死和囊性变。镜下脂肪肉瘤形态多种多样,最主要的是在肿瘤组织中有胞浆空泡的脂肪母细胞。

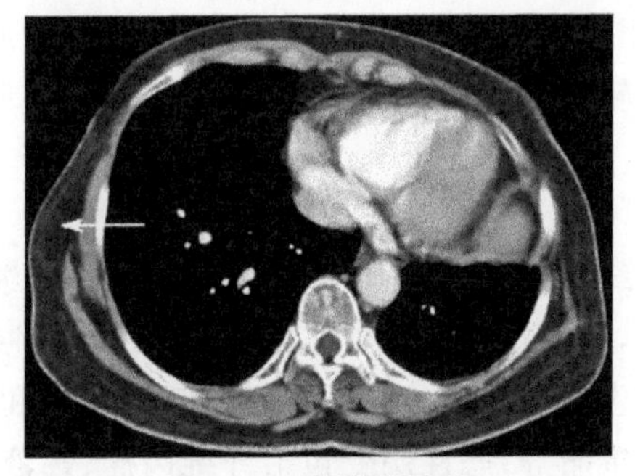

**图7-28 胸壁脂肪瘤**

右侧胸壁皮下内见扁圆形低密度影,密度均匀,边缘清晰,外缘可见薄层包膜(箭头所指)

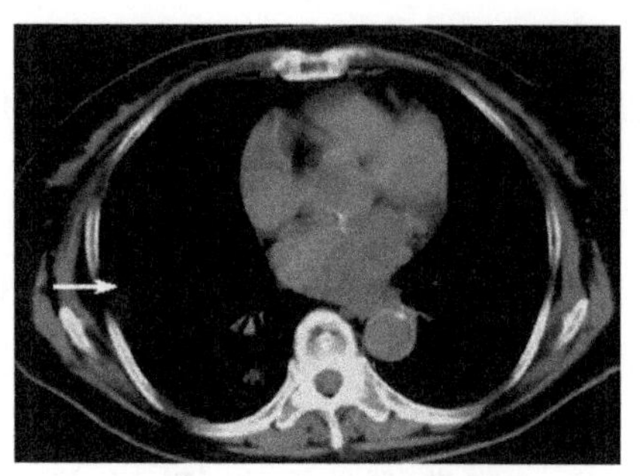

**图 7-29 胸壁脂肪瘤**

右侧肋间肌内侧脂肪膨鼓，呈葫芦状，部分病灶突入胸腔(箭头所指)

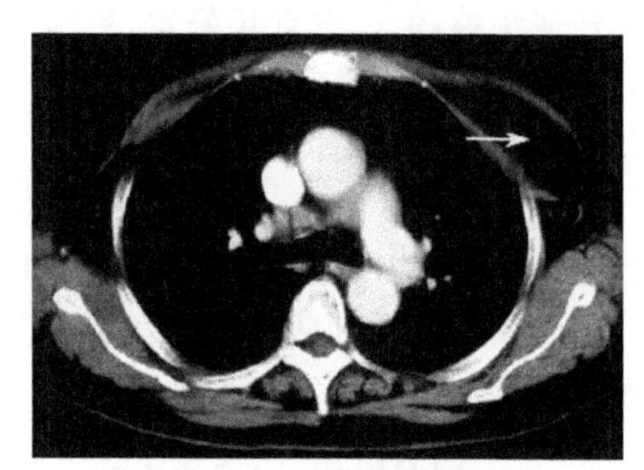

**图 7-30 胸壁脂肪瘤**

左侧胸壁梭形低密度影，位于胸大肌与胸小肌之间(箭头所指)

临床表现：脂肪肉瘤主要发生于成年人，发病高峰年龄在 40～60 岁，很少发生在儿童，男性稍多于女性。主要发生在大腿及腹膜后，位于胸壁的发生率较低。胸壁脂肪肉瘤临床表现主要为病灶压迫、浸润周围组织引起的疼痛、触痛或功能障碍。

CT 表现：胸壁脂肪肉瘤在 CT 典型表现为肿瘤内部密度显著不均匀，可见低密度的脂肪密度组织和不规则的软组织密度影混合存在，如软组织成分较多时，CT 上很难显示脂肪组织密度。肿瘤较大时，肿瘤内部出现出血、坏死或囊变时，软组织密度内可见液性坏死区。肿瘤包膜不清，边界毛糙模糊，相邻骨质可有侵犯破坏。增强 CT 扫描可见肿瘤内的软组织成分有强化。一般，脂肪肉瘤与脂肪瘤 CT 图像鉴别较容易，而且胸壁脂肪肉瘤肿瘤生长部位较深，很少发生在皮下，临床上肿瘤增大相对较快，但部分分化良好的脂肪肉瘤与脂肪瘤非常相似，需通过组织病理学检查确诊。

2.纤维组织肿瘤

纤维组织主要由细胞(成纤维细胞、脂肪细胞及未分化间充质细胞等)、纤维(胶原纤维、弹性纤维及网状纤维)和基质组成，它们在多种因素作用下，可发生多种增生性瘤样病变及肿瘤，根据细胞分化和成熟程度、肿瘤的生物学行为，可分为良性、纤维瘤病和恶性三类。良性病变主要包括纤维瘤、瘢痕疙瘩及弹性纤维瘤等；恶性病变包括纤维肉瘤、黏液纤维肉瘤及炎症型纤维肉瘤等；纤维瘤病生物学特性介于良、恶性之间，其常成浸润性生长，具有低度恶性，但极少转移。

胸壁纤维组织肿瘤主要来源于胸壁皮下组织、筋膜、肌腱和韧带等，发生在胸壁的纤维瘤病少见，以下简述较常见的几种肿瘤。

(1)纤维瘤和纤维肉瘤。①病理:纤维瘤镜下主要有分化成熟的成纤维细胞、纤维细胞及数量不等的胶原纤维构成。纤维肉瘤镜下可见有不同程度核分裂的瘤细胞及胶原纤维组成,肿瘤内瘤细胞和胶原纤维的比例决定其恶性程度,胶原纤维成分越少,肿瘤恶性程度越高。②临床表现:胸壁纤维瘤男女均可发病,可发生于成人和儿童,临床多表现为胸壁深部单个或多个圆形、椭圆形无痛结节或肿块,生长缓慢,如短期增大明显,应考虑恶变。纤维肉瘤多发生于四肢,发生于胸壁少见,其发生年龄多见于成年,男性多见,临床上早期生长缓慢,肿瘤较小呈结节状,一般无症状,后肿瘤可迅速增大,可出现疼痛、皮肤溃疡等,肿瘤术后易复发,较少有转移。③CT 表现:纤维瘤和纤维肉瘤 CT 平扫病灶密度均可与肌肉密度相同或稍高或稍低于肌肉密度(图 7-31)。纤维瘤密度多均匀,少数不均匀,内少见坏死、钙化、囊变及出血,而纤维肉瘤密度多不均匀,内可见斑点样钙化、坏死、囊变及出血。纤维瘤边缘多光整,境界多较清,而纤维肉瘤边缘多不光整,境界模糊。纤维瘤增强 CT 可有轻度强化或不强化,而纤维肉瘤有不规则、不均匀强化(图 7-32)。当肿瘤较大时,纤维瘤和纤维肉瘤均可引起周围组织受压、移位、变形及骨质破坏,但胸壁纤维肉瘤易侵犯胸腔、纵隔,CT 上可伴随胸腔积液等征象,并且其骨质破坏呈浸润性,不同于纤维瘤的压迫性骨质吸收。

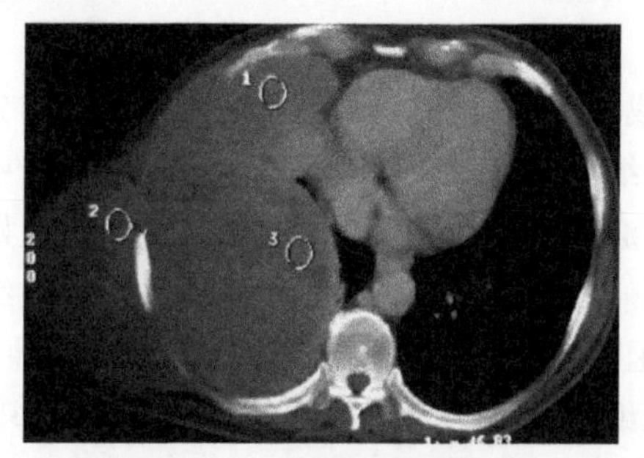

**图 7-31 胸壁纤维肉瘤**

右侧胸壁巨大包块影,占据胸腔内外,CT 平扫,其密度与肌肉相同

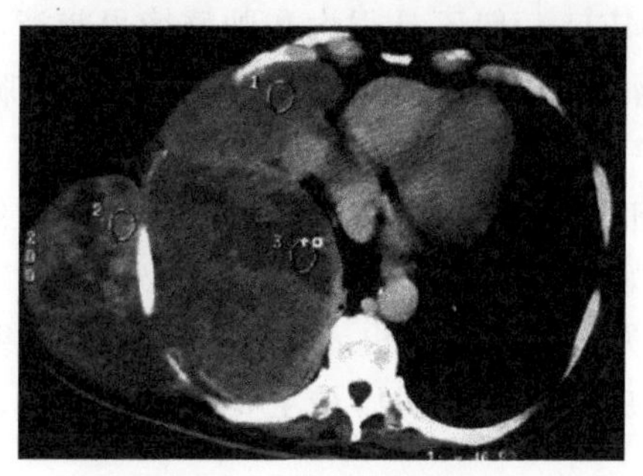

**图 7-32 胸壁纤维肉瘤**

与图 7-31 为同一患者,增强扫描,密度不均,内有不规则坏死灶

CT 上纤维肉瘤常随肿瘤增大,肿瘤坏死、囊变及出血出现瘤内低密度区机会也增高,但部分纤维肉瘤基质内含黏液样物质的特殊类型,如黏液纤维肉瘤、低度恶性纤维黏液样肉瘤,肿瘤一般密度不均,低于肌肉密度,肿瘤较小时内部便可出现低密度区(图 7-33)。

(2)弹性纤维瘤:弹性纤维瘤是一种富含大量弹性纤维的瘤样病变。绝大多数发生于 50 岁以上老年人,而且女性占大多数。本病有特征性发生部位,为背部肩胛下区及侧胸壁,因此胸壁弹性纤维瘤不少见。胸壁弹性纤维瘤 CT 多表现为侧胸壁上肌肉密度肿块影,边缘不光整,境界不清，内可出现条状脂肪密度影。

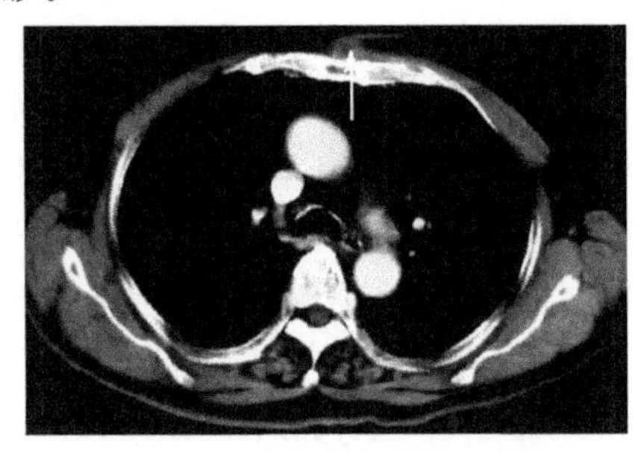

**图 7-33 胸壁黏液型纤维肉瘤**

胸骨前见一结节影，增强扫描密度不均，内可见低密度区

(3)瘢痕疙瘩：瘢痕疙瘩是真皮和皮下的纤维组织增生性病变，常在皮损后出现，如注射、手术、接种及昆虫叮咬等，瘢痕体质者容易出现，但少数患者无明显损伤史，而胸壁瘢痕疙瘩常出现于胸部手术后，其CT表现为胸壁表浅部形态不规则的肌肉密度影或稍高于肌肉密度，边缘不清，境界模糊，常伴有胸部手术痕迹。

3.纤维组织细胞肿瘤

纤维组织细胞肿瘤是以成纤维细胞和组织细胞为基本细胞成分，且可能起源于原始间叶细胞的一组软组织肿瘤，根据其细胞分化及生物学特性可分为良性、中间型及恶性三类，良性如纤维组织细胞瘤、网状组织细胞瘤及黄色瘤等，此类肿瘤细胞分化良好，手术切除后不复发也无转移；中间型如非典型纤维黄色瘤、巨细胞成纤维细胞瘤及丛状纤维组织细胞瘤等，它们具有局部浸润性，手术切除后易复发，但极少转移；恶性纤维组织细胞瘤恶性程度极高，手术切除后极易复发，转移常见。胸壁纤维组织细胞肿瘤CT表现类似于其他软组织肿瘤。以下简单阐述恶性纤维组织细胞瘤。

恶性纤维组织细胞瘤(malignant fibrous histiocytoma，MFH)：肿瘤呈结节状或分叶状鱼肉样肿块，大小差异较大，胸壁MFH一般不是很大。肿瘤境界较清，可有假包膜。镜下可见多形性和组织结构多样性特点的瘤细胞，主要包括成纤维细胞、组织细胞、巨细胞、黄色瘤细胞和炎症细胞，细胞形态复杂、奇异。

(1)病理：恶性纤维组织细胞瘤是中老年人最常见的多形性软组织肉瘤，其发病年龄大多数在40岁以上，男性多于女性，好发于四肢、躯干、腹膜后及头颈部。临床上主要表现为局部肿块，肿瘤一般生长较慢，有文献认为接触放射线史者可继发恶性纤维组织细胞肿瘤。MFH属于高度恶性肿瘤，术后复发率可达80%，转移常见，最主要为血行转移，因此胸壁恶性纤维组织细胞瘤肺内转移率很高。

(2)临床表现：胸壁恶性纤维组织细胞瘤可发生于胸壁任何部位，肿瘤形态不规则，可呈分叶状，边缘不光整，境界模糊，密度常为肌肉密度或稍高于肌肉密度，内密度不均匀，可见钙化、坏死、囊变及出血。增强CT可见肿瘤不规则强化。由于胸壁骨性组织密集及组织厚度不大，肿瘤常常早期侵犯骨质、胸腔及纵隔(图7-34)，肿瘤可早期转移至肺内，因此观察胸部CT时应密切注意肺部改变。

4.神经组织肿瘤

胸壁神经组织肿瘤以良性的神经鞘瘤、神经纤维瘤、恶性神经鞘瘤和恶性神经纤维瘤为主，它们主要来源于肋间神经。另外，周围型神经纤维瘤病可出现胸壁多发软组织结节、肿块。

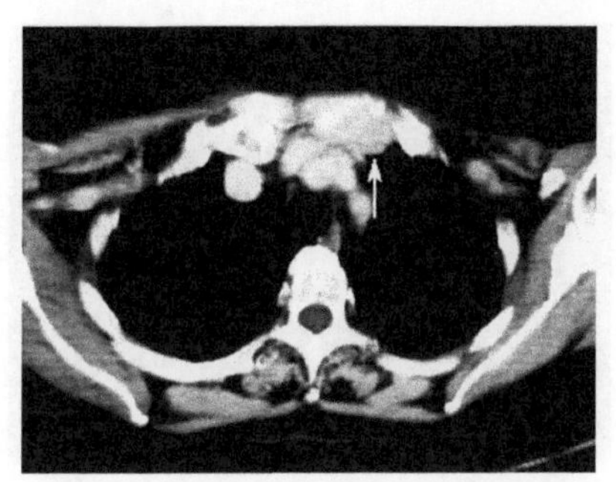

**图 7-34 胸壁恶性纤维组织细胞瘤**

左侧胸锁关节见一肿块影,侵犯胸骨。箭头所指

(1)神经鞘瘤、神经纤维瘤:神经鞘瘤由施万细胞发生,其可发生于颅神经、脊神经及周围神经,颅内主要发生于听神经。神经纤维瘤发生在颅内少见,主要发生在周围神经部位。胸壁神经鞘瘤和神经纤维瘤主要发生于胸壁周围神经中的肋间神经。神经鞘瘤和神经纤维瘤任何年龄均可发生,神经鞘瘤好发于30～50岁,神经纤维瘤好发于20～30岁,二者男性发病率均稍高于女性。胸壁神经鞘瘤和神经纤维瘤临床上多表现为胸壁上缓慢生长的无痛肿块,较表浅的肿瘤可见局部皮肤有少量色素沉着。

临床表现:胸壁神经鞘瘤和神经纤维瘤CT平扫均可表现为边缘光整、境界清晰的稍低于肌肉密度肿块,增强CT软组织密度均可强化(图7-35)。神经鞘瘤易出现囊变、出血及坏死,因此常可表现为低密度肿块,肿瘤内可出现钙化,神经纤维瘤很少出现囊变、出血及坏死,一般不出现钙化,如肿瘤内出现低密度区,提示恶变可能。因胸壁神经鞘瘤和神经纤维瘤主要来源于肋间神经,CT表现上肿瘤大多生长于肋间,相邻肋骨可见压迫性骨质吸收,随着肿瘤体积增大易突入胸腔(图7-36,图7-37),CT上常与胸膜、肺内肿块较难鉴别。

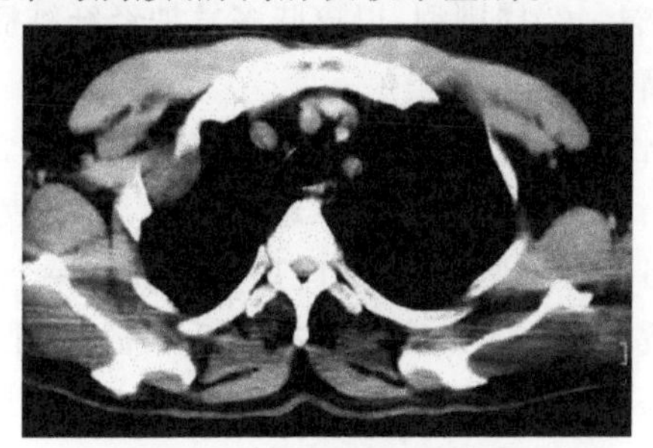

**图 7-35 胸壁神经鞘膜瘤**

右侧胸壁肋间隙见一结节影,密度均匀,边缘光整

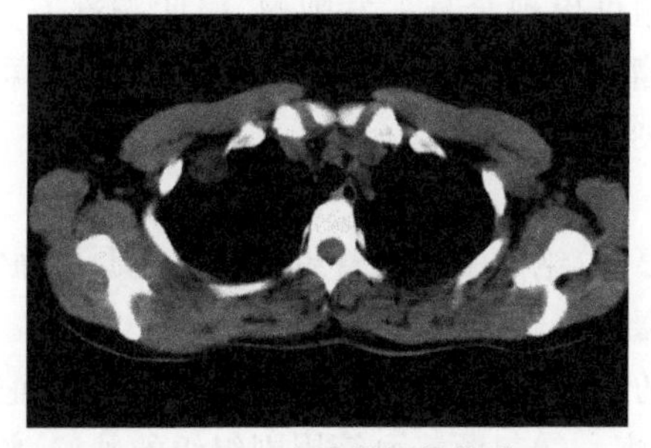

**图 7-36 胸壁神经纤维瘤**

右侧胸壁肋间隙见一结节影,突入胸腔,密度均匀,边缘光整

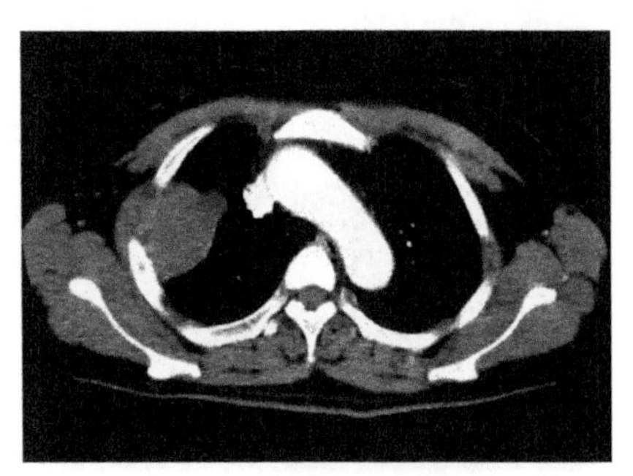

**图 7-37　胸壁神经纤维瘤**

右侧胸壁包块影，突入胸腔，并有胸壁肌肉增厚

(2)恶性神经鞘瘤(malignant peripheral nerve sheath tumor，MPNST)、恶性神经纤维瘤病理上肿瘤界限不清，没有包膜，浸润生长，或呈多结节状，伴有出血、坏死和囊性变。组织学上如见神经鞘瘤结构，诊断为恶性神经鞘瘤，如见神经纤维瘤结构，则诊断为恶性神经纤维瘤。

病理：本病可以是原发或者是神经鞘瘤、神经纤维瘤恶变而来，有学者认为神经鞘瘤恶变少见，而神经纤维瘤恶变可达 20%以上。任何年龄都可发生。此类肿瘤大多是低度恶性的肿瘤，局部浸润和复发。少数病例恶性程度高，浸润明显，可见远处转移。

临床表现：胸壁恶性神经鞘瘤和恶性神经纤维瘤平扫 CT 可表现为胸壁单发或多发的等于或低于肌肉密度占位，境界大多较清，内可见坏死、囊变、出血及钙化，增强 CT 可见不规则强化。肿瘤可侵犯肋骨、胸腔，出现骨质破坏及胸腔积液等。

(3)神经纤维瘤病：神经纤维瘤病是一种人类常染色体显性遗传性疾病，30%～50%的病例有家族史，其特征为皮肤色素沉着和多发性神经纤维瘤。根据肿瘤发生部位可分三型：①中枢型，常并发神经胶质瘤和脑膜瘤。②周围型，以皮肤多发神经纤维瘤最突出。③内脏型，较少见，为内脏及自主神经系统的肿瘤。

临床表现：本病是一种慢性进行性疾病，男性发病率约为女性 2 倍。在婴儿的早期患者除皮肤有咖啡斑外，其他症状很少；随着年龄增长症状逐渐增多，主要表现为皮肤色素斑和多发性神经纤维瘤，超过 20 岁的患者可恶变。临床上，咖啡斑为本病的一个重要体征，为有诊断意义的皮损之一；皮肤肿瘤，即发生于皮肤及皮下的多发性神经纤维瘤，在儿童期即可出现，到青春期后明显发展，好发于躯干、四肢及头部；50%的患者有神经系统的症状；骨、肾上腺、生殖系统及血管也可发生肿瘤而引起相应的症状，如骨质破坏、高血压等。

CT 表现：CT 平扫肿瘤可呈肌肉密度或低于肌肉密度、境界清晰的结节、肿块。增强 CT 肿瘤可轻度强化或不强化。该病可出现全身多发肿瘤，因此胸部 CT 发现胸壁肿瘤后，应行全身 CT 扫描，可发现其他部位肿瘤。如有恶变倾向时，肿瘤可侵犯肌群、骨质、胸腹膜及纵隔等，能发现多部位相应的改变(图 7-38～图 7-43)。

5.脉管组织肿瘤

脉管组织包括血管和淋巴管，绝大多数脉管组织肿瘤起源于血管，以下简述起源于血管及血管周围组织的胸壁软组织肿瘤。

(1)分类：①起源于血管的肿瘤，临床类型常见有良性的毛细血管瘤和海绵状血管瘤，中间型的血管内皮瘤，恶性的血管肉瘤。②起源于血管周围组织的肿瘤，临床类型主要包括良性血管外皮瘤和球瘤及恶性血管外皮瘤和恶性球瘤。

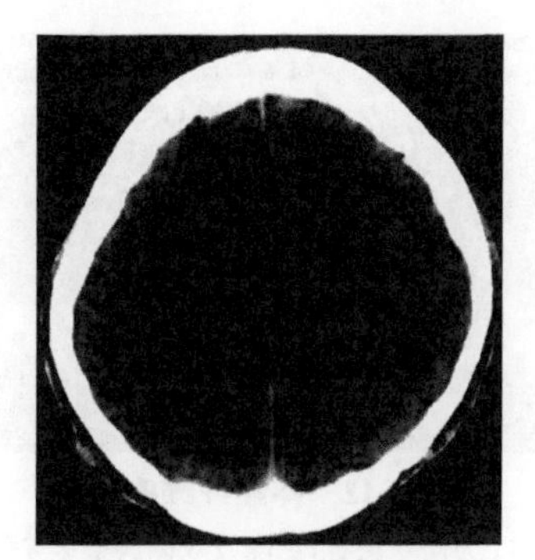

**图 7-38 神经纤维瘤病**

头颅皮下多发小结节影

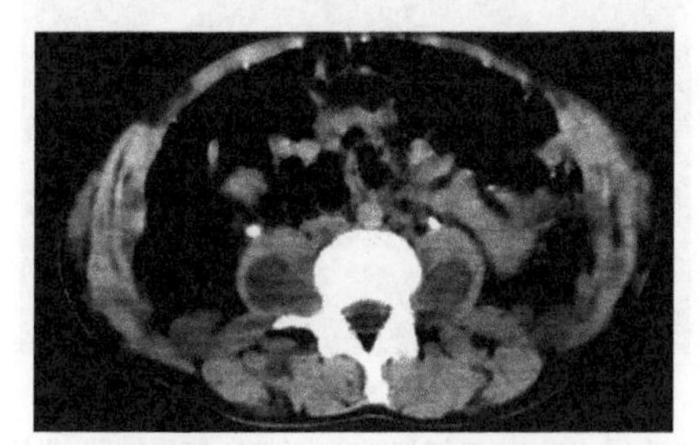

**图 7-39 神经纤维瘤病**

与图 7-38 为同一患者，双侧腰大肌及双侧皮下多发结节影

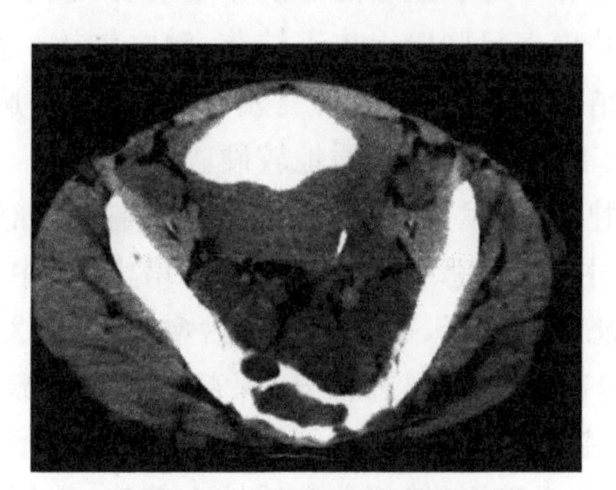

**图 7-40 神经纤维瘤病**

与图 7-39 为同一患者，盆腔内多发包块，膀胱侵犯，骶骨骨质破坏，双侧皮下多发结节影

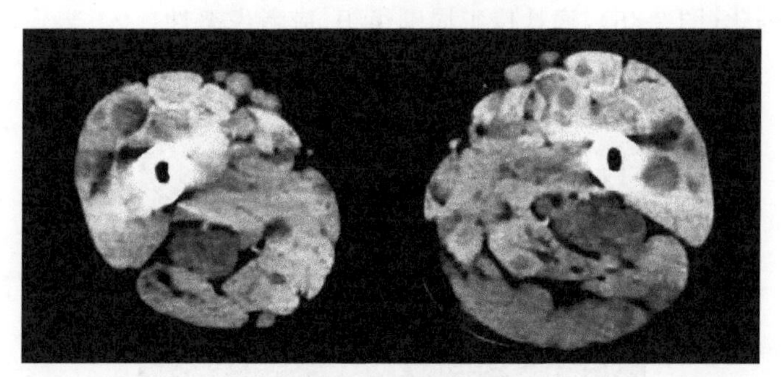

**图 7-41 神经纤维瘤病**

与图 7-40 为同一患者，双侧大腿肌内多发不规则结节影

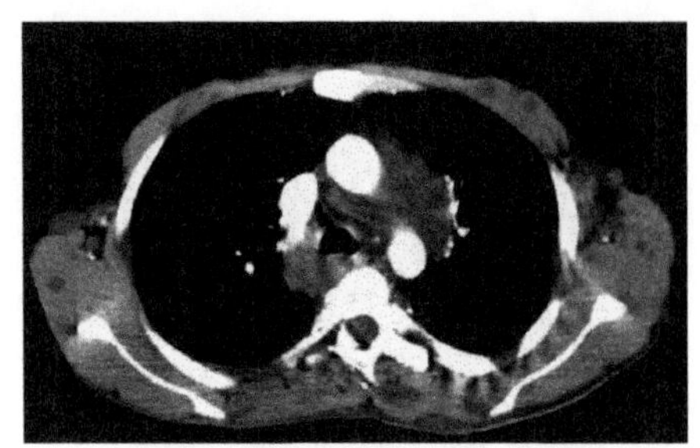

**图 7-42 神经纤维瘤病**

与图 7-41 为同一患者，纵隔及双侧胸壁多发结节影

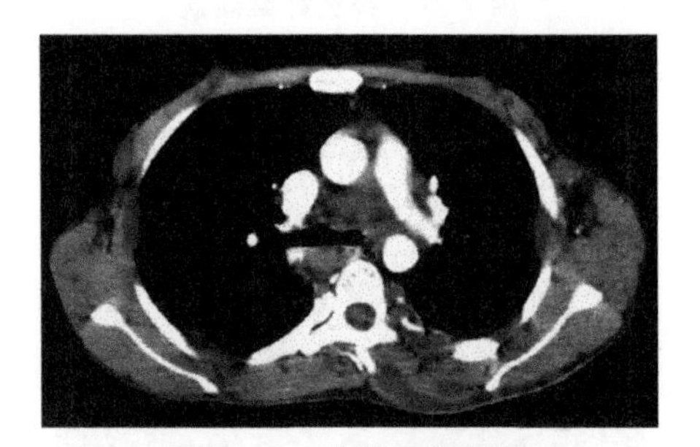

**图 7-43 神经纤维瘤病**

与图 7-42 为同一患者，双侧胸壁多发结节、胸膜结节、纵隔结节影

（2）临床表现：毛细血管瘤和海绵状血管瘤好发于婴幼儿，浅表的肿瘤肤色上可有不同程度表现，触之一般柔软；深部的肿瘤多呈胸壁上皮下结节，触之较软。血管内皮瘤好发于中青年，多表现为胸壁皮下单发或多发结节，手术切除后可复发，但不转移。胸壁血管肉瘤，主要为皮肤血管肉瘤及乳腺血管肉瘤，好发于老年人，一般质地较硬。

起源于血管周围组织的肿瘤：好发于成年人，一般处于胸壁深部，血管外皮瘤体积较大，而球瘤体积较小，生长缓慢或不生长，发生恶变时体积可明显增大，其中恶性血管外皮瘤恶性程度极高，早期可转移，而恶性球瘤恶性程度低，手术切除可治愈，一般不发生转移。

（3）CT 表现：一般胸壁浅部血管瘤形态各异，深部胸壁血管瘤多呈圆形、类圆形或不规则形，平扫 CT 密度多低于肌肉密度，内可见钙化。典型血管瘤特征性表现为增强 CT 可见明显强化或瘤内、瘤周可见明显增粗的血管影，但部分实质性血管瘤，特别是起源于血管周围组织的肿瘤强化不一定明显（图 7-44）。当病灶体积较大，边缘不光整，境界模糊，内呈实质性低密度，增强 CT 可见不规则强化（图 7-45），病灶侵犯周围组织，应考虑恶性。

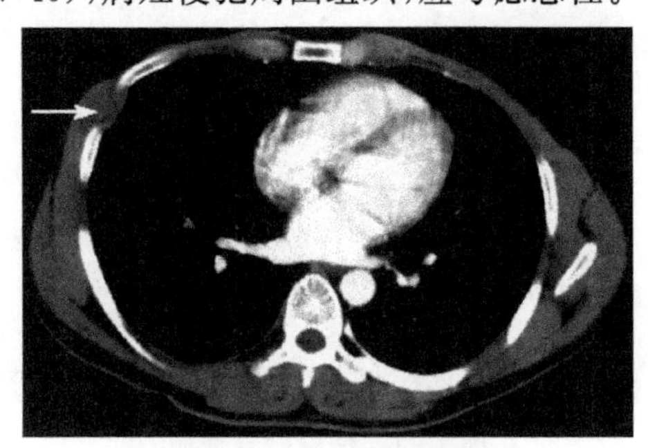

**图 7-44 胸壁血管瘤**

右侧胸壁结节影，增强扫描无明显强化，箭头所指

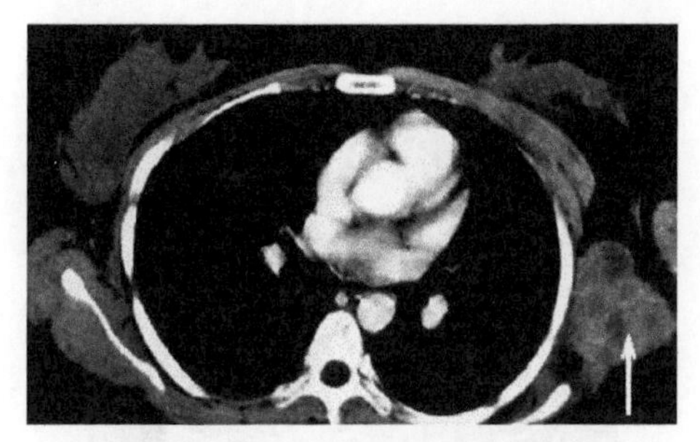

图 7-45 胸壁恶性血管外皮瘤

左侧腋窝肿块影，增强扫描密度不均匀，箭头所指

6.肌肉组织肿瘤

胸壁肌肉组织肿瘤主要分为起源于皮肤竖毛肌的平滑肌源性肿瘤和起源于骨骼肌的横纹肌源性肿瘤，发生于胸壁不多见。

良性肿瘤 CT 上一般呈边缘光整，境界清晰的圆形、类圆形结节，平扫 CT 密度一般低于肌肉密度，增强 CT 可有轻度强化。恶性肿瘤 CT 上一般呈边缘不光整、境界模糊、形态不规则的肿块，平扫 CT 密度呈不规则低密度肿块，内可见钙化、坏死等，增强后可有不规则强化，并常可见侵犯周围组织及远处转移表现。

7.其他肿瘤

(1)原发性软组织恶性淋巴瘤：本病指原发于结缔组织、脂肪及骨骼肌内的恶性淋巴瘤，少见，多发生于老年人，好发于四肢及胸腹壁。发生于胸壁的原发性软组织恶性淋巴瘤 CT 表现无明显特征性(图 7-46)，可侵犯胸腔及周围组织(图 7-47)。

(2)皮样囊肿：皮样囊肿好发于前下纵隔，胸壁皮样囊肿罕见(图 7-48)。

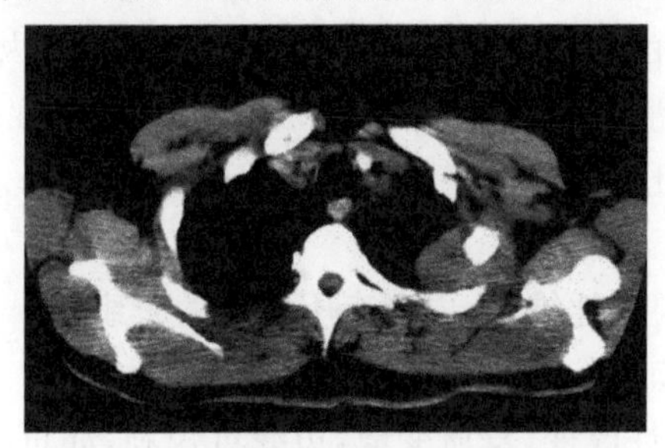

图 7-46 原发性软组织恶性淋巴瘤

左侧胸壁结节影，边缘光整

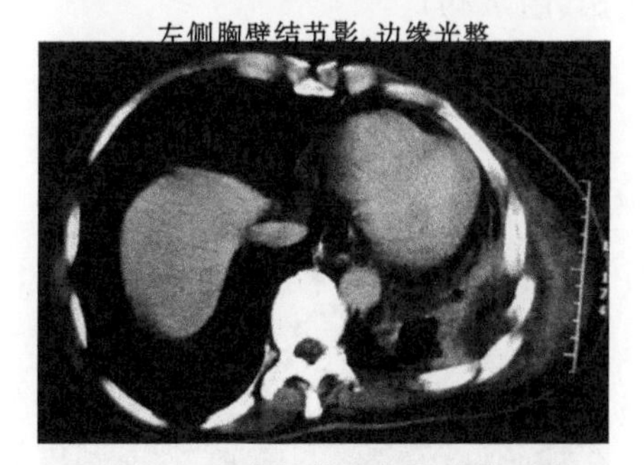

图 7-47 原发性软组织恶性淋巴瘤

左侧胸壁包块影，密度不均，胸壁明显肿胀，并侵犯胸腔

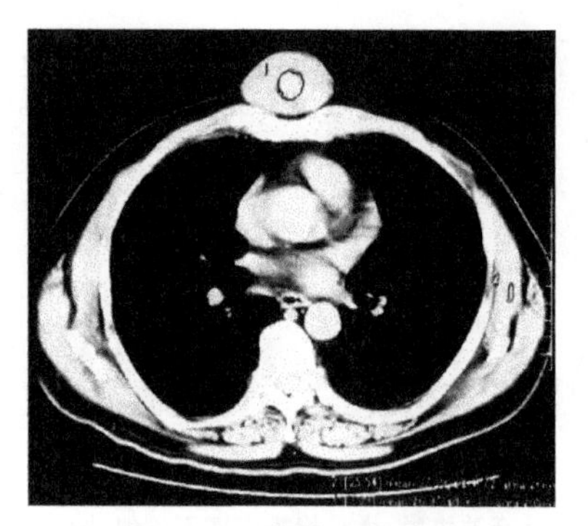

**图 7-48　胸壁皮样囊肿**

前胸壁圆形软组织密度影，密度均匀，边缘光整

### （二）原发性骨源性肿瘤

胸壁骨性组织包括肋骨、胸骨及胸椎，一般胸椎归于脊椎部分讨论，在此只讨论肋骨和胸骨原发性肿瘤。胸壁骨性组织原发性肿瘤发生率远远低于转移性肿瘤，并且大部分发生于肋骨，而胸骨原发性肿瘤少见，但其大多数为恶性。以下简述几种胸壁原发性骨源性肿瘤。

1.骨软骨瘤

骨软骨瘤是最常见的良性骨肿瘤，又称外生骨疣，在胸壁常发生在肋骨上，常沿肋骨体的前、后侧面或近前端出现特征性骨疣，带蒂的骨疣可深入胸腔或胸壁软组织，CT 检查对其定位及相邻组织的改变较 X 线检查有优势。

2.软骨瘤

软骨瘤根据发生部位可分为内生性、外生性和皮质旁三种类型，好发于四肢短骨，发生在肋骨和胸骨少见。

CT 上肿瘤常呈边缘锐利的分叶状骨性肿瘤，CT 检查对肿瘤内钙化提示较 X 线检查更加清晰，特别是内生性软骨瘤内的沙粒状钙化，外生性软骨瘤的特征性改变为软骨帽，CT 可更清晰提示肿瘤恶变时的肿瘤内软组织成分增多及周围组织改变。

3.骨化性纤维瘤

骨化性纤维瘤的肿瘤结构如纤维瘤，内可有不同量的骨组织。青年人好发，为肋骨常见原发性骨肿瘤，常发生在肋骨前段。

CT 上肿瘤可呈肋骨膨胀性改变，皮质变薄，边缘可锐利，亦可模糊，主要为低密度的软组织影，可伴条状、点状及网状致密影（图 7-49）。

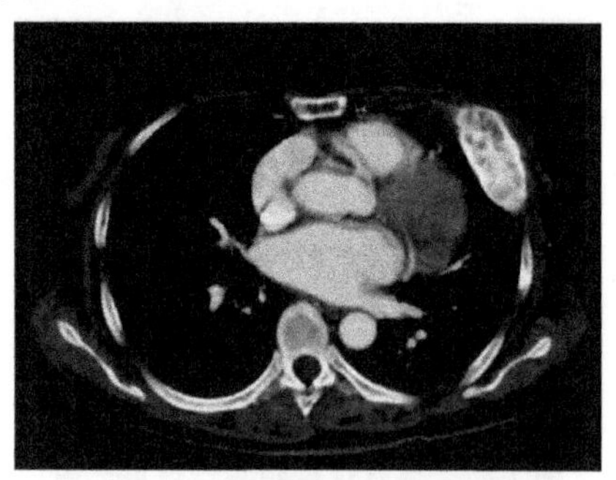

**图 7-49　胸壁骨化性纤维瘤**

左侧肋骨明显膨胀性改变，骨皮质变薄，内小斑状影

4.骨囊肿

骨囊肿多发生于四肢长骨，发生在短骨及扁骨少见，多发生于青少年，常伴病理性骨折。本病多为单房性，但也可为多房性，在胸壁上常发生于肋骨前端。

CT上呈各种形状膨胀性改变，内可见液性密度区（图7-50），多房者内见分隔的骨嵴（图7-51）。

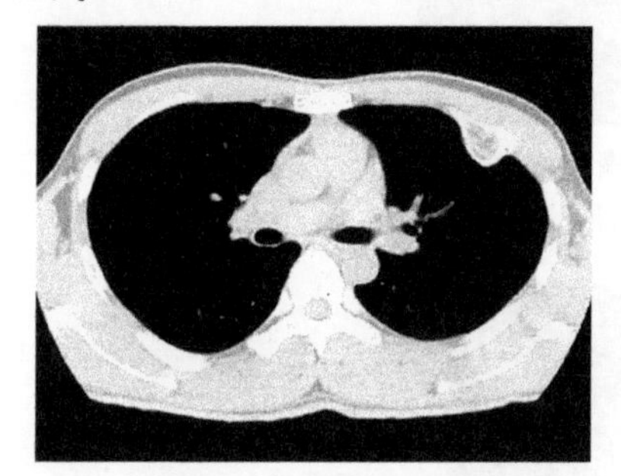

**图7-50 胸壁骨囊肿**

双侧肋骨前端膨胀性改变，内有液性密度影

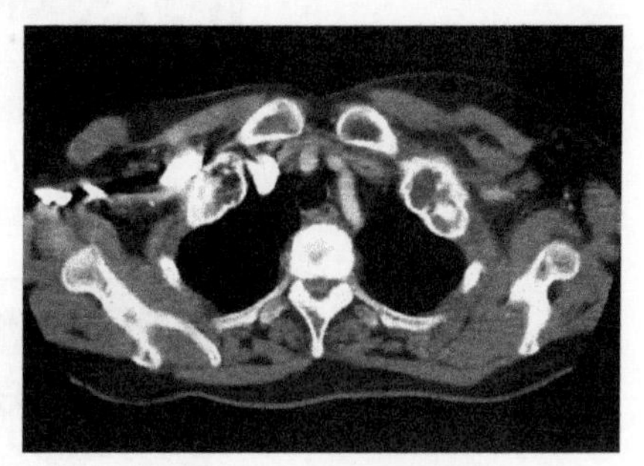

**图7-51 胸壁骨囊肿**

双侧肋骨前端膨胀，其内结构不规则

5.骨髓瘤

骨髓瘤可多发，亦可单发，好发于成年人，男性较女性多见，多累及扁平骨，因此胸壁骨髓瘤受累较多见。临床上常继发贫血、消瘦、骨痛及全身衰竭，半数病例尿液中可见本周蛋白。CT上可见胸骨、肋骨内多个囊性溶骨性破坏区，肿瘤较大时可突破骨皮质，产生病理性骨折。

6.尤文肉瘤

尤文肉瘤为一种圆细胞骨瘤，发病高峰在10～20岁，男性比女性多见，肋骨、胸骨可被累及。临床类似急性骨髓炎、多发性骨髓瘤。CT上主要呈溶骨性改变，在确定病变范围方面更有帮助。

7.骨肉瘤

骨肉瘤主要发生于青少年，男性居多，最多见于四肢长骨，发生在胸壁骨肉瘤罕见，CT上表现为浸润性骨破坏，伴有软组织肿块，与其他胸壁恶性肿瘤鉴别难，CT检查主要观察肿瘤范围、周围组织及胸部转移灶。

**（三）继发性胸壁肿瘤**

继发性胸壁肿瘤占胸壁肿瘤的大多数，包括软组织源性和骨源性，可有全身恶性肿瘤转移至胸壁，多见于肺癌、乳癌、甲状腺癌及前列腺癌，亦可由肺癌、乳癌、胸膜间皮瘤、纵隔恶性肿瘤及肝癌等直接侵犯胸壁。

继发性胸壁肿瘤CT表现多样，大多数与其他原发性肿瘤难以鉴别，需紧密结合临床病史，另需观察肿瘤范围、分布、周围组织及原发肿瘤等情况。继发性胸壁肿瘤，如为远处转移，可呈单发或多发大小不等结节、肿块，可分布于胸壁各层，若肿瘤较大时可侵犯周围骨质，形成溶骨性骨破坏；如为相邻部位的恶性肿瘤直接侵犯，形成软组织肿块常同时发生相邻骨质破坏。继发性胸壁骨源性肿瘤，以肋骨最为多见，可单发亦可多发，呈溶骨性、成骨性及混合性（图7-52），其中大多数为溶骨性和混合性，少数为成骨性如前列腺癌转移，转移瘤多伴软组织密度肿块（图7-53，图7-54），肿瘤较大时与继发性胸壁软组织源性肿瘤难以鉴别。

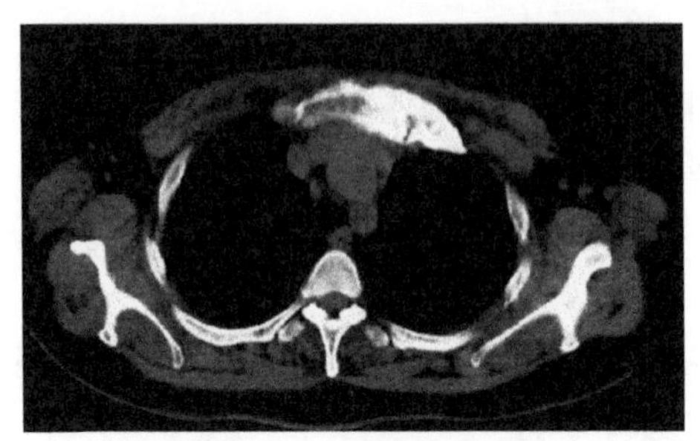

图 7-52 胸壁转移瘤

胸骨及左侧肋软骨骨质增白，结构不规则

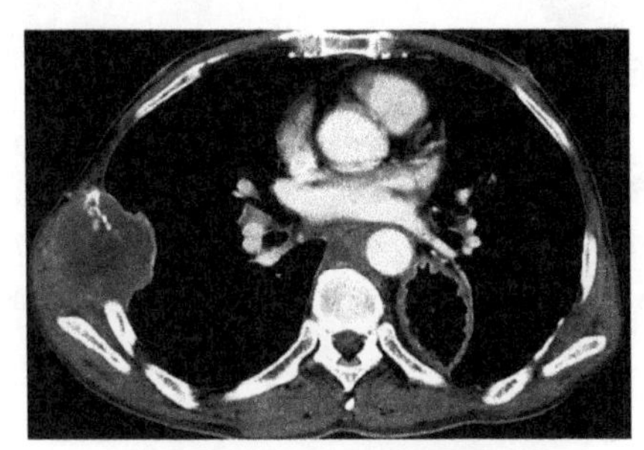

图 7-53 胸壁转移瘤

胃癌术后右侧胸壁转移包块影，邻近肋骨骨质破坏

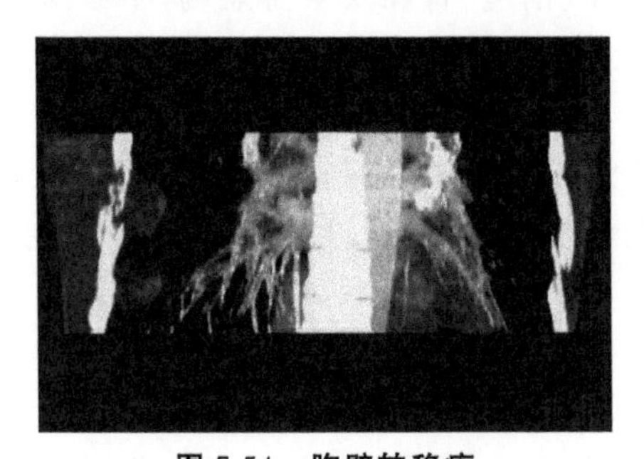

图 7-54 胸壁转移瘤

与图 7-53 为同一患者，MIP 重建，右侧胸壁两个包块影，邻近肋骨骨质破坏

## 五、术后表现

肺、纵隔内脏器术后，CT 可发现胸壁各组织不同程度改变。胸壁软组织可出现不同程度受损，但部分微创手术胸壁软组织受损不一定能发现，如胸腔镜下手术。骨组织受损，其中肺部手术常伴单个、多个肋骨体部缺损，手术相邻部位的部分肋骨可出现因手术引起的医源性骨折，纵隔各内脏手术常伴胸骨受损。肺部术后，常可见术侧胸廓畸形、缩小，部分可出现健侧胸廓因健肺代偿性气肿而扩大。在创伤较大的胸部手术，如胸改术、开窗术，以上改变更加明显，并可伴有其他表现，如胸改后胸壁上可见不同物质的填充物，开窗术后可见胸壁部分缺损，胸腔与外界相通。

## 六、皮下气肿

胸壁皮下气肿可为自发性，亦可为医源性。胸壁皮下气肿由各类气胸突破纵隔胸膜，或纵隔气肿破裂进入胸壁皮下引起，先累及颈面部，接着累及双侧腋窝，严重者可累及腹壁，CT 表现为前上、侧胸壁皮下疏松组织内见弥漫的条状、线状及片状气影，一般为双侧对称。医源性及外伤性皮下气肿，为外伤、胸腔闭式引流术及肺穿刺术等致肺内气体进入胸壁皮下，皮下气肿一般较局限，CT 上表现为局部皮下可见少许点状、条状气影。另外高张性肺大疱误行胸腔闭式引流术或高压性气胸胸腔闭式引流不当，肺内高压的气体进入胸壁，皮下气肿范围可较大，甚至可表现如胸壁皮下气肿由各类气胸突破纵隔胸膜，或纵隔气肿破裂进入胸壁皮下引起的皮下气肿，但一般患侧较重。

### 七、CT 在胸壁疾病诊断方面的优劣

CT 对胸壁软组织的分辨率要远高于 X 线检查，通过测定病变的 CT 值可分辨气性、脂性、囊性、钙化及实质性等密度，另通过增强 CT 可提供病变血供情况，可初步对病变进行定性。与 MRI 比较，CT 对组织分辨率要差，除脂肪源性、血管性等少数表现典型的软组织病变有直接定性能力，对其他很多软组织肿瘤性质较难确定，需通过组织活检进行确诊，但对钙化的检出，CT 效果优于 MRI。

CT 对胸壁骨性病变的诊断能力是 MRI 无法比拟的。CT 较 X 线检查图像更加清晰，内部结构观察得更加细致。胸壁软组织肿瘤均可引起相邻骨质改变，而 CT 可分辨出大部分骨质改变为受压吸收还是侵犯、破坏。CT 对胸骨、胸锁关节显示要明显优于 X 线检查。虽然目前螺旋 CT 可制作出各种三维图像，但这些三维骨性图像分辨率仍低于 X 线检查，对诸多骨肿瘤定性能力低于 X 线片。

CT 横断面图像可清晰将胸壁各组织清晰分开，不产生组织重叠现象，对病变定位能力较 X 线平片有优势，MRI 可显示各方位图像，其对胸壁组织的定位能力较 CT 更有优势。另外，常规 CT 对肋骨扫描表现为分节性，还可因为容积效应出现各种伪影，不利于观察，只有通过对病变肋骨行倾斜角度扫描，才能使同一肋骨在同一平面显示。

对胸壁软组织是否侵犯胸腔或肺内肿瘤是否侵犯胸壁，常仅凭胸膜外脂肪线改变情况来判断，而 MRI 对这方面较 CT 有优势。因胸壁疾病常和肺部疾病同时存在，而 MRI 对肺部成像有明显缺陷，因此 CT 对全面观察病变较 MRI 有优势。

综上所述，对胸壁疾病的影像学检查方法除 CT、X 线检查和 MRI 外，还包括超声检查和放射性核素检查，它们各有优缺点，在胸壁疾病影像学诊断上应进行综合评估。

（吕丽君）

## 第七节 胸膜肿瘤的 CT 诊断

### 一、胸膜脂肪瘤

胸膜脂肪瘤是一种少见的胸膜肿瘤，CT 表现有特征，一般诊断并不难。起于胸膜间皮层下，部位较局限，生长缓慢，突入胸膜腔内。

### (一)临床表现

患者常无明显的临床表现,通常是因胸部其他疾病做检查时无意中发现。

### (二)CT 表现

胸壁弧形影向胸腔内突出,椭圆形阴影。密度较淡、均匀、边锐,紧贴于胸壁,边界清晰锐利。纵隔窗上可能见不到。肺窗示胸膜下见梭形影,以宽基底部与胸膜相贴(图 7-55A),边缘锐利,CT 值可为−100 Hu左右;病灶密度均匀,与胸部皮下脂肪密度相等(图 7-55B)。CT 因有良好的密度分辨率可直接测出其脂肪密度,结合常规纵隔窗无异常发现,而肺窗病灶明显,一般可做出诊断(图 7-56)。

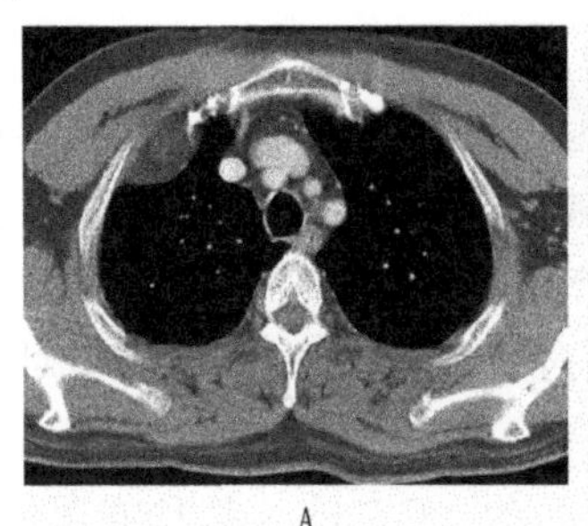
A

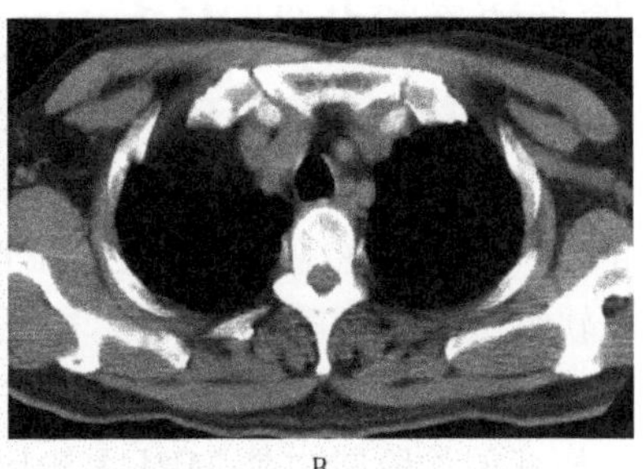
B

**图 7-55 右侧胸膜脂肪瘤**

A.右前上胸膜见一梭形包块影,宽基底与胸膜相连,肺野侧边缘光整,密度低;B.右侧前上胸膜包块影,胸壁弧形影向胸腔内突出,椭圆形阴影,密度较淡、均匀,紧贴于胸壁,边界清晰锐利

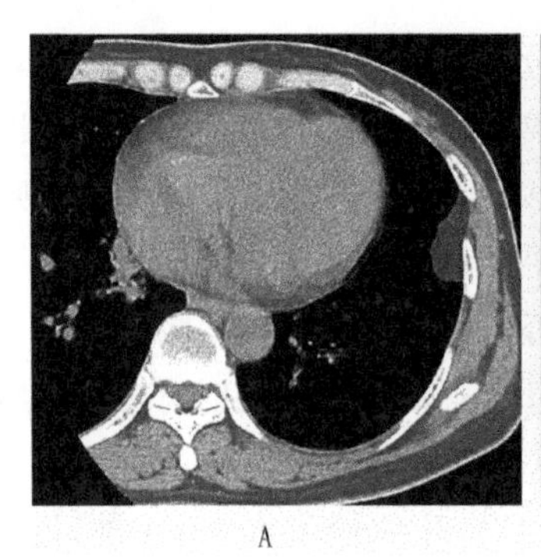
A

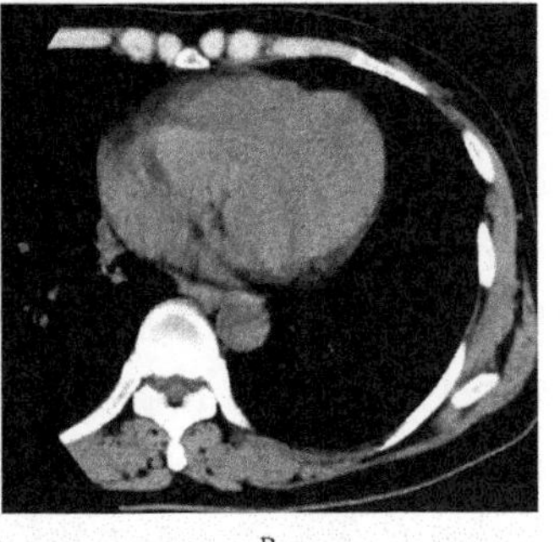
B

**图 7-56 左侧胸膜脂肪瘤**

A.肺窗可见左侧胸壁宽基底与胸膜相连的结节影,跨斜裂;B.纵隔窗见包块密度低,而且均匀

CT 检查胸膜脂肪瘤几乎不必与其他疾病疾病。

## 二、局限性胸膜纤维瘤

局限性胸膜纤维瘤是胸膜较为常见的肿瘤之一,有别于弥漫性胸膜间皮瘤。

### (一)病理表现

局限性胸膜纤维瘤起源于间皮下纤维组织,多源于脏层胸膜,突入胸膜腔生长,也有学者认为多数来源于小叶间隔的间质细胞或来源于肺组织。50%以上的肿瘤带蒂,也有无蒂而附着于胸膜表面者。

局限性胸膜纤维瘤患者可有 Poland 综合征,Poland 综合征在临床上表现为胸大肌缺损及同侧短指(趾)并指(趾)畸形,有学者认为同时出现局限性胸膜纤维瘤和 Poland 综合征可能与中胚层发育异常有关。

部分学者认为有良、恶性之分,但是并未得到多数人的认可。

### (二)临床表现

局限型胸膜纤维性肿瘤可发生于任何年龄,男女发病机会相当。本病发病率低,无特异症状,术前易误诊。临床症状有胸痛、胸闷、咳嗽,肿瘤增大到一定程度压迫周围组织器官引起相应症状,少数可伴肺源性骨关节病、杵状指、低血糖。

### (三)CT 表现

CT 平扫多表现为密度均匀、边界光整、紧临胸壁的孤立性椭圆形肿块。肿块边缘与胸壁交角多数为钝角(图 7-57)。

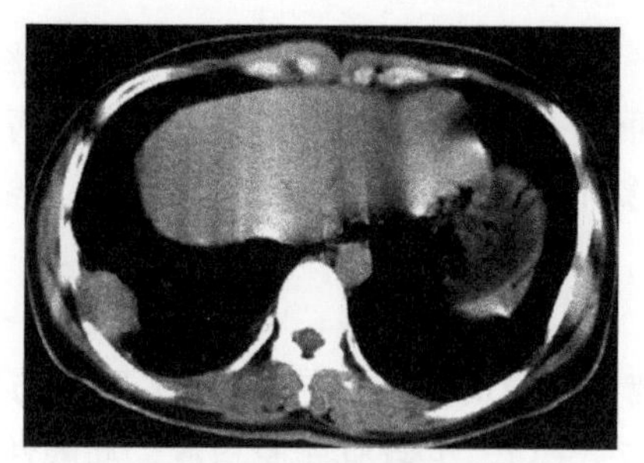

**图 7-57 右侧胸膜纤维瘤**

右侧胸膜紧贴胸壁的包块影,边缘光整,密度均匀

CT 增强扫描示肿块强化较显著,可均匀也可不均匀,CT 值为 35～65 Hu,肿块内可见簇状小血管影,向外压迫推移周围组织结构。部分病例可见肿瘤与胸膜之间的蒂,为位于肿瘤与胸膜之间的小结节影,强化较肿瘤组织更明显(图 7-58)。

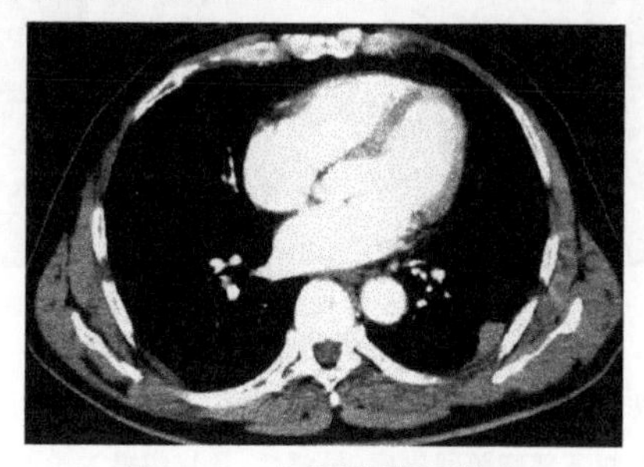

**图 7-58 左侧胸膜纤维瘤**

左侧胸膜包块影,增强扫描强化均匀,与胸膜为钝角相连

### (四)鉴别诊断

(1)有胸大肌缺损及同侧短指(趾)并指(趾)畸形,高度支持局限性胸膜纤维瘤的诊断。

(2)CT 片上发现肿瘤与胸膜之间的蒂,有利于局限性胸膜纤维瘤的诊断。蒂内含有较粗的血管,CT 轴位图像上于肿瘤边缘可见一结节状影,增强扫描后结节影内有明显的血管强化表现。

(3)必要时需做胸膜穿刺活检,以明确诊断。

## 三、胸膜间皮瘤

胸膜间皮瘤为胸膜原发性肿瘤,是一种少见肿瘤,据报道占肿瘤的 0.04%左右,但近年其发病率有逐年增加趋势。其发病与石棉的关系已被证实，长期接触石棉的人比一般人的发病数高300倍，从接触石棉到发现间皮瘤长达20～40年。临床上分为弥漫型及局限型。弥漫性绝大多数是恶性。

**(一)病理表现**

WHO曾将弥漫性恶性间皮瘤分为上皮型、肉瘤型和混合型。Adams等根据胸膜尸检材料将该瘤分为上皮样型、腺管乳头状型、肉瘤样型、黏液样型、硬纤维瘤样型及混合型。细胞学检查常查不到恶性瘤细胞，但可见到大量间皮细胞。胸液透明质酸酶常增高。超微检查瘤细胞表面及瘤细胞内腔面有细长的蓬发样微绒毛，胞浆内丰富的张力微丝及糖原颗粒，有双层或断续的基底膜，瘤细胞间有较多的桥粒为弥漫性胸膜间皮瘤的超微结构特征。

**(二)临床表现**

胸膜皮瘤发病年龄为40～70岁，男性2倍于女性，右胸腔比左胸腔常见。常见症状为咳嗽、胸痛、呼吸困难，部分患有可有杵状指、肺性肥大性骨关节病。50%的患者有大量胸腔积液，胸痛并不随胸腔积液的增多而减轻，胸液50%为血性，较为黏稠，为渗出液，细胞总数和白细胞不多。

**(三)CT表现**

(1)局限性胸膜间皮瘤表现为胸膜的局限性结节影，宽基底与胸膜相连，肿瘤与胸膜大多成钝角。密度均匀，边缘光整(图7-59A)。少数有胸腔积液。局限性胸膜间皮瘤多位于侧胸膜，呈丘状或卵圆形软组织密度肿块(图7-59B)。病灶边缘光整与胸膜外脂肪分界清楚。较大肿块内可有坏死、囊变或出血区(图7-59C)。增强扫描，肿瘤呈均匀性显著强化，瘤体较大者可呈不均匀性强化或周边为均匀性强化，极少伴胸腔积液或胸膜增厚。

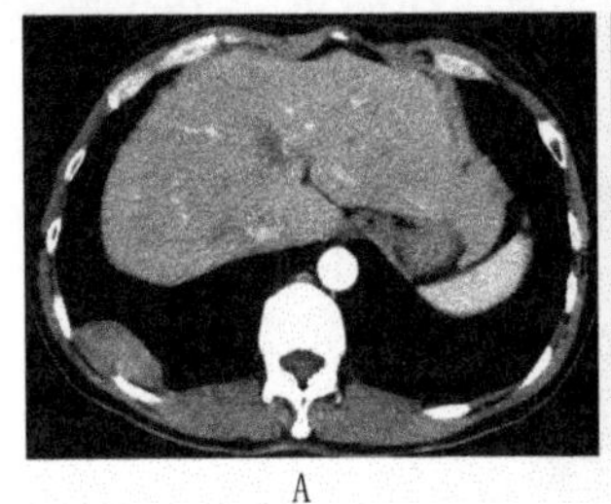
A

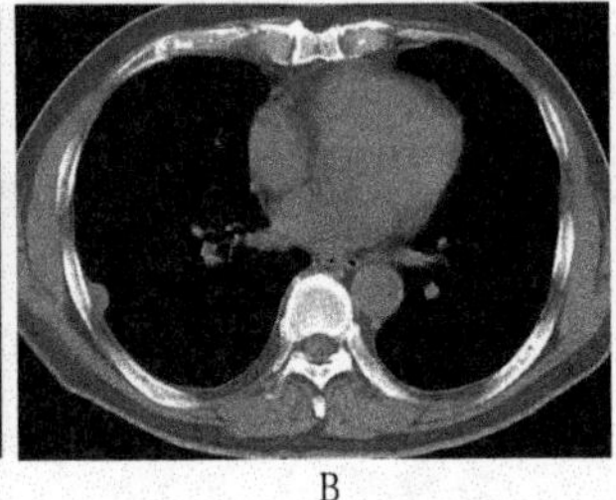
B

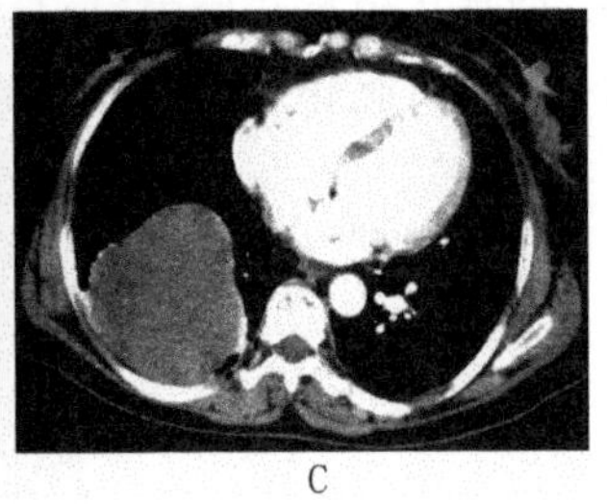
C

**图7-59　局限性胸膜间皮瘤**

A.右侧胸膜包块影，宽基底与胸膜相连，密度均匀，边缘光整；B.右侧胸膜小结节影，边缘光整；C.右侧下部胸膜间皮瘤，呈囊性，且与胸膜为锐角相连

(2)弥漫性胸膜间皮瘤显示胸膜呈弥漫性增厚，并可见到有结节样肿块，比较多的累及横膈胸膜和纵隔胸膜面。肺容量明显缩小(图7-60)。也可为多发的胸膜“D”字形结节影。常有胸腔积液。单侧弥漫性结节状胸膜肥厚伴大量胸腔积液，增厚的胸膜厚度在1 mm以上。纵隔固定使有病侧胸腔变小，也有的侵犯胸壁组织(图7-61)。

**(四)鉴别诊断**

需要与恶性间皮瘤鉴别的病主要有以下几种。

1.结核性胸膜炎

(1)临床表现：结核性胸膜炎患者常有少量胸液时可出现胸痛，当出现大量胸液时胸痛减轻，抗结核治疗胸痛可以消除，而间皮瘤患者有大量胸腔积液时，胸痛仍存在，胸膜增厚。

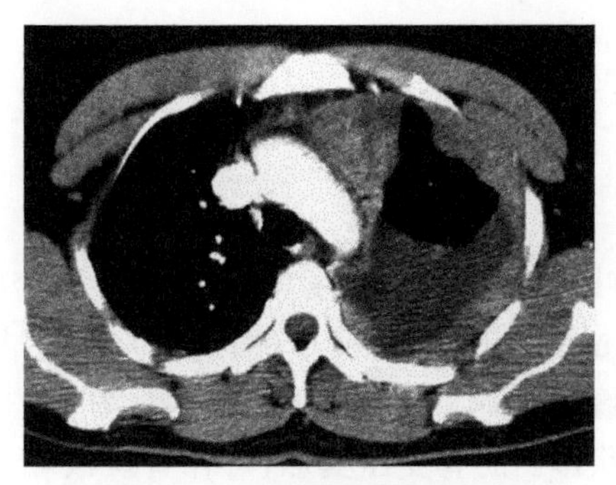

**图 7-60　弥漫性胸膜间皮瘤**

左侧胸膜弥漫性增厚，并成结节状，左侧胸腔积液

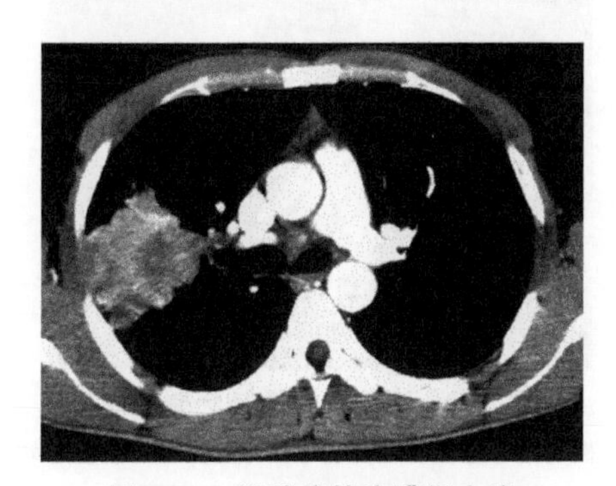

**图 7-61　似肺癌的胸膜间皮瘤**

右肺叶间裂胸膜间皮瘤，形态不规则，密度不均，容易与肺癌混淆

(2)CT 表现：结核性胸膜炎是以胸膜增厚为主，很少有胸膜结节影。陈旧性结核性胸膜炎还有胸廓塌陷。相邻肺组织有纤维条索状影。弥漫性胸膜间皮瘤以胸膜的结节包块多见，一般胸膜增厚较结核性胸膜炎更厚。不伴胸廓塌陷。

2.肺癌

(1)临床表现：出现咯血或痰中带血的症状支持肺癌的诊断，因为胸膜间皮瘤不侵犯肺内支气管。

(2)肺癌常可以找到肺内病灶支持。广泛胸膜增厚伴结节影胸膜间皮瘤较胸膜转移瘤多见。另外胸膜间皮瘤与胸膜多为广基底钝角接触，胸膜转移瘤多为锐角接触。弥漫性胸膜间皮瘤侵犯膈或纵隔胸膜多见。

3.间皮细胞增生

两者鉴别较困难，前者为良性过程，可达 10 年以上，少数病例可自愈，病理显示间皮细胞核仁不显著，染色质无过度染色，缺乏有丝分裂呈良性细胞表现。

与其他原因引起的恶性胸腔积液比较，几乎所有的恶性间皮瘤在首诊时均有症状(其他原因的恶性胸腔积液患者约 25％在首诊时无症状)，主要表现为胸痛、呼吸困难和咳嗽。

## 四、胸膜神经鞘膜瘤

神经鞘膜瘤好发于四肢及躯干等体表面，据报道发生在胸部占肿瘤的 2.3％～6.6％，发生在胸膜神经鞘膜瘤发生率非常低，容易误诊。

### (一)起源

胸膜神经鞘膜瘤多起源于脊神经,病灶多见于后纵隔脊椎旁区。少数来源于肋间神经、迷走神经和膈神经。

### (二)CT 表现

在后胸壁病灶呈孤立结节影,边界光滑、密度均匀、类圆形致密阴影。软组织肿块,紧贴外侧胸壁,平扫 CT 值为 10～35 Hu。肺组织明显受压(图 7-62)。多发肿块型,一侧或双侧胸膜多发包块影,结节影,密度均匀,边缘不规则。常伴有胸腔积液(图 7-63)。肺、支气管明显压迫。肺浸润,呈小斑状影或多发粟粒状影。肋骨受压变形,可伴骨质破坏,可有胸腔积液。病灶边缘较光整或边缘毛糙。病灶呈网格样强化,不均匀强化,内有不规则囊性区域。

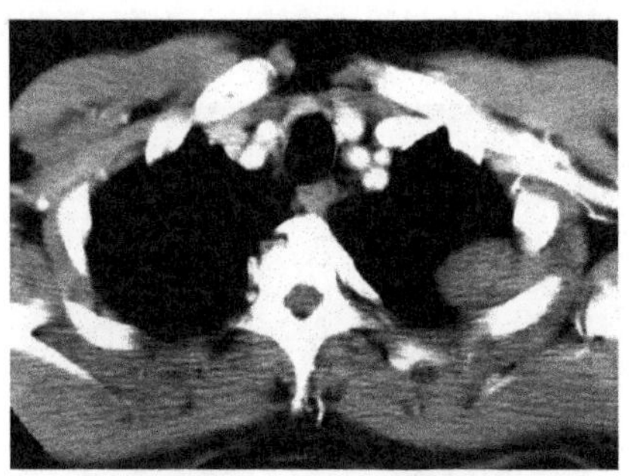

**图 7-62　孤立性胸膜神经鞘膜瘤**

左侧胸腔靠近侧胸膜处结节影,边缘光整,密度不均

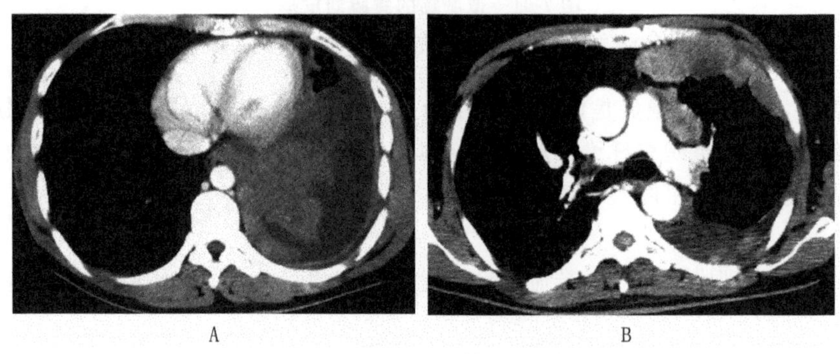


**图 7-63　多发肿块性胸膜神经鞘膜瘤**

A.左侧胸腔见靠近胸膜处,尤其是靠近纵隔胸膜多发包块影,边缘不规则,左侧胸腔积液;B.左侧胸膜多发包块影,结节影,形态不规则。左侧胸腔积液

### (三)鉴别诊断

1.与胸膜间皮瘤鉴别

(1)良性胸膜间皮瘤:病程进展慢,密度均匀,边缘光整,与良性胸膜神经鞘膜瘤难以鉴别。

(2)恶性胸膜间皮瘤:病程发展快,临床表现重。CT 表现一侧广泛胸膜增厚,一般厚度超过 1 cm,并有多发胸膜结节影。增强扫描密度不均,但是与胸膜神经鞘膜瘤的不规则强化有不同,胸膜间皮瘤的不规则强化多为条形,与胸膜面平行,而恶性胸膜神经鞘膜瘤的不规则强化多为其内的液性类圆形囊性低密度影。

2.胸膜转移瘤

(1)肺癌胸膜转移常可以找到肺癌的依据,肺内包块影或支气管阻塞,淋巴结增大等。

(2)胸膜转移瘤分为胸膜小结节转移和广泛胸膜转移,小结节胸膜转移容易与神经鞘膜瘤区别,仅仅为胸膜上的散在小结节影。广泛胸膜转移,表现为不规则增厚的胸膜与多发胸膜肿块影共存。

3.胸膜神经鞘膜瘤的良恶性鉴别

CT 鉴别胸膜神经鞘膜瘤的良恶性有很大的局限性,以下供鉴别时参考。

(1)增强扫描肿瘤内密度不均,有囊性低密度影多为恶性,密度均匀多为良性。

(2)有肺内浸润的多为恶性,恶性胸膜神经鞘膜瘤可以表现为,肺内小斑状影,多发粟粒状影浸润。

(3)有相邻肋骨骨质破坏的为恶性胸膜神经鞘膜瘤。

(4)出现胸腔中到大量积液的多为恶性胸膜神经鞘膜瘤。

## 五、胸膜淋巴瘤

胸膜淋巴瘤和淋巴瘤胸膜浸润并非十分少见的疾病,据报道淋巴瘤的胸膜侵犯占淋巴瘤的 7%~30%。其中原发于胸膜的淋巴瘤较少见,全身淋巴瘤尤其肺内淋巴瘤的胸膜浸润较多见。

### (一)病理

最多累及脏层胸膜,也有部分累及到壁层胸膜。镜下见一些小型类圆恶性肿瘤细胞,细胞大小不均,核大,圆或不规则圆形,染色质组粒状,核仁显露不一,1~2 个,浆少,多淡蓝色,无颗粒,偶见少数小空泡。

### (二)临床表现

胸痛,不规则高热。感到胸隐痛,经止痛治疗无缓解。数月后可以出现胸痛加重。呈刀割样,不规则高热,体温有时自降至正常,数天后又上升。偶有咳嗽,咳少许黏液痰。有大量胸腔积液时可有呼吸困难、端坐呼吸。

### (三)CT 表现

1.原发胸膜淋巴瘤

主要表现为由胸膜突向肺内的结节或沿胸膜浸润生长的斑片影,或结节与斑片影共存(图 7-64A)。胸膜局限增厚,厚处均超过 1.0 cm。呈厚薄不均的饼状,胸腔积液。极少数还出现胸壁肿胀、肋骨破坏、心包积液(图 7-64B)。

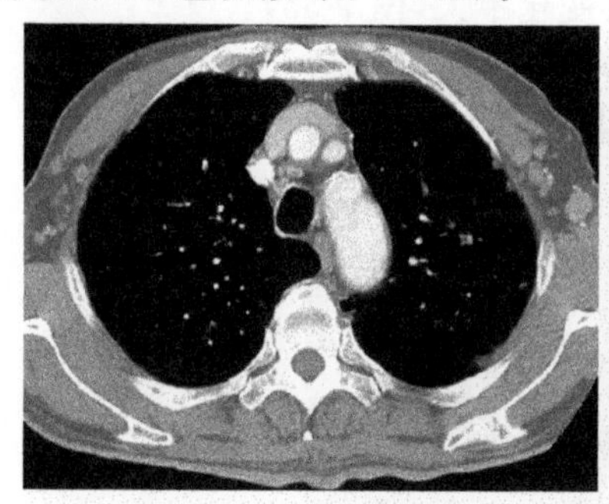
A

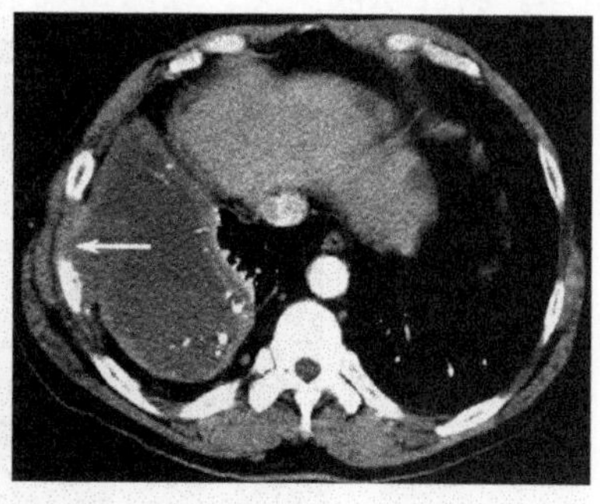
B

**图 7-64 胸膜淋巴瘤**

A.左侧胸膜多发小结节影,大小不均,边缘光整,双侧腋窝淋巴结增大;B.右侧胸腔积液,胸膜有结节样增厚,并有右侧胸壁侵犯及肋骨破坏(箭头所指)

2.淋巴瘤胸膜浸润

淋巴瘤胸膜浸润是有其他部位的淋巴瘤表现加胸膜增厚伴结节影,胸腔积液。如肺内淋巴瘤浸润胸膜,表现为肺内包块影、斑片状影、小点状影及纵隔双侧肺门淋巴结增大,同时伴有胸膜结节影、饼状影、胸腔积液。

**(四)鉴别诊断**

1.与胸膜间皮瘤鉴别

胸膜间皮瘤可发生于任何部位的胸膜,以弥漫性病变多见,一般不伴纵隔及肺门淋巴结肿大。其CT表现为胸膜常普遍受累,脏、壁层胸膜彼此粘连,呈波浪状增厚及结节,患侧肺常被包裹,体积缩小。而胸膜淋巴瘤呈不均匀的局部胸膜增厚,伴有程度不等的占位效应,胸廓较少塌陷。受累的脏、壁层胸膜可为胸腔积液分离,且脏层胸膜受累更多见。

2.与胸膜转移瘤鉴别

胸膜转移瘤常发生在肺癌、乳癌或侵袭性胸腺瘤对胸膜的直接浸润,原发肿瘤易于确定。而远处肿瘤胸膜转移常伴有相邻的肋骨破坏,这与胸膜淋巴瘤不同。

3.与良性病变的胸膜增厚鉴别

良性病变的反应性胸膜炎常不累及纵隔胸膜。慢性胸膜炎症性改变往往出现胸膜的纤维性收缩,CT显示患侧胸膜增厚、胸腔狭小、胸廓塌陷。胸膜淋巴瘤不会导致显著的胸廓塌陷,相反,还可能有局部占位效应出现。

## 六、黏膜相关性淋巴瘤胸膜浸润

黏膜相关性淋巴瘤胸膜浸润是一种罕见疾病,属于非霍奇金淋巴瘤在胸膜上的一种侵犯。

**(一)一般表现**

黏膜相关性淋巴瘤属非霍奇金淋巴瘤的一个亚型,有病程长、进展慢、发病率低、全身症状少等特点,约占同期淋巴瘤的5%,据报道,肺部黏膜相关淋巴瘤占全部淋巴瘤的10%。自然病程4～6年,治疗后可达7～12年,对治疗敏感,但难以获得长期缓解及治愈。淋巴瘤累及胸膜多由淋巴管浸润。

**(二)CT表现**

胸膜局限性结节影,有的呈"D"型表现。边缘光整,密度均匀,也有少数表现为密度欠均匀。周围胸膜轻度增厚。胸腔积液少见。经随访观察变化不大(图7-65)。

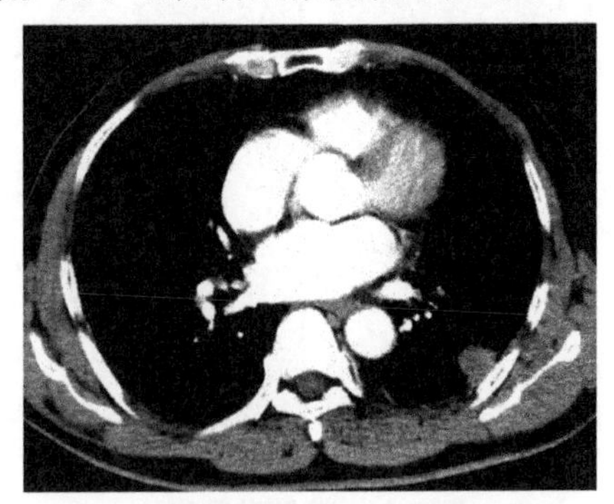

**图7-65　黏膜相关性淋巴瘤胸膜浸润**

左侧胸膜见一"D"形结节影,密度不均,边缘清晰

**(三)鉴别诊断**

黏膜相关性淋巴瘤胸膜浸润依靠影像学诊断与鉴别诊断非常困难，一般结合临床表现及较长时间的 CT 随访观察，提出可能诊断。确诊依靠胸膜穿刺活检，甚至开胸胸膜活检。

## 七、胸膜转移瘤

胸膜转移瘤是较长见的胸膜病变，其中孤立性胸膜转移瘤是胸膜转移瘤中的一种表现形式，容易与胸膜的其他肿瘤混淆，有时还需要与肺部肿瘤鉴别。

**(一)病因**

乳腺癌和支气管癌最常引起胸膜转移性肿瘤。据报道乳腺癌占胸膜转移瘤的 20%～50%，支气管癌占胸膜转移瘤的 10%～45%。大约有 20%的胸膜转移瘤不能寻找到原发癌的来源。

**(二)CT 表现**

1.胸膜包块影或结节影

表现为孤立性椭圆形、圆形、扁丘状胸膜肿块(图 7-66A)。CT 发现相邻肋骨破坏及胸壁深部软组织浸润。甚至出现巨大包块影，与肺内巨大包块影需要鉴别(图 7-66B、C)。

2.环绕性胸膜增厚

结节样胸膜增厚厚度＞1 cm，瘤样胸膜增厚、纵隔胸膜受累及纵隔淋巴结肿大为恶性胸膜病变较具特征的征象。如果出现胸腔积液，在积液里看到壁层胸膜上结节影、饼状影是胸膜转移瘤的有力证据(图 7-66D)。

3.胸膜上小点状影

胸膜出现小点状影，分布不均。胸膜有粘连。部分合并有胸腔积液(图 7-66E)。

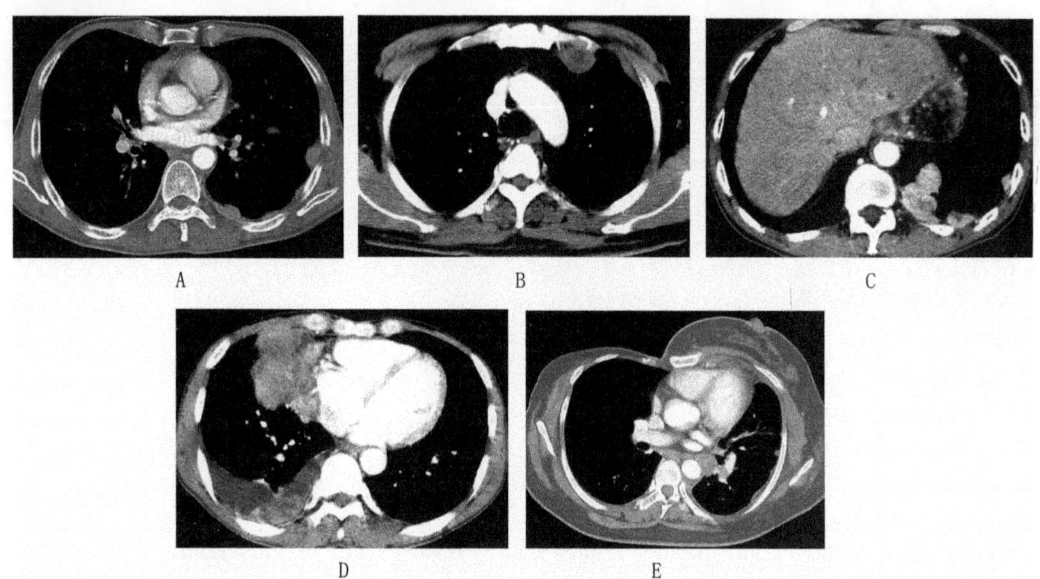

**图 7-66 胸膜转移瘤**

A.左侧胸膜多发小结节状影，呈椭圆形、圆形、扁丘状，与胸膜相交为钝角；B.左侧前胸膜见一结节影，扁丘状，与胸膜呈钝角；C.左侧胸膜包块影，形态不规则，大小不均，有强化；D.右侧胸膜饼状影、包块影，右侧胸腔少许积液；E.右侧乳腺癌术后，左侧胸膜小结节影转移

**（三）鉴别诊断**

1.与胸膜间皮瘤鉴别

对于胸膜转移瘤与弥漫型胸膜间皮瘤，许多学者认为大多数病例在影像学上都不易鉴别。我们认为胸膜面上各自分离的多个小结节状阴影以转移瘤可能性大；单发胸膜肿瘤，伴胸壁软组织及肋骨受侵多见于转移瘤。胸膜弥漫性增厚呈驼峰样大结节状阴影提示为弥漫型胸膜间皮瘤。恶性胸膜间皮瘤远处转移较少见。

2.孤立性胸膜转移瘤的鉴别

孤立型胸膜转移瘤鉴别依据原发灶的帮助及恶性肿瘤的治疗病史。必要时需要胸膜穿刺。

3.与良性胸膜增厚的鉴别

线状粘连增厚和钙化，胸膜穿刺活检未见肿瘤细胞，CT 追踪观察胸膜增厚无明显变化，多为良性病所见。胸膜弥漫性增厚伴结节样或瘤样增厚提示恶性，而均匀性弥漫性增厚，厚度 <1 cm则不易鉴别良恶性。单纯胸腔积液而无胸膜增厚，不能除外恶性病变。应查找原发灶，或进一步做胸腔积液细胞学检查明确诊断。

**（吕丽君）**

# 第八章　腹部疾病的CT诊断

## 第一节　肝脏疾病的 CT 诊断

### 一、肝囊肿

#### (一)病理和临床概述

肝囊肿是比较常见的良性疾病,根据发病原因不同,可将其分为非寄生虫性和寄生虫性肝囊肿。非寄生虫性又分为先天性和后天性(如创伤、炎症性和肿瘤性,又称为假性囊肿)。以先天性肝囊肿最常见,为起源于肝内迷走的胆管或因肝内胆管和淋巴管在胚胎期发育障碍所致。本病可单发或多发,肝内两个以上囊肿者称为多发性肝囊肿。整个肝脏由大小不等的囊肿组成,又称为多囊肝,通常并存有肾、胰腺、脾、卵巢及肺等部位囊肿。临床一般无表现,巨大囊肿可压迫肝和邻近脏器产生相应症状(图 8-1)。

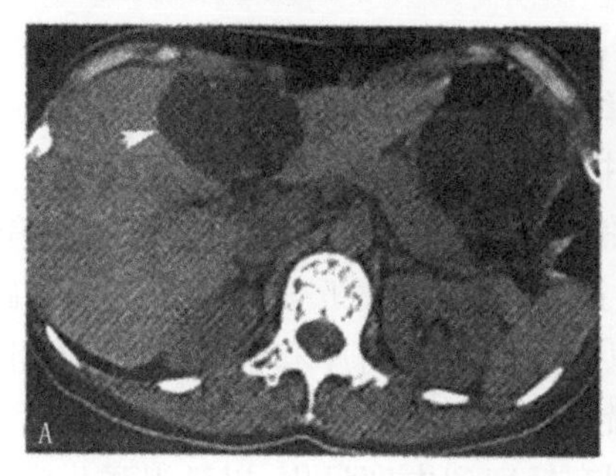

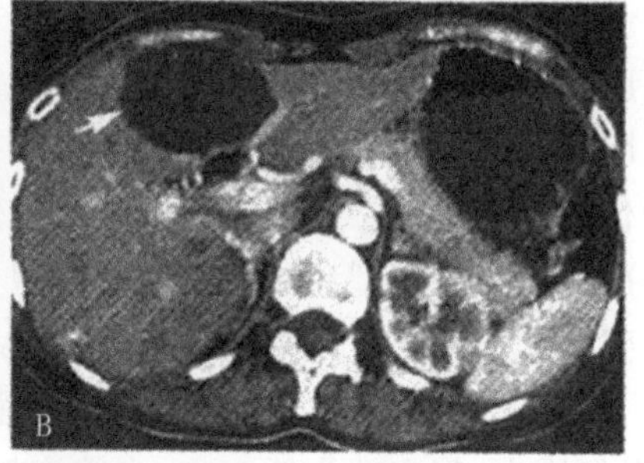


**图 8-1　肝囊肿**

A.CT 平扫可见左侧肝叶呈低密度囊性改变,呈张力较高;

B.CT 增强扫描可见左侧肝叶囊性病变未见强化

#### (二)诊断要点

CT 上表现为单个或多个、圆形或椭圆形、密度均匀、边缘光滑的低密度区。合并出血或感染时密度可以增高。增强后囊肿不强化。

#### (三)鉴别诊断

与囊性转移瘤、肝包虫囊肿相比,肝囊肿无强化,密度均匀可鉴别。

**（四）特别提示**

肝囊肿的诊断和随访应首选 B 超检查，其敏感度和特异性高。对于疑难病例，可选用 CT 检查或 MRI 检查。其中 MRI 检查对小囊肿的准确率最高，CT 检查因部分容积效应有时不易区分囊性或实质性。

## 二、肝内胆管结石

**（一）病理和临床概述**

我国肝内胆管结石发病率约 16.1%，几乎全是胆红素钙石，由胆红素、胆固醇、脂肪酸与钙盐组成。肝内胆管结石可为双侧肝内胆管结石，也可限于左肝或右肝，左肝内胆管。肝内胆管结石的形成与细菌感染、胆汁滞留有关。肝内胆管结石与肝内胆管狭窄、扩张并存较多见，因此有胆汁的滞留。狭窄于两侧肝管均可见到，以左侧多见，也可见于肝门左、右肝管汇合部。主要临床表现：①患者疼痛不明显，发热、寒战明显，周期发作；②放射至下胸部、右肩胛下方；③黄疸；④多发肝内胆管结石者易发生胆管炎，急性发作后恢复较慢；⑤肝大、肝区叩击痛；⑥多发肝内胆管结石者，多伴有低蛋白血症及明显贫血；⑦肝内胆管结石广泛存在者，后期出现肝硬化、门静脉高压。

**（二）诊断要点**

（1）单纯肝内胆管结石或伴肝外胆管结石、胆囊结石，按结石成分 CT 表现可分 5 种类型。高密度结石、略高密度结石、等密度结石、低密度结石、环状结石。胆石的 CT 表现与其成分有关，所以，CT 可以提示结石的类型。肝内胆管结石主要 CT 表现为管状、不规则高密度影，典型者在胆管内形成铸型结石，密度与胆汁相比以等密度到高密度不等，以高密度为多见。结石位于远端较小分支时，肝内胆管扩张不明显；结石位于肝内较大胆管者，远端小分支扩张。

（2）肝内胆管结石可以伴感染，主要有胆管炎、胆管周围脓肿形成等。CT 表现为胆管壁增厚，有强化；对胆管周围脓肿，CT 可以表现为胆管周围可见片状低密度影或呈环形强化及延迟强化等表现。

（3）肝内胆管结石伴胆管狭窄，CT 可以显示结石情况及逐渐变细的胆管形态。

（4）肝内胆管结石伴胆管细胞癌，CT 增强扫描可以在显示肝内胆管结石外及扩张胆管的同时，对肿块的位置、大小、形态及其对周围肝实质侵犯情况精确分析，动态增强扫描有特异性的表现。依表现分两型，即肝门型和周围型。肝门型主要表现：占位近侧胆管扩张，70%以上可显示肿块，呈中度强化。局限于腔内的小结节时，可以显示胆管壁增厚和强化，腔内软组织影和显示中断的胆管。动态增强扫描其强化方式呈延迟强化，具有较高的特异性。周围型病灶一般较大，在平扫和增强扫描中，都表现为低密度，多数病例有轻度到中度强化，以延迟强化为主，常伴有病灶内和/或周围区域胆管扩张。

**（三）鉴别诊断**

肝内胆管结石容易明确诊断，主要需要将肝内胆管结石伴间质性肝炎与胆管细胞癌相鉴别。

**（四）特别提示**

肝内胆管结石的影像检查一般首选 B 超，CT 和 MRI 是胆系结石检查的重要补充，B 超检查胆系结石有困难时可采用 CT（图 8-2）和 MRI，也可采用 PTC、IRCP、MRCP 检查。

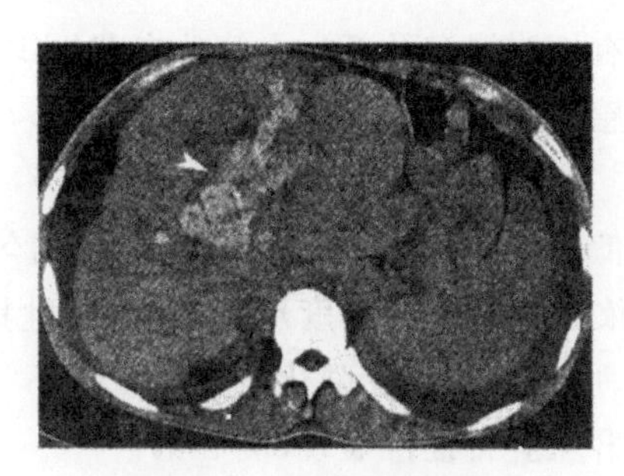

图 8-2 肝内胆管结石

CT 显示左肝内胆管内多发结节状高密度灶，肝内胆管扩张，肝脾周围少量积液

## 三、肝脏挫裂伤

### (一)病理和临床概述

肝脏由于体积大，肝实质脆性大，包膜薄等特点，在腹部受到外力撞击容易产生闭合伤，多由高处坠入、交通意外引起。临床表现为肝区疼痛，严重者出现失血性休克。

### (二)诊断要点

1.肝包膜下血肿

包膜下有镰状或新月状等低密度区，周围肝组织弧形受压。

2.肝实质血肿

肝内有圆形、类圆形或星芒低密度灶。

3.肝撕裂

肝撕裂表现为多条线状低密度影，边缘模糊(图 8-3)。

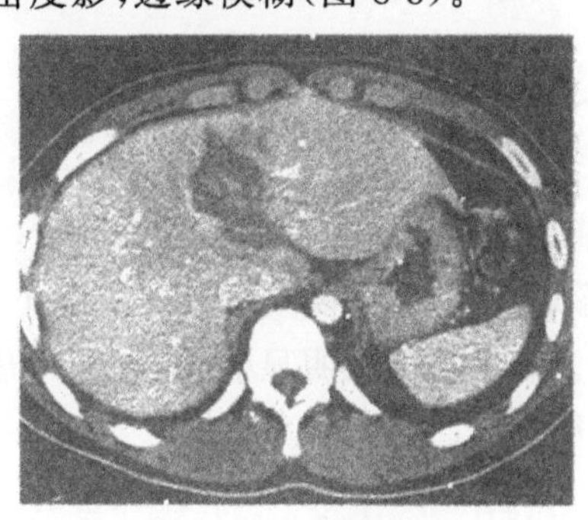

图 8-3 肝挫裂伤

CT 显示肝左叶内片状低密度灶，边缘模糊，增强扫描内部轻度不均质强化

### (三)特别提示

CT 检查能准确判断肝外伤的部位、范围，肝实质损伤和大血管的关系，腹腔积血的量，为外科决定手术或保守治疗提供重要依据。

## 四、肝脏炎性病变肝脓肿

### (一)病理和临床概述

肝脓肿是肝内常见炎性病变，分细菌性、阿米巴性、真菌性、结核性等，以细菌性、阿米巴性肝脓肿多见。肝脓肿病理改变可分为 3 层结构，中心为组织液化坏死，中间为含胶原纤维的肉芽组织构成，外周为移行区域，为伴有细胞浸润及新生血管的肉芽组织。临床表现为肝大、肝区疼痛、发热及白细胞计数升高等急性感染表现。

**（二）诊断要点**

平扫肝实质圆形或类圆形低密度病灶，中央为脓腔，密度均匀或不均匀，CT 值高于水低于肝，有时可见积气或液平面。脓腔壁为较高密度环状阴影，急性期可见壁外水肿带，边缘模糊。增强扫描脓肿壁明显环状强化，中央坏死区无强化，典型称“双环”征，代表强化脓肿壁及水肿带。

“双环”征和脓肿内积气为肝脓肿特征性表现（图 8-4）。

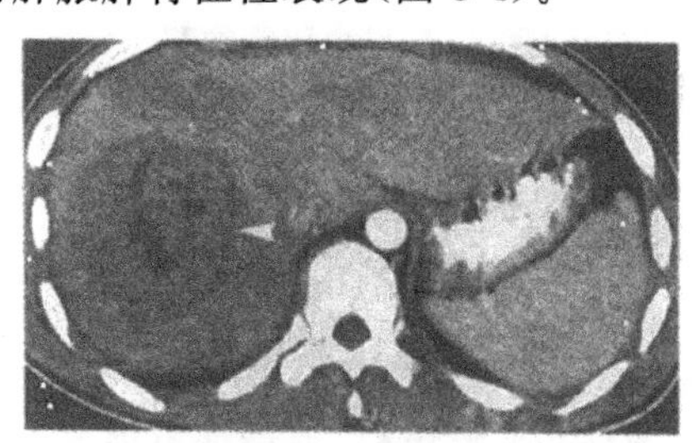

**图 8-4　肝脓肿**

CT 检查显示肝右叶类圆形混杂密度团块，增强扫描脓肿壁见环状强化，外缘见晕征，中心区域低密度脓腔未见强化

**（三）鉴别诊断**

与肝癌、肝转移瘤相比，典型病史及“双环”征有助于诊断肝脓肿。

**（四）特别提示**

临床起病急，进展快有助于肝脓肿诊断，不典型病例需随访观察。

## 五、肝硬化

**（一）病理和临床概述**

肝硬化是以肝脏广泛纤维结缔组织增生为特征的慢性肝病，正常肝小叶结构被取代，肝细胞坏死、纤维化，肝组织代偿增生形成再生结节，晚期肝脏体积缩小。引起肝硬化主要原因有乙肝、丙肝、酗酒、胆道疾病、寄生虫等。患者早期无明显症状，后期可出现腹胀、消化不良、消瘦、贫血及颈静脉怒张、肝大、脾大、腹水等症状。

**（二）诊断要点**

（1）肝叶比例失调，肝左叶尾叶常增大，右叶萎缩，肝裂增宽，肝表面凹凸不平，表面呈结节状，晚期肝硬化体积普遍萎缩。

（2）肝脏密度不均匀，肝硬化再生结节为相对高密度，动态增强扫描见强化。

（3）脾大（>5 个肋单位），脾静脉、门静脉扩张及侧支循环建立，出现胃短静脉、胃冠静脉及食管静脉曲张，部分患者见脾、肾分流。

（4）腹水，表现为腹腔间隙水样密度灶。少量腹水常积聚于肝、脾周围，大量腹水时肠管受压聚拢，肠壁浸泡水肿（图 8-5）。

**（三）鉴别诊断**

增强扫描示肝内结节明显强化及门脉癌栓，甲胎蛋白（AFP）显著升高等征象均有助于肝癌诊断。

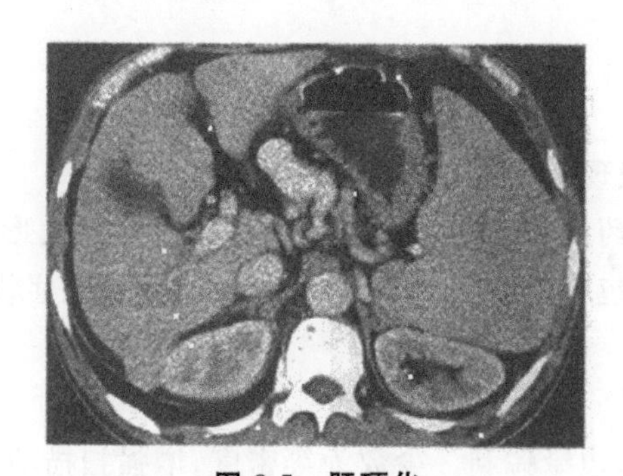

**图 8-5 肝硬化**

CT 检查显示肝脏体积缩小，肝叶比例失调，脾大，门静脉扩张伴侧支血管形成

**（四）特别提示**

CT 可直观显示肝脏形态和轮廓改变，观察肝密度改变，可初步判断肝硬化程度。同时可全方位显示肝内血管，为经颈静脉肝内门腔内支架分流术（TIPSS）手术的操作进行导向。

## 六、脂肪肝

**（一）病理和临床概述**

脂肪肝为肝内脂类代谢异常，诱发甘油三酯和脂肪酸在肝内聚积、浸润和变性，分局灶性脂肪浸润及弥漫性脂肪浸润两种。常见原因有肥胖、糖尿病、肝硬化、激素治疗及化疗后等。临床表现为肝大、高脂血症等症状。

**（二）诊断要点**

（1）局灶性脂肪浸润，表现为肝叶或肝段局部密度减低，密度低于脾脏，无占位效应，其内见血管纹理分布。

（2）弥漫性脂肪浸润，表现为全肝密度降低，肝内血管异常清晰（图 8-6）。

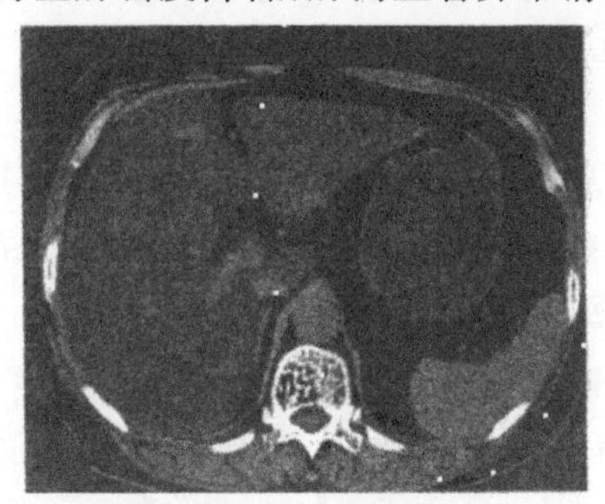

**图 8-6 脂肪肝**

CT 检查显示肝脏平扫密度均匀性减低，低于脾脏密度，肝内血管纹理异常清晰

（3）常把肝/脾 CT 比值作为脂肪肝治疗后的观察指标。

**（三）鉴别诊断**

与肝癌、血管瘤、肝转移瘤相比，局限性脂肪肝或弥漫性脂肪肝中残存肝岛有时呈圆形或类圆形，易误诊为肿瘤或其他病变。增强扫描表现、无占位效应、无门静脉阻塞移位征象，可作为鉴别诊断依据。

**（四）特别提示**

对于肝岛、局灶性脂肪浸润及脂肪肝基础上伴有病变的检查，MRI 具有优势。

## 七、肝细胞腺瘤

### (一)病因病理及临床表现

肝细胞腺瘤与口服避孕药或合成激素有关,肿瘤由分化良好、形似正常的肝细胞组织构成,无胆管,表面光滑,有完整假包膜。本病主要见于年轻女性,多无症状,停用避孕药肿块可以缩小或消失。

### (二)诊断要点

平扫为圆形低密度块影,边缘锐利。少数为等密度,增强扫描动脉期较明显强化。有时肿瘤周围可见脂肪密度包围环,为该肿瘤特征。

### (三)鉴别诊断

(1)肝癌:与肝细胞癌相比腺瘤强化较均匀,无结节中结节征象。

(2)局灶性结节增生:中央瘢痕为其特征。

(3)血管瘤:可多发。

### (四)特别提示

肝腺瘤在 CT 上与其他实质性肿瘤表现相似,不易进行定性诊断。若患者有长期口服避孕药史,可供诊断参考。

## 八、肝脏局灶性结节性增生

### (一)病因病理及临床表现

肝脏局灶性结节性增生(FNH)病变常为单发,易发生于肝包膜下,边界多清晰,但无包膜,其病理表现为实质部分由肝细胞、库普氰细胞、血管和胆管等组成,肝小叶的正常排列结构消失;肿块内部有放射性纤维瘢痕,瘢痕组织内包含一条或数条供血滋养动脉为其病理特征。本病多见于年轻女性,通常无临床症状。

### (二)诊断要点

平扫表现为等或略低密度,中央瘢痕为更低密度;动态增强扫描 FNH 表现基本恒定,表现为动脉期明显均匀强化(中央瘢痕除外),程度强于肝细胞肝癌及海绵状血管瘤,门脉期强化程度降低,略高于正常肝组织,中央瘢痕一般延时强化(图 8-7)。

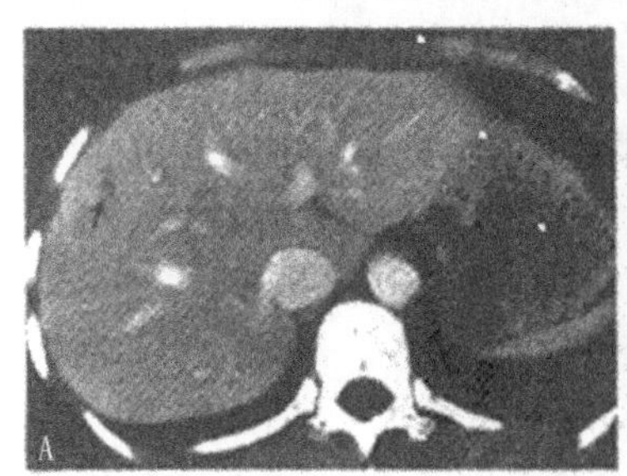

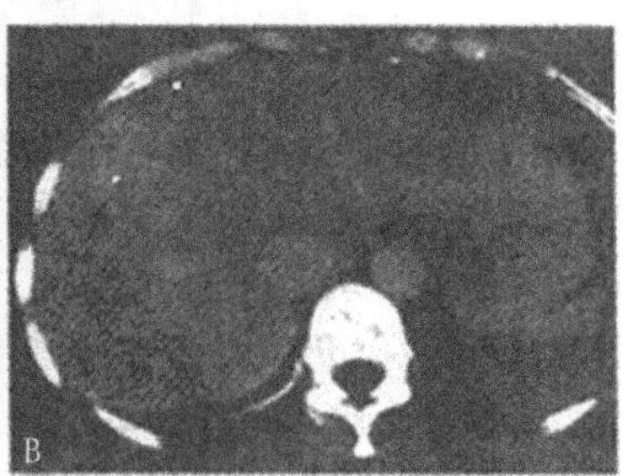


**图 8-7　肝局灶性结节增生**

CT 检查显示增强扫描肝右前叶类圆形团块强化,中央星芒瘢痕延迟期强化

### (三)鉴别诊断

本病主要与肝细胞肝癌鉴别,FNH 无特殊临床症状,中央瘢痕为其特征。

### (四)特别提示

CT可动态反映病灶血供特点,定性能力强。对于不典型者,以放射性核素扫描和MRI检查意义大。

## 九、血管平滑肌脂肪瘤

### (一)病因病理及临床表现

血管平滑肌脂肪瘤(HAML)是一种较为少见的肝脏良性间叶性肿瘤,由血管、平滑肌和脂肪3种成分以不同比例组成。随着病理诊断水平的不断提高,近年来对其报道逐渐增多,但由于该瘤的形态学变异多样化,因此大多数病倒易误诊为癌、肉瘤或其他间叶性肿瘤。

### (二)诊断要点

HAML病理成分的多样化导致临床准确诊断HAML存在一定困难。根据3种组织成分的不同比例将肝血管平滑肌脂肪瘤分4种类型。

(1)混合型,各种成分比例基本接近(脂肪含量10%~70%)。混合型HAML是HAML中常见的一种类型,CT平扫为含有脂肪的混杂密度,各种成分的比例相近,增强扫描动脉期软组织成分有明显强化,多数能持续到门静脉期,病灶中心或边缘可见高密度血管影(图8-8A~B)。

(2)平滑肌型,脂肪含量<10%,根据其形态分为上皮样型、梭形细胞型等。动脉期及门静脉期强化都略高于周围肝组织,但术前准确诊断困难(图8-8C~E)。

(3)脂肪型(脂肪含量≥70%),脂肪型HAML影像学表现相对有特征性,脂肪影是其特征性CT表现之一。其他成分的比值相对较少。因此在CT扫描时发现有低密度脂肪占位则高度怀疑HAML(图8-8F)。

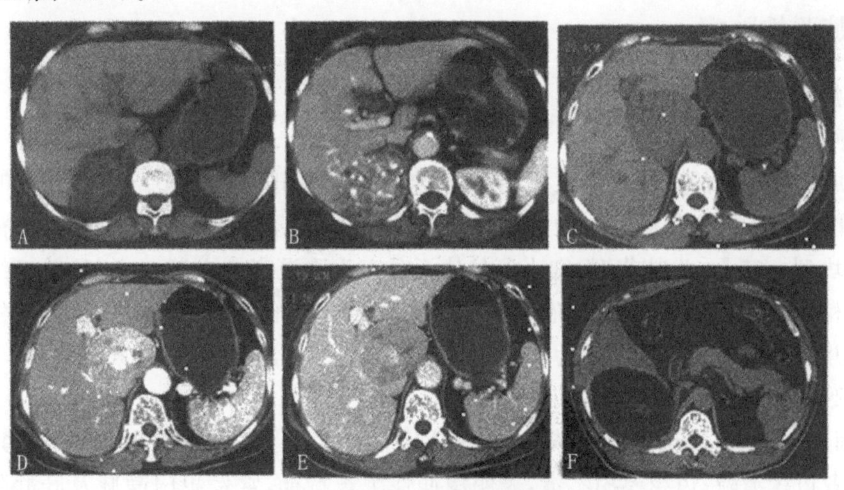


图8-8 肝脏血管平滑肌脂肪瘤

A~B.混合型:可见脂肪低密度及软组织影、增强的血管影;C~E.上皮样型:实质内未见明显脂肪密度,中央可见粗大畸形的血管影,增强扫描为"快进快出"模式;F.脂肪型,大部分为脂肪密度

(4)血管型,血管型HAML诊断依靠动态增强扫描。发现大多数此类的HAML在注射对比剂后40秒,病灶达到增强峰值,延迟期(>4分钟)病灶仍然强化,强化方式酷似血管瘤,造成鉴别诊断困难,主要靠病灶内含有脂肪及中心高密度点状血管影加以区分。

**（三）鉴别诊断**

脂肪型 HAML 首先要与肝脏含脂肪组织的肿瘤鉴别：①脂肪瘤及脂肪肉瘤，CT 值多在－60 Hu以下，而且无异常血管及强化组织，脂肪肉瘤形态不规则，边缘不光滑；②肝局灶性脂肪浸润，常呈扇形或楔形，无占位表现，其内有正常血管穿过；③肝癌病灶内脂肪变性，分布弥散，界限不清，伴有液化坏死和血管侵犯，有肝硬化和甲胎蛋白水平升高；④髓源性脂肪瘤，由于缺乏血供，血管造影呈乏血供或少血供。

平滑肌型 HAML 需要与肝癌、血管瘤、腺瘤等相鉴别：①肝细胞癌，增强扫描“早进早出”，动脉期多为明显强化，呈高密度，但门静脉期及平衡期强化不明显，密度相对低于周围正常肝组织。肝血管平滑肌脂肪瘤的软组织成分在门静脉期仍呈稍高密度，尤其对于脂肪成分少的 HAML 容易误诊为肝癌。②肝脏转移瘤或腺瘤，鉴别诊断主要依赖于病史，瘤内出血、坏死有助于鉴别肝腺瘤。③血管型平滑肌脂肪瘤的强化方式和血管瘤的强化方式相似，在平衡期仍然为较高密度。肝血管瘤由扩张的血管及血窦组成，血窦内衬内皮细胞，有厚薄不一的纤维隔，其血供特点为“快进慢出”，在增强扫描时强化密度与肝动脉相近，动脉期、门静脉期均多为明显强化，而平衡期多为稍高密度。较大的肝血管瘤内可有纤维化，呈低密度，与肝血管平滑肌脂肪瘤内含脂肪的低密度明显不同，因而鉴别诊断主要依靠 HAML 内有脂肪成分及中心血管影。

**（四）特别提示**

动态增强多期扫描可充分反映 HAML 的强化特征，有助于提高 HAML 诊断的准确性，但是对不典型病灶必须结合临床病史和其他影像检查方法，CT 引导下抽吸活检对诊断 HAML 很有帮助。少脂肪的 HAML 可以行 MRI 同相位、反相位扫描。

## 十、肝脏恶性肿瘤

**（一）肝癌**

1.病因病理及临床表现

肝癌是成人最常见的恶性肿瘤之一，肝癌患者大多具有肝硬化背景。有三种组织学类型：肝细胞型、胆管细胞型、混合细胞型。肿瘤主要由肝动脉供血，易发生出血、坏死、胆汁郁积。肿块＞5 cm为巨块型；＜5 cm为结节型；细小癌灶广泛分布为弥漫型。小于 3 cm 的单发结节或 2 个结节直径之和不超过 3 cm 的肝细胞癌为小肝癌。纤维板层样肝细胞癌为一种特殊类型肝癌，以膨胀性生长并较厚包膜及瘤内钙化为特征，多好发青年人，无乙型肝炎、肝硬化背景。

2.诊断要点

（1）肝细胞型肝癌，表现为或大或小、数目不定低密度灶。CT 值低于正常肝组织 20 Hu 左右。有包膜者边缘清晰；边缘模糊不清，表明浸润性生长特征，常侵犯门静脉及肝静脉。有些肿瘤分化良好平扫呈等密度。增强扫描表现多种多样，通常动脉期癌灶明显不均匀强化，门静脉期及延迟期快速消退，即所谓“快进快出”强化模式（图 8-9）。

（2）胆管细胞型肝癌，平扫为低密度肿块，增强动脉期无明显强化，门静脉期及延迟期边缘强化，并向中央扩展。发生在较大胆管者，可见肿瘤近端胆管呈节段性扩张（图 8-10）。

3.鉴别诊断

同肝血管瘤、肝硬化再生结节、肝转移瘤等区别，患者有乙型肝炎病史，AFP 水平升高，合并并肝内胆管结石及门脉癌栓等均有助于肝癌诊断。

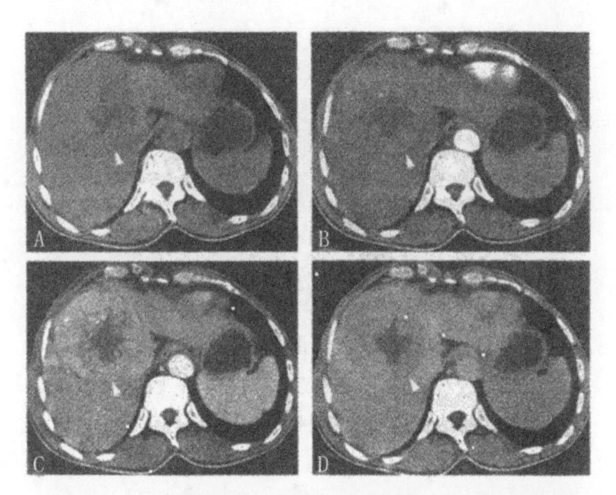

**图 8-9 肝癌的平扫、动脉期、静脉期及延迟扫描**

A～D.CT 显示动脉期扫描肝脏右叶病灶明显强化，见条状供血血管影。静脉期及延迟期扫描病灶强化程度降低，见假包膜强化

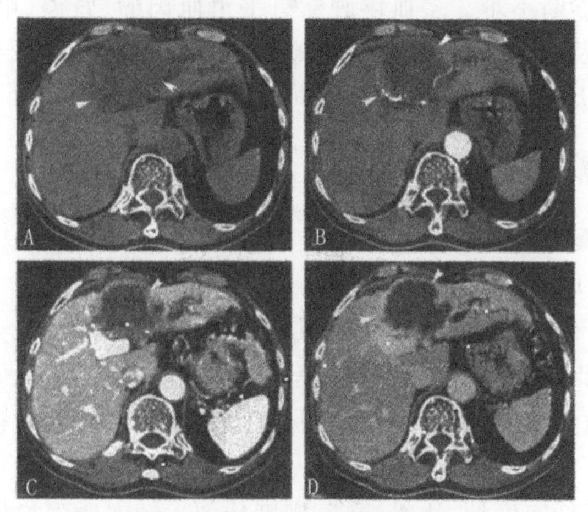

**图 8-10 左肝外叶胆管细胞癌**

A.左肝外叶萎缩，平扫可见肝内低密度肿块；

B～D.左肝肿块逐渐强化，边缘不规则

4.特别提示

一般肝癌通过典型 CT 表现、慢性肝病史、AFP 水平升高可确诊。部分不典型者可通过影像引导下穿刺活检明确诊断。

**(二)肝转移瘤**

1.病因病理及临床表现

由于肝脏为双重供血，其他脏器恶性肿瘤容易转移至肝脏，尤以门静脉为多，故消化系统肿瘤转移占首位，其次为肺、乳腺等肿瘤。肝转移性肿瘤多为结节或圆形团块状，中心易发生坏死、出血和囊变，钙化较常见。

2.诊断要点

患者可发现 90%以上肿瘤，表现为单发或多发圆形低密度灶，大部分病灶边缘较清晰，密度均匀，CT 值 15～45 Hu，若中心坏死，囊变密度则更低。若有出血、钙化则局部为高密度。增强扫描瘤灶边缘变清晰，呈花环状强化，称“环靶征”，部分病灶中央延时强化，称“牛眼征”(图 8-11)。

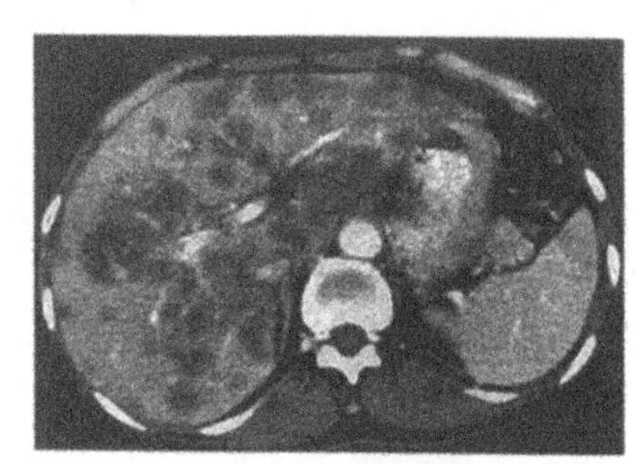

**图 8-11 乳腺癌肝转移**

CT 检查显示肝内见广泛低密度结节及团块状转移瘤，境界较清，增强扫描边缘环状强化

3.鉴别诊断

同肝癌、肝血管瘤、肝硬化再生结节、局灶性脂肪浸润等鉴别，结合原发病灶，一般诊断不难。

4.特别提示

结合原发病灶，一般诊断不难。多血供肿瘤有平滑肌肉瘤、肾癌、甲状腺癌、胰岛细胞瘤；少血供肿瘤有胃癌、胰腺癌及恶性淋巴瘤；黏液腺癌易产生钙化；结肠癌、平滑肌肉瘤易发生出血、坏死；直肠癌可为单发巨大肿块；卵巢癌常见肝包膜种植转移。

## 十一、肝脏血管性病变

### （一）肝海绵状血管瘤

1.病因病理及临床表现

海绵状血管瘤起源于中胚叶，为中心静脉和门静脉发育异常所致。由大小不等血窦组成，血窦内充满血液，与正常肝组织间有薄的纤维包膜。瘤体小至数毫米，大至数十厘米，直径>4 cm 称巨大血管瘤。小血管瘤无症状，巨大血管瘤引起压迫症状，血管瘤破裂致肝内或腹腔出血。

2.诊断要点

平扫为圆形或类圆形低密度灶，边缘清晰，密度均匀。动态增强扫描动脉期病灶周边结节或环状强化，门静脉期逐渐向中心充填，延迟期（5～10 分钟）病灶大部分或全部强化。整个强化过程称"早出晚归"，为血管瘤特征性征象。巨大血管瘤可见分隔或钙化。大血管瘤内部多有纤维、血栓及分隔而不强化（图 8-12）。

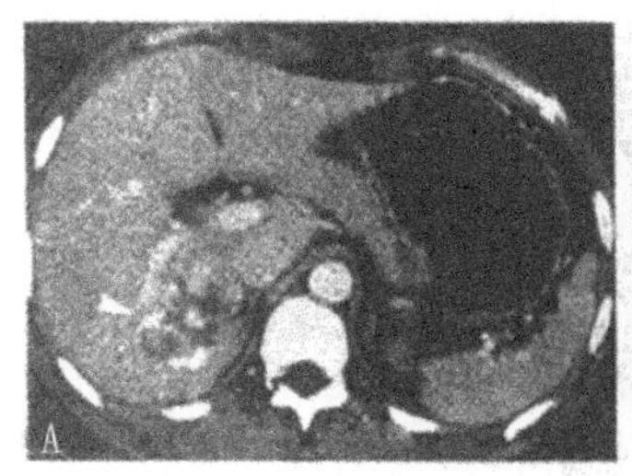


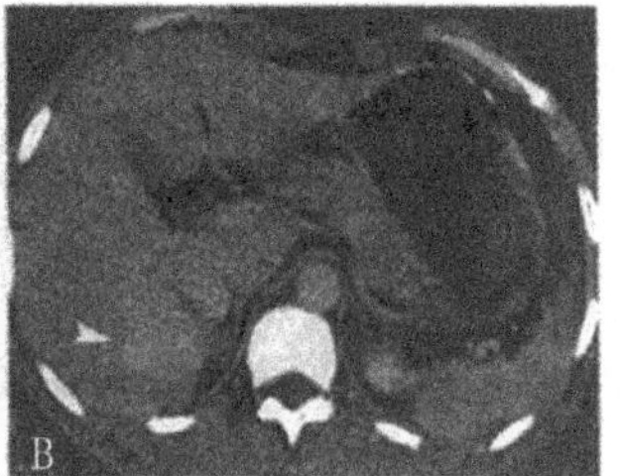


**图 8-12 肝海绵状血管**

A、B 两图为 CT 检查显示增强扫描示右肝病灶边缘结节环状强化，平衡期病灶被充填呈高密度改变

3.鉴别诊断

肝细胞癌的"快进快出"强化模式与血管瘤容易鉴别，转移瘤一般有原发病史，且呈环状

强化。

4.特别提示

CT是诊断血管瘤的主要手段，但若未做延迟扫描或时间掌握不好，可能会误诊；特别是伴有脂肪肝的患者，CT诊断较困难，可选用MRI检查，MRI诊断血管瘤有特征表现。

**(二)巴德-基亚甲综合征**

1.病因病理及临床表现

巴德-基亚甲综合征是指肝静脉流出道阻塞和由此引起的相应表现，阻塞可以发生于肝与右心房之间的肝静脉或下腔静脉内。巴德-基亚甲综合征是一全球性疾病，其发病率、病因、病变类型及临床表现具有一定地域性。在亚洲，巴德-基亚甲综合征多由下腔静脉膜性闭塞所致，多无明确病因。临床主要表现为下腔静脉梗阻和门静脉高压症状，发病年龄以20～40岁为多见，男性略高于女性，如诊断不及时可以导致肝实质纤维化、肝硬化甚至肝衰竭而死亡。巴德-基亚甲综合征依据其病变类型和阻塞部位临床分为肝静脉阻塞型、下腔静脉阻塞型及肝静脉下腔静脉均阻塞型。

2.诊断要点

CT表现有以下特征：①肝静脉和/或下腔静脉明显狭窄或闭塞。CT可以直接显示肝静脉和下腔静脉的情况。②肝实质内呈网格状改变或局部低密度影，增强扫描时呈渐进式强化，为肝淤血所致局部区域有相对减弱的动脉血流，窦后压力增高，门静脉血流减慢所致。显示门静脉高压征象包括腹水、胆囊水肿及侧支循环形成等。③肝内侧支血管，在CT增强上表现多发“逗点状”异常强化灶，为扭曲袢状血管，尤其在延迟期扫描可以显示肝内迂曲高密度影。④肝硬化改变，伴或不伴轻度脾大。⑤肝脏再生结节，病理检查中，60%～80%的巴德-基亚甲综合征患者肝内可见到>5 mm的多发的再生结节，也称腺瘤性增生结节或结节样再生性增生。通常为散在多发，圆形或类圆形，边界清楚，大小不等，通常直径为0.2～4.0 cm，少数可为7～10 cm。部分位于周边的结节可引起肝轮廓改变(图8-13)。

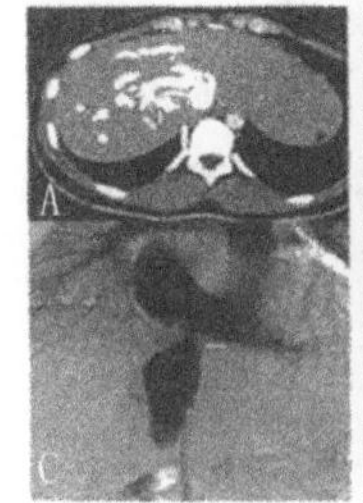

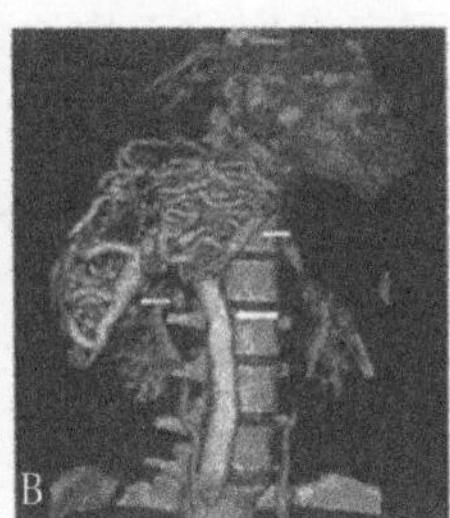

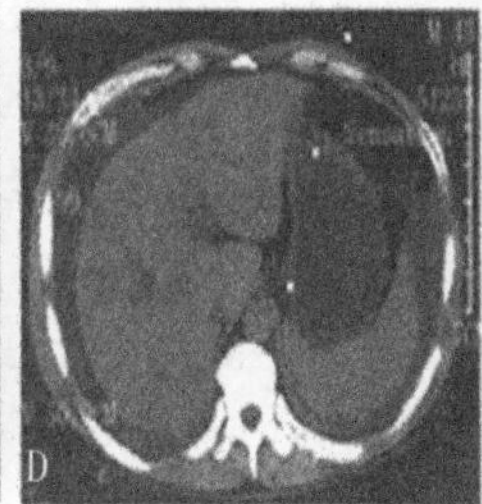

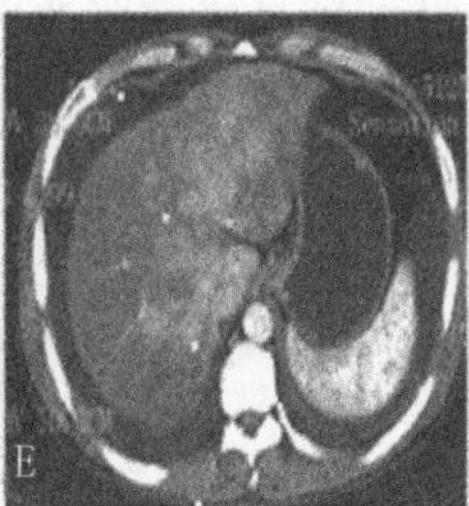

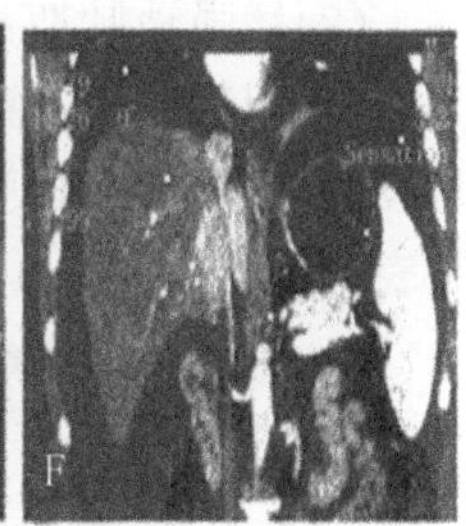


**图8-13 巴德-基亚甲综合征**

A、B为CT增强延迟扫描和螺旋CT容积漫游技术(VRT)重建，可见肝中、右静脉造影剂滞留，下腔静脉内造影剂滞留明显；C.DSA下腔静脉造影可见膜状物；D～F为另一例患者，男，45岁，平扫肝脏密度不均匀，有腹水；增强扫描可见肝实质明显不均匀强化；冠状位重建可见下腔静脉肝内段明显受压

3.鉴别诊断

(1)多发性肝转移瘤，其强化多为边缘强化，多个转移结节呈明显均一强化者少见，与巴德-基亚甲综合征再生结节不同，结合其他影像学表现及临床资料不难鉴别。

(2)与可能合并的肝细胞癌进行鉴别，肝细胞癌有其特征性的“快进快出”强化模式，血浆甲胎蛋白浓度的升高可提示肝细胞癌的发生。

(3)局灶性结节增生(FNH),在延迟扫描可以有进一步强化,但鉴别意义不大,因为两者都是属于肝细胞及血管等间质过度增殖形成的良性结节。

4.特别提示

MRI 和 CT 能很好地显示肝脏实质信号或密度的改变,增强以后能清楚地显示血管结构及血供变化情况。另外,MRI 可以多方位做肝血管成像,最大限度显示血管结构而不用静脉注射造影剂。特别对于那些因血管病变严重或肝静脉开口闭塞即使行血管造影也难以显示的血管结构,能够清楚地显示。相位敏感技术及 MRI 血管造影有助于评价门静脉通畅度和血流方向。超声检查是诊断巴德-基亚甲综合征的首选检查方法可为临床病变的定位、分型提供可靠的诊断,但超声检查的局限性在于不能全面评价凝血块或肿瘤累及下腔静脉或肝静脉的情况。静脉造影是诊断的金标准,目前采用介入方法治疗巴德-基亚甲综合征已十分普遍。

**(三)肝小静脉闭塞病**

1.病因病理及临床表现

肝小静脉闭塞(VOD)是指肝小叶中央静脉和小叶下静脉损伤导致管腔狭窄或闭塞而产生的肝内窦后性门静脉高压症。本病的致病原因据目前所知有两大类,一是食用含吡咯双烷生物碱植物或被其污染的谷类;二是癌肿化疗药物和免疫抑制药的应用。另有文献认为,肝区放疗3～4周内,对肝照射区照射剂量超过 35 Gy 时也可发生本病。

病理表现:急性期肝小叶中央区肝细胞由于静脉回流不畅致出血坏死,无炎细胞浸润;亚急性期肝小叶、肝小静脉支内皮增生、纤维化致管腔狭窄,出现血液回流障碍。周围有广泛的纤维组织增生;慢性期呈同心源性肝硬化的表现。

急性期起病急骤,患者表现上腹剧痛、腹胀、腹水,黄疸、下肢水肿少见,有肝功能异常。亚急性期的特点是持久性的肝大,反复出现腹水。慢性期表现以门脉高压为主。

2.诊断要点

(1)CT 平扫:肝大,密度降低,严重者呈"地图状"、斑片状低密度,呈中到大量腹水。

(2)增强动脉期:肝动脉呈代偿改变,血管增粗、扭曲,肝脏可有轻度的不均匀强化。

(3)门静脉期:特征性的"地图状"、斑片状强化和低灌注区;肝静脉显示不清,下腔静脉肝段明显变扁,远端不扩张亦无侧支循环,下腔静脉、门静脉周围呈"晕征"或"轨道征",胃肠道多无淤血表现(图 8-14)。

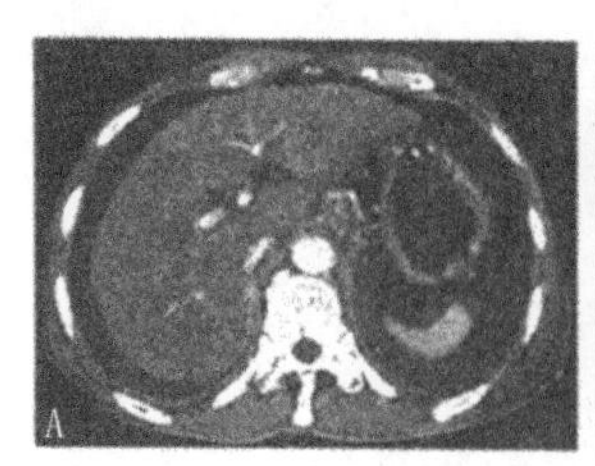

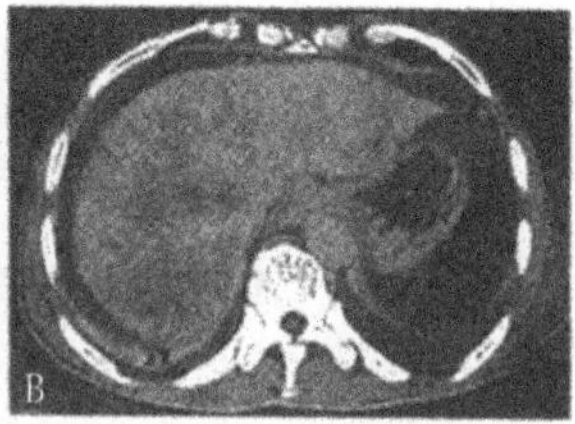

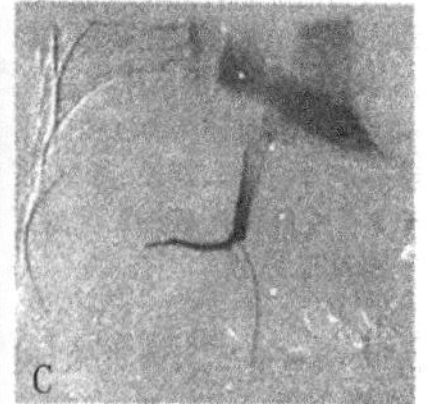


**图 8-14　肝小静脉闭塞病**

A、B、C 三图为该患者服用药物 20 天后出现腹水,肝功能损害。CT 示肝淤血改变,肝静脉未显示,门静脉显示正常,侧支循环较少。造影见下腔静脉通畅,副肝静脉显示良好

(4)延迟期:肝内仍可有斑片、"地图状"的低密度区存在。

3.鉴别诊断

巴德-基亚甲综合征：约有60%的患者伴有躯干水肿、侧腹部及腰部静脉曲的表现，而VOD无这种表现；CT平扫及增强可发现巴德-基亚甲综合征的梗阻部位，肝内和肝外侧支血管形成等血流动力学改变等。

4.特别提示

对临床有明确病史、符合肝脏CT 3期增强表现特征者，可以提示VOD的诊断，并根据平扫和增强前后的肝实质密度改变程度和肝内血管的显示清晰程度，提供临床对肝脏损害程度的判断。明确诊断应行肝静脉造影和肝穿刺活检。临床无特异性治疗。

**(四)肝血管畸形**

1.病理和临床概述

肝血管畸形分为先天性和特发性两类，前者为遗传性出血性毛细血管扩张症(HHT)的肝血管异常表现的一部分，较为多见；后者为单纯肝血管畸形，而无其他部位或脏器的血管畸形。文献报道，HHT有4个特征：家族性，鼻咽部出血，脏器出血及内脏动、静脉畸形。一般认为如果上述症状出现三项即可诊断HHT。本病主要的临床表现为肝硬化，继而出现肝性脑病、食管静脉曲张及充血性心力衰竭等。HHT的病变主要累及毛细血管、小静脉及小中动脉，表现为毛细血管扩张，动、静脉畸形及动、静脉瘘。这种改变可累及皮肤、黏膜、肺、胃肠道、肝脏和中枢神经系统，肝脏受累概率为8%～31%，可形成肝硬化改变。特发性肝动脉畸形仅指肝动脉异常，而无其他脏器和部位相应血管畸形，但同HHT比较两者的肝动脉畸形改变是类似的。

2.诊断要点

CT和增强造影显示患者有典型的肝内动、静脉瘘，轻度门静脉、肝静脉瘘，肝血管畸形有许多伴发改变，如增粗肝动脉压迫局部胆管，可使胆管扩张，血流动力学改变致肝大、尾叶萎缩等(图8-15)。

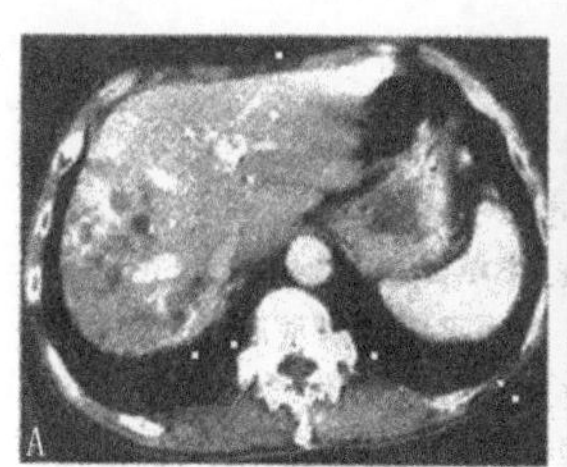

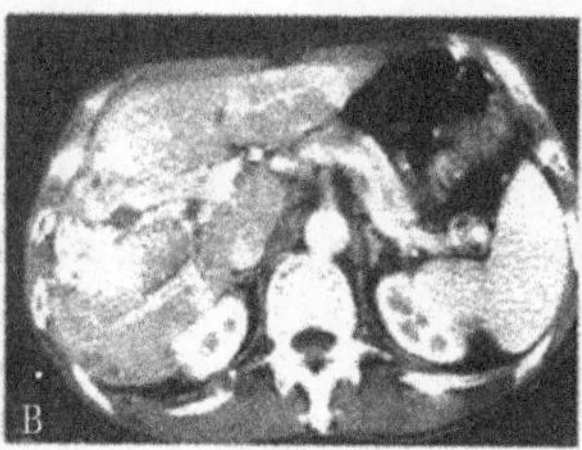

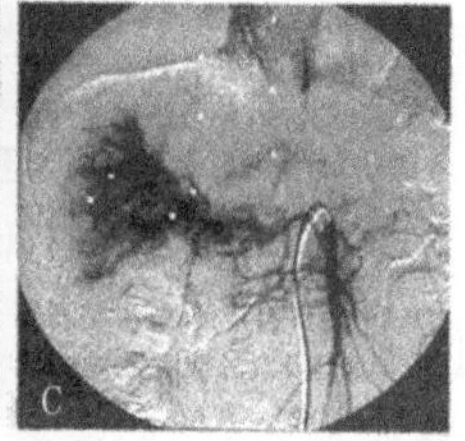


**图8-15 特发性肝血管畸形**

A、B、C.CT检查显示动脉期肝内异常强化灶，门静脉提前出现。造影见肝动脉杂乱，肝静脉、门静脉提前出现

增强扫描动脉期肝实质灌注不均匀，可见斑片状强化区并其间夹杂散在点状强化，腹腔动脉干及肝内动脉明显增宽、扭曲改变，同时伴肝脏增大，动脉期全肝静脉清晰显影，门静脉期肝实质密度强化基本均匀，门静脉一般无明显异常改变。

3.鉴别诊断

肿瘤所致动、静脉瘘，可见肝脏有肿块，有临床病史，一般可以鉴别。

4.特别提示

双期螺旋CT、CTA、MRA能特别有助于显示血管畸形的血流特征及空间关系，同时可以发现肝脏动、静脉畸形的其他伴发表现，这些很难被其他影像技术很好地显示，可以充分认识病灶的影像学特征，为诊治提供可靠的影像学信息。动态增强 MRA 也可以直观显示肝动脉畸形改变，是超声检查和传统 CT 不可比拟的。肝动脉造影是诊断肝血管畸形的金标准。

（张千里）

# 第二节　胆囊疾病的 CT 诊断

## 一、胆囊结石伴单纯性胆囊炎

### （一）病理和临床概述

急性胆囊炎病理改变是胆囊壁充血水肿及炎性渗出，严重者胆囊壁坏死或穿孔形成胆瘘，常合并结石。临床常有慢性胆囊炎或胆囊结石病史，症状为右上腹疼痛，放射至右肩，为持续性疼痛并阵发性绞痛，伴畏寒、呕吐。

### （二）诊断要点

平扫示胆囊增大，直径＞15 mm，胆囊壁弥漫性增厚超过 3 mm，常见胆囊结石；增强扫描增厚胆囊壁明显均匀强化。胆囊窝可有积液，若胆囊壁坏死穿孔，可见液平面（图 8-16）。

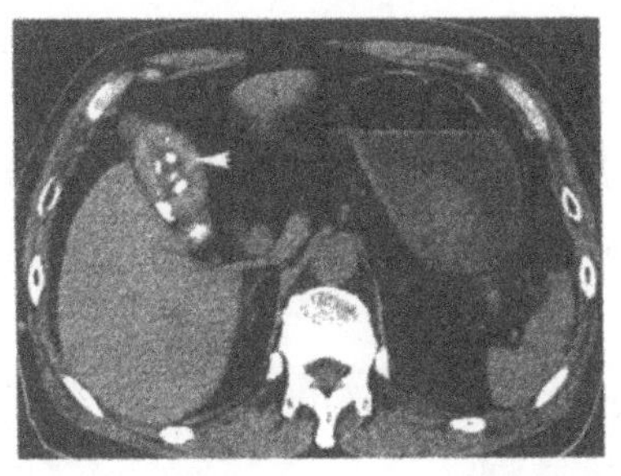

**图 8-16　胆囊结石伴单纯性胆囊炎**

CT 检查示胆囊壁明显增厚，胆囊内见多发小结节状高密度结石

### （三）鉴别诊断

本病与胆囊癌相鉴别，胆囊癌常表现为胆囊壁不规则增厚，伴相邻肝脏浸润。

### （四）特别提示

CT 显示胆囊窝积液、胆囊穿孔及气肿性胆囊炎方面有较高价值。

## 二、黄色肉芽肿性胆囊炎

### （一）病理和临床概述

黄色肉芽肿性胆囊炎（XGC）是一种以胆囊慢性炎症为基础，伴有胆汁肉芽肿形成，重度增生性纤维化及泡沫状组织细胞形成的炎性疾病。本病常见于女性，患者常有慢性胆囊炎或结石病史，临床表现与普通胆囊炎相似。

### （二）诊断要点

（1）不同程度胆囊壁增厚，弥漫性或局限性，胆囊增大。

（2）胆囊壁可见大小不一、数目不等的圆形或椭圆形低密度灶，病灶可融合，HRCT 无明显强化,胆囊壁轻中度强化。

(3)可显示黏膜线。

(4)胆囊周围有侵犯征象,出现胆囊结石或钙化(图 8-17)。

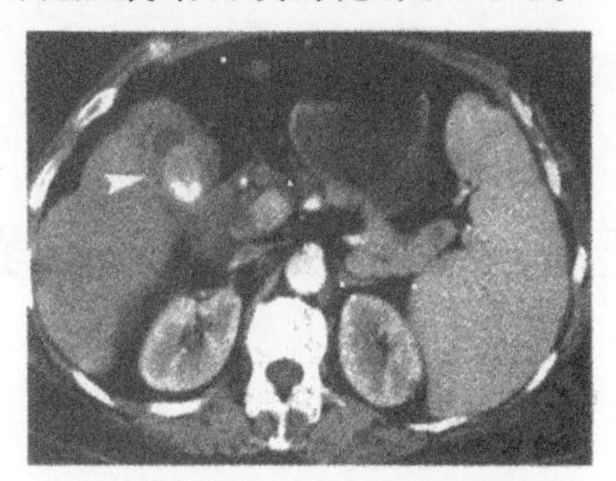

**图 8-17　黄色肉芽肿性胆囊炎**

CT 检查示胆囊壁弥漫性不均性增厚,中央层可见低密度,呈"夹心饼干"征。胆囊壁轻中度强化,胆囊腔内见高密度结石,胆囊窝模糊不清

### (三)鉴别诊断

与胆囊癌、急性水肿或坏死性胆囊炎鉴别困难。

### (四)特别提示

CT 常易误诊为胆囊癌伴周围侵犯,诊断需由切除的胆囊做病理检查后才能最终确诊。

## 三、胆囊癌

### (一)病理和临床概述

胆囊癌病因不明,可能与胆囊结石及慢性胆囊炎长期刺激有关。本病多见于中老年,以女性多见,早期无明显症状,进展期表现为右上腹持续性疼痛、黄疸、消瘦、肝大及腹部包块。约 80% 合并胆囊结石,70%～90%为腺癌,80%呈浸润性生长。晚期肿瘤侵犯肝脏、十二指肠、结肠等周围器官,可通过肝动脉、门静脉及胆管远处转移。

### (二)诊断要点

胆囊癌分胆囊壁增厚型、腔内型、肿块型和弥漫浸润型。表现为胆囊壁不规则性增厚或腔内肿块,增强扫描明显强化,合并胆管受压扩张、邻近肝组织受侵表现为低密度区(图 8-18)。

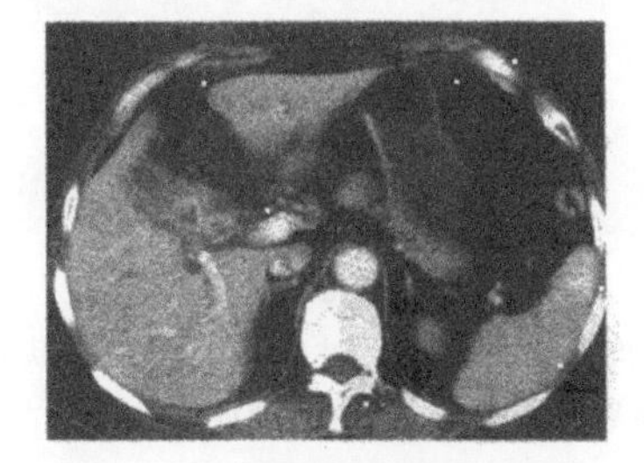

**图 8-18　胆囊癌侵犯局部肝脏**

CT 增强扫描可见胆囊正常结构消失,胆囊壁不规则增厚伴延迟不均匀强化,局部肝脏可见受累

### (三)鉴别诊断

有时与慢性胆囊炎或胆囊腺肌增生症鉴别困难。

(四)特别提示

CT 虽然在诊断胆囊癌上很有价值,但有一定的局限性,如早期胆囊癌,CT 易漏诊;而晚期胆囊癌,CT 不易区分肿瘤来源;胆囊癌胆管内播散不易发现等。

(张千里)

## 第三节　胰腺疾病的 CT 诊断

### 一、胰腺炎

胰腺炎分为急性、慢性胰腺炎。

(一)急性胰腺炎

1.病理和临床概述

急性胰腺炎为常见急腹症之一,多见于成年人,暴饮暴食及胆道疾病为常见诱因,分水肿型及出血坏死型两种。水肿型表现为胰腺大、间质充血水肿及炎症细胞浸润;出血坏死型表现为胰腺腺泡坏死、血管坏死性出血、脂肪坏死。胰腺炎伴胰周渗液及后期假性囊肿形成。临床起病急骤,有持续性上腹部疼痛,放射胸背部,伴发热、呕吐,甚至低血压休克,血和尿淀粉酶水平升高。

2.诊断要点

(1)水肿型:轻型 CT 表现正常,多数表现为胰腺不同程度增大,密度正常或稍低,轮廓清或欠清,可有胰周渗液,增强后胰腺均匀性强化。

(2)出血坏死型:胰腺体积弥漫性增大、密度不均匀,常见高低混杂密度区,增强扫描见低密度坏死区,胰周脂肪层模糊消失,胰周见低密度渗液,肾前筋脉增厚。常并发胰腺蜂窝织炎及胰腺脓肿(图 8-19)。

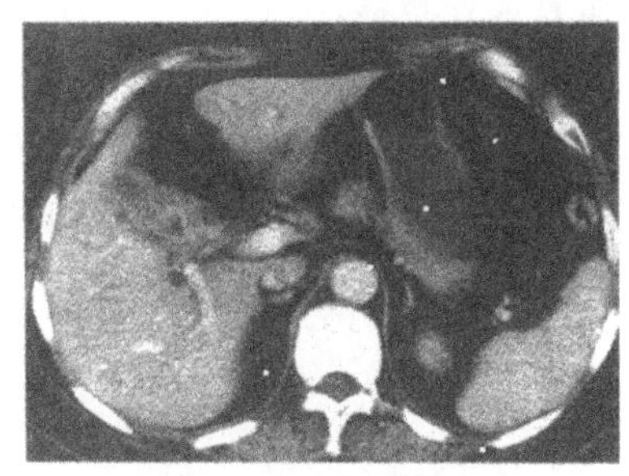

**图 8-19　急性胰腺炎**

CT 检查显示胰腺弥漫性肿胀、密度减低,胰周见低密度渗液,左侧肾前筋膜增厚

3.鉴别诊断

同胰腺癌、胰腺囊腺瘤鉴别,典型临床病史及实验室检查有助于诊断胰腺炎。

4.特别提示

部分患者早期 CT 表现正常,复查时才出现胰腺增大、胰周渗液等征象。CT 对出血坏死性胰腺炎诊断有重要作用。因此临床怀疑急性胰腺炎时应及时行 CT 检查及复查。

**(二)慢性胰腺炎**

1.病因病理及临床表现

慢性胰腺炎在我国以胆道疾病的长期存在为主要原因。病理特征是胰间质纤维组织增生或胰腺腺泡广泛进行性纤维化和胰腺实质破坏及有不同程度炎症性改变。临床视其功能受损不同而有不同表现,常有反复上腹痛及消化障碍。

2.诊断要点

(1)胰腺轮廓改变,外形可表现为正常、弥漫性增大或萎缩,或局限性增大,弥漫性增大常见于慢性胰腺炎急性发作者。

(2)主胰管扩张,直径>3 mm,常伴导管内结石或导管狭窄。

(3)胰腺密度改变,钙化是慢性胰腺炎特征,胰腺实质坏死区表现为不均质边界不清低密度区,增强扫描早期可见强化。

(4)假囊肿形成。

(5)肾前筋膜增厚(图 8-20)。

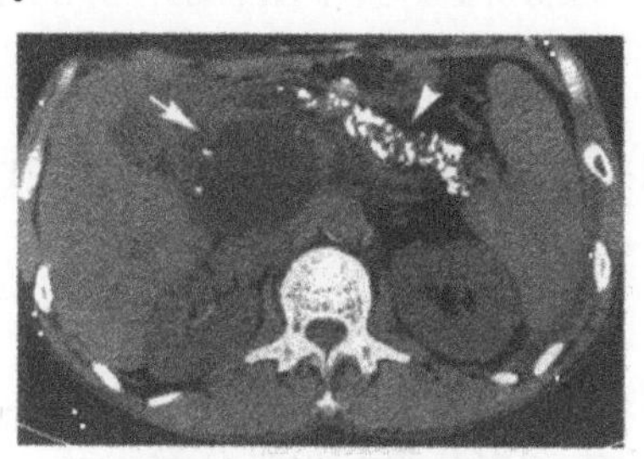

**图 8-20 慢性胰腺炎**

CT 检查显示胰腺萎缩,广泛钙化,胰管局部扩张,胰头后方区域见假性囊肿形成

3.鉴别诊断

慢性胰腺炎常表现为胰管不规则扩张、胰周血管受压,而胰腺癌常表现为胰管中断、胰周血管侵犯。

4.特别提示

CT 诊断慢性胰腺炎时,最关键就是要排除胰腺癌或是否合并胰腺癌。行 MRCP 检查观察病变区胰管是否贯穿或中断,有助于提高诊断正确性。

## 二、胰腺良性肿瘤或低度恶性肿瘤

**(一)胰岛细胞瘤**

1.病因病理及临床表现

胰岛细胞瘤起源于胰腺内分泌细胞,根据有无激素分泌活性,分功能性和非功能性两大类。90%功能性胰岛细胞瘤直径不超过 2 cm,85%为良性;非功能性胰岛细胞瘤瘤体总是很大。不同肿瘤其临床表现不一样,无功能胰岛细胞瘤小者无症状,大者以腹部肿块为主诉;功能性胰岛细胞瘤因分泌不同激素而症状不同,如胰岛素瘤表现为持续性低血糖,胃泌素瘤表现为胰源性溃疡等。

2.诊断要点

动态增强扫描因肿瘤血管丰富而增强显示。非功能性胰岛细胞瘤瘤体很大，平扫呈等或低密度，肿块呈椭圆形或分叶状，可出现囊变坏死，少数有钙化，邻近器官受压改变。增强扫描实质部明显强化，肿瘤不侵犯腹腔及肠系膜血管根部周围脂肪层（图 8-21）。

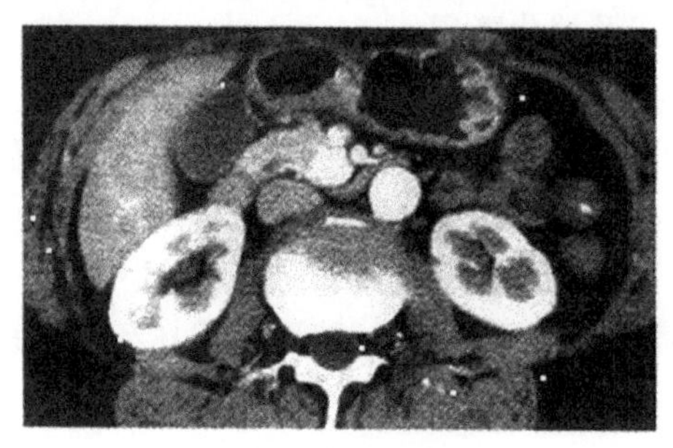

**图 8-21　胰岛细胞瘤**

CT 检查显示胰腺钩突旁明显强化结节，边缘规则，与周围血管界清

3.鉴别诊断

无功能胰岛细胞瘤需与胰腺癌鉴别，瘤体大、富血管、瘤体内钙化及无胰腺后方血管侵犯等征象有助于诊断胰岛细胞瘤。

4.特别提示

功能性胰岛细胞瘤由于肿瘤小，常规 CT 检出的敏感性不高。判断胰岛细胞瘤良、恶性影像学检查不可靠，需应用免疫化学检查和内分泌标识来分类。

**（二）胰腺囊性肿瘤**

1.病因病理及临床表现

胰腺囊性肿瘤比较少见，病理上分为大囊及小囊型，好发于胰体、尾部，高龄女性多见，一般无明显临床症状，肿瘤较大时可触及腹部包块，胃肠道可有不适症状。

2.诊断要点

胰腺内壁较厚的囊性肿块，大囊型直径>2 cm，小囊型直径<2 cm，囊壁可见向腔内突出乳头状肿瘤，或表现为多个小囊状肿物，中心呈放射状间隔。增强扫描较明显强化（图 8-22）。

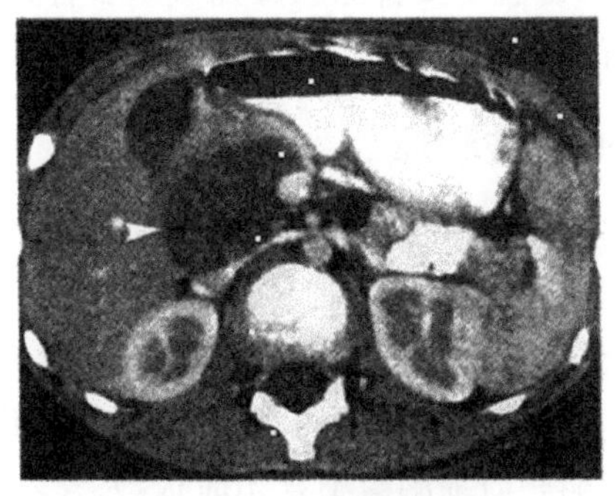

**图 8-22　胰头囊腺瘤**

CT 检查显示胰头区囊性占位，前缘见受压推移正常胰腺组织，增强扫描病灶内部环状强化

## 三、胰腺癌

### (一)病因病理及临床表现

1.病因病理

胰腺癌主要源于导管细胞,无明确诱发因素,慢性胰腺炎是个重要因素。

2.临床表现

本病多见于60～80岁,男性好发。按临床表现为胰头癌、胰体尾部癌及全胰腺癌。腹痛、消瘦和乏力为胰腺癌共同症状,黄疸是胰头癌突出表现。

3.鉴别诊断

囊性腺瘤与囊性腺癌很难鉴别,血管造影有利于鉴别。

4.特别提示

发现胰腺小囊性占位,特别发生在体尾部,不要轻易诊断胰腺囊肿或囊性瘤,一定要密切随访。

### (二)诊断要点

(1)胰腺局限或弥漫性增大,肿块形成。

(2)胰腺内不均质低密度肿块,内部可有液化坏死区,增强扫描病灶轻度强化(图8-23)。

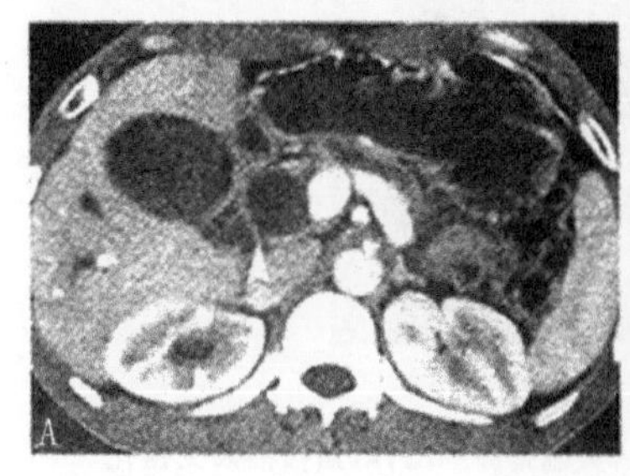


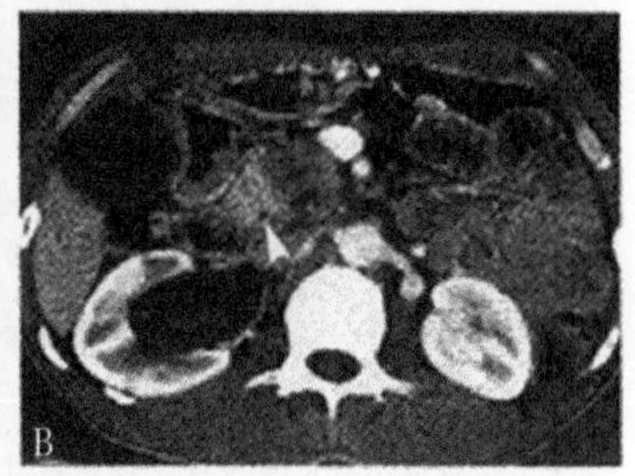


**图8-23　胰头癌**

A、B.CT显示胆道胰管扩张呈"双管征"。胰头区见低密度肿块,增强扫描轻度不均质强化,正常胰腺实质仍明显强化,右肾盂积水

(3)病变处胰管中断,远侧胰管扩张、周围腺体萎缩,胰头癌可出现"双管"征。

(4)胰周脂肪层模糊消失伴条索状影,血管(腹腔干、肠系膜上动静脉多见)被包埋。

(5)腹膜后淋巴结增大及远处转移,以肝脏多见。

### (三)鉴别诊断

主要与囊腺瘤、胰岛细胞瘤及慢性胰腺炎鉴别,胰管中断征象是胰腺癌特征征象。囊腺瘤表现为大小不等囊腔,胰岛细胞瘤为富血供肿瘤,强化明显,慢性胰腺炎一般有典型病史。

### (四)特别提示

CT是诊断胰腺癌的金标准,胰周侵犯及胰周血管包绕是胰腺癌不可切除的可靠征象。

**(张千里)**

# 第四节　脾脏疾病的CT诊断

## 一、脾脏梗死及外伤

### (一)脾脏梗死

1.病因病理及临床表现

脾脏梗死指脾内动脉分支阻塞,造成脾组织缺血坏死所致。风湿性心脏病二尖瓣病变和肝硬化是引起脾梗死常见原因。临床多无症状,有时可有上腹痛、发热、左侧胸腔积液等。

2.诊断要点

平扫表现为脾内三角形或楔形低密度区,多发于脾前缘近脾门方向。增强扫描周围脾组织明显强化,而梗死灶无强化,境界变清(图8-24)。

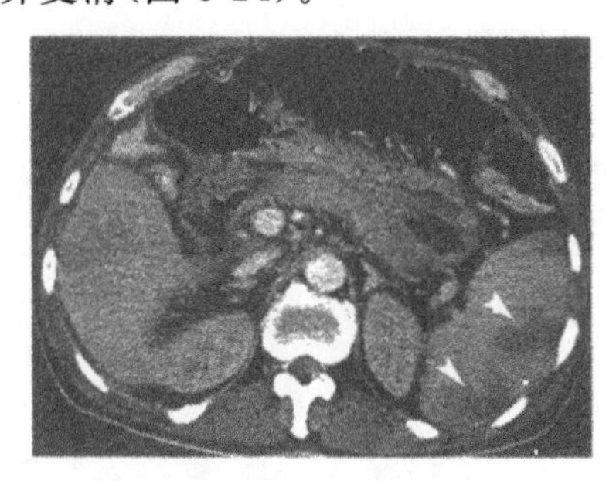

**图8-24　脾梗死**

CT检查显示脾内多发楔形低密度灶,尖端指向脾门,增强扫描未见强化

3.鉴别诊断

脾梗死容易诊断,慢性期有时需与脾肿瘤鉴别,HRCT有助于鉴别。

4.特别提示

脾梗死一般不需要处理,CT扫描的目的在于观察梗死的程度,MRI价值与CT相仿。

### (二)脾挫裂伤

1.病因病理及临床表现

脾挫裂伤绝大部分是闭合性的直接撞击所致。脾是腹部外伤中最常累及的脏器。病理包括脾包膜下血肿、脾脏挫裂伤、脾撕裂、脾脏部分血管阻断和脾梗死。临床表现为腹痛、血腹、失血性休克等。

2.诊断要点

(1)脾包膜下血肿:包膜下新月形低密度灶,相应脾脏实质呈锯齿状。

(2)脾实质内出血:脾内多发混杂密度,呈线状。有圆形或卵圆形改变,增强扫描示斑点状不均质强化。

(3)其他:腹腔积血(图8-25)。

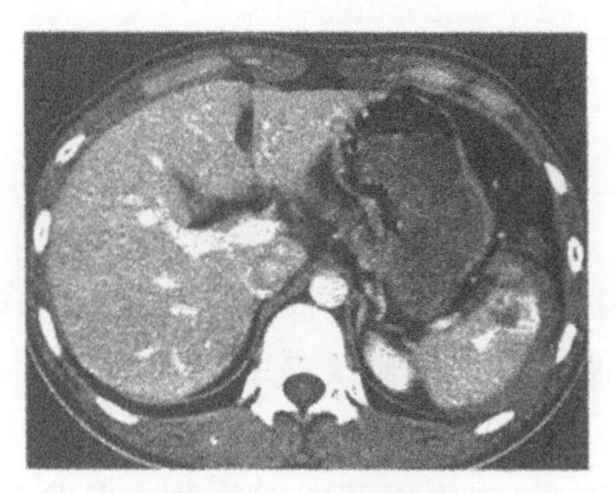

**图 8-25 脾挫裂伤**

CT 检查显示脾包膜下新月形血肿,脾实质内不规则低密度灶,增强扫描不均质强化

3.鉴别诊断

脾挫裂伤与脾分叶、先天切迹及扫描伪影有时难以鉴别,应行增强扫描观察。

4.特别提示

急性脾损伤患者平扫有时可表现正常,应行增强扫描观察。CT 检查对脾挫裂伤诊断非常准确,累及脾门时应考虑手术。

## 二、脾脏血管瘤

### (一)病因病理及临床表现

脾脏血管瘤是脾脏最常见的良性肿瘤,多发生于 30～60 岁女性。成人为海绵状血管瘤,小儿多为毛细血管瘤。较大血管瘤可有上发痛、左上腹肿块、压迫感及恶心、呕吐等症状。约 25% 患者出现急腹症而就诊。

### (二)诊断要点

平扫为比较均匀低密度影,多为单发,边缘清晰,形态规则,合并出血时密度增高或不均匀,瘤体较大可伴有钙化。增强扫描瘤体边缘见斑点状强化,逐渐向中心部充填,延迟期整个瘤体增强(图 8-26)。

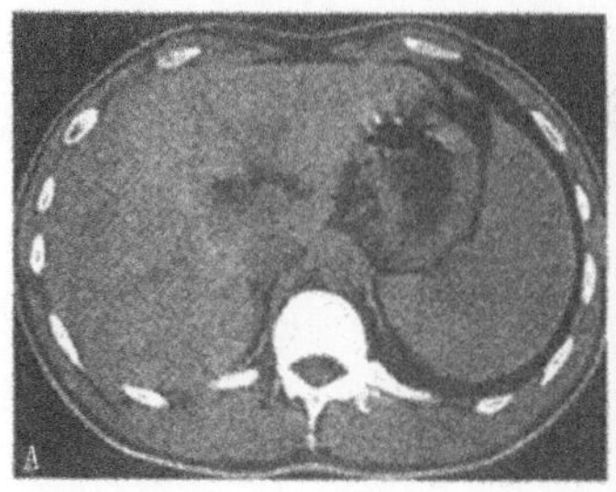


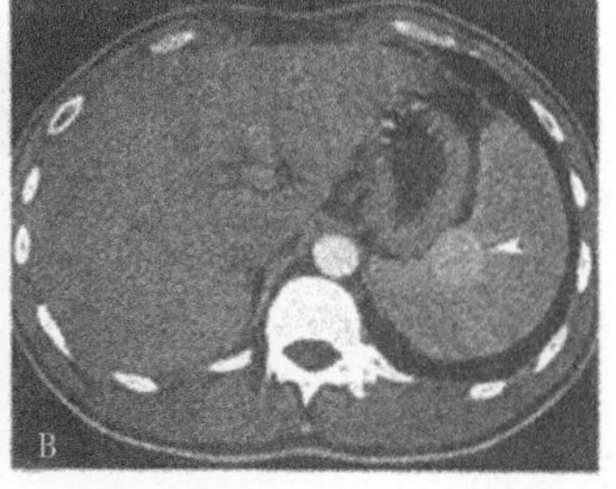


**图 8-26 CT 平扫及增强扫描**

A、B 两图 CT 检查显示可见脾门处结节状稍低密度灶,增强扫描明显强化,边缘光整

### (三)鉴别诊断

脾脏错构瘤密度不均匀,发现脂肪密度为其特征。

### (四)特别提示

因脾脏血管瘤网状内皮增厚及中心血栓、囊变等原因,少部分脾状血管瘤强化充填缓慢。

MRI 显示脾血管瘤的敏感性高于 CT。

### 三、脾脏淋巴瘤

#### (一)病因病理及临床表现

脾脏淋巴瘤分原发性恶性淋巴瘤及全身恶性淋巴瘤脾浸润两种。病理上分为弥漫性脾肿大、粟粒状肿物及孤立性肿块。临床表现有脾大及其相关症状。

#### (二)诊断要点

(1)原发性恶性淋巴瘤表现脾大,脾内稍低密度单发或多发占位病变,边缘欠清,增强扫描不规则强化,边缘变清。

(2)全身恶性淋巴瘤脾浸润表现脾大,有弥漫性脾内结节灶,脾部淋巴结肿大(图 8-27)。

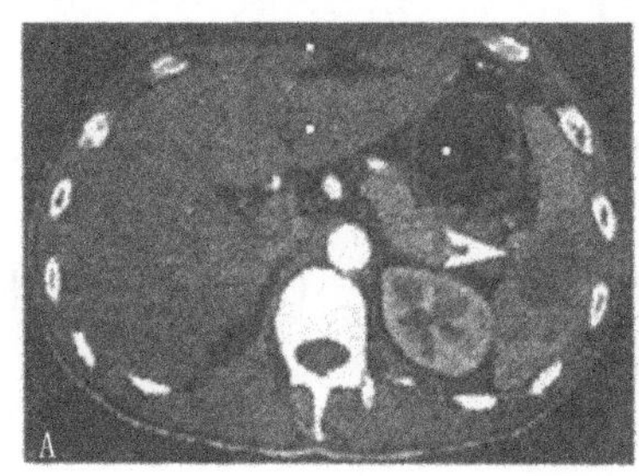


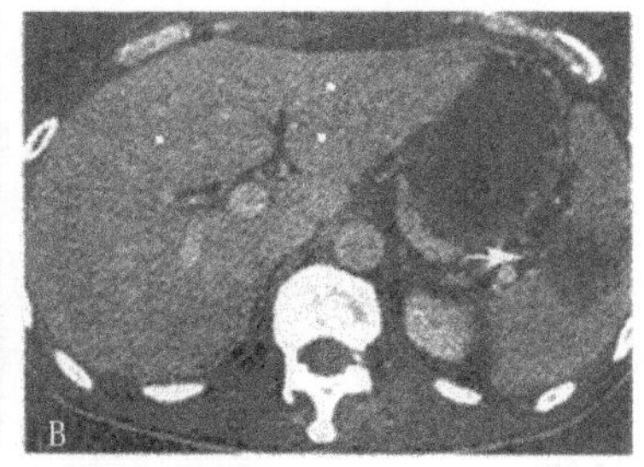


**图 8-27　脾内多发类圆形低密度灶**

A、B 两图 CT 显示边缘不规则强化,胰尾受累

#### (三)鉴别诊断

有时与转移瘤鉴别困难,需密切结合临床。

#### (四)特别提示

淋巴瘤的诊断要依靠病史,CT 上淋巴瘤病灶可互相融合成地图样,此点同转移瘤不同。MRI 平面梯度快速回波增强扫描对淋巴瘤的诊断很有帮助。

**(张千里)**

## 第五节　肾脏疾病的 CT 诊断

### 一、肾脏外伤

#### (一)病理和临床概述

肾脏遭受任何直接损伤如暴力挤压、骨折损伤、牵拉撕裂,或间接暴力如强烈震荡等均可导致损伤。近年来,医源性损伤亦逐渐增多。根据其病理特征,一般将肾外伤分为 3 型:①轻型损伤,包括肾挫伤、表浅性裂伤、包膜下血肿;②中型损伤,伤及肾实质或延及收集系统;③重型损伤,包括肾粉碎性伤及肾蒂损伤。临床表现为血尿、休克、腰部疼痛、腰肌紧张或有肿块,同时常合并其他脏器损伤。

#### (二)诊断要点

肾出血是肾外伤最常见的征象。肾损伤表现多样,一般可表现为:①肾因水肿和出血而增大，或肾脏因肾周血肿或漏尿而移位；②肾轮廓模糊不清或失去连续性；③肾实质裂隙、缺损或碎裂，肾内出血，轻的出现局限性血肿，边界清，严重者出现不规则不均匀的混杂密度；④肾周斑肿是诊断肾破裂最常见的征象，表现为新月形或环形包膜下血肿，严重者随肾包膜撕裂，出血进入肾周间隙或肾旁间隙；⑤尿外漏，表明肾收集系统损伤；⑥合并其他脏器损伤(图 8-28)。

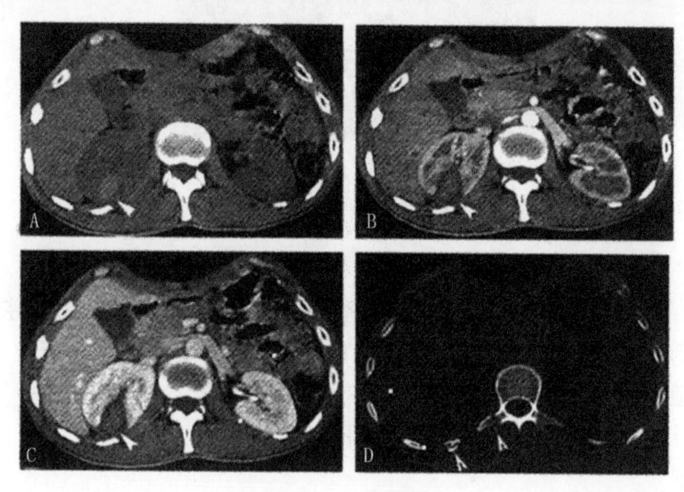


**图 8-28 肾破裂**

A、B、C、D.为右肾破裂的 CT 三维重建，右肾上极破裂，边缘不规则，局部未见血液供应

### (三)鉴别诊断

一般可明确诊断，注意排除肾是否伴有其他病变。

### (四)特别提示

肾在泌尿系统中最易发生损伤。由于肾血供丰富。具有高分辨率的 CT 显示出其优势。可明确损伤的程度和范围。三维 CT 重建对肾盂、输尿管、肾血管损伤的判断很有帮助。肾血管损伤的金标准是肾动脉造影，对于肾血管小分支出血患者可行肾动脉栓塞治疗。

## 二、肾囊肿

### (一)病理和临床概述

肾囊肿分为肾单纯囊肿和多囊肾。肾单纯囊肿最常见，多见于成人。为后天形成，目前认为是肾小管憩室发展而来。病理上多见于肾皮质的浅深部或髓质，囊壁薄，内含透明液体，与肾盂不同。临床多无症状。多囊肾指肾皮质和髓质内发生的多发囊肿的遗传性疾病，按遗传方式分为常染色体显性遗传型(成人型)多囊肾和常染色体隐性遗传型(儿童型)多囊肾。前者多在 30 岁后发病，表现为肾脏增大、局部不适、血尿、蛋白尿、高血压等。后者基本病变为肾小管增生和囊状扩张，有不同程度肝门周围纤维化和肝内胆管囊状扩张。临床有肾、肝症状。

### (二)诊断要点

1.单纯囊肿

平扫为圆形或椭圆形低密度灶，水样密度。增强扫描不强化、壁薄(图 8-29)。

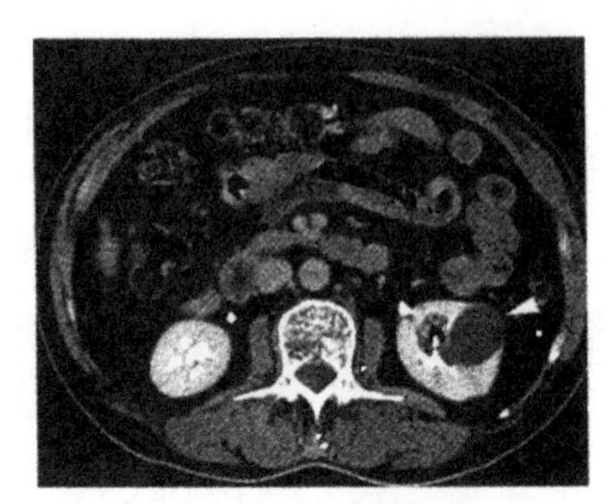

**图 8-29　左肾囊肿**

CT 检查示左肾实质内见一圆形囊状积液，未见强化

2.特殊类型

盂旁囊肿，位于肾窦内，可能为淋巴源性或肾胚胎组织残余发展而成，低密度，可压迫肾盂和肾盏，还有一种高密度囊肿，平扫比肾实质高，可能为出血、含蛋白样物质所致。

3.多囊肾成人型

肾内多发囊状水样低密度，大小不等，不强化。

4.多囊肾儿童型

双肾对称增大有分叶，肾实质密度低，肾盂小，囊肿不易发现，增强扫描肾实质期延长，可见多发、扩张的肾小管密度增高，放射状分布。

**(三)鉴别诊断**

1.囊性肾癌

癌灶边缘有强化，可伴有后腹膜淋巴结转移及邻近脏器受侵犯等改变。

2.肾母细胞瘤

肾母细胞瘤多见于儿童，为肾脏实质性肿块，肾静脉往往受侵，易发生肺转移。

3.髓质海绵肾

肾皮、髓质交界区多发小钙化灶，呈簇状分布。

**(四)特别提示**

B 超是诊断肾囊肿常用而有效的方法。CT、MRI 均明确诊断，并起到鉴别诊断价值。

## 三、肾结石

**(一)病理和临床概述**

肾结石在尿路结石中居首位，发病年龄多为 20～50 岁，男性多于女性，多为单侧性。发病部位多见于肾盂输尿管连接部、肾盏次之，偶可见于肾盂源性囊肿或肾囊肿内。病理改变主要为梗阻、积水、感染及对肾盂黏膜和肾实质的损害。结石根据其组成成分分为阳性和阴性结石两类。临床症状主要为血尿、肾绞痛和排石史。当结石并发感染和梗阻性肾积水时，则出现相应临床症状。

**(二)诊断要点**

平扫可发现阳性及阴性结石，阴性结石密度常高于肾实质，CT 值常为 100 HU 以上，无增强效应。结石常为圆形、卵圆形、鹿角状。螺旋 CT 薄层扫描可发现直径＜2 mm 的结石。结石继发肾积水表现为患侧肾盂肾盏扩大，为均匀一致的低密度，部分患者在低密度中能发现高密度结石。长期梗阻导致肾皮质萎缩，增强扫描肾实质强化差，集合系统内对比剂浓度低(图 8-30)。

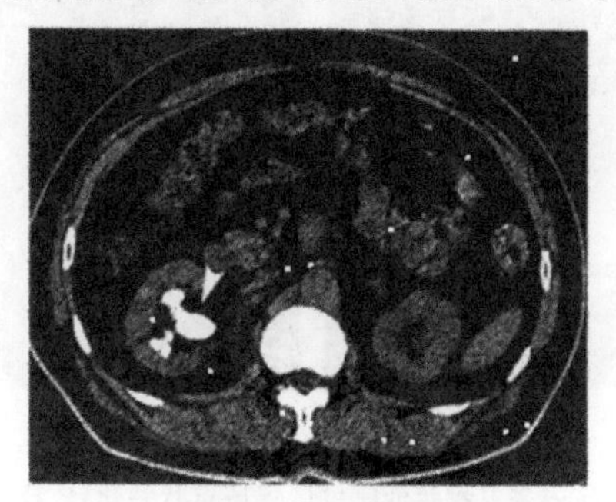

**图 8-30 肾结石**

CT 检查示肾盂内可见鹿角状高密度灶

**(三)鉴别诊断**

血凝块，密度明显低于结石；钙化灶，不引起近侧尿路梗阻。

**(四)特别提示**

腹部 X 射线平片能发现 90%以上的阳性结石，能确定结石位置、形状、大小。静脉肾盂造影能发现 X 射线平片不能显示的阴性结石，并判断肾积水程度。CT 检查的分辨率明显高于 X 射线平片，可同时发现肾及其周围结构的形态学和功能学改变，CT 不仅能发现肾积水的程度，还能确定其梗阻位置。

## 四、肾结核

**(一)病理和临床概述**

肾结核 90%为血行感染引起，肺结核是主要原发病灶，骨关节结核、肠结核等也可成为原发灶。其他传播途径尚包括经尿路、经淋巴管和直接蔓延。致病菌到达肾皮髓交界区形成融合的结核结节，感染多是双侧性的。病变发展扩大，结节中心坏死，干酪样物液化排出，形成空洞。病灶常在肾乳头处侵入肾盂、肾盏，进而到达全肾或其他部位，肾结核可随集合系统累及输尿管、膀胱，男性可累及生殖系统。肾结核多见于青壮年，20～40 岁，男性多见，主要症状有尿频、尿痛、米汤样尿及血尿、脓尿等。部分患者有腰痛。

**(二)诊断要点**

(1)早期肾小球血管丛病变，CT 检查无发现。

(2)当病变发展干酪化形成寒性脓肿，破坏肾乳头时，CT 见单侧或双侧肾脏增大，肾实质内边缘模糊的单发或多发囊状低密度区，CT 值接近于水，增强扫描呈环状强化，与之相通的肾盏变形。

(3)后期肾体积缩小，肾皮质变薄，肾盂、肾盏管壁增厚，不规则狭窄。脓肿溃破可形成肾周或包膜下积脓，肾周间隙弥漫性软组织影。50%可见钙化，“肾自截”可见弥漫性钙化(图 8-31)。

**(三)鉴别诊断**

(1)肾囊肿：肾实质内单发或多发类圆形积液，无强化，囊壁极少钙化。

(2)肾积水：积液位于肾盂、肾盏内。

(3)细菌性肾炎：低密度灶内一般不发生钙化。

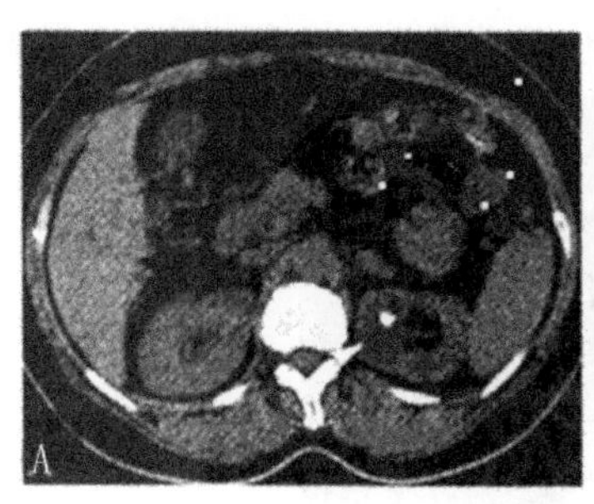

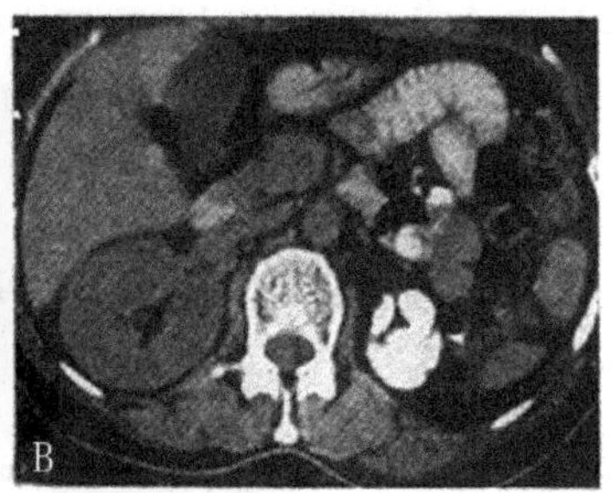


**图 8-31　肾结核**

A.肾结核，肾实质内多发囊状低密度区伴斑点状钙化；B.肾自截，全肾钙化

#### （四）特别提示

静脉肾盂造影是诊断肾结核的重要方法，但早期不能显示结核病灶，晚期肾功能受损时又不能显影。诊断不明确可选择 CT 检查，CT 的价值在于判断病变在哪侧肾、损害程度，能更好地显示病灶细节、肾功能情况、肾门及腹膜后淋巴结有无肿大，是确定肾结核治疗方案必不可少的检查方法。

### 五、肾脓肿

#### （一）病理和临床概述

肾脓肿是肾非特异性化脓性脓肿，主要由血运播散引起，少数由逆行感染所致。常为单侧性病变。其致病菌多为金黄色葡萄球菌，病理改变为致病菌在肾皮质内形成多发局限性脓肿，数个脓肿可合并成较大脓肿，偶尔全肾累及。临床表现有突然起病，畏寒、高热、腰部疼痛、患侧腰肌紧张及肋脊角叩痛、食欲缺乏等。血常规示，白细胞升高，中性粒细胞升高。

#### （二）诊断要点

1.急性浸润期

CT 平扫肾实质内稍低密度，边界不规则病灶，边缘模糊，增强呈边缘清晰的低密度灶。

2.脓肿形成期

脓肿形成期可见不规则脓腔，增强呈环状强化，外周见水肿带。脓肿内可见小气泡及液化区。

3.肾周脓肿

脓肿可波及肾周、后腹膜及腰大肌，也可向肾盂内蔓延，形成肾盂积脓（图 8-32）。

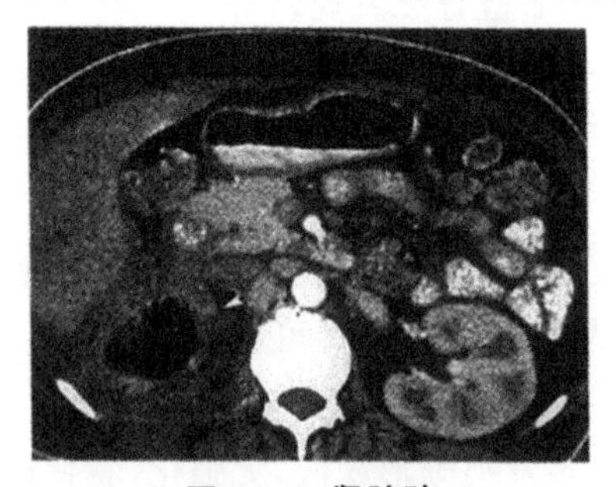

**图 8-32　肾脓肿**

CT 示右肾外形增大，边缘模糊，肾实质内见环状强化灶及气体

**(三)鉴别诊断**

肾结核,半数发生钙化,低密度灶内一般看不见气泡。

**(四)特别提示**

结合病史、体征、实验室检查和尿路造影可诊断。B超、CT不仅可确定病变部位、程度,还可动态观察。尚可行CT引导下肾脓肿穿刺诊断或治疗。MRI检查 $T_1WI$ 像呈低信号,$T_2WI$ 上呈高信号。

## 六、肾动脉狭窄

**(一)病理和临床概述**

肾动脉狭窄是指各种原因引起的肾动脉起始部、主干,或其分支的狭窄。是继发性高血压最常见的原因。常见肾动脉狭窄原因:①大动脉炎,病变常累及主动脉及其分支,我国多见,主要发生于年轻女性,累及肾动脉者多为单侧,好发于起始部;②肌纤维结构不良,见于年轻男性,肾动脉管壁纤维增生,管腔狭窄,常发生在肾动脉远侧2/3,多位双侧,呈串珠样;③主动脉粥样硬化,见于老年,常有高血压,糖尿病,多发生在肾动脉起始部。其他原因有先天发育不良、肾动脉瘤、动静脉瘘、外伤、肾移植术后、肾蒂扭转、肾动脉周围压迫等。临床主要表现为短期出现高血压,舒张压升高为主。部分患者腰部可闻及杂音。

**(二)诊断要点**

CT显示肾脏形态变小,肾萎缩改变。肾皮质变薄,强化程度减低。部分患者血栓形成并脱落导致肾梗死。CTA可显示肾动脉狭窄或动脉狭窄后扩张。大动脉炎可见血管增厚,呈向心性或新月形增厚。动脉粥样硬化的钙化发生在动脉内膜,血管腔不均匀或偏心狭窄(图8-33)。

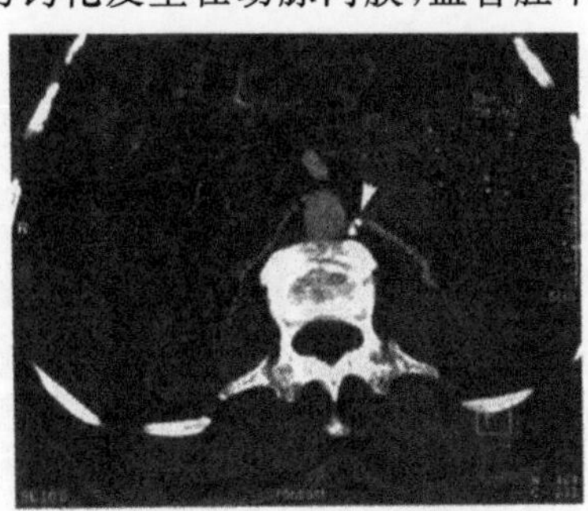

**图8-33 左肾动脉狭窄**

曲面重建示左肾动脉起始部钙化引起的左肾动脉狭窄

**(三)鉴别诊断**

血管造影可明确诊断,一般无需鉴别。

**(四)特别提示**

本病的早期诊断对于临床治疗有重要影响。CTA、MRA是无创性检查,诊断敏感性和特异性高,有取代血管造影的趋势。但血管造影是诊断该病的金标准,能准确显示狭窄部位、范围和程度。同时可施行肾动脉球囊扩张或支架置入术治疗肾动脉狭窄。

## 七、肾肿瘤

肾肿瘤多为恶性,任何肾肿瘤在组织学检查前都应疑为恶性。临床上较常见的肾肿瘤有源白肾实质的肾癌、肾母细胞瘤及肾盂肾盏发生的移行细胞癌。小儿恶性肿瘤中，肾母细胞瘤占20%以上，是小儿最常见的腹部肿瘤。成人恶性肿瘤中肾肿瘤占2%左右，绝大部分为肾癌，肾盂癌少见。肾脏良性肿瘤中最常见的是肾血管平滑肌脂肪瘤。

**(一)肾血管平滑肌脂肪瘤**

1.病理和临床概述

以往认为肾血管平滑肌脂肪瘤是错构瘤，目前通过免疫组化证实该肿瘤为单克隆性生长，是真性肿瘤。绝大部分肾血管平滑肌脂肪瘤是良性，但已有文献报道少数肿瘤恶性变并发生转移。肿瘤主要起源于中胚层，由不同比例的异常血管、平滑肌和脂肪组织组成，一般呈膨胀性生长。肾血管平滑肌瘤有两个类型：一型合并结节性硬化，此型多见于儿童或青年。肿瘤为双肾多发小肿块。临床无泌尿系统症状。另一型不合并结节性硬化，肾肿块单发且较大，有血尿、腰痛等临床症状。肾血管平滑肌脂肪瘤是肾脏自发破裂最常见的原因。从病理学上看，肾血管平滑肌瘤可以分为上皮样血管平滑肌脂肪瘤和单形性上皮样血管平滑肌脂肪瘤及单纯的血管平滑肌脂肪瘤。前者有上皮样细胞，含有大量血管成分或少量脂肪组织；中者仅含上皮样细胞和丰富的毛细血管网；后者三者按不同比例在瘤内分布。

2.诊断要点

典型表现为肾实质内单发或多发软组织肿块，边界清楚，密度不均匀，内见脂肪密度，CT值低于－20 HU。脂肪性低密度灶中夹杂着不同数量的软组织成分，呈网状或蜂窝状分隔。增强后部分组织强化，脂肪组织不强化(图8-34A)。少部分不含脂肪或含少量脂肪组织(上皮样或单形性上皮样血管平滑肌脂肪瘤)可以类似肾癌样表现，呈不均匀明显强化，包膜不完整，诊断非常困难(图8-34B～D)。

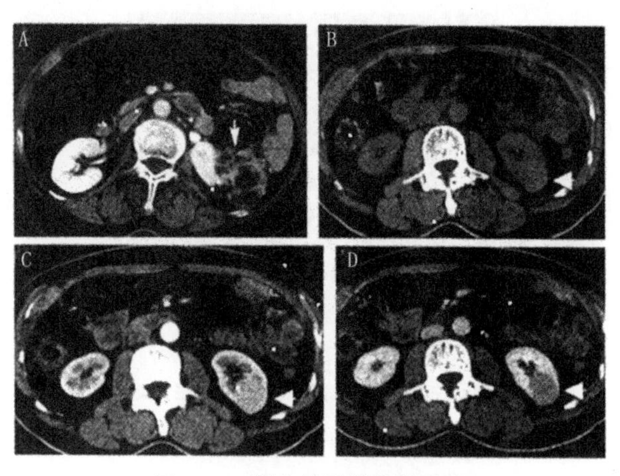


**图8-34 肾血管平滑肌脂肪瘤**

A.肾血管平滑肌脂肪瘤，肿块内见较多脂肪组织，肿块不规则，突出肾轮廓外；B～D.上皮样血管平滑肌脂肪瘤，可见肿块密度均匀，增强动脉期扫描呈明显均匀强化，静脉期扫描退出呈低密度

3.鉴别诊断

(1)肾癌：肿块内一般看不到脂肪组织。

(2)单纯性肾囊肿：类圆形积液，无强化。

(3)肾脂肪瘤：单纯脂肪肿块。

4.特别提示

肿瘤内发现脂肪成分是B超、CT、MRI诊断该病的主要征象。如诊断困难,应进一步行MRI检查,因MRI对脂肪更有特异性。DSA血管造影的典型表现有助于同其他占位病灶的鉴别。少部分肾脏血管平滑肌脂肪瘤伴出血,可以掩盖脂肪的低密度,密度不均匀增高,需要注意鉴别。上皮样或单形性上皮样血管平滑肌脂肪瘤诊断困难者,需要进行穿刺活检。

## (二)肾脏嗜酸细胞腺瘤

1.病理和临床概述

肾脏嗜酸细胞腺瘤是一种较罕见的肾脏实质性肿瘤,文献报道肾脏嗜酸细胞腺瘤占肾脏肿瘤的3%～7%,发病率多在60岁以上,男性较女性多见。肾脏嗜酸细胞腺瘤起源于远曲小管和集合管细胞。肿瘤质地均匀,没有坏死、出血及囊性变,而肾细胞癌其肉眼标本最大特点是因瘤体内有出血坏死呈五彩色,即使瘤体小也能见到。该瘤肉眼标本另一个特点是部分肿瘤中央有纤维瘢痕形成。光镜下肿瘤细胞呈巢状或实片状,肾脏嗜酸细胞腺瘤的胞膜通常不清晰,胞浆嗜酸性为此瘤的又一大特点,镜下颗粒粗大,充满胞浆,嗜酸性强。肾脏嗜酸细胞腺瘤元特异性临床表现,通常无症状,瘤体较大者可有腰痛、血尿或腹部包块。该瘤绝大部分为单发,肿瘤大小为0.6～15 cm。常局限肾脏实质,很少侵犯肾包膜和血管。

2.诊断要点

CT平扫为较均匀的低密度或高密度。增强后各期均匀强化且密度低于肾皮质。比较特异的是,CT扫描时出现的中央星状瘢痕和轮辐状强化,可提示肾嗜酸细胞瘤的诊断。但也有人认为它们并不可靠。轮辐状强化和中央星状瘢痕,也是嫌色细胞癌的表现之一。但如果螺旋CT血管期和消退期双期均表现为轮辐状,应疑诊肾嗜酸细胞瘤(图8-35)。

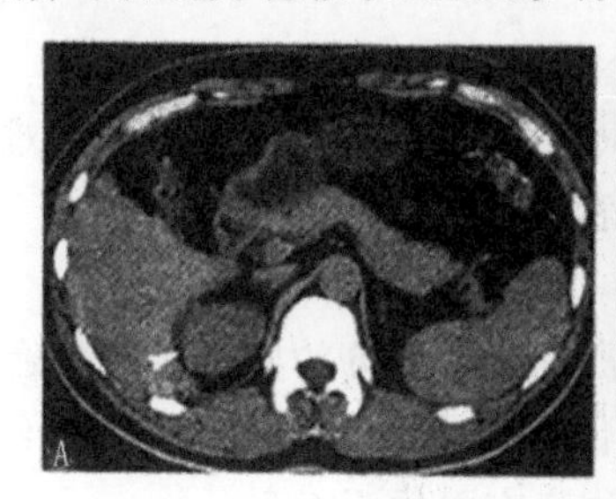


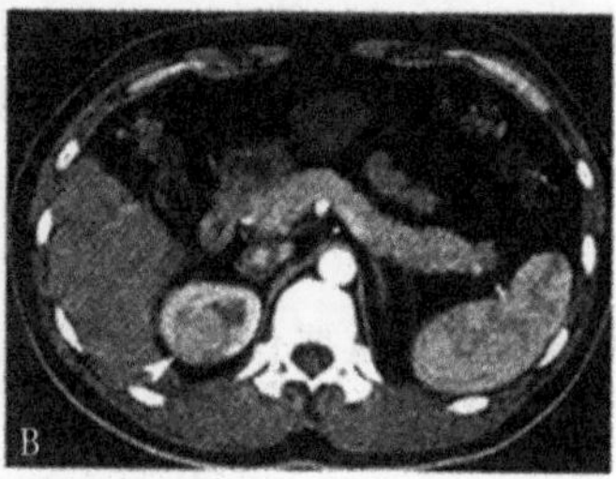


**图8-35 肾脏嗜酸细胞腺瘤**

女性患者,34岁,体检B超发现右肾上极占位,CT平扫显示右肾上极等密度肿块,动脉期呈均匀中等强化,静脉期扫描呈等低密度,手术病理为右肾上极嗜酸细胞瘤

3.鉴别诊断

(1)肾细胞癌:肿块不出现中央星状瘢痕和轮辐状强化,且易侵犯肾包膜和邻近血管。

(2)肾血管平滑肌脂肪瘤:内可见特异性脂肪组织。

4.特别提示

因肿瘤为良性,如术前能正确诊断,则可采用低温冷冻治疗、肾部分切除或肿瘤射频消融术,从而避免不必要的肾脏切除术。近来发现MRI在诊断肾嗜酸细胞瘤方面有独特价值,可显示肿瘤包膜完整、中央星状瘢痕、等或低$T_1$信号、稍低或稍高$T_2$信号及强化情况等,可提示诊断。如果仔细观察肾脏MRI形态学特点和特异的信号特征,并结合其他辅助影像检查和病史,对绝大多数肾嗜酸细胞瘤及其他肾脏肿块,MRI能做出正确诊断并指导治疗。

### (三)肾细胞癌

1.病理和临床概述

肾细胞癌为肾最常见恶性肿瘤,好发年龄为50～60岁,男性多见。肾细胞癌起源于肾小管上皮细胞,发生在肾实质内,可有假包膜,易发生囊变、出血、坏死、钙化。肾癌易侵犯肾包膜、肾筋膜、邻近肌肉、血管、淋巴管等,并易在肾静脉、下腔静脉内形成瘤栓,晚期可远处转移。病理类型有透明细胞癌、颗粒细胞癌、梭形细胞癌。典型症状有血尿、腰痛和腹部包块。

2.诊断要点

CT表现为等密度、低密度或高密度肿块。动态增强:早期大部分肾癌强化明显,CT值可增加≥40 HU;皮质期不利于肿瘤显示;实质期呈相对低密度。肿块局限于肾实质内或突出肾轮廓外。肿块与正常肾脏分界不清,边缘较规则或部分不规则。有时肿瘤内有点状、小结节状,边缘弧状钙化。同时注意观察肾周结构有无侵犯,局部淋巴结有无肿大(图8-36)。

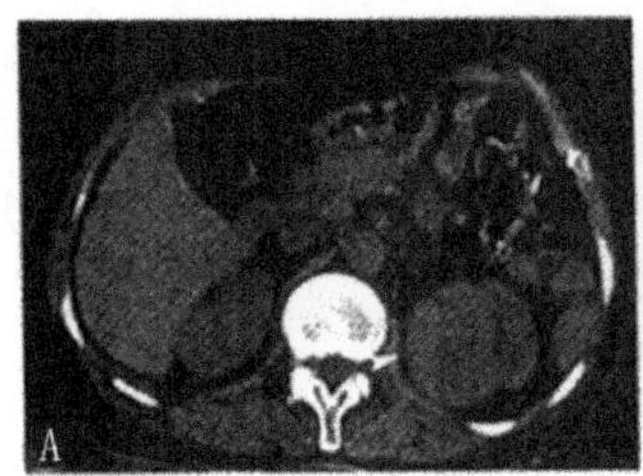

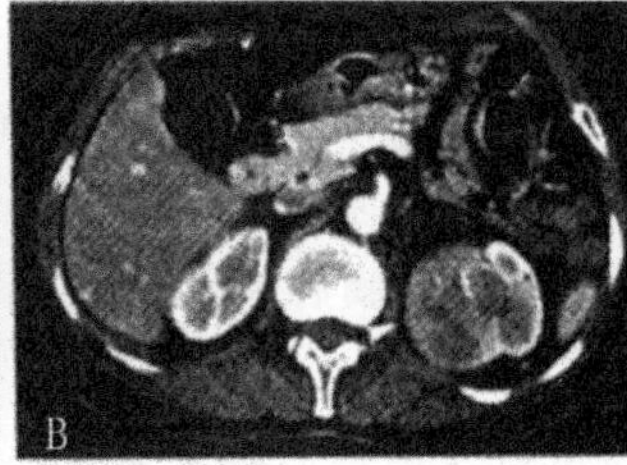

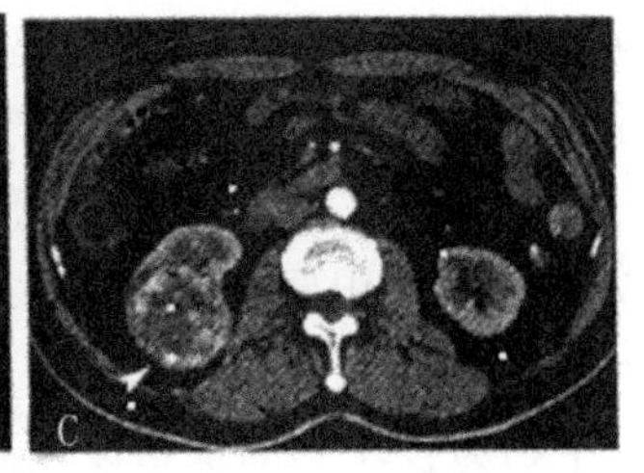


**图8-36　肾癌**

A、B、C三图为CT检查示肾轮廓增大,肿块呈明显不均匀性强化

3.鉴别诊断

(1)肾盂癌:发生在肾盂,乏血供,肿块强化不明显。

(2)肾血管平滑肌脂肪瘤:肿块内有脂肪组织时容易鉴别,无脂肪组织则难以鉴别。

(3)肾脓肿:脓腔见环状强化,内见小气泡及积液。

4.特别提示

B超检查对肾癌的普查起重要作用,对肾内占位囊性成分的鉴别诊断准确性高。CT检查可作为术前肾癌分期的主要依据,确定肿瘤有无侵犯周围血管、脏器及淋巴结转移、远处转移。MRI诊断准确性同CT,但在诊断淋巴结和血管病变方面优于CT。

### (四)肾窦肿瘤

1.病理和临床概述

肾窦肿瘤,由肾门深入肾实质所围成的腔隙称肾窦,内有肾动脉的分支、肾静脉的属支、肾盂、肾大、小盏、神经、淋巴管和脂肪组织。有作者将肾窦病变分为3种:一类是窦内固有成分发生的病变,如脂肪组织、集合系统、血管及神经组织来源的;一类是外来的从肾实质发展进入肾窦内的病变;另一类是继发的包括转移或腹膜后肿瘤累及肾窦的肿瘤。原发性肾窦内肿瘤非常罕见,发现其病因或发生肿瘤的解剖组织范围很广,从脂肪组织(如脂肪肉瘤)、神经组织(如副神经节细胞瘤)、淋巴组织(如以良性Castleman病或恶性淋巴瘤)及血管来源的血管外皮瘤或肌肉来源的平滑肌瘤、血管平滑肌瘤。肾窦肿瘤以良性为主,恶性较少。患者一般临床上症状无特异性表现,以腰部酸痛最为常见;原发性肾窦肿瘤一般直径在4.0 cm左右,可能出现临床症状才引起患者注意,无血尿。

2.诊断要点

(1)CT 示肾盂肾盏为受压改变,与肾盂肾盏分界清晰、光整。

(2)平扫及增强密度均匀(良性)或不均匀(恶性)。

(3)与肾实质有分界,血管源性肿瘤强化非常明显。

(4)脂肪源性肿瘤内见脂肪组织密度(图 8-37)。

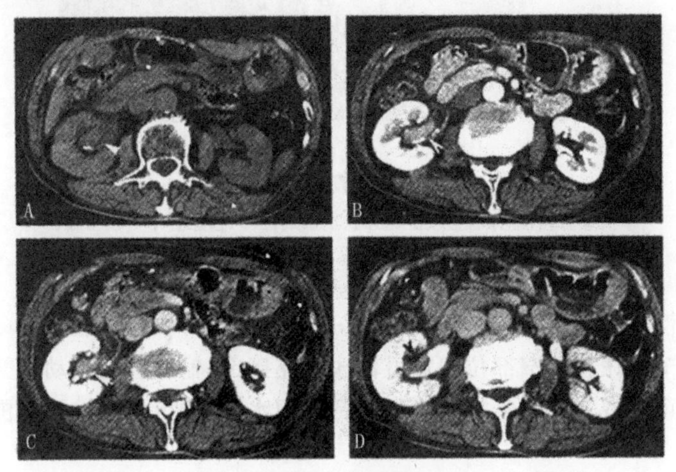


**图 8-37 肾窦肿瘤**

CT 平扫可见右侧肾窦等密度占位,分泌期扫描可见右侧肾盂受压变扁,但与肿块之间交接光滑,未见受侵犯征象。手术病理为肾窦血管平滑肌瘤

3.鉴别诊断

(1)肾癌,肿块发生于肾实质内,可侵犯肾周及肾窦,一般呈显著强化。

(2)肾盂肿瘤,起源于肾盂,肿块强化差。

4.特别提示

肾区病变的定位对疾病的诊断、手术方案的制定,甚至预后都具有极其重要的临床意义。位于肾窦内的肿瘤一般不需要进行全肾脏切除,而肾实质的肿瘤一般必须全肾切除。CT、IVP、MRI 及肾动脉造影对肾窦肿瘤的定位有重要的临床价值,并对肿瘤的定性也有重要的参考价值。

(张千里)

# 第六节 输尿管疾病的 CT 诊断

## 一、输尿管外伤

### (一)病理和临床概述

输尿管外伤可单发或并发于泌尿系统外伤。泌尿系统遭受任何直接或间接暴力均可导致损伤。近年来,医源性损伤亦逐渐增多。输尿管损伤的病理取决于其损伤的程度。如完全断裂,则尿液积聚于腹膜后以肾后间隙最常见。如有瘢痕收缩则形成狭窄、闭塞和阻塞。临床表现多样，可有伤口漏尿或尿外渗，尿瘘形成；腹膜炎症状；尿道阻塞，无尿等（图 8-38）。

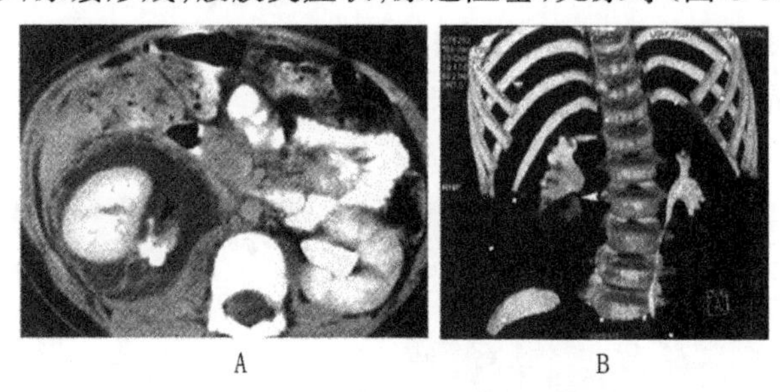

A　　B

**图 8-38　输尿管断裂三维重建**

车祸患者，右输尿管上段区见片状造影剂外渗，输尿管中下段未显影

**（二）诊断要点**

平扫可发现阳性及阴性结石，阴性结石密度也常高于肾实质，CT 值常为 100 Hu 以上，无增强效应。结石多位于输尿管狭窄部位即肾盂输尿管连接部、输尿管与髂动脉交叉处、输尿管膀胱入口处。间接征象可表现为输尿管扩张，肾盂、肾盏积水等，并可显示结石周围软组织炎症、水肿（图 8-39）。

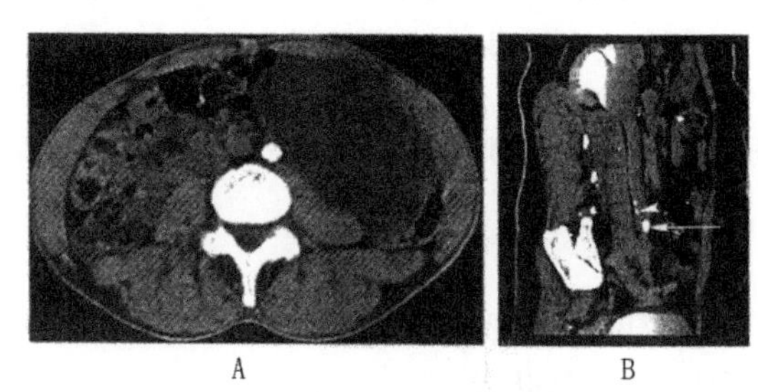

A　　B

**图 8-39　输尿管内多发结石**

图中长箭头所示为较大的一颗结石，小箭头为两颗细小结石

**（三）鉴别诊断**

1.盆腔静脉石

位于静脉走行区，为小圆形高密度灶，病灶中心为低密度。

2.盆腔骨岛

位于骨骼内。

**（四）特别提示**

临床诊断以 X 线片及静脉尿路造影为首选。但 CT 对结石的大小、部位、数目、形状显示更准确，免除了其他结构的影响；同时能易于显示肾盂扩张和肾盂、肾盏积水及梗阻性肾实质改变，能客观评价结石周围炎症、肾功能情况。MRI 水成像能显示梗阻性肾、输尿管积水情况。

## 二、输尿管炎

**（一）病理和临床概述**

输尿管炎指发生在输尿管壁的炎症，常由大肠埃希菌、变形杆菌、铜绿假单胞菌、葡萄球菌等致病菌引起。输尿管炎常继发于肾盂肾炎、膀胱炎等；也可因血行、淋巴传播或附近器官的感染蔓延而来(如阑尾炎、盲肠炎);部分患者因医疗器械检查、结石摩擦及药物引起。急性输尿管炎表现为黏膜化脓性炎症;而慢性输尿管炎表现为输尿管壁扩张、变薄,输尿管逐渐延长,也可为管壁增厚、变硬、僵直,致输尿管狭窄。临床症状为尿频、尿急伴有腰痛乏力、尿液浑浊,严重时发生血尿、肾绞痛,尿培养可有细菌。

**(二)诊断要点**

急性输尿管炎CT检查无特异性。

慢性输尿管炎可表现为输尿管壁增厚,管壁不均匀,部分患者出现肾盂积水。输尿管周围炎可出现腹膜后输尿管纤维化(图8-40)。

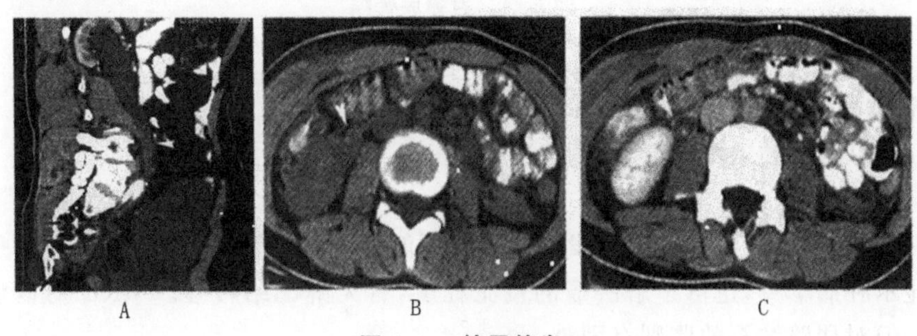


**图8-40 输尿管炎**

CT显示右输尿管中、下段管壁弥漫性增厚、强化,管腔狭窄,输尿管上段及肾盂、肾盏明显扩张、积水

**(三)鉴别诊断**

囊性输尿管炎、输尿管癌,难以鉴别;输尿管结核,表现为输尿管壁增厚,管腔狭窄,管壁常可见钙化,常伴有同侧肾脏结核。

**(四)特别提示**

输尿管炎的诊断应密切结合病史和辅助检查。静脉尿路造影表现为输尿管扩张或狭窄,扭曲变形。CT检查亦尤明显特异性。对可疑病变可行病理活检。

## 三、输尿管癌

**(一)病理和临床概述**

输尿管肿瘤多发生在左侧,尤其是在下1/3段。大部分为移行细胞癌,少数为鳞癌、腺癌。原发输尿管移行细胞癌较少见,好发年龄为50～70岁,男性多于女性。最常见的症状为间歇性无痛性肉眼或镜下血尿,少数患者可触及腹部肿块,阻塞输尿管可引起肾绞痛。

**(二)诊断要点**

CT表现输尿管不规则增厚、狭窄或充盈缺损,肿瘤近侧输尿管及肾盂扩张,三维重建显示最佳。输尿管肿瘤为少血供肿瘤,增强多无强化或轻度强化(图8-41)。

**(三)鉴别诊断**

1.血凝块

为输尿管腔内充盈缺损,无强化,管壁不增厚。

2.阴性结石

输尿管内高密度灶,CT值常为100 Hu以上。

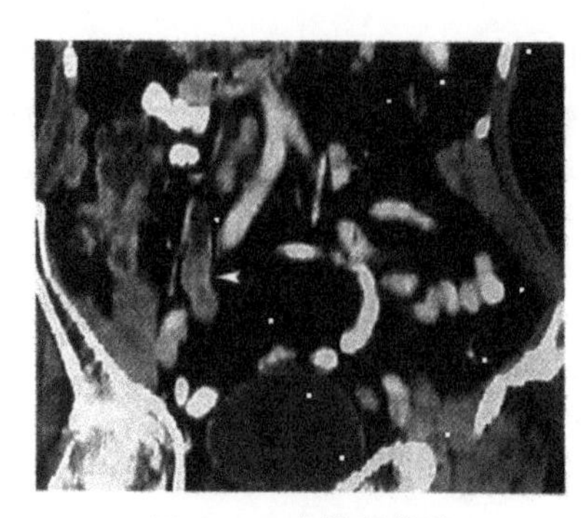

**图 8-41 右输尿管癌**

CT 显示输尿管中下段及膀胱入口区充满软组织影，管腔闭塞

3.输尿管结核

输尿管壁增厚、管腔狭窄，常伴有钙化。

**(四)特别提示**

随诊中应注意其余尿路上皮器官发生肿瘤的可能性。CT 检查对诊断输尿管肿瘤起重要作用，不仅能显示肿瘤本身，也可了解肿瘤的侵犯程度，有无淋巴结转移。MRU 对该病的诊断有一定的价值，但对尿路结石的鉴别有困难。

**(张千里)**

# 第九章　颅脑疾病的MRI诊断

## 第一节　脑血管疾病的 MRI 诊断

### 一、高血压性脑出血

#### (一)临床表现及病理特征

脑出血的常见原因之一就是高血压脑动脉硬化，大部分出血部位在幕上，小脑及脑干发生出血情况比较少见。患者多数有明确的病史，发病一般呈突发性，并且出血量较多，幕上出血常发生于基底核区，也可以出现在其他的部位。脑室内出血通常与尾状核或基底神经节血肿破入脑室有关，影像学检查结果显示脑室内血肿信号或者密度，同时可见液平面。脑干出血以脑桥病变居多，动脉破裂引起，如果出血过多，造成较大的压力，可以破入第四脑室。

#### (二)MRI 影像表现

高血压动脉硬化所引起的脑内血肿的影像表现受血肿发生时间长短的影响。对于发生在早期的脑出血，CT 结果比 MRI 影像结果更具有参考价值。CT 在急性期脑出血情况下，通常表现为高密度。有时小部分因为颅底骨性伪影导致少量幕下出血难以给出确切诊断，但是大部分脑出血均可以清楚地显示。通常情况下，出血后 6～8 周，因为出血发生溶解，在 CT 表现为脑脊液密度。血肿的 MRI 影像信号不仅多变，而且受其他多种因素的影响，这些因素除了血红蛋白状态外，还包括氧合作用、磁场强度、脉冲序列、凝血块的时间、红细胞状态等。

MRI 检查具有观察出血的溶解过程的优点。要想更好地理解出血信号在 MRI 影像变化，必须了解出血时的生理学改变。比如，急性出血因为含有氧合血红蛋白及脱氧血红蛋白，所以在 $T_1$WI 呈等至轻度低信号，在 $T_2$WI 呈灰至黑色(低信号)；亚急性期出血(大部分指 3 天至3 周)因为正铁血红蛋白的产生，在 $T_1$WI 及 $T_2$WI 呈现高信号表现。伴随着正铁血红蛋白遭遇巨噬细胞吞噬，转化成为含铁血黄素的过程，在 $T_2$WI 可以看到血肿周围形成一低信号环。以上内容便是出血过程在 MRI 影像中的特征，此特征在高场强磁共振仪显像时更加明显。

### 二、超急性期脑梗死及急性脑梗死

#### (一)临床表现及病理特征

脑梗死具有高发病率、高死亡率及高致残率的特点，是临床中一类常见的疾病，它严重地威胁人类的健康生活。随着关于脑梗死专题的病理生理学研究进程发展，尤其是在“半暗带”概念提出及超微导管溶栓治疗技术出现后，临床医师应当及时确诊，即发病超急性期便应当确诊，且对缺血脑组织血流灌注状态进行正确评估，如此结合实际情况来确定最佳效果的治疗方案。

临床上有效地诊断缺血性脑梗死的方法是进行MRI影像检查。超急性期脑梗死指的是发生在6小时之内的脑梗死情况。一般情况下，梗死在发生4小时之后，患者的病变区可能有较长时间的缺氧缺血，细胞膜离子泵出现衰竭，导致细胞毒性脑水肿。基本上6小时之后，血-脑屏障便会被破坏，引发血管源性脑水肿，此时，脑细胞慢慢坏死，一至两周后，脑水肿情况变轻，坏死脑细胞液化，梗死区则产生了大量吞噬细胞清除坏死的组织。病变区的胶质细胞开始增生，肉芽组织逐渐形成。经过8～10周，会形成囊性的软化灶。小部分缺血性脑梗死患者在病发的1～2天因血液再灌注而出现梗死区出血情况，继而转变成出血性脑梗死。

**(二)MRI影像表现**

一般在诊断脑梗死的早期就应用常规MRI影像的方法。脑梗死一般需要在患者发病6小时以后才会显示出病灶，而常规MRI影像的特异性比较低，无法明确半暗带的大小，也不能确定病变的具体范围，对于急性脑梗死与短暂性缺血发作无法高效地区分，因此MRI影像不能提供足够的价值。但目前的MRI影像成像技术已经进一步发展，功能性的检查能够带来丰富充足的诊断信息，从而导致缺血性脑梗死的诊断发生了突破性的进展。

脑梗死超急性期，$T_2$WI上的脑血管将有异常的信号：原血管流空效应消失，增强扫描$T_1$WI出现动脉增强影像。该现象是因患者的脑血流的速度减慢，在发病3～6小时之后此征象便可出现，血管内强化的现象通常是发生在梗死区域或者周边位置，其中皮质部位梗死更加常见；深部白质部位梗死还会发生，一般基底核、脑桥、内囊、丘脑的腔隙性梗死不会有血管强化现象，大范围脑干梗死时可能会见血管内强化。

因为脑脊液与脑皮质的部分容积效应，还有流动伪影的干扰，使用常规$T_2$WI并不能发现大脑皮质灰白质交界处的病灶及脑室旁的深部脑白质病灶，并且不容易对脑梗死的分期进行鉴别。液体衰减反转恢复(FLAIR)序列对脑脊液信号有抑制作用，且能扩大$T_2$权重成分，减少背景信号干扰，如此可使得病灶与正常组织的差异性明显增加，更加容易发现病灶的所在位置。可以鉴别陈旧性及新鲜性梗死灶是FLAIR序列的另一特点。新鲜性梗死灶与陈旧性梗死灶于$T_2$WI中都是高信号。FLAIR序列之中，陈旧性梗死灶易出现液化，其含自由水，使得$T_1$值同脑脊液类似，因而软化灶是低信号，或是低信号的周边环状高信号；且新病灶含结合水，导致$T_1$数值比脑脊液短，呈高信号。但是即使如此FLAIR序列仍然不能够对脑梗死做出精确的分期，并且FLAIR对低于6小时的超急性期病灶检出概率较低，而使用弥散加权成像(DWI)技术则可以有效检出，因此在脑梗死中迅速应用开来。

DWI对缺血变化十分敏感，尤其是超急性期，脑组织在出现急性缺血后，患者会出现缺氧症状，出现$Na^+$-$K^+$-ATP酶泵功能变弱，导致水、钠滞留，引发细胞毒性水肿，且水分子弥散运动也会慢慢降低，表观弥散系数(ADC)数值降低，而后出现血管源性水肿，细胞溶解，产生软化灶。而在亚急性期ADC值大部分发生降低。DWI图与ADC图的信号表现相反，在DWI弥散快(ADC值高)的组织通常呈现为低信号，而DWI弥散慢(ADC值低)的组织呈现为高信号。人在发病2小时之后便可以使用DWI检查，此时可发现直径大小为4 mm的腔隙性病灶。急性期病例$T_2$WI、$T_1$WI都能正常显示，使用FLAIR可部分显示出病灶情况，DWI技术能看到神经体征对应区域的高信号，患者发病6小时之后，通过$T_2$WI能看到存在病灶，但病变范围显著小于

DWI 检查。信号强度也比 DWI 检查要低，发病 1～3 天，使用 DWI 技术与 $T_1$WI、FLAIR、$T_2$W，其病变范围的显示结果都一致。3 天后，患者进入慢性期阶段。随诊可以发现 $T_2$WI 仍然是高信号，DWI 信号降低，对于不同的病理进程，信号表现各有差异。DWI 信号随着患者病发时间延长而继续降低，表现是低信号，ADC 值显著升高。由此可见，使用 DWI 能够定性分析急性的脑梗死，还能定量分析，可区分陈旧脑梗死与新脑梗死，并对疗效与预后进行评价。

DWI、$T_1$WI、FLAIR、$T_2$WI 的敏感性分析：FLAIR 序列在急性脑梗死的诊疗上优于 $T_1$WI、$T_2$WI，能更早显示出病变，可用 FLAIR 成像代替常规 $T_2$WI；而 DWI 对病变的显示则十分敏感，对比正常组织与病变组织具有良好的效果。其出现的异常信号范围会高于常规 $T_2$WI 及 FLAIR 序列，由此能够判定，DWI 的敏感程度最高，考虑到 DWI 空间分辨率偏弱，磁敏感性伪影会对实际的颅底部病变产生影响，诸如小脑、额中底部、颞极。在这一方面，FLAIR 能显示得更清晰。总而言之，FLAIR 技术比 DWI 在急性脑梗死病变评价诊疗上有重要的价值，通过合理的使用能够尽早并准确地判断出早期脑梗死，区分陈旧脑梗死与新脑梗死，对溶栓灌注治疗有重要意义。

灌注加权成像(PWI)显示脑梗死病灶比其他技术更早，且可定量分析脑血流量(CBF)。在大部分案例当中，DWI 同 PWI 的表现有一定差异。PWI 显示患者在超急性期，其脑组织血流灌注的异常区比 DWI 显示出的异常信号区要大。而 DWI 显示异常信号区主要在病灶中心。在急性期，围绕异常弥散中心的周边弥散组织为缺血半暗带，其在灌注下减少，因病程发展而日益加重。若不能及时加以治疗，DWI 显示的异常信号区将日益增大，慢慢同 PWI 所展示的血流灌注异常区域相同，最终成为梗死灶。使用 PWI 和 DWI 两项技术，有可能区分可恢复性缺血脑组织与真正的脑梗死。

磁共振波谱(MRS)可区分水质子信号与其他化合物或原子中质子产生的信号，使脑梗死的分析研究至细胞代谢水平，如此能够有效帮助脑梗死病理变化及生理变化的理解。在早期诊断及疗效和预后的判断上都有益处。急性脑梗死$^{31}$P-MRS 以磷酸肌酸(PCr)与 ATP 数值降低为主，无机磷酸盐(Pi)升高，而 pH 慢慢降低。在病发后几周内便可通过$^{31}$P-MRS 显示的异常信号变化来判断梗死病变区域的代谢情况。脑梗死发生 24 小时内，$^{1}$H-MRS 显示病变区乳酸持续性升高，这与葡萄糖无氧酵解有关。有时可见 N-乙酰天冬氨酸(NAA)水平降低，或因髓鞘破坏出现胆固醇水平升高。

## 三、静脉窦闭塞

### (一)临床表现及病理特征

脑静脉窦血栓为特殊的脑血管病，其可以划分成感染性与非感染性两种。感染性多是因头面部感染、败血症、脑脓肿、化脓性脑膜炎引起，多是继发性，而非感染性脑静脉窦血栓则主要是因消耗性疾病、部分血液病、严重脱水、口服避孕药、妊娠、外伤等引起。脑静脉窦血栓的临床表现主要是颅内高压、视力下降、呕吐、偏瘫、头痛、视盘水肿等。

脑静脉窦血栓的发病机制与动脉血栓的产生不同，病理变化也不一样。脑脊液吸收障碍及脑静脉回流障碍引发脑静脉窦血栓，静脉窦阻塞，殃及大量侧支静脉，或是血栓延伸到脑皮质静脉的情况下便会导致脑静脉回流障碍，或是出现脑脊液循环障碍、颅内压增高，引发脑水肿、坏死、出血。在疾病晚期，颅内高压越发严重，且静脉血流淤滞到严重程度的情况下，便会使得动脉血流速度降低，出现脑组织缺氧、缺血乃至梗死。脑静脉窦血栓的临床表现十分复杂，因病期差异、血栓范围差异、部位差异、病因差异都能影响其临床表现。

### (二)MRI 影像表现

脑静脉窦血栓的检查需要使用 MRI 检查,其在诊断上具有良好的优势,通常情况下无须增强扫描。目前来说,脑静脉窦血栓最为经常发生在上矢状窦,产生时间长短不同,MRI 影像也不同,因此诊断难度大大增加。急性期静脉窦血栓往往具有显著高信号或者是中等信号。$T_2$WI 则显示出静脉窦内有非常低的信号,但静脉窦壁的信号却很高。随时间延长,$T_1$WI 与 $T_2$WI 都表现出高信号。有时是 $T_1$WI,血栓边缘则为高信号,中心位置为中等信号,该变化过程同脑内血肿变化相一致。$T_2$WI 表现的是静脉窦内流空信号,在病程不断发展之后便闭塞、萎缩。

### (三)静脉窦闭塞

时间(TR)的缩短会让正常人脑静脉窦出现 $T_1$WI 信号升高的现象,这会同静脉窦血栓混淆。因磁共振流入增强效应,在 $T_1$WI 中,正常的脑静脉窦表现同静脉窦血栓的表现相同,都是从流空信号转变成明亮信号。此外,静脉窦信号强度还受血流速度影响,流速缓慢时,信号强度将增高。颈静脉球内涡流与乙状窦经常于图像中出现高信号。颞静脉有大逆流,能令一些小的横窦出现高信号。为此,这些病例表现十分容易混淆,需要注意区分,通过更改扫描层面、增加时间、使用核磁共振静脉成像(MRV)检查等手段深入鉴别。

MRV 这一技术能够反映出脑静脉窦的血流情况及其形态。因此能为静脉窦栓的诊断提供帮助,静脉窦栓的表现主要是不规则狭窄,受累静脉窦闭塞,呈现充盈缺损。因静脉回流的障碍,将出现静脉血瘀滞、深部静脉扩张及脑表面静脉扩张,产生侧支循环。然而如果静脉窦发育不是十分完善,存在发育不良问题时,使用 MRV 诊断与 MRI 技术将出现干扰。使用对比剂来增强 MRV 效果,能够获得十分清楚的图像。分析大脑的静脉系统,其分成深静脉系统与浅静脉系统,深静脉系统包括基底静脉和大脑大静脉。使用对比剂增强效果时,深静脉的显示更加清楚。在大脑大静脉有血栓形成的情况下,可以发现苍白球、壳核、尾状核、双侧丘脑等局部引流区有水肿现象,且侧脑室增大。通常认定室间孔梗阻出现的原因不是静脉压升高而是水肿。

## 四、动脉瘤

### (一)临床表现及病理特征

脑动脉瘤是脑动脉的局限性扩张,发病率较高。患者主要症状有出血、局灶性神经功能障碍、脑血管痉挛等。大部分的囊性动脉瘤不是因为单一因素引起,是先天因素与后天因素共同作用的结果,先天血管发育不完善加之后天脑血管病变作用产生。此外,动脉瘤因素还与感染、烟酒、滥用可卡因、高血压、部分遗传因素、使用避孕药、创伤等因素有关。

动脉瘤破裂危险因素包括瘤体大小、部位、形状、多发和患者性别、年龄等。瘤体大小是最主要因素,尤其是基底动脉末端动脉瘤,极易出血,患者吸烟、喝酒、患高血压因素都会引发其破裂。32%～52%的蛛网膜下腔出血为动脉瘤破裂引起。治疗时机不同,治疗方法、预后和康复差别很大。对于未破裂的动脉瘤,目前主张早期诊断及早期外科手术。

### (二)MRI 影像表现

影像中,动脉瘤具有十分清楚的边界低信号,且同动脉相连。产生血栓之后,动脉瘤的信号强度差异能够帮助确定瘤腔大小、血栓范围及是否有并发出血现象。瘤腔大部分位于动脉瘤中央位置,一般是低信号(血液滞留则出现高信号)。血红蛋白代谢处于不同的阶段,那么血栓的信号也不一样。

动脉瘤破裂时常伴蛛网膜下腔出血。两侧大脑间裂蛛网膜下腔出血往往同前交通动脉瘤的破裂存在联系，第四脑室内出现的血块则往往是因小脑后下动脉的动脉瘤破裂，外侧裂蛛网膜下腔出血则是同大脑中动脉的动脉瘤破裂相关联，第三脑室内血块往往是由于前交通动脉瘤破裂，双侧侧脑室则受大脑中动脉动脉瘤破裂影响。

### 五、血管畸形

#### （一）临床表现及病理特征

血管畸形与胚胎发育异常有关，包括毛细血管扩张症、脑静脉畸形、海绵状血管瘤、静脉瘤等。动静脉畸形是最为常见的脑血管畸形，动脉同静脉之间无毛细血管而直接连接（动静脉短路）。出现畸形的血管团，其大小各不相等，多发于大脑中动脉系统之中。动静脉畸形是指动静脉直接连接，局部脑组织常处于低灌注状态易梗死或缺血，且畸形血管本身容易破裂而导致自发性出血。症状主要是进行性的神经功能障碍、血管性头痛、癫痫发作等。

#### （二）MRI 影像表现

脑动静脉畸形时，MRI 影像显示脑内流空现象，即低信号环状或线状结构，代表血管内高速血流。在注射对比剂后，高速血流的血管通常不增强，而低速血流的血管往往明显增强。梯度回波（GRE）图像有助于评价血管性病变。CT 可见形态不规则、边缘不清楚的等或高密度点状、弧线状血管影，钙化。

中枢神经系统的海绵状血管瘤并不少见。典型 MRI 影像表现为在 $T_1$WI 及 $T_2$WI、病变区域为混杂信号或者出现高信号，有些患者则出现了网络状结构或是桑葚状结构；$T_2$WI 中，出现了低信号含铁血黄素。在 GRE 图像，因磁敏感效应的提升，有更显著的低信号，能更快检出小海绵状血管瘤。MRI 影像的诊断敏感性、特异性及对病灶结构的显示均优于 CT。部分海绵状血管瘤具有生长趋势，MRI 影像随诊可了解其发展情况，脑出血也受毛细血管扩张症的影响。使用 CT 扫描或是使用常规血管造影的结果为阴性。使用 MRI 影像检查可发现小微出血，能够帮助诊断。因血流较缓慢，使用对比剂后可见病灶增强。

脑静脉畸形或静脉瘤较少引起脑出血，典型 MRI 影像表现为注射 Gd 对比剂后，病灶呈“水母头”样，经中央髓静脉引流。合并海绵状血管瘤时，可有出血表现。注射对比剂前，较大的静脉分支在 MRI 影像呈流空低信号。有时，质子密度像可见线样高或低信号。静脉畸形的血流速度缓慢，MRA 成像时如选择恰当的血流速度，常可显示病变。血管造影检查时，动脉期表现正常，静脉期可见扩张的髓静脉分支。

（刘松军）

## 第二节 颅脑外伤的 MRI 诊断

### 一、硬膜外血肿

#### （一）临床表现及病理特征

大约 30％的外伤性颅内血肿均属于硬膜外血肿，其血肿位于颅骨内板与硬脑膜之间。引起出血的原因:上矢状窦或横窦,骨折线经静脉窦致出血;而若是脑膜中动脉,则是其经棘孔至颅内后,沿颅骨内板脑膜中动脉沟走行,于翼点分成两支,均可破裂出血。

大多数发生急性硬膜外血肿的患者均有外伤史,所以临床可以快速诊断。一般慢性硬膜外血肿比较少见,占3.5%~3.9%,并且其发病机制、临床表现及影像学征象均与急性血肿有所不同。慢性硬膜外血肿的临床上多表现为慢性颅内压增高,其症状轻微但是持续时间较长,可表现为头痛、呕吐及视盘水肿。大部分患者没有脑局灶定位体征。

#### (二)MRI 影像表现

临床上最快速、最简单、最准确的诊断硬膜外血肿的方法是进行头颅 CT 检查。其最佳征象表现为高密度双凸面脑外占位。在 MRI 影像可见血肿与脑组织之间的细黑线,即移位的硬脑膜。急性期硬膜外血肿在多数序列与脑皮质信号相同。

#### (三)鉴别诊断

本病需要与转移瘤、脑膜瘤及硬膜结核瘤进行鉴别诊断。转移瘤可能伴随发生邻近颅骨病变。脑膜瘤及硬膜结核瘤均可以看出明显的强化病灶。

### 二、硬膜下血肿

#### (一)临床表现及病理特征

临床中最常见的颅内血肿情况为硬膜下血肿,主要发生于硬脑膜及蛛网膜之间。这种情况大部分为直接颅脑外伤而引起,但间接外伤也可以导致。1/3~1/2 的情况表现为双侧性的血肿。如果外伤撕裂了横跨硬膜下的桥静脉,可以导致硬膜下出血。

临床上由于部位不同及进展快慢略有差异,所以临床表现会有很多样化。慢性型患者自发生外伤到有症状出现这之间有一静止期,大多数由皮质小血管或者矢状窦旁桥静脉损伤引起。如果血液流入到硬膜下间隙并且发生自行凝结,此时出血量少,患者便可无明显症状表现。大约3周之后血肿周围开始形成纤维囊壁,其血肿渐渐液化,其蛋白分解,囊内渗透压升高,脑脊液渗入到囊内,导致血肿体积逐渐增大,而压迫脑组织出现症状。

#### (二)MRI 影像表现

依据血肿的形态、密度及一些间接征象可以进行 CT 诊断。大部分表现为颅骨内板下新月形均匀一致的高密度。有些为条带弧状或梭形混合性硬膜外、下血肿,CT 无法分辨。MRI 影像在显示较小硬膜下血肿和确定血肿范围方面更具有优势。矢状面与冠状面 MRI 影像能够帮助检测出颞叶下的中颅凹内血肿、头顶部血肿、大脑镰及靠近小脑幕的血肿。在 MRI 检查中,其影像是低信号,如此能便于血肿位置的确定,判定是在硬膜外还是硬膜下。在 FLAIR 序列,硬膜下血肿表现为条弧状、月牙状高信号,与脑回、脑沟分界清楚。

### 三、外伤性蛛网膜下腔出血

#### (一)临床表现及病理特征

本病是由于颅脑损伤后脑表面血管破裂或脑挫裂伤出血进入蛛网膜下腔,并积聚于脑沟、脑裂和脑池而导致。因患者本身出血量存在差异,其出血的部位及患者的年龄都会对症状产生不同的影响作用,有些患者在症状较轻时基本没有症状,而有些患者则出现昏迷等严重症状。大部分的患者在外伤之后,会出现脑膜刺激征,其表现为剧烈头痛、呕吐、颈项强直等。少数患者早期可出现精神症状。腰椎穿刺脑脊液检查可确诊。

相关的病理过程:蛛网膜下腔流进血液,颅内体积因此增大,颅内压随之升高,脑脊液刺激脑膜,引发化学性脑膜炎;血性脑脊液直接刺激血管或血细胞产生多种血管收缩物质,引起脑血管痉挛,导致脑缺血、脑梗死。

### (二)MRI影像表现

CT可见蛛网膜下腔高密度,多位于大脑外侧裂、前纵裂池、后纵裂池、鞍上池和环池。但CT阳性率随时间延长而慢慢减少,经调查发现,出现外伤24小时内超过95%,但1周之后便低于20%,到2周后基本为零。而MRI影像在亚急性和慢性期可以弥补CT的不足。在GRE $T_2$WI,蛛网膜下腔出血呈沿脑沟分布的低信号。本病急性期在常规$T_1$WI、$T_2$WI无特异征象,在FLAIR序列则显示脑沟、脑裂、脑池内条弧线状高信号。

## 四、弥漫性轴索损伤

### (一)临床表现及病理特征

脑弥漫性轴索损伤(DAI)是一种严重的闭合性颅脑损伤病变,具有高致残率和死亡率,临床症状严重。可能出现脱髓鞘改变及轴索微胶质增生,可能伴有出血。神经轴索会断裂、折曲,而导致轴浆外溢,产生轴索回缩球,或产生微胶质细胞簇。存在不同程度的脑实质胶质细胞变形肿胀,出现血管周围的间隙扩大现象。毛细血管也会有损伤引发脑实质和蛛网膜下腔出血。

DAI患者常有明显的神经性损害,并出现意识丧失的现象,很多患者在受伤后便出现原发性的持久昏迷,有出现清醒期的,清醒时间较短。DAI患者意识丧失主要是因为广泛性大脑轴索损伤,这会中断皮质下中枢与皮质的联系,昏迷时间长短同轴索损伤程度及其数量相关,临床上将DAI划分成重度、中度与轻度三种。

### (二)MRI影像表现

CT影像可观察到,脑组织存在弥漫性肿胀,灰质同白质间的边界并不清晰,交界处有一些斑点状的高密度出血灶,患者常伴有蛛网膜下腔出血。脑池脑室会因压力而变小,没有局部占位现象。MRI影像特征如下:①弥漫性脑肿胀,两侧大脑半球的皮髓质交界位置有较模糊的长$T_1$、长$T_2$信号,在FLAIR序列出现斑点状不均匀的中高信号;观察可见脑组织饱满,脑沟、脑池因压力而出现闭塞或变窄,大多是脑叶受累。②脑实质出血灶,有单发性与多发性两种,直径基本低于2.0 cm,不产生血肿,没有显著的占位效应;多是位于皮髓质交界部、脑干上端、小脑、基底核区、胼胝体周围;急性期有短$T_2$、长$T_1$信号,而亚急性期则是长$T_2$、短$T_1$信号,在FLAIR出现斑点状高信号。③脑室和/或蛛网膜下腔出血,蛛网膜下腔出血一般是发生于脑干周围;脑室出血则主要是第三脑室、侧脑室;超急性期与急性期,$T_1$WI、$T_2$WI平扫显示不明显,而亚急性期,则出现长$T_2$信号、短$T_1$信号,FLAIR出现高信号。④其他损伤:合并颅骨骨折,硬膜下、硬膜外血肿。

### (三)鉴别诊断

(1)DAI同脑挫裂伤之间的差异:DAI的出血位置同外力作用没有关联,出血主要见于皮髓质交界区、胼胝体、小脑、脑干等位置,有斑点状或类圆形,直径基本低于2.0 cm;而脑挫裂伤者是在于对冲部位或者着力部位,一般是不规则形状或者斑片状,直径可大于2.0 cm,常累及皮质。

(2)DAI与单纯性硬膜外、硬膜下血肿鉴别:DAI合并出现的硬膜下血肿与硬膜外血肿是新月形或者“梭形”,较为局限,无显著占位效应。这可能是因为DAI患者出血量较少,存在弥漫性肿胀。

### 五、脑挫裂伤

#### (一)临床表现及病理特征

脑挫裂伤是最常见的颅脑损伤之一。脑组织的深浅层存在点状出血，伴随静脉淤血、脑组织水肿等症状便是脑挫裂伤，如果是血管断裂、软脑膜断裂或是脑组织断裂则是脑裂伤，两个都统一叫作脑挫裂伤。挫裂伤的部位主要是额颞叶。脑挫裂伤病情与其部位、范围和程度有关。范围越广、越接近颞底，临床症状越重，预后越差。

#### (二)MRI 影像表现

MRI 影像征象复杂多样，与挫裂伤后脑组织水肿、液化、出血相关联。出血性的脑挫裂伤，是因血肿组织中的血红蛋白变化而变化的，最初的含氧血红蛋白因缺氧而变为去氧血红蛋白，再转变成正铁血红蛋白，最后为含铁血黄素，病灶的 MRI 影像信号也随之变化。对于非出血性脑损伤病灶，大多是长 $T_1$、长 $T_2$ 信号。因脑脊液流动有伪影，且有的相邻脑皮质出现部分容积效应，使得灰白质交界位置与大脑皮质病灶不容易显示出来，且不容易鉴别出软化与水肿的差异。FLAIR 序列会对自由水有抑制作用，仅显示结合水，因此在脑挫裂伤的鉴别评估上能够给予重要的帮助，尤其是在确定病变范围，判断蛛网膜下腔是否出血，检出重要功能区的病灶等方面都有重要价值。

(刘松军)

## 第三节　颅脑肿瘤的 MRI 诊断

### 一、星形细胞瘤

#### (一)临床表现及病理特征

中枢神经系统中最为常见的原发性肿瘤便是神经胶质瘤，发生概率大概是脑肿瘤的 40%，预后较差。于胶质瘤中，最常见的便是星形细胞瘤，占比达到 75%左右，幕上多见。根据 WHO 肿瘤分类标准，可以将星形细胞瘤划分成Ⅰ级～Ⅳ级 4 个级别，其中Ⅲ级是间变型，Ⅳ级是多形性胶质母细胞瘤。

#### (二)MRI 影像表现

MRI 影像中，星形细胞瘤的征象也各有差异，一般来说，较低级别的，其边界大都清晰可见，水肿程度轻，信号均匀，占位效应也较轻，很少出血。而较高级别也就是高度恶性的，其边界模糊，有明显的水肿现象与占位效应，较常出血，信号不均匀。尽管不同级别的信号强度有差异，但没有统计学意义。使用常规 $T_1$WI 进行扫描增强可发现血-脑屏障被破坏后，其对比剂聚集组织间隙的情况，没有组织特异性。该疾病破坏血-脑屏障的机制主要是因为肿瘤导致毛细血管被破坏，或者新生的异常毛细血管形成了病变组织血管。对于肿瘤强化与否这一问题，反映的是生成肿瘤血管上存在局限性。

虽然使用 MRI 检查能够较为准确地诊断星形细胞瘤，然而对于治疗方案，仍有局限性。因治疗方法的选择，应以病理分级不同而异。一些新的扫描序列，如DWI、PWI、MRS等，有可能对星形细胞瘤的诊断、病理分级、预后及疗效做出更准确的判断。

PWI能对血流微循环进行评价，判定毛细血管床血流分布特征。现阶段，PWI法是在活体评价肿瘤血管生成最可靠的方法之一，可对星形细胞瘤的术前分级及肿瘤侵犯范围提供有价值信息。

MRS基于化学位移与核磁共振现象可分析特定原子核及其化合物，能在没有损伤的情况下进行活体组织生化变化分析，并定量分析化合物，研究组织代谢。脑肿瘤因其对神经元破坏情况差异、组成差异、细胞分化程度差异，使得最终的MRS表现各不相同。MRS对星形细胞瘤定性诊断和良、恶性程度判断具有一定特异性。

## 二、胶质瘤病

### （一）临床表现及病理特征

胶质瘤病在颅内疾病中比较少见，症状包括精神异常、性格改变、记忆力下降与头痛等，病程数周至数年不等。该肿瘤大都侵犯大脑半球的两个以上部位（含两个），可累及皮质乃至皮质下白质。胶质瘤细胞一般是星形细胞，于人体的中枢神经系统中过度增生，并沿神经轴突周围及血管周围浸润性生长，神经结构则较为正常。该病灶多累及脑白质，少数累及大脑灰质，病变的脑组织区域出现弥漫性的轻度肿胀，无清晰边界。

### （二）MRI影像表现

MRI影像特征如下：$T_1$WI出现片状弥散性的低信号，而在$T_2$WI则出现强度较均匀的高信号。$T_2$WI显示病变则更加清晰，病灶的边界十分模糊，经常出现脑水肿，累及的脑组织出现肿胀，脑沟消失或者变浅，脑室变小。因神经胶质细胞仅为弥漫性瘤样增生，其原神经解剖结构没有变化，因而MRI影像没有显著的出血现象或坏死现象。

### （三）鉴别诊断

脑胶质瘤病虽然归属肿瘤疾病，然而肿瘤细胞浸润性分散生长，没有成团，影像的表现并不典型，容易出现误诊现象，为此需要留意一些疾病，排除后方可确诊。

（1）多中心胶质瘤：胶质瘤细胞弥漫浸润性生长，颅内有超过两个的原发胶质瘤，各瘤体无组织学联系，分离生长，影像为大片状。

（2）多形性胶质母细胞瘤等恶性浸润胶质瘤：该类胶质瘤存在坏死囊变现象，MRI的影像有显著的占位效应，且信号不均，增强扫描则有不同的显著强化表现。

（3）各病毒性脑炎与脑白质病：此类疾病同脑胶质瘤病早期影像近似，多数患者在使用大量的激素与抗生素后出现进行性病情加重现象，核磁共振复查影像可发现有逐渐明显的占位效应，出现肿瘤细胞浸润发展，如此可以区分。

## 三、室管膜瘤

### （一）临床表现及病理特征

室管膜瘤起源于室管膜或室管膜残余部位，比较少见。本病主要发生在儿童和青少年，5岁以下占50%，居儿童期幕下肿瘤第三位，男多于女。其病程与临床表现主要取决于肿瘤的部位，位于第四脑室者病程较短，侧脑室者病程较长。本病患者常有颅内压增高表现。

颅内好发部位依次为第四脑室、侧脑室、第三脑室和导水管。幕下占60%～70%，特别是第四脑室。好发部位在于脑顶叶、枕叶、颞叶交界之处，大部分含大囊，一半出现钙化。病理学诊断主要依靠瘤细胞排列成菊形团或血管周假菊形团这一特点。肿瘤细胞脱落后，可随脑脊液种植转移。

**(二)影像表现**

(1)脑室内肿物，或者出现围绕脑室的肿物，多为不规则形，无整齐边界，或出现了呈分叶状的实质性占位病变。

(2)脑室内病变边缘较为光滑，周边位置没有水肿，质地较为均匀，内部含有小囊变区，或是斑点状钙化区；脑实质周围有水肿带，内有大片囊变区，不规则的钙化区。

(3)脑室系统者常有不同的脑积水，脑室系统受压变化。

(4)在 CT 实质成分多为混杂密度，或者稍高密度的病灶；在 $T_1WI$ 呈略低信号，$T_2WI$ 呈略高信号或高信号，增强扫描不均匀强化。

**(三)鉴别诊断**

室管膜瘤的诊断需要与以下疾病鉴别。

1.髓母细胞瘤鉴别

限于第四脑室的室管膜瘤大都良性，发展缓慢而病程长，有钙化、囊变；髓母细胞瘤是恶性肿瘤，源于小脑蚓部，起病急，发展迅速，对比室管膜瘤强化表现明显，很少出现囊变，也很少有钙化，信号大都均匀，髓母细胞瘤的瘤体周边有一个环形水肿区。

2.脉络丛乳头状瘤

脉络丛乳头状瘤常见于第四脑室，是结节状肿瘤，有清晰的边界，能浮于脑脊液，更早出现脑积水现象，且症状更严重，出现显著脑室扩大现象，对比室管膜瘤，钙化现象更明显，强化也更明显。

3.与侧脑室内脑膜瘤鉴别

侧脑室内脑膜瘤常发生于侧脑室三角区，肿瘤表面光整，形状较规则，密度均匀，有明显的强化。室管膜瘤则经常发生在孟氏孔边位置，位于侧脑室内，有清楚边界，有轻微强化或无强化，很少见到钙化或脑水肿现象。

4.与脑脓肿鉴别

脑脓肿发病急骤，有脑膜脑炎表现，对比室管膜瘤，水肿更严重，强化更明显。

5.星形细胞瘤及转移瘤

本病多发生于四十岁以上人群，显著的花环状强化，有明显占位效应与瘤周水肿。

## 四、神经元及神经元与胶质细胞混合性肿瘤

本病包括神经节细胞瘤、小脑发育不良性节细胞瘤、神经节胶质瘤、中枢神经细胞瘤。这些肿瘤的影像表现，特别是 MRI 影像表现各具有一定特点。

**(一)神经节细胞瘤**

1.临床表现及病理特征

神经节细胞瘤为单纯的神经元肿瘤，不存在胶质成分和异变倾向，与正常脑的组织结构相似，无新生物的性征。基本表现为脑部发育不良，变异于小脑或者大脑皮质两处。单侧出现巨脑畸形时可发现伴随星形细胞体积及数量增加的奇异神经元。

2.影像表现

在 $T_2WI$ 为稍高信号，$T_1WI$ 为低信号，MRI 影像确诊困难。与其他脑畸形合并时，$T_1WI$ 信号无异常或仅轻度异常，但会发现局部灰质变形，$T_2WI$ 呈低信号。CT 平扫可为高密度或显示不明显。注射对比剂后，肿瘤不强化或轻度强化。

**(二)神经节胶质瘤**

1.临床表现及病理特征

本病多发于青年，表现为存活时间长，长期出现颅内压高及抽搐的症状。目前，该病种的发病机制有两种不同的学说，一是真性肿瘤学说，该学说认为神经节胶质瘤的特征表现为混合胶质细胞(以星形细胞为主，有时为少枝细胞)和分化良好的瘤性神经节细胞。二是先天发育不全学说，神经细胞原本发育不良，以此为基础，肿瘤形成后，细胞瘤性增生，幼稚神经细胞受刺激分化成含有胶质细胞和神经元的真性肿瘤。神经节胶质瘤或存在神经元分泌能力，囊性及实性各占一半，囊伴壁结节，生长迟缓，局部伴随恶变和浸润的可能。

2.MRI 影像表现

幕上发生为主要的影像表现，尤其是颞叶和额叶的囊性病灶，同时出现加强型的壁结节。肿瘤在 $T_1WI$ 呈低信号团块，囊性部分信号更低。在质子密度的影像上，蛋白成分含量偏高的肿瘤囊腔，呈现的信号比囊壁和肿瘤自身要高，在 $T_2WI$ 中，肿瘤和囊液呈现偏高信号，部分灰白质的界限模糊。使用二乙三胺五醋酸钆(Gd-DTPA)后，病变由不强化至明显强化，以结节、囊壁及实性部分强化为主。1/3病例伴有钙化，CT 可清楚显示，MRI 影像不能显示。

3.鉴别诊断

在影像学诊断中，诊断神经节胶质瘤需要同以下几种病种加以区别：一是信号且在脑外的蛛网膜囊肿；二是信号相似但位于脑外的表皮样囊肿。

**(三)中枢神经细胞瘤**

1.临床表现及病理特征

本病多见于年龄 31 岁以上的青年，发病低于 6 个月的，临床呈现高颅内压及头疼的症状，在原发肿瘤中占0.5%。

肿瘤来源于室间孔的透明隔下端，呈现局部分叶状，边界清晰，多见有囊变灶和坏死。小量为富血管，伴随出血。肿瘤细胞分化良好，大小相同，类似于胞质不空的少枝胶质细胞，也与缺少典型菊花团的室管膜瘤相似，存在无核纤维区域。通过电镜能看到有内分泌样的小体在细胞质内。有研究表明免疫组化显示神经元标记蛋白。

2.MRI 影像表现

中枢神经细胞瘤位于侧脑室体部，在 $T_1WI$ 呈不均匀等信号团块，钙化和肿瘤血管呈现稍低信号或者流空；在 $T_2WI$，局部出现较高信号，局部呈现与皮质相同的信号，使用 Gd-DTPA 后，强化不均匀；可见脑积水。CT 显示丛集状、球状钙化。

3.鉴别诊断

与室管膜瘤、室管膜下巨细胞星形细胞瘤、低级或间变星形细胞瘤、脑室内少枝胶质细胞瘤相鉴别。

**(四)小脑发育不良性神经节细胞瘤**

1.临床表现及病理特征

小脑为主发部位，且多发于青年时期。临床表现有恶心、呕吐、头痛、共济障碍等。无异变小脑的结构为内层颗粒细胞层，中层为浦肯野细胞层，外层则为分子层，但本病的小脑脑叶偏肥大，中央白质变少，外层出现奇怪的髓鞘，内层变厚有众多异常的大神经元，免疫组化染色分析发现多数异常的神经元并非出自中层的浦肯野细胞，而是内层的颗粒细胞。本病可单独存在，也可合并多发性错构瘤综合征、多指畸形、巨脑、异位症、局部肥大及皮肤血管瘤。

2.影像表现

MRI影像显示小脑结构破坏和脑叶肿胀，边界清楚，无水肿。病变在$T_1$WI呈低信号，在$T_2$WI呈高信号，注射对比剂后无强化。脑叶结构存在，病灶呈条纹状(高低信号交替带)为本病特征。影像检查还可显示邻近颅骨变薄，梗阻性脑积水。

## 五、胚胎发育不良性神经上皮肿瘤

### (一)临床表现及病理特征

胚胎发育不良性神经上皮肿瘤(DNETS)多见于儿童和青少年，常于20岁之前发病。患者多表现为难治性癫痫，但无进行性神经功能缺陷。经手术切除肿瘤后，一般无须放疗或化疗，预后好。

### (二)影像表现

肿瘤多位于幕上表浅部位，颞叶最常见，占62%～80%，其次为额叶、顶叶和枕叶。外形多不规则，呈多结节融合脑回状，或局部脑回不同程度扩大，形成皂泡样隆起。MRI影像平扫，在$T_1$WI病灶常呈不均匀低信号，典型者可见多个小囊状更低信号区；在$T_2$WI大多数肿瘤呈均匀高信号，如有钙化则显示低信号。病灶边界清晰，占位效应轻微，水肿少见，是本病影像学特点。$T_1$WI增强扫描时，病灶表现多样，多数病变无明显强化，少数可见结节样或点状强化。

## 六、脑膜瘤

### (一)临床表现及病理特征

很多患者在患病初期症状并不明显，在患者感觉到之前可潜伏很长时间，有的甚至达数年之久。当病变严重到一定程度后，会因颅内高压而导致喷射状呕吐、剧烈头痛、血压升高及眼底视盘水肿。

脑膜瘤起源于蛛网膜颗粒的内皮细胞和成纤维细胞，是颅内最常见非胶质原发脑肿瘤，占颅内肿瘤的15%～20%。单发和偶发的现象都有，单发的概率大一些，如果肿瘤过大，可分叶。

### (二)影像表现

常见脑膜瘤$T_1$WI表现为灰质等信号或略低信号，$T_2$WI表现为等或略高信号，$T_1$WI和$T_2$WI信号总体强度表现均匀，少数信号不均匀，在$T_1$WI可呈等信号、高信号、低信号。由于无血-脑屏障破坏，绝大多数患者在增强扫描时，$T_1$WI表现强化均匀，由硬脑膜尾征特异性判断患脑膜瘤概率达81%。MRI影像可以显示脑脊液/血管间隙，骨质增生或受压变薄膨隆，脑沟扩大，广基与硬膜相连，邻近脑池、静脉窦阻塞等脑外占位征象。

在脑膜瘤患者，约15%的影像显示症状不明显，主要是因为：①少数患者脑膜瘤发生整个瘤体弥漫性钙化，亦称沙粒型脑膜瘤。此状态增强扫描表现轻度钙化，$T_1$WI和$T_2$WI信号低弱。②囊性脑膜瘤。③发生在上矢状窦旁、脑凸面、蝶骨嵴、大脑镰旁、鞍上及脑室内的多发性脑膜瘤。

### (三)鉴别诊断

根据相应的诊断标准,常见部位的脑膜瘤很容易确诊,对于发生在少见部位的脑膜瘤在诊断鉴别时要防止与其他肿瘤弄混产生误判。

(1)颅骨致密骨肿瘤与位于大脑半球凸面、完全钙化的脑膜瘤症状相似,鉴别方法是通过增强 MRI 影像显示强化,无强化者为颅骨致密骨肿瘤,有强化者为脑膜瘤。

(2)突入鞍上的垂体巨腺瘤与鞍上脑膜瘤症状相似,诊断标准是脑膜瘤鞍结节有骨硬化表现,无蝶鞍扩大,通过影像检查,显示矢状面肿瘤中心位于鞍结节上方,鞍膈位置正常。若位于垂体腺上方,则可排除脑膜瘤,诊断为垂体巨腺瘤。

(3)脉络丛乳头状瘤、室管膜瘤与侧脑室内脑膜瘤应症状相似,鉴别方法:首先从患者年龄上判断,在此部位儿童和少年患脑膜瘤的概率远小于成年人,可做出侧脑室内脉络丛乳头状瘤和室管膜瘤的初步判断;因为脉络丛乳头状瘤会导致脑脊液分泌过多,会表现为脑室扩大范围较广,如果仅有同侧侧脑室颞角扩大,可以判断为脑膜瘤;从表现形状上看,脑膜瘤边缘较圆滑,而脉络丛乳头状瘤表面多为颗粒状;从强化上看,相对于室管膜瘤,脑膜瘤强化更为均匀。

## 七、脉络丛肿瘤

### (一)临床表现及病理特征

脉络丛肿瘤(CPT)是指起源于脉络丛上皮细胞的肿瘤,WHO 中枢神经系统肿瘤分类将其分为良性的脉络丛乳头状瘤、非典型脉络丛乳头状瘤和恶性的脉络丛癌三类,分属Ⅰ级、Ⅱ级和Ⅲ级肿瘤。绝大多数肿瘤为良性,恶性仅占 10%~20%。CPT 好发部位与年龄有关,儿童多见于侧脑室,成人多见于第四脑室。脑室系统外发生时,最多见于桥小脑角区。CPT 的特征指向为脑积水,致病诱因如下:①梗阻性脑积水,肿瘤增大压迫脑脊液循环,致通路梗阻;②交通性脑积水,肿瘤干扰脑脊液功能,导致生成和吸收紊乱。CPT 发生的脑积水、颅内压增高及局限性神经功能障碍多为渐进性,但临床上部分患者急性发病,应引起重视。

### (二)影像表现

MRI 影像检查多可见"菜花状"的特征性表现,肿瘤表面不光滑不平整,常呈粗糙颗粒状;而肿瘤信号无有异于其他的特征,$T_1$WI 表现为低或等信号,$T_2$WI 高,强化特征明显。CT 平扫多表现为等或略高密度病灶,类圆形,部分呈分叶状,边界清楚,增强扫描呈显著均匀强化。

### (三)鉴别诊断

1.与室管膜瘤鉴别

室管膜瘤囊变区多而广,常有散在点、团状钙化,增强扫描显示强化程度为中等均匀或不均匀。年长患者多发生于幕上,年幼患者多发生于幕下。

2.与脑室内脑膜瘤鉴别

脑室内脑膜瘤与前者有共性特征,并多在侧脑室三角区呈现积水症状较轻,且患者成年女性居多。

## 八、髓母细胞瘤

### (一)临床表现及病理特征

髓母细胞瘤是一种高度恶性小细胞瘤,极易沿脑脊液通道转移。本病好发于小儿,特别是 10 岁左右儿童,约占儿童脑瘤的 20%。本病起病急,病程短,多在 3 个月之内。多数患者有明显颅内压增高，致病原因是肿瘤推移与压迫第四脑室，导致梗阻性脑积水。

肿瘤起源于原始胚胎细胞，多发生于颅后窝小脑蚓部，少数位于小脑半球。大体病理检查可见肿瘤边界清楚，无包膜，出血，颜色为灰红色或粉红色，钙化及坏死少，柔软易碎。镜下观察肿瘤细胞大量密集，胞核大，胞质少且浓染，部分肿瘤细胞呈菊花团状排列。

#### （二）影像表现

MRI影像对肿瘤诊断比较全面，可明确肿瘤大小、形态，观察其周围结构，易与其他肿瘤鉴别。影像检查时，肿瘤的实质部分多表现为长 $T_1$、长 $T_2$ 信号，增强扫描时实质部分强化明显；第四脑室变形变窄，且被向前推移；合并幕上脑室扩张及脑积水较为多见。MRI检查较CT有一定优势，能清楚显示肿瘤与周围结构及脑干的关系；矢状面或冠状面MRI影像易显示沿脑脊液种植的病灶。

#### （三）鉴别诊断

本病需与星形细胞瘤、室管膜瘤、成血管细胞瘤及脑膜瘤相鉴别。

1.星形细胞瘤

星形细胞瘤多发生在儿童，常见颅内肿瘤病灶位于小脑半球，肿块边缘以不规则形态呈现，极少有幕上脑室扩大，信息呈 $T_1$WI低、$T_2$WI高状态，增强扫描强化程度不及髓母细胞瘤。

2.室管膜瘤

病灶位于第四脑室内，肿块被环形线状包绕，周围可见脑脊液，瘤体内囊变及钙化较多见，肿物信号常不均匀。

3.脑膜瘤

脑膜瘤常发生于第四脑室内，信号表现为 $T_1$WI等、$T_2$WI高状态，增强扫描时均匀强化，可见脑膜尾征。

4.成血管细胞瘤

病灶常见于小脑半球，呈大囊小结节，囊壁强化较轻或无，但壁结节强化明显。

### 九、生殖细胞瘤

#### （一）临床表现及病理特征

生殖细胞瘤多发于颅内中线，常见于松果体和鞍区，占颅内肿瘤的11.5%，以松果体区最多。发生在基底核和丘脑者占4%～10%。发生在鞍区及松果体区生殖细胞瘤，为胚胎时期神经管嘴侧部分的干细胞变异；发生在基底核及丘脑生殖细胞瘤，为第三脑室发育过程中的生殖细胞异位。

本病男性儿童多见，男女比例约2.5∶1，好发年龄在12～18岁。患者早期无临床表现，肿瘤压迫周围组织时，出现相应神经症状。鞍区肿瘤主要出现视力下降、下丘脑综合征及尿崩症；松果体区出现上视不能、听力下降；基底核区出现偏瘫；垂体区出现垂体功能不全及视交叉、下丘脑受损表现。患者均可有头痛、恶心等高颅压表现。因松果体是一个神经内分泌器官，故肿瘤可能影响内分泌系统。性早熟与病变的部位和细胞种类相关。

#### （二）影像表现

生殖细胞瘤的发生部位不同，MRI影像表现也不相同。

1.松果体区

瘤体多为实质性，质地均匀，呈圆形、类圆形或不规则形态，可为分叶状或在胼胝体压部有切迹，边界清楚。一般呈等 $T_1$、等或稍长 $T_2$ 信号。大多数瘤体显著强化，少数中度强化，强化多均匀。少数瘤体内有单个或多个囊腔，使强化不均匀。

2.鞍区

根据肿瘤具体部位，共分三类。Ⅰ类：成型于第三脑室内，或从第三脑室底向上长入第三脑室而成型，瘤体一般较大，常有出血、囊变和坏死。Ⅱ类：位于第三脑室底，仅累及视交叉、垂体柄、视神经和视束，体积较小，形态多样。可沿漏斗垂体柄分布，呈长条状；或沿视交叉视束分布，呈椭圆形。一般无出血、囊变、坏死，MRI 影像多呈等或稍长 $T_1$、稍长 $T_2$ 信号，明显或中等程度均匀强化。Ⅲ类：仅位于蝶鞍内，MRI 影像显示鞍内等 $T_1$、等或长 $T_2$ 信号，明显或中度均匀强化。MRI 影像信号无特征，与垂体微腺瘤无法区别。

3.丘脑及基底核区

肿瘤早期在 $T_1$WI 为低信号，$T_2$WI 信号均匀，显著均匀强化，无中线移位，边缘清晰。晚期易发生囊变、坏死和出血，MRI 影像多呈混杂 $T_1$ 和混杂长 $T_2$ 信号，不均匀强化。肿瘤体积较大，但占位效应不明显，瘤周轻微水肿。肿瘤可沿神经纤维束向对侧基底核扩散，出现斑片状强化，同侧大脑半球可有萎缩。

4.鉴别诊断

发生在鞍区的生殖细胞瘤将影响到神经垂体、垂体柄和下丘脑。较大的瘤体与垂体瘤相似，易混淆。垂体瘤也表现为等 $T_1$、等 $T_2$ 信号，但多为直立性生长，而生殖细胞瘤向后上生长，可资鉴别。若瘤体全部居于鞍内时，表现类似垂体微腺瘤，此时 MRI 影像垂体饱满，后叶 $T_1$ 高信号消失。若垂体腺瘤为腺垂体肿瘤，瘤体较小时仍存在后叶 $T_1$ 高信号，可作为两者鉴别参考。另有以下两种情况可做出生殖细胞瘤判断：强扫描下只见神经垂体区强化；瘤体有沿垂体柄生长趋势。

## 十、原发性中枢神经系统淋巴瘤

### （一）临床表现及病理特征

淋巴肉瘤、小胶质细胞瘤、网织细胞肉瘤、非霍奇金淋巴瘤（NHL）等都是中枢神经系统淋巴瘤的别名，有原发性和继发性之分。其中由淋巴细胞起源，且不存在中枢神经系统以外淋巴瘤病变的称为原发性中枢神经系统淋巴瘤；原发于全身其他部位，后经播散累及中枢神经系统的肿瘤，称为继发性中枢神经系统淋巴瘤。现在根据免疫功能状态的不同，淋巴瘤又有免疫功能正常型、免疫功能低下型之分。其中免疫功能低下型多与器官移植后免疫抑制剂使用、人体免疫缺陷病毒（HIV）感染或先天遗传性免疫缺陷有关。

中枢神经系统淋巴瘤患者一生均可发病，发病年龄特征不明显，40～50 岁居多。发病人群中，若存在免疫功能缺陷，则发病年龄较早，男女发病比例为 2∶1。其中局灶性神经功能障碍临床症状表现为步态异常、感觉障碍、无力或癫痫发作，非局灶性神经功能障碍临床症状表现为由颅内压增高引起的视盘水肿、头痛、呕吐或认知功能进行性下降。

### （二）影像表现

中枢神经系统淋巴瘤病灶多位于脑内幕上区，集中于深部白质，与脑室临近。病灶形态多为团块状，较典型表现如同“握拳”者。位于胼胝体压部的病灶沿纤维构形，形如蝴蝶，颇具特征。瘤周水肿呈高信号，说明该部位脑间质水分增加，且部分水分由肿瘤细胞沿血管周围间隙浸润播散所致。另一特征为肿瘤体积占位较大，周边水肿表现轻微，两者表现不一致。非免疫功能低下者发生淋巴瘤时，瘤体内囊变、坏死少见。本病也可发生在中枢神经系统的其他部位，脑外累及部位包括颅骨、颅底、脊髓等。

**(三)鉴别诊断**

以下疾病可通过中枢神经系统淋巴瘤的鉴别诊断得出。

1.转移癌

病灶常见于灰白质交界处,MRI 影像多为长 $T_1$、长 $T_2$ 信号,淋巴瘤信号呈 $T_1$ 低或等、$T_2$ 等;注射对比剂后观察,可见转移癌呈结节状强化明显,较大病灶出现中心坏死,淋巴瘤无此特征;转移癌周围水肿明显,有中枢神经系统以外肿瘤病史患者易发概率更高。

2.胶质瘤

MRI 影像浸润性生长特征明显,信号多为长 $T_1$、长 $T_2$,瘤体境界模糊,个别(如少枝胶质细胞瘤)瘤体出现钙化,中枢神经系统淋巴瘤几乎无钙化。胶质母细胞瘤呈环形或分枝状,强化不均匀,规则性差。

3.脑膜瘤

脑膜瘤发病于脑表面靠近脑膜部位,类圆形,边界清晰,瘤体周围有灰质拥挤。发病于中枢神经系统的淋巴瘤很少有这种特征。CT 高密度是脑膜瘤共性特征,MRI 影像等 $T_1$、等 $T_2$ 信号;注射对比剂后有脑膜增强"尾征",强化均匀。

4.感染性病变

患者发病年龄相对小,部分有发热病史。MRI 影像增强扫描时,细菌性感染病变特征为常见环状强化,而多发性硬化特征多表现为斑块状强化。HIV 感染可导致免疫功能低下,因此,近年来由此引起的免疫功能低下型淋巴瘤增多,此淋巴瘤病灶常多发,环状强化多见,肿瘤中心坏死多见。

## 十一、垂体瘤

**(一)临床表现及病理特征**

垂体瘤系颅内常见肿瘤,起源于脑腺垂体,约占颅内肿瘤的 10%,是常见良性肿瘤。一般在 20~70 岁发病,高峰在 40~50 岁,10 岁以下罕见。临床症状多为占位效应引起,表现为特异性头痛、视野障碍、头晕、视力下降等。

依据生物学行为,垂体腺瘤分为侵袭性垂体腺瘤和微腺瘤。垂体腺瘤生长、突破包膜,并侵犯邻近的硬脑膜、视神经、骨质等结构时称为侵袭性垂体腺瘤。后者的组织学形态属于良性,而生物学特征却似恶性肿瘤,且其细胞形态大部分与微腺瘤无法区别。直径小于 10 mm 者称为微腺瘤。

**(二)影像表现**

肿块起自鞍内,$T_1$WI 多呈中等或低信号,当有囊变、出血时呈更低或高信号。$T_2$WI 多呈等或高信号,有囊变、出血时,$T_1$、$T_2$ 信号更高且波动性大,增强扫描时肿瘤均有强化(囊变、出血、钙化区外)。

MRI 影像显示对于检查和确诊垂体微腺瘤功能强大,诊断可同时结合患者的典型临床表现及实验室对内分泌异常检测分析结果。依据:高场强 3 mm 薄层核磁共振下,影像示以低、中信号为主的垂体内局限性信号异常;垂体柄位置偏移或易位,鞍底受压侵蚀;垂体高度异常,上缘呈局限性隆起,状态呈不对称性。依据病灶部位,可对各种微腺瘤进行功能诊断。腺垂体内有5 种主要的内分泌细胞,基于功能的差异分别排列在相关位置:中间位置排列着分泌促甲状腺激素(TSH)和促性腺激素的细胞;两侧排列着分泌催乳素(PRL)和生长激素(GH)的细胞,分泌促肾上腺皮质激素(ACTH)的细胞主要分布在中间偏后部位。垂体腺瘤的发生率与分泌细胞的这种位置解剖关系是一致的。注射 Gd-DTPA 后即刻扫描,微腺瘤的低信号与正常垂体组织对比明显,冠状面 $T_1$WI 显示更清晰。在增强扫描下,肿瘤信号早期低于正常垂体信号,晚期高于或等于正常垂体信号。

MRI 影像可预测肿瘤侵袭与否。垂体腺瘤浸润性生长的指征:海绵窦边缘向外膨隆,异于正常形态,且两者分界模糊,在增强扫描下,早期常见海绵窦受侵表现,如肿瘤强化等;垂体腺瘤向蝶窦内突出,且已突破鞍底;斜坡骨质边缘不光整,且信号异常;颈内动脉因被包绕而致管径变窄或缩小,亦有颈内动脉分支受累等指征。

**(三)鉴别诊断**

绝大多数垂体大腺瘤具有典型 MRI 影像表现,可明确诊断。但鞍内颅咽管瘤及鞍上脑膜瘤与巨大侵袭性生长的垂体腺瘤有时较难鉴别。

1.颅咽管瘤

对鞍内颅咽管瘤,或对来源于鞍内、鞍上的肿瘤不甚明确时,以下征象有利于颅咽管瘤诊断:①MRI 影像显示囊性信号区,囊壁相对较薄,伴有或不伴有实质性部分;②CT 显示半数以上囊壁伴蛋壳样钙化,或瘤内斑状钙化;③在 $T_1$WI 囊性部分呈现高信号,或含有高、低信号成分,而垂体腺瘤囊变部分为低信号区。

2.鞍上脑膜瘤

脑膜瘤在 MRI 影像信号强度及强化表现方面颇似垂体瘤。少数鞍上脑膜瘤可向鞍内延伸,长入视交叉池,与垂体瘤难以区分。以下 MRI 影像所见有利于脑膜瘤诊断:①显示平直状鞍膈,无“腰身征”;②鞍结节或前床突有骨质改变;③肿瘤内存在流空信号,尤其是显示肿瘤内血管蒂,为脑膜瘤佐证。

## 十二、神经鞘瘤

**(一)临床表现及病理特征**

神经鞘瘤来源于神经鞘膜的施万细胞,是可以发生于人体任何部位的良性肿瘤,25%~45%在头颈部。脑神经发生的肿瘤中,多为神经鞘瘤,其中发生在听神经和三叉神经的概率最大。由于第Ⅳ~Ⅻ对脑神经起源及脑神经出颅前必经颅后窝,故颅后窝是脑神经肿瘤多发区域。这些肿瘤的临床症状与相应脑神经的吻合性不高,肿瘤患者的表现症状常见其他脑神经和小脑异常,表现症状与某些病症雷同,不是唯一指证,若仅从临床表现来判断存在片面性。

神经鞘瘤的病理特征是肿瘤于神经干偏心生长,有完整包膜,瘤内组织黄色,质脆。生长过大时,瘤体可出现液化和囊变。瘤细胞主要是梭形 Schwan 细胞,按其排列方式分为 A 型和 B 型,以前者为主。

**(二)影像表现**

MRI 影像为颅后窝神经肿瘤检查的首选。核磁共振下,大多数神经鞘瘤影像提示脑实质外囊实性肿瘤,瘤体边界清楚,较易确诊。其 MRI 影像信号的特点:实性部分为低或等 $T_1$WI 信号,囊性部分为低 $T_1$WI 信号;实性部分为稍高或高 $T_2$WI 信号,囊性部分信号更高于实性部分;增强扫描时强化程度不同,肿瘤整体多呈环状或不均匀强化,其中实性部分强化明显,囊性部分不强化。若神经鞘瘤<1.5 cm 的可呈均匀实性改变,且与相应脑神经关系密切,有助于诊断。

(刘松军)

# 第四节 先天性脑部疾病的MRI诊断

## 一、脑发育不全畸形

### (一)脑沟、裂、回发育畸形

1.全前脑无裂畸形

全前脑无裂畸形属于前脑无裂畸形的最严重形式,与染色体13、18三倍体有关。MRI影像可见大脑呈小圆球形,中央为单一脑室,丘脑融合,正常中线结构(如脑镰、胼胝体)均缺失。约半数患者伴多处颅面畸形,周围脑组织数量少。鉴别诊断包括严重脑积水及积水性无脑畸形,前者脑镰和半球间裂存在,后者丘脑不融合,脑镰存在。

2.半叶前脑无裂畸形

半叶前脑无裂畸形基本病理改变与全前脑无裂畸形相同,畸形程度略轻。MRI影像可见中央单一脑室存在,但脑室颞角及枕角、后部半球间裂初步形成;前大脑半球及丘脑融合,并突入脑室;脑镰、胼胝体、透明隔仍缺失。

3.单叶前脑无裂畸形

前脑的分裂近乎完全,但前部半球间裂较浅,脑室系统形态良好,脑镰存在,透明隔仍阙如。

### (二)透明隔发育畸形

透明隔发育畸形可能是单叶前脑无裂畸形的轻度形式。半数患者合并脑裂畸形,透明隔是两侧侧脑室间的间隔,如在胚胎期融合不全,则形成潜在的透明隔间腔。透明隔发育畸形包括透明隔间腔,即第五脑室形成。如透明隔间腔积液过多,向外膨隆,称透明隔囊肿。如其向后扩展即形成穹隆间腔,也称第六脑室。透明隔缺如时两侧侧脑室相通,MRI影像可见侧脑室额角在轴面像呈倒三角形,在冠状面像指向内侧。约50%患者在MRI影像可见视神经及视交叉变细,视交叉位置异常,呈垂直状而非水平状。部分病例可见垂体柄增粗,2/3有下丘脑垂体功能障碍。

### (三)脑穿通畸形

胚胎发育异常导致脑内形成囊腔而致脑穿通畸形。MRI影像显示脑实质内边界清晰的囊腔,其密度或信号与脑脊液相同。囊腔与脑室或蛛网膜下腔相通。

## 二、闭合不全畸形

### (一)无脑畸形

无脑畸形为脑形成时发生破坏性疾病所致。中线结构(如大脑镰)存在,完整的基底核也可分辨。但几乎无皮质残留,或仅一层薄膜围绕巨大的液体囊腔。脑室结构不清。

### (二)脑膨出

颅骨缺损,脑内结构(如脑膜、脑脊液、脑室、脑)单独或合并向外突出。在北美以枕叶膨出最多见,在亚洲地区以额叶经鼻腔膨出多见。脑膨出常合并下列畸形:胼胝体缺如、小脑扁桃体下疝畸形、灰质异位、移行异常、丹迪-沃克综合征等。

**(三)胼胝体阙如(胼胝体发育不全)**

胼胝体形成于胎儿期的第3~4个月。通常从前向后形成,但胼胝体嘴最后形成。胼胝体发育不全可以是全部的,也可是部分性的。部分性胼胝体发育不全常表现为胼胝体压部和嘴部阙如,而胼胝体膝部存在。影像检查可见侧脑室额角和体部宽大,而且两侧侧脑室分离,额角与体部呈锐角。枕角扩大、不对称。由于内侧纵束伸长,侧脑室中部边缘凹陷。第三脑室轻度扩大并抬高,不同程度延伸至双侧侧脑室中间位置,室间孔常拉长。此外,由于胼胝体膝部阙如,大脑半球间裂似与第三脑室前部相连续,在冠状面MRI影像,半球间裂向下扩展至双侧侧脑室之间,第三脑室顶部。在矢状面,正常扣带回缺失。旁中央回及旁中央回沟围绕第三脑室,呈放射状。部分病例可见海马联合增大,酷似胼胝体压部。

**(四)胼胝体脂肪瘤**

胼胝体脂肪瘤是在胎儿神经管闭合过程中,中胚层脂肪异常夹入所致,占颅内脂肪瘤的30%,约半数患者与胼胝体发育不全有关。有学者认为胼胝体脂肪瘤不是真正的肿瘤而是脑畸形,最常见的部位是胼胝体压部,或围绕胼胝体压部,也可累及整个胼胝体。颅内脂肪瘤几乎均发生在中线部位,亦可见于四叠体池,脚间池及鞍上等部位。在CT常见特定部位的极低密度,大的脂肪瘤壁可见线样钙化。MRI影像显示脂肪瘤信号在$T_2$WI与脑组织类似,在$T_1$WI呈高信号,应用脂肪抑制技术可使$T_1$高信号明显减低。重要脑血管可穿过脂肪瘤。

**(五)小脑扁桃体下疝畸形**

本病最早由Chiari描述,将菱脑畸形伴脑积水分为三种类型,而后将伴有严重小脑发育不全的被补充为第四种:Chiari Ⅰ型和Chiari Ⅱ型相对常见,Chiari Ⅲ型少见,Chiari Ⅳ型结构独特。

(1)Chiari Ⅰ型:在MRI影像可见小脑扁桃体下疝,即小脑扁桃体变形、移位,向下疝出枕大孔,进入颈椎管上部。一般认为,小脑扁桃体低于枕大孔3 mm属于正常范围,低于枕大孔3~5 mm为界限性异常,低于枕大孔5 mm可确认下疝。ChiariⅠ型通常不伴有其他脑畸形。20%~25%患者伴有脊髓空洞症。有时可见颅颈交界畸形,包括扁平颅底,第一颈椎与枕骨融合等。

(2)Chiari Ⅱ型:一种比较复杂的畸形,影响脊椎、颅骨硬膜和菱脑。与Chiari Ⅰ型相比,Chiari Ⅱ型伴随幕上畸形的发生率高,表现复杂多变。Chiari Ⅱ型几乎均伴有某种形式的神经管闭合不全,如脑膜膨出、脊髓脊膜膨出和脑积水等。颅骨和硬膜畸形包括颅骨缺损、枕大孔裂开、不同程度的脑镰发育不全、横窦及窦汇低位伴颅后窝浅小、小脑幕发育不全伴幕切迹增宽、小脑蚓部及半球向上膨出(小脑假瘤);中脑和小脑异常包括菱脑发育不全导致延髓小脑向下移位、延髓扭曲、小脑围绕脑干两侧向前内侧生长;脑室和脑池异常包括半球间裂锯齿状扩大,脑室扩大,透明隔阙如或开窗,导水管狭窄或闭塞,第四脑室拉长、变小,向尾侧移位;脑实质异常包括脑回小、灰质异位、胼胝体发育不全;脊柱和脊髓异常包括脊髓脊膜膨出(腰骶部占75%,颈胸部占25%)、脊髓积水空洞症、脊髓低位合并脂肪瘤、脊髓纵裂。

(3)Chiari Ⅲ型:表现为Chiari Ⅱ型伴下枕部或上颈部脑膨出,罕见。

(4)Chiari Ⅳ型:表现包括小脑缺失或发育不全、脑干细小、颅后窝大部被脑脊液腔占据。此型罕见,且不能单独存在。

**(六)丹迪-沃克综合征**

本病为菱脑先天畸形,第四脑室囊性扩大为其特点,伴有不同程度小脑蚓部发育不全。MRI影像表现包括扩大的第四脑室及枕大池复合体内充满大量脑脊液,颅后窝增大,小脑蚓部及半球发育不全,第三脑室和双侧脑室不同程度扩大。约60%患者合并其他畸形,其中75%合并脑积水,20%～25%合并胼胝体发育不全,5%～10%合并多小脑回和灰质异位。有些学者认为,小脑后部的蛛网膜囊肿(小脑蚓部存在,第四脑室形成正常)及枕大池(小脑蚓部和小脑半球正常),可能为丹迪-沃克综合征的变异表现。

## 三、神经元移行障碍

### (一)无脑回畸形与巨脑回畸形

在无脑回畸形,MRI影像显示大脑半球表面光滑,脑皮质增厚,白质减少,灰白质交界面异常平滑,脑回、脑沟消失,大脑裂增宽,岛叶顶盖缺失,脑室扩大,蛛网膜下腔增宽。在巨脑回畸形,MRI影像显示脑皮质增厚,白质变薄,脑回增宽且扁平。无脑回畸形与巨脑回畸形可伴有胼胝体发育不全、丹迪-沃克综合征及脑干与小脑萎缩。

### (二)多脑回

灰质增多呈葡萄状,深脑沟减少,白质内胶质增生。

### (三)神经元灰质异位

灰质异位由胚胎发育过程中神经细胞没有及时移动到皮质表面引起。灰质异位可为局限性,也可为弥漫性。病灶可位于脑室周围呈结节状,或突入侧脑室;也可位于脑深部或皮质下白质区,呈板层状,其信号与灰质信号一致。

## 四、脑体积异常

### (一)小头畸形

大多数小头畸形继发于各种脑损害性因素,仅极少数是真正的发育性小头。CT可见颅腔缩小,以前额部明显,颅板增厚,板障增宽,颅骨内板平坦光滑。MRI影像显示脑室系统扩大、蛛网膜下腔及脑沟裂池增宽、脑皮质光滑。本病可合并胼胝体发育不全、透明隔发育异常、脑室穿通畸形等异常。

### (二)巨头畸形

大多数"大头"可能属于正常变异。影像检查显示颅腔增大,脑室轻度扩大,脑组织数量增多,但脑组织的信号及密度无明显异常。一种称作单侧巨脑的病症与一侧大脑半球的部分或全部错构样过度生长有关,典型表现包括半球及同侧脑室扩大,皮质广泛增厚,灰质变浅。严重者可伴有多发异位,偶见整个大脑半球发育不良,正常脑结构消失。

## 五、神经皮肤综合征

神经皮肤综合征包括神经纤维瘤病、斯德奇-韦伯综合征、结节性硬化、遗传性斑痣性错构瘤及其他斑痣性错构瘤。

### (一)神经纤维瘤病

神经纤维瘤病简称NF,目前已描述了八种类型的NF,但得到认可的只有NFⅠ型及双侧听神经瘤(NFⅡ型)。

(1)NFⅠ型:占NF的90%,与神经元肿瘤、星形胶质瘤有关,属常染色体显性遗传疾病,为第17号染色体异常。NFⅠ型诊断应包括以下两项或两项以上表现:①有6处咖啡斑,或咖啡斑>5 mm;②有一个丛状的神经纤维瘤,或两个以上任何类型的神经纤维瘤;③腋窝及腹股沟有雀斑；④两个或多个着色的虹膜错构瘤；⑤视神经胶质瘤；⑥低级胶质瘤；⑦特异性骨损伤（蝶骨大翼发育不全）。

NFⅠ型合并视神经胶质瘤时，病变可累及单侧或双侧视神经、视交叉、视束、外侧膝状体和视放射。患者发病平均年龄为5岁。大多数组织学表现相对良性。MRI影像显示病变在$T_1$WI呈等或稍低信号，在$T_2$WI呈中度至明显高信号。有时，在$T_2$WI可见基底核、大脑脚、小脑半球和其他部位存在无占位效应的高信号，$T_1$WI呈轻度高信号，可能是错构瘤。如果这种信号在注射对比剂后强化，应考虑为新生物。此外，其他部位也可发生胶质瘤，但非NFⅠ型神经纤维瘤的特点。常见部位包括顶盖导水管周围区及脑干，多为低级胶质瘤。

NFⅠ型神经纤维瘤还可伴有大脑动脉环附近的血管发育不全或狭窄，颅骨改变如蝶骨大翼发育不全，合并颞叶向眼眶疝出，搏动性突眼。NFⅠ型合并的脊柱异常包括脊柱侧弯，椎体后部扇形变和椎弓根破坏，脊膜向侧方膨出等。

（2）NFⅡ型与脑膜及神经鞘细胞肿瘤有关，发生率少于NFⅠ型。NFⅡ型也属于常染色体显性遗传疾病，为第22号染色体异常。患者无性别差异，有以下一项或多项表现，即可诊断：①双侧听神经肿物。②单侧听神经瘤伴有神经纤维瘤或脑膜瘤，单发或多发；或胶质瘤，脑内、髓内星形细胞瘤，髓内室管膜瘤；或其他脑神经神经鞘瘤，多发椎管内神经鞘瘤；或青少年晶状体浑浊。NFⅡ型较少伴有皮肤表现。

**（二）斯德奇-韦伯综合征（SWS）**

SWS又称脑三叉神经血管瘤病。血管痣发生在第Ⅴ脑神经分布区的部分或整个面部。神经系统影像的典型表现为血管瘤病畸形的后遗症，而非畸形本身。CT可见沿脑回的曲线形钙化，在SWS钙化常见。病灶常始于枕叶，逐渐向前发展。脑内钙化与面部表现多在同侧，部分为双侧钙化。钙化在MRI影像呈低信号区。CT及核磁共振均可见脑萎缩，常为单侧，与面部血管痣同侧，典型者位于枕叶，亦可累及整个大脑半球，脑沟增宽。注射对比剂后，灰质可轻度或明显强化。75%的患者同侧脉络丛显著增大及强化。在$T_2$WI可见脑白质内局灶性高信号，可能与反应性胶质增生有关。此外，髓静脉和室管膜下静脉迂曲扩张。DSA检查显示动脉期正常，皮质静脉引流异常，血流淤滞和静脉引流延迟，呈现弥漫而均匀的毛细血管染色。髓静脉和室管膜下静脉扩张，形成侧支静脉引流。

**（三）结节性硬化（TS）**

TS为常染色体遗传性疾病。临床表现包括皮脂腺瘤、癫痫发作及智力低下。有时三者非同时出现。临床检查可发现多器官错构瘤。神经系统影像检查，约半数患者CT可见颅内钙化。CT及MRI影像显示室管膜下结节，以MRI影像明显，结节信号强度与脑白质类似。皮质也可发现结节，可能与胶质增生或脱髓鞘有关，结节在$T_1$WI为等或低信号，在$T_2$WI为高信号，边缘有时不清楚。典型的肿瘤是室管膜下巨细胞星形细胞瘤，常位于莫氏孔附近，注射对比剂后有强化。其他部位室管膜下结节如出现强化，也应考虑为恶性病变，至少为组织学活跃病变，并有可能进展。

**（四）Von-Hippal-Lindau病（VHL）**

VHL为常染色体显性遗传性多系统病变（外显率约100%），以中枢神经系统及腹腔囊变、血管瘤、新生物为特征。临床诊断VHL依据：①存在一个以上的中枢神经系统血管网织细胞瘤；②一个中枢神经系统血管网织细胞瘤，伴有一个内脏病变；③患者有阳性家族史，同时存在一种阳性病变。中枢神经系统血管网织细胞瘤多发生在小脑或延颈髓交界处，占所有颅后窝肿瘤的7%～12%，半数患者伴发VHL。实性血管网织细胞瘤占20%左右，肿瘤呈囊性伴壁结节占80%。囊内信号高于脑脊液。壁结节为等密度或等信号，在$T_2$WI较大结节有时可见血管流空信号。注射对比剂后结节明显强化。幕上血管网织细胞瘤罕见，但在$T_2$WI有时可见白质内局灶性高信号区。可伴有眼部病变，注射对比剂后视网膜强化。DSA可显示一个或多个血管结节染色，囊性部分表现为大的无血管区。

### 六、先天性脑积水

脑积水通常指由于脑脊液流动受阻或脑脊液过剩所引起的动力学变化过程。从侧脑室到第四脑室出孔的任何部位，脑脊液流动受阻所致脑积水称非交通性脑积水；脑脊液吸收障碍所致脑积水称交通性脑积水。MRI影像检查有助于显示较小的脑脊液循环梗阻病变，精确描述脑室解剖，观察脑脊液流动。由室间孔闭塞所致脑积水多为继发性，先天性闭锁罕见。先天性中脑导水管狭窄为发育畸形，CT或MRI影像表现为侧脑室及第三脑室扩大而第四脑室形态正常。MRI影像矢状正中图像可清晰显示导水管狭窄及其形态。此外，侧脑室周围的长$T_1$、长$T_2$信号与间质水肿有关。MRI影像检查可排除导水管周围、第三脑室后部或颅后窝病变所致脑积水。Chiari Ⅱ型畸形及丹迪-沃克综合征可伴脑积水。正常脑室可生理性扩大，且随年龄增长而变化。早产儿常有轻度脑室扩大。

（刘松军）

## 第五节　囊肿与脑脊液循环异常的MRI诊断

### 一、蛛网膜囊肿

#### （一）临床表现与病理特征

颅内蛛网膜囊肿是指脑脊液样无色清亮液体被包裹在蛛网膜所构成的袋状结构内形成的囊肿，分先天性囊肿和继发性囊肿。颅内蛛网膜囊肿可发生于各个年龄段，以儿童及青少年多见。患者可终身无症状，常因头部外伤、体检或其他原因行头颅影像学检查而发现。常见症状为颅内压增高、脑积水、局灶性神经功能缺失、头围增大或颅骨不对称畸形等。

#### （二）MRI表现

MRI检查时，$T_1$WI示低信号，$T_2$WI示高信号，与脑脊液信号相同（图9-1），呈边界清楚的占位病灶，增强时无强化，周围脑组织无水肿，部分脑组织受压移位。与CT相比，MRI为三维图像，且无颅骨伪像干扰。对中线部位、颅后窝及跨越两个颅窝的病变及了解病变与脑实质、脑池的关系，MRI检查可以获得CT检查不能得到的信息（图9-2）。

#### （三）鉴别诊断

本病诊断主要靠CT或MRI，应与脂肪瘤、皮样或表皮样囊肿相鉴别。它们的CT值均为负值可资区别；囊性胶质瘤囊壁边有瘤结节则易于区别；血管网织细胞瘤通常亦为“大囊小结节”，且结节于囊壁边为其特征。

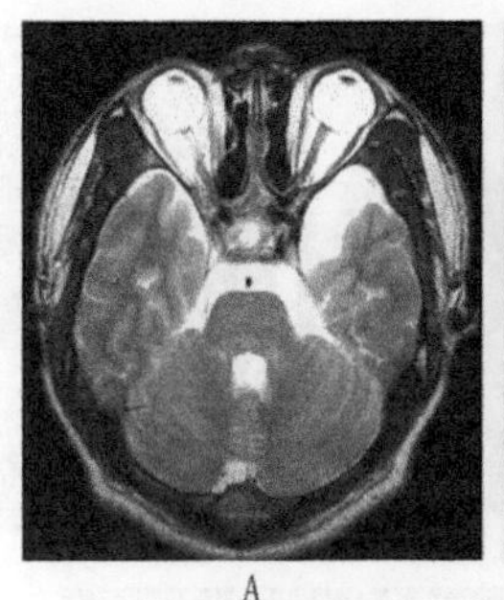
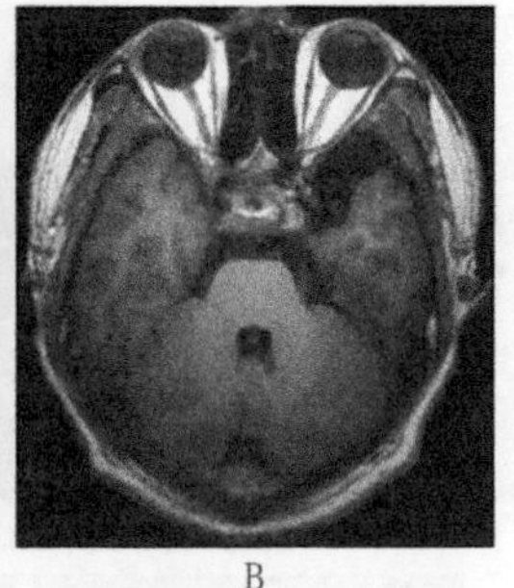

A　　　　B

**图 9-1　蛛网膜囊肿**

A、B.轴面 $T_2$WI 及 $T_1$WI 显示左侧颞极长圆形长 $T_1$、长 $T_2$脑脊液信号，边界清楚，相邻颞叶受推移

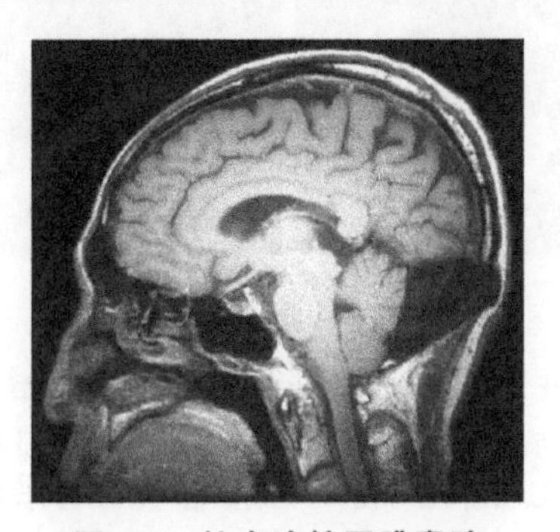

**图 9-2　枕大池蛛网膜囊肿**

矢状面 $T_1$WI 显示枕大池内团状脑脊液信号影，膨胀性生长，相邻小脑及颅后窝骨板受压

## 二、表皮样囊肿

### (一)临床表现与病理特征

表皮样囊肿来自外胚层，又称胆脂瘤或珍珠瘤，是胚胎发育过程中外胚层残余组织异位所致。囊壁为正常表皮，内含角质物，有时含胆固醇结晶。占颅内肿瘤的 0.2%～1.8%。多发生于桥小脑角、岩斜区，手术全切除较为困难。

临床症状与病变部位有关。①桥小脑角型：最常见，早期三叉神经痛，晚期出现桥小脑角征，脑神经功能障碍，如面部疼痛，感觉减退、麻木，共济失调；②岩斜区型：常为三叉神经痛及三叉神经分布区感觉运动障碍，由于肿瘤生长缓慢、病情长，且呈囊性沿间隙生长，以致肿瘤大而临床表现轻；③脑实质内型：大脑半球常有癫痫发作及颅内压增高，颅后窝者多出现共济失调及后组脑神经麻痹。

### (二)MRI 表现

肿瘤多发生于额、颞叶邻近颅底区表浅部位，如桥小脑角、鞍上池、岩斜区，形态不规则，边缘不光整。肿瘤沿蛛网膜下腔匍行生长，呈“见缝就钻”特性。由于表皮样囊肿内的胆固醇和脂肪大多不成熟，且含量较少，所以决定表皮样囊肿 MR 信号的主要因素是上皮组织。表皮样囊肿在 $T_1$WI 呈低信号，$T_2$WI 高信号，信号明显高于脑组织和脑脊液，包膜在 $T_1$ 和 $T_2$ 相均呈高信号。增强扫描时，病灶无强化(图 9-3)，或其边缘及局部仅有轻、中度强化。

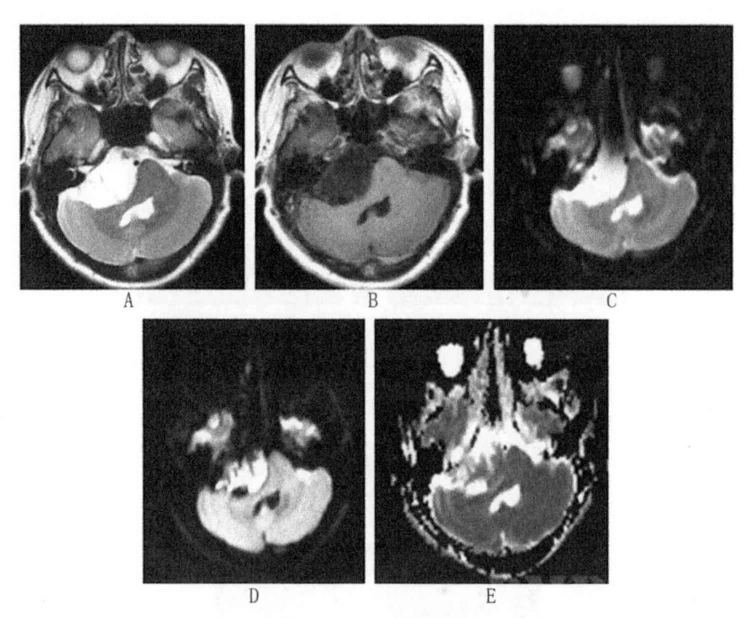

图 9-3 表皮样囊肿

A、B.轴面 $T_2WI$ 及 $T_1WI$ 增强像显示右侧脑桥小脑角区囊性异常信号，信号欠均匀，病灶未见明显强化；C.轴面 DWI(b =0)，病灶呈稍高信号；D.轴面 DWI(b =1 000)；E.轴面 ADC 图，可见病灶信号不均匀，弥散降低

### (三)鉴别诊断

1.低级星形细胞瘤

虽病灶边界清晰，无水肿，无强化，可囊变及钙化，但病变常位于白质内，病灶以稍长 $T_1$、稍长 $T_2$ 信号为主，形态多规则等征象与本病不同。

2.间变型星形细胞瘤与多形性胶质母细胞瘤

以不均匀长 $T_1$、长 $T_2$ 信号及囊变、坏死和出血为特征，与本病类似，但其血管源性水肿明显，呈不规则花环状明显强化，易与本病区别。

3.恶性多形性黄色星形细胞瘤

常位于颞叶表浅部位，囊实性肿块有出血及坏死，信号不均，瘤内可含有脂肪信号与本病类似，但水肿及强化明显，脑膜常受累等征象有助于两者鉴别。

4.同心圆性硬化

表皮样囊肿偶有同心圆形等 $T_1$、略长 $T_2$ 信号，但同心圆性硬化多发生于脑白质，脑白质内及脑干白质内常伴有小圆形长 $T_1$、长 $T_2$ 信号病灶，类似多发性硬化斑等特点，有助于诊断与鉴别诊断。

## 三、皮样囊肿

### (一)临床表现与病理特征

颅内皮样囊肿是罕见的先天性肿瘤，起源于妊娠 3～5 周外胚层表面，与神经管分离不完全而包埋入神经管内，胎儿出生后形成颅内胚胎肿瘤，占颅内肿瘤的 0.2%。常发生在中线部位硬脑膜外、硬脑膜下或脑内，位于颅后窝者占 2/3，以小脑蚓部、第四脑室及小脑半球为多。常见于

30 岁年龄组，无性别差异。

临床表现与其占位效应和自发破裂有关。皮样囊肿的胆固醇粒子进入蛛网膜下腔可引起脑膜刺激症状。癫痫和头痛最常见。囊壁破裂后可引起化学性脑膜炎、血管痉挛、脑梗死等。少数囊壁通过缺损的颅骨与皮肤窦相通，感染后可引起脑脓肿。

**(二)MRI 表现**

囊肿呈囊状，边界清楚，信号强度较低。但由于其内含有毛发等不同成分，信号不均匀，以 $T_2WI$ 为著。注射 Gd-DTPA 后囊肿无强化（图 9-4），部分囊壁轻度强化。皮样囊肿破裂后，病灶与周围组织分界欠清，蛛网膜下腔或脑室内出现脂肪信号。脂肪抑制像可见高信号消失（图 9-5）。在桥小脑角区短 $T_1$ 短 $T_2$ 信号病变的鉴别诊断中，应考虑皮样囊肿。

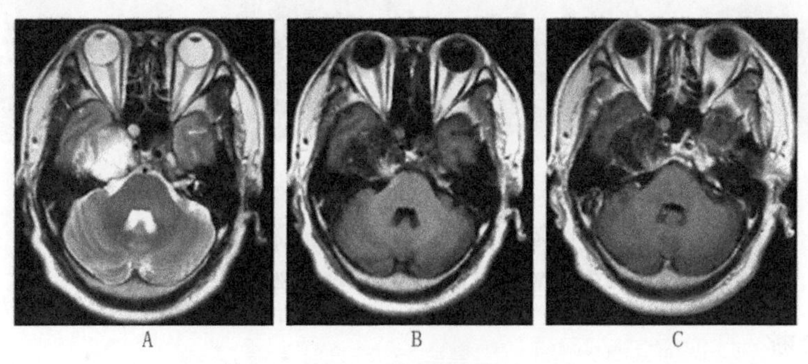


**图 9-4 皮样囊肿**

A、B.轴面 $T_2WI$ 及 $T_1WI$ 显示右侧颞叶内侧片状混杂信号，内见斑片状短 $T_1$ 信号，边界清楚；C.轴面增强 $T_1WI$ 显示病灶无强化

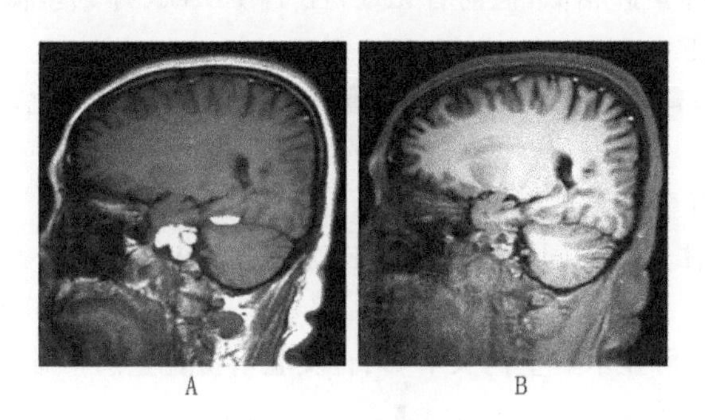


**图 9-5 皮样囊肿**

A.矢状面 $T_1WI$ 显示岩骨尖及小脑幕团状及片状短 $T_1$ 信号；B.矢状面 $T_1WI$ 脂肪抑制像显示异常短 $T_1$ 信号被抑制，提示脂性病灶

## 四、松果体囊肿

**(一)临床表现与病理特征**

松果体囊肿是一种非肿瘤性囊肿，是一种正常变异。囊肿起源尚不清楚，大小一般 5～15 mm。囊肿壁组织学分 3 层，外层为纤维层，中层为松果体实质，内层为胶质组织，无室管膜细胞。患者大多无症状。但由于囊肿上皮具有分泌功能，可随时间延长而使囊肿逐渐增大，产生占位效应，出现临床症状，称为症状性松果体囊肿。症状包括：①阵发性头痛，伴有凝视障碍；②慢性头痛，伴有凝视障碍、眼底水肿及脑积水；③急性脑积水症状。

### (二)MRI 表现

MRI 表现为松果体区囊性病变,呈椭圆形或圆形,边缘光滑、规整。囊壁薄、均匀完整,于各扫描序列同脑皮质等信号。增强扫描部分囊壁环状强化,部分不强化。其强化机制是由于囊壁中残余的松果体实质碎片引起或是囊肿邻近血管结构的强化所致。囊内容物同脑脊液信号相似(图 9-6)。

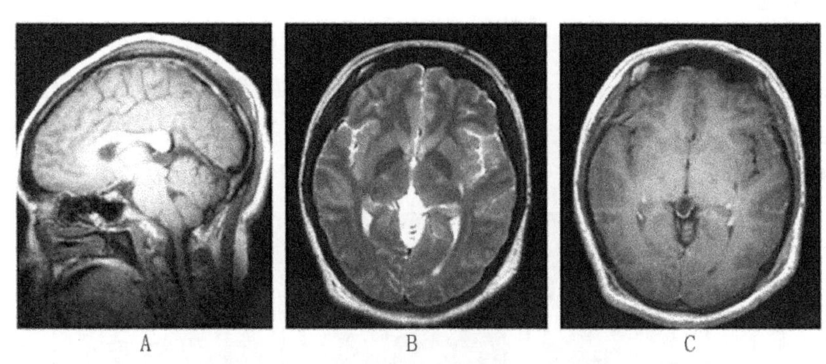


**图 9-6　松果体囊肿**

A、B.矢状面 $T_1$WI 及轴面 $T_2$WI 显示松果体区小圆形囊性信号,边界清楚;C.轴面增强 $T_1$WI 显示囊性病灶后缘略显强化

### (三)鉴别诊断

主要有蛛网膜囊肿、松果体瘤囊变、第三脑室后表皮样囊肿、皮样囊肿及单发囊虫病。

1.蛛网膜囊肿

其信号特征与松果体囊肿相似,但前者无壁,且 $T_2$ FLAIR 序列呈低信号,与后者不同。

2.松果体瘤液化囊变

其囊壁厚且不规则,有壁结节,增强扫描时囊壁及壁结节明显强化,与松果体囊肿壁的强化不同。

3.第三脑室后表皮样囊肿和皮样囊肿

其信号特征与松果体囊肿不同,特别在 $T_2$ FLAIR 和 DWI 序列。

4.单发囊虫病

有临床感染史,MRI 可显示囊壁内头节,结合实验室检查鉴别不难。

**(刘松军)**

# 第十章　乳腺疾病的MRI诊断

## 第一节　乳腺脂肪坏死的 MRI 诊断

### 一、临床表现与病理特征

乳腺脂肪坏死常为外伤或医源性损伤导致局部脂肪细胞坏死液化后引起的非化脓性无菌性炎症反应。虽然乳腺内含有大量的脂肪组织，但发生脂肪坏死者并不多见。根据病因可将乳腺脂肪坏死分为原发性和继发性两种。绝大多数为原发性脂肪坏死，由外伤后引起，外伤多为钝器伤，尽管有些患者主诉无明显外伤史，但一些较轻的钝器伤如桌边等的碰撞也可使乳腺脂肪组织直接受到挤压而发生坏死。继发性乳腺脂肪坏死可由于导管内容物淤积并侵蚀导管上皮，使具有刺激性的导管内残屑溢出到周围的脂肪组织内，导致脂肪坏死，也可由于手术、炎症等原因引起。

脂肪坏死的病理变化随病期而异。最早表现为一局限出血区，脂肪组织稍变硬。镜下可见脂肪细胞浑浊及脂肪细胞坏死崩解，融合成较大的脂滴。3～4 周后形成一圆形硬结，表面呈黄灰色，并有散在暗红区，切面见油囊形成，囊大小不一，其中含油样液或暗褐色的血样液及坏死物质。后期纤维化，病变呈坚实灰黄色肿块，切面为放射状瘢痕样组织，内有含铁血黄素及钙盐沉积。

脂肪坏死多发生在巨大脂肪型乳腺患者。发病年龄可从 14～80 岁，但多数发生在中、老年。约半数患者有外伤史，病变常位于乳腺表浅部位的脂肪层内，少数可发生于乳腺任何部位。最初表现为病变处黄色或棕黄色瘀斑，随着病变的发展，局部出现肿块，界限多不清楚，质地硬韧，有压痛，与周围组织有轻度粘连。后期由于大量纤维组织增生，肿块纤维样变，使其边界较清楚。纤维化后可有牵拽征，如皮肤凹陷、乳头内陷等，应注意与乳腺癌鉴别。部分患者肿块最后可缩小、消失。少数患者由于炎症的刺激可伴有同侧腋窝淋巴结肿大。

### 二、MRI 表现

乳腺脂肪坏死表现典型者病变多位于皮下脂肪层表浅部位（图 10-1），当脂肪坏死发生在乳腺较深部位与腺体重叠而表现为边缘欠清的肿块性病变时易误诊为乳腺癌。病变早期，若皮肤有红肿、瘀斑，则可显示非特异性的皮肤局限增厚与皮下脂肪层致密浑浊。在 MRI 上较早期的脂肪坏死表现为形状不规则，边界不清楚，病变在 $T_1WI$ 上表现为低信号，在 $T_2WI$ 上表现为高信号，内部信号不均匀。

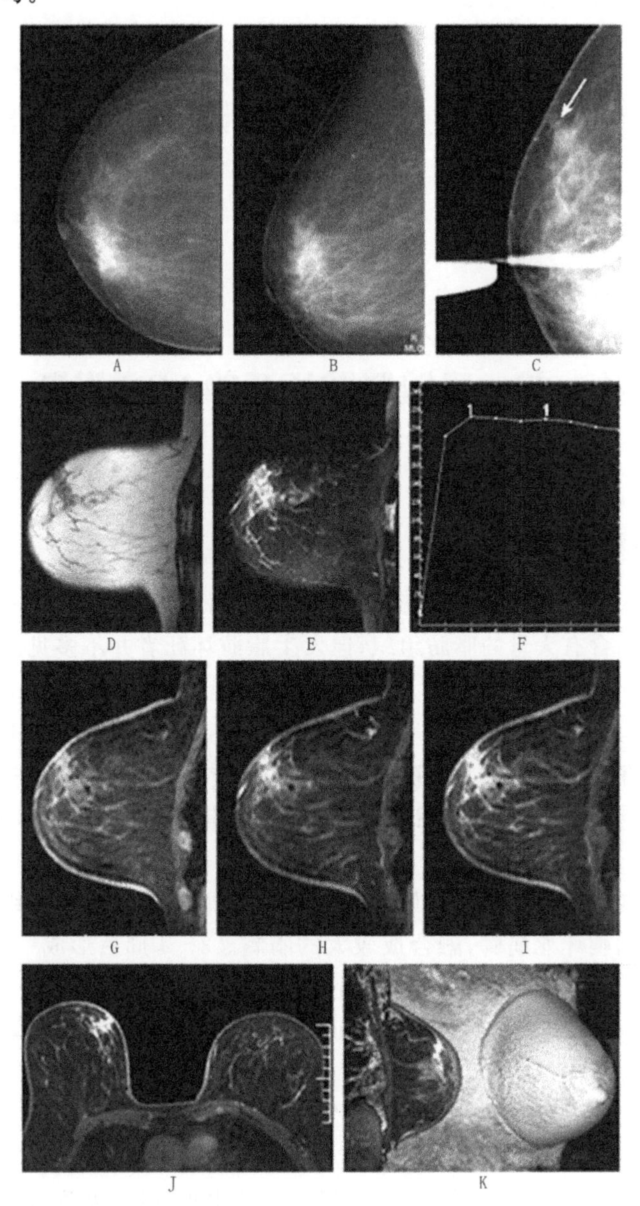

**图 10-1 右乳脂肪坏死**

63岁，女，2个月前右乳曾有自行车车把撞过外伤史；A.右乳 X 线头尾位片；B.右乳 X 线内外侧斜位片；C.右乳病变切线位局部加压片，显示右乳内上方皮下脂肪层及邻近腺体表层局限致密，边界不清，密度中等；D.右乳 MRI 平扫矢状面 $T_1WI$；E.右乳 MRI 平扫矢状面脂肪抑制 $T_2WI$；F.动态增强后病变时间-信号强度曲线图；G、H、I.分别为 MRI 平扫、动态增强后 1、8 分钟；J.增强后延迟时相横轴面 $T_1WI$；K.VR 图，显示右乳内上方皮下脂肪层及邻近腺体表层局限片状异常信号，边界欠清，于 $T_1WI$ 呈较低信号，$T_2WI$ 呈较高信号，动态增强后病变呈明显不均匀强化，时间-信号强度曲线呈平台型，局部皮肤增厚

动态增强检查病变可呈快速显著强化，与恶性肿瘤鉴别困难。病变后期纤维化后，动态增强检查有助于脂肪坏死的诊断，其强化方式缺乏典型恶性病变具有的快进快出特点。

### 三、鉴别诊断

本病应与乳腺癌鉴别。发生在皮下脂肪层表浅部位的乳腺脂肪坏死诊断不难。对于无明显外伤史，脂肪坏死又发生在乳腺较深部位且与腺体重叠时，与乳腺癌较难鉴别。通常乳腺癌的肿块呈渐进性增大，而脂肪坏死大多有缩小趋势。对于较早期的脂肪坏死，单纯依靠 MRI 动态增强后的曲线类型与乳腺癌鉴别困难。病变后期纤维化后，动态增强检查有助于脂肪坏死的诊断，其强化方式缺乏典型恶性病变具有的快进快出特点。

(李兆栋)

## 第二节 乳腺脓肿的 MRI 诊断

### 一、临床表现与病理特征

乳腺脓肿既可发生于产后哺乳期妇女，也可发生于非产后哺乳期妇女。乳腺脓肿可由乳腺炎形成，少数来自囊肿感染。而对于非产后哺乳期乳腺脓肿，则多数不是由急性乳腺炎迁延而来，临床表现不典型，常无急性过程，患者往往以乳腺肿块而就诊，因缺乏典型的乳腺炎病史或临床症状，更由于近年来乳腺癌的发病率上升，容易将其误诊为乳腺肿瘤。

### 二、MRI 表现

乳腺脓肿在 MRI 上比较具有特征性表现，MRI 平扫 $T_1$WI 上表现为低信号，$T_2$WI 呈中等或高信号，边界清晰或部分边界清晰，脓肿壁在 $T_1$WI 上表现为环状规则或不规则的等或略高信号，在 $T_2$WI 上表现为等或高信号，且壁较厚。当脓肿形成不成熟时，环状壁可厚薄不均匀或欠完整，外壁边缘较模糊；而脓肿成熟后，其壁厚薄均匀完整。脓肿中心坏死部分在 $T_1$WI 呈明显低信号、在 $T_2$WI 呈明显高信号。水肿呈片状或围绕脓肿壁的晕圈，在 $T_1$WI 上信号较脓肿壁更低、在 $T_2$WI 上信号较脓肿壁更高。

在增强 MRI，典型的脓肿壁呈厚薄均匀的环状强化，多数表现为中度、均匀、延迟强化。当脓肿处于成熟前的不同时期时，脓肿壁亦可表现为厚薄均匀或不均匀的环状强化，强化程度亦可不同。脓肿中心坏死部分及周围水肿区无强化。部分脓肿内可见分隔状强化。较小的脓肿可呈结节状强化。当慢性脓肿的脓肿壁大部分发生纤维化时，则强化较轻。如在脓肿周围出现子脓肿时对诊断帮助较大(图 10-2)。

### 三、鉴别诊断

#### (一)良性肿瘤和囊肿

乳腺脓肿在 MRI 上具有特征性表现，脓肿壁较厚，增强后呈环状强化，中心为无强化的低信号区。如行 DWI 检查，乳腺脓肿与良性肿瘤或囊肿表现不同，脓液 ADC 值较低。

#### (二)肿块型乳腺癌

乳腺癌多表现为形态不规则，边缘毛刺，临床以无痛性肿块为主要表现。在动态增强 MRI，乳腺癌信号强度多为快速明显增高且快速减低，强化方式多由边缘向中心渗透，呈向心样强化。而脓肿呈环状强化，壁较厚，中心为无强化的低信号区。

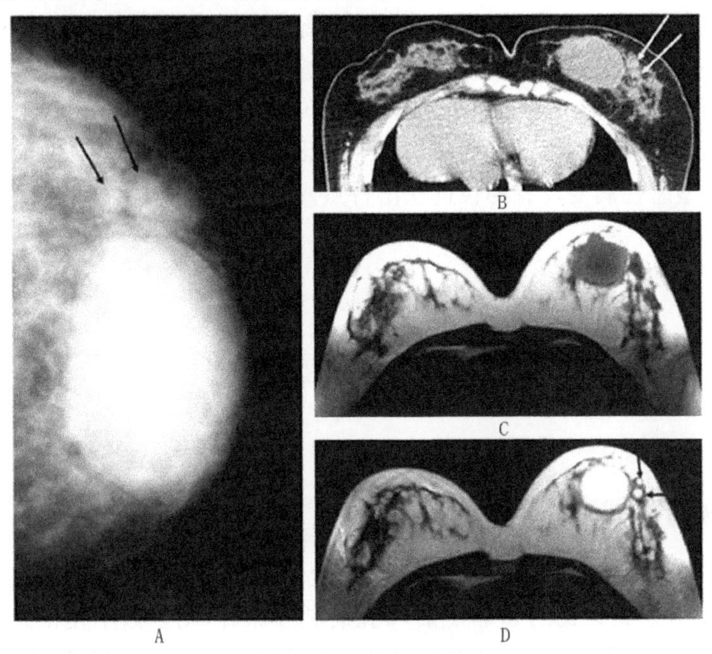


**图 10-2 左乳腺脓肿**

A.左乳 X 线头尾位片，显示左乳内上高密度肿物，肿物大部分边缘清晰、规则，部分后缘显示模糊，其内未见钙化，该肿物外侧尚可见两个小结节(黑箭)，密度与腺体密度相近，边缘尚光滑；B.CT 平扫，显示左乳内侧肿物，边界清楚，其内部 CT 值为 11.4 Hu，肿物壁密度稍高且较厚，其外侧亦可见两个小结节(白箭)，边界清楚；C.MRI 平扫横轴面 $T_1$WI；D.MRI 平扫横轴面 $T_2$WI，显示左乳内侧类圆形肿物，肿物于 $T_1$WI 呈低信号，$T_2$WI 呈高信号，表现为液体信号特征，边界清楚，肿物外周可见一厚度大致均匀的壁，内壁光滑整齐，该肿物外侧亦可见两个信号与之相同的小结节(黑箭)，边界清楚

(李兆栋)

## 第三节 乳腺脂肪瘤的 MRI 诊断

### 一、临床表现与病理特征

乳腺脂肪瘤不多见。患者多为中年以上的妇女，一般无症状。脂肪瘤生长缓慢，触诊时表现为柔软、光滑、可活动的肿块，界限清晰。在大体病理上，脂肪瘤与正常脂肪组织类似，但色泽更黄，周围有纤细的完整包膜。镜下观察脂肪瘤由分化成熟的脂肪细胞构成，其间有纤维组织分隔。

### 二、MRI 表现

脂肪瘤由脂肪组织和包膜组成，通常乳腺 X 线检查能够做出诊断，因此不需进行 MRI 检查，一般多由于其他原因行乳腺 MRI 检查而发现。脂肪瘤在 $T_1WI$ 和 $T_2WI$ 呈高信号，在脂肪抑制序列上呈低信号，其内无正常的导管、腺体和血管结构，有时可见肿瘤周围的低信号包膜。增强后脂肪瘤无强化（图 10-3）。

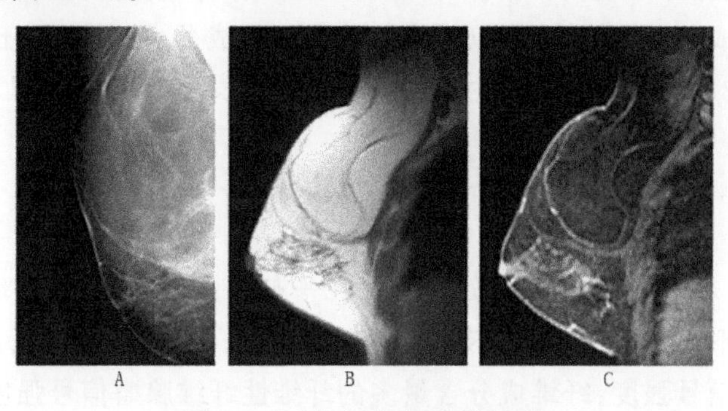


图 10-3 （右乳腺）巨大脂肪瘤

A.右乳 X 线内外侧斜位片，显示右乳腺上方巨大肿物，该肿物前下缘边界清晰，上及后缘未包括全，密度与脂肪组织相近，内部密度欠均匀，可见分隔；B.右乳 MRI 平扫矢状面 $T_1WI$；C.右乳 MRI 增强后矢状面脂肪抑制 $T_1WI$，显示右乳腺上方巨大肿物，于 $T_1WI$ 和 $T_2WI$ 均呈高信号，行脂肪抑制后呈低信号，肿物内部可见分隔，增强后肿物无强化表现

## 三、鉴别诊断

### （一）错构瘤

脂肪瘤内不含纤维腺样组织，在高信号的脂肪组织内常可见纤细的纤维分隔；而错构瘤包括脂肪组织及纤维腺样组织，MRI 特点为信号混杂。

### （二）透亮型积乳囊肿

积乳囊肿常发生在哺乳期妇女，脂肪瘤多发生在中、老年妇女；X 线上，脂肪瘤的体积常较积乳囊肿大；脂肪瘤的周围围有纤细而致密的包膜，形态可为分叶状，而积乳囊肿多为圆形，且囊壁较厚；脂肪瘤的透亮区内可见纤细的纤维分隔，而积乳囊肿则无；脂肪瘤为实质性低密度病变，而透亮型积乳囊肿为低密度囊性病变，超声检查有助于两者鉴别。积乳囊肿强化后其壁有强化，而脂肪瘤的壁无强化。

### （三）正常乳腺内局限脂肪岛

X 线上，脂肪瘤具有完整纤细而致密的包膜，而正常乳腺内局限脂肪岛在不同透照位置上观察缺乏完整边缘。

（李兆栋）

# 第四节 乳腺纤维腺瘤的 MRI 诊断

## 一、临床表现与病理特征

乳腺纤维腺瘤是最常见的乳腺良性肿瘤，多发生在 40 岁以下妇女，可见于一侧或两侧，也可多发,多发者约占15%。患者一般无自觉症状,多为偶然发现,少数可有轻度疼痛,为阵发性或偶发性,或在月经期明显。触诊时多为类圆形肿块,表面光滑,质地韧,活动,与皮肤无粘连。病理上,纤维腺瘤是由乳腺纤维组织和腺管两种成分增生共同构成的良性肿瘤。在组织学上,可表现为以腺上皮为主要成分,也可表现为以纤维组织为主要成分,按其比例不同,可称之为纤维腺瘤或腺纤维瘤,多数肿瘤以纤维组织增生为主要改变。其发生与乳腺组织对雌激素的反应过强有关。

## 二、MRI表现

纤维腺瘤的MRI表现与其组织成分有关。在平扫$T_1WI$,肿瘤多表现为低信号或中等信号,轮廓边界清晰,圆形或卵圆形,大小不一。在$T_2WI$上,依肿瘤内细胞、纤维成分及水的含量不同而表现为不同的信号强度:纤维成分含量多的纤维性纤维腺瘤信号强度低;而水及细胞含量多的黏液性及腺性纤维腺瘤信号强度高。发生退化、细胞少、胶原纤维成分多者在$T_2WI$上呈较低信号。约64%的纤维腺瘤内可有由胶原纤维形成的分隔,分隔在$T_2WI$上表现为低或中等信号强度(图10-4~图10-7)。通常发生在年轻妇女的纤维腺瘤细胞成分较多,而老年妇女的纤维腺瘤则含纤维成分较多。

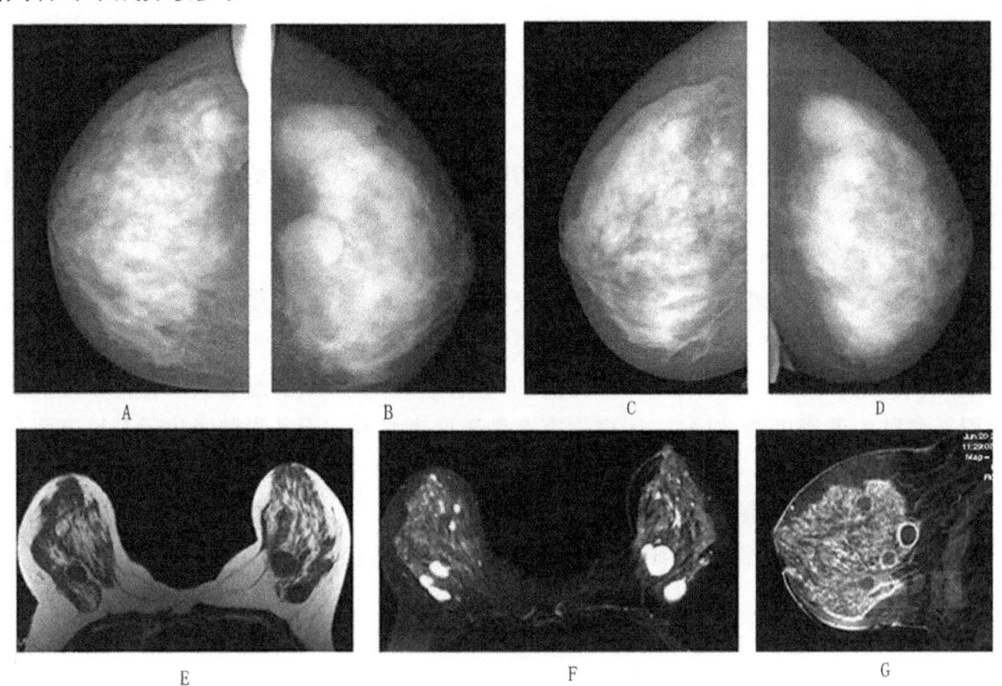


**图10-4 双侧乳腺囊性增生病**

A、B.右、左乳X线头尾位片;C、D.右、左乳X线内外侧斜位片,显示双乳呈多量腺体型乳腺,其内可见多个大小不等圆形或卵圆形肿物,部分边缘清晰光滑,部分边缘与腺体重叠显示欠清,未见毛刺、浸润征象,肿物密度与腺体密度近似;E.MRI平扫横轴面$T_1WI$;F.MRI平扫横轴面脂肪抑制$T_2WI$,显示双乳腺内可见多发大小不等肿物,$T_1WI$呈低信号,$T_2WI$呈高信号,边缘清晰光滑,内部信号均匀;G.MRI增强后矢状面$T_1WI$,显示部分肿物未见强化,部分肿物边缘可见规则环形强化

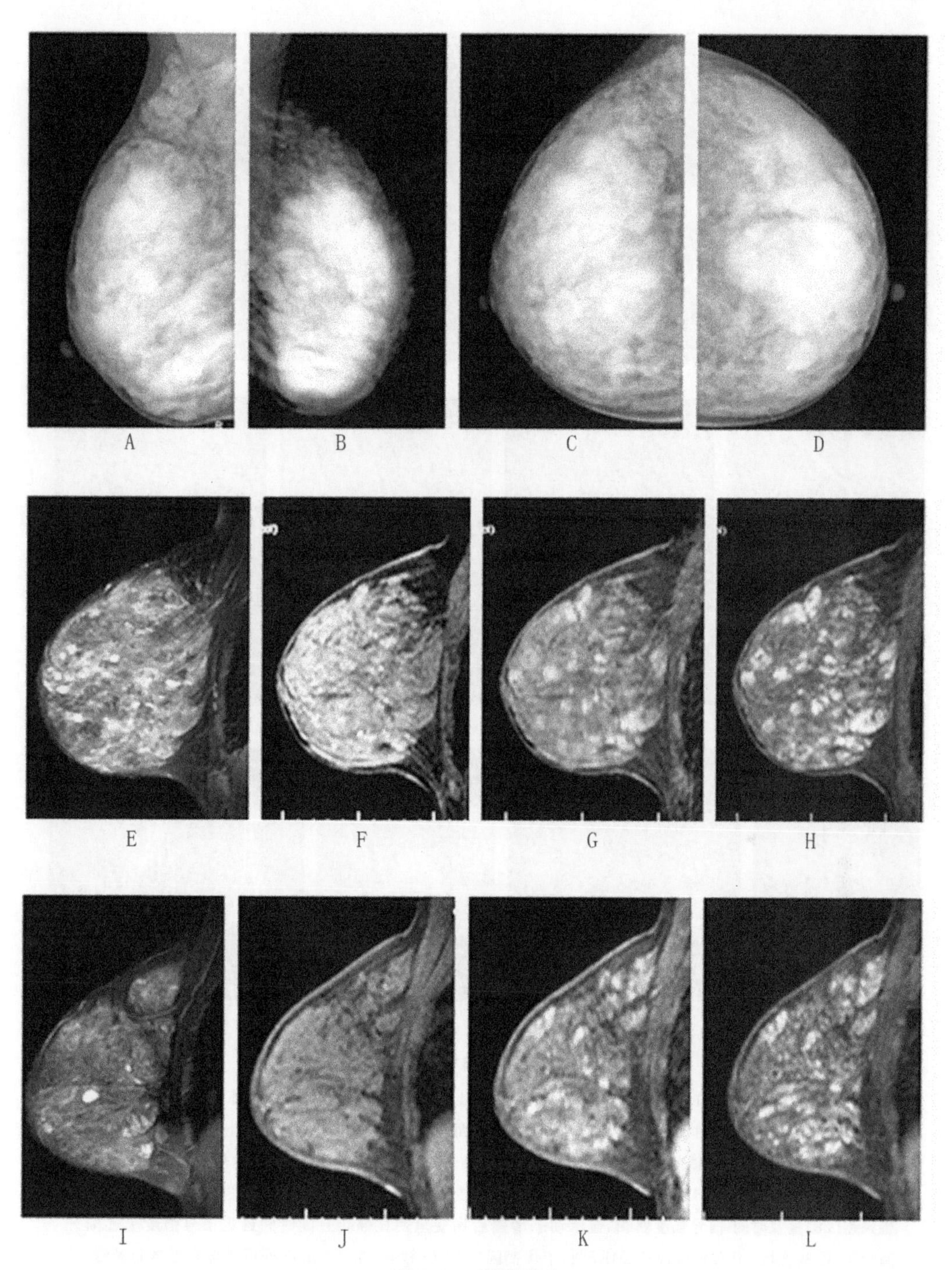

**图** 10-5 **双乳增生**

A、B.右、左乳 X 线内外侧斜位片；C、D.右、左乳 X 线头尾位片，显示双乳呈多量腺体型乳腺，其内可见多发斑片状及结节状影，与腺体密度近似；E.左乳 MRI 平扫矢状面脂肪抑制 $T_2$WI；F、G、H.分别为左乳 MRI 平扫，动态增强后 1、8 分钟；I.右乳 MRI 平扫矢状面脂肪抑制 $T_2$WI；J、K、L.分别为右乳 MRI 平扫，动态增强后 1、8 分钟，显示双乳呈多量腺体型乳腺，平扫 $T_2$WI 双乳腺内多发大小不等液体信号灶，动态增强后双乳腺内弥漫分布多发斑点状及斑片状渐进性强化，随时间的延长强化程度和强化范围逐渐增高和扩大

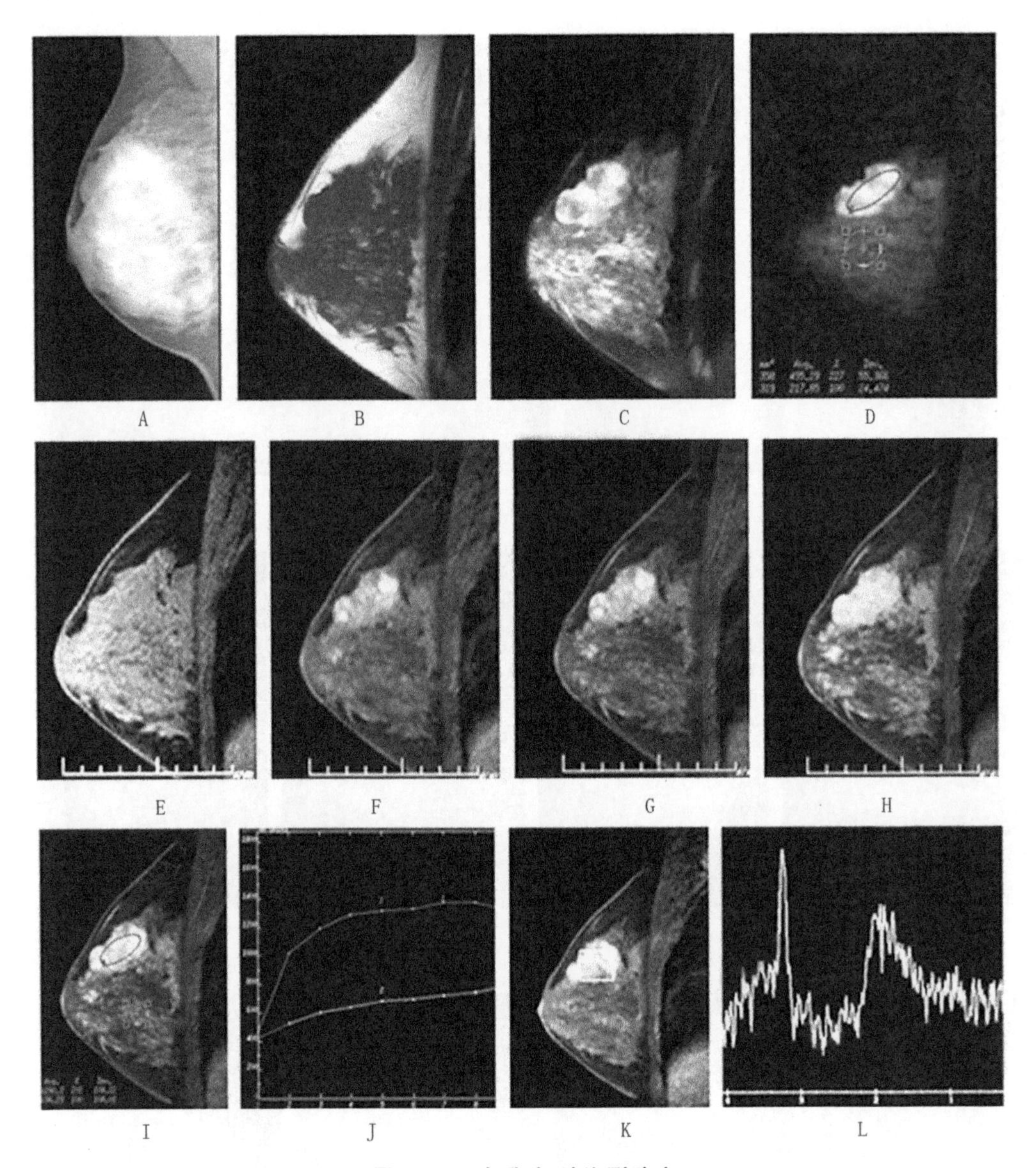

**图 10-6 (右乳腺)腺泡型腺病**

A.右乳 X 线内外侧斜位片，外上方腺体表面局限性突出，呈中等密度，所见边缘光滑，相邻皮下脂肪层及皮肤正常；B.MRI 平扫矢状面 $T_1$WI；C.MRI 平扫矢状面脂肪抑制 $T_2$WI，显示右乳外上方不规则形肿物，呈分叶状，$T_1$WI 呈较低信号，$T_2$WI 呈中等、高混杂信号，边界尚清楚；D.DWI 图，病变呈异常高信号，ADC 值略降低；E、F、G、H.分别为 MRI 平扫和动态增强后 1、2、8 分钟；I、J.动态增强后病变和正常腺体感兴趣区测量及时间-信号强度曲线，显示动态增强后病变呈明显强化且随时间延迟信号强度呈逐渐升高趋势；K.病变区 MRS 定位像；L.MRS图，于病变区行 MRS 检查，在 3.2 ppm 处可见异常增高胆碱峰

动态增强 MRI 扫描，纤维腺瘤表现亦可各异，大多数表现为缓慢渐进性的均匀强化或由中心向外围扩散的离心样强化，少数者，如黏液性及腺性纤维腺瘤亦可呈快速显著强化，其强化类型有时难与乳腺癌鉴别，所以准确诊断除依据强化程度、时间-信号强度曲线类型外，还需结合病变形态学表现进行综合判断，必要时与 DWI 和 MRS 检查相结合，以减少误诊。

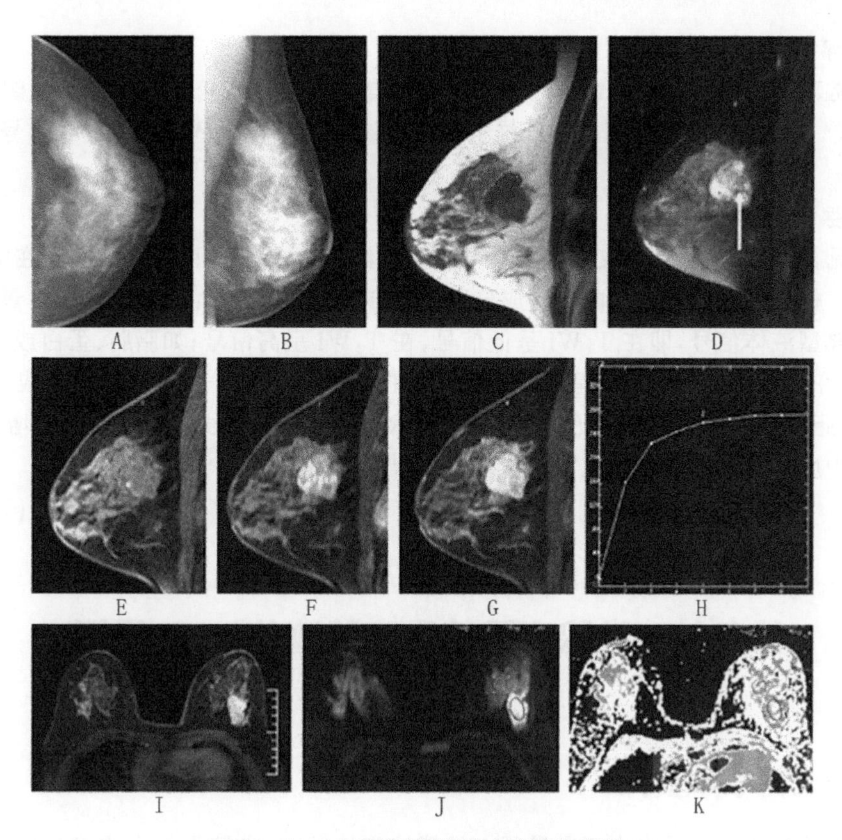


**图 10-7 (左乳腺)纤维腺瘤伴黏液变性**

A.左乳 X 线头尾位片;B.左乳 X 线内外侧斜位片,显示左乳外上方分叶状肿物,密度比正常腺体密度稍高,肿物部分边缘模糊,小部分边缘可见低密度透亮环;C.左乳 MRI 平扫矢状面 $T_1WI$;D.左乳 MRI 平扫矢状面脂肪抑制 $T_2WI$,显示左乳外上方分叶状肿物,内部信号不均匀,$T_1WI$ 呈较低信号且其内可见小灶性高信号,$T_2WI$ 呈混杂较高信号且其内可见多发低信号分隔(白箭),边界清楚;E、F、G.分别为 MRI 平扫和动态增强后 1、8 分钟;H.动态增强后病变区时间-信号强度曲线图;I.增强后延迟时相横轴面,显示动态增强后病变呈不均匀渐进性强化,时间-信号强度曲线呈渐增型;J.DWI 图;K.ADC 图,于 DWI 上病变呈高信号,ADC 值无降低(肿物 ADC 值为 $1.9\times10^{-3}mm^2/s$,正常乳腺组织 ADC 值为 $2.0\times10^{-3}mm^2/s$)

## 三、鉴别诊断

### (一)乳腺癌

患者多有临床症状。病变形态多不规则,边缘呈蟹足状。MRI 动态增强检查时,信号强度趋于快速明显增高且快速减低,即时间-信号强度曲线呈流出型,强化方式由边缘向中心渗透,呈向心样强化趋势。ADC 值减低。少数纤维腺瘤(如黏液性及腺性纤维腺瘤)亦可呈快速显著强化,其强化类型有时难与乳腺癌鉴别,需结合形态表现综合判断,必要时结合 DWI 和 MRS 信息,以减少误诊。

### (二)乳腺脂肪瘤

脂肪瘤表现为脂肪信号特点,在 MRI $T_1WI$ 和 $T_2WI$ 上均呈高信号,在脂肪抑制序列上呈低信号。其内常有纤细的纤维分隔,而无正常的导管、腺体和血管结构。周围有较纤细而致密的包膜。

**(三)乳腺错构瘤**

为由正常乳腺组织异常排列组合而形成的一种瘤样病变。病变主要由脂肪组织(可占病变的 80%)构成,混杂不同比例的腺体和纤维组织。影像特征为肿瘤呈混杂密度或信号,具有明确的边界。

**(四)乳腺积乳囊肿**

比较少见,是由于泌乳期一支或多支乳导管发生阻塞、乳汁淤积形成,常发生在哺乳期或哺乳期后妇女。根据形成的时间及内容物成分不同,MRI 表现亦不同:病变内水分含量较多时,积乳囊肿可呈典型液体信号,即在 $T_1$WI 呈低信号,在 $T_2$WI 呈高信号;如脂肪、蛋白或脂质含量较高,积乳囊肿在 $T_1$WI 和 $T_2$WI 均呈明显高信号,在脂肪抑制序列表现为低信号或仍呈较高信号;如病变内脂肪组织和水含量接近,在反相位 MRI 可见病变信号明显减低。在增强 MRI,囊壁可有轻至中度强化。临床病史也很重要,肿物多与哺乳有关。

(李兆栋)

## 第五节　乳腺大导管乳头状瘤的 MRI 诊断

### 一、临床表现与病理特征

乳腺大导管乳头状瘤是发生于乳晕区大导管的良性肿瘤,乳腺导管上皮增生突入导管内并呈乳头样生长,因而称其为乳头状瘤。常为单发,少数也可同时累及几支大导管。本病常见于经产妇,以 40～50 岁多见。发病与雌激素过度刺激有关。乳腺导管造影是诊断导管内乳头状瘤的重要检查方法。主要临床症状为乳头溢液,可为自发性或挤压后出现,溢液性质可为浆液性或血性。约 2/3 患者可触及肿块,多位于乳晕附近或乳房中部,挤压肿块常可导致乳头溢液。

在大体病理上,病变大导管明显扩张,内含淡黄色或棕褐色液体,肿瘤起源于乳导管上皮,腔内壁有数量不等的乳头状物突向腔内,乳头一般直径为数毫米,大于 1 cm 者较少,偶有直径达 2.5 cm者,乳头的蒂可粗可细,当乳头状瘤所在扩张导管的两端闭塞,形成明显的囊肿时,即称为囊内乳头状瘤或乳头状囊腺瘤。

### 二、MRI 表现

MRI 检查不是乳头溢液的首选检查方法。乳头状瘤在 MRI $T_1$WI 上多呈低或中等信号,$T_2$WI 上呈较高信号,边界规则,发生部位多在乳腺大导管处,增强扫描时纤维成分多、硬化性的乳头状瘤无明显强化,而细胞成分多、非硬化性的乳头状瘤可有明显强化,时间-信号强度曲线亦可呈流出型,而类似于恶性肿瘤的强化方式(图 10-8)。因此,单纯依靠增强后曲线类型有时难与乳腺癌鉴别。重 $T_2$WI 可使扩张积液的导管显影,所见类似乳腺导管造影。

### 三、鉴别诊断

(1)典型者根据临床表现(乳头溢液)、病变部位及乳腺导管造影的特征性表现,与其他良性肿瘤鉴别不难。

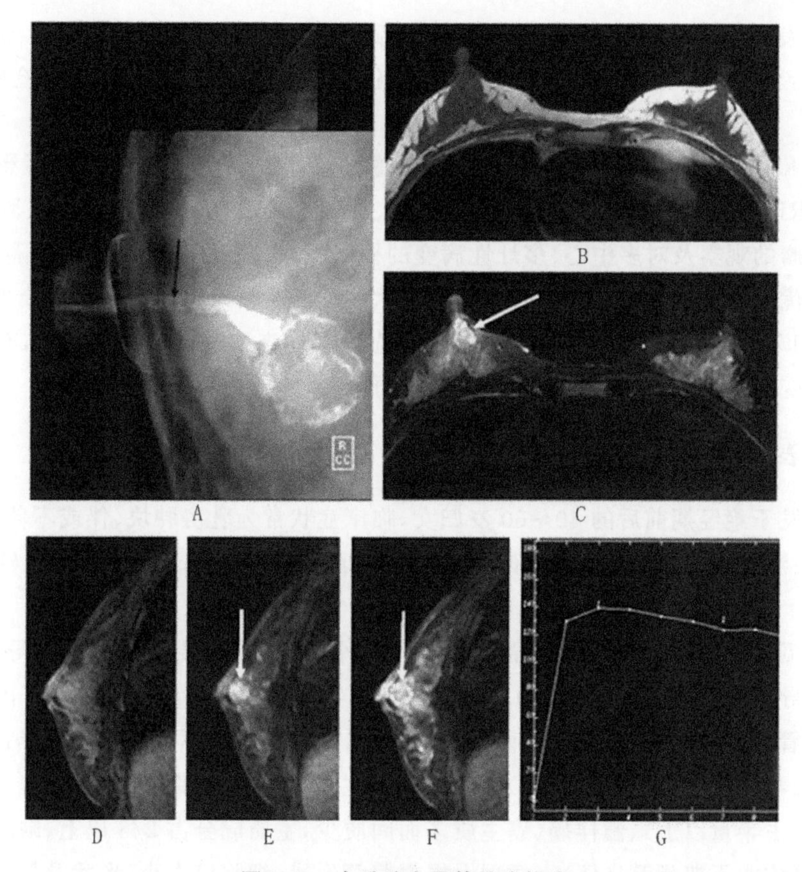


**图 10-8 右乳腺大导管乳头状瘤**

A.右乳导管造影局部放大片，显示乳头下大导管扩张，管腔内可见一 0.8 cm×1.0 cm 充盈缺损，充盈缺损区边缘和内部可见对比剂涂布，充盈缺损以远导管未见显影，扩张大导管腔内多发小的低密度影为气泡（黑箭）；B.MRI 平扫横断面 $T_1$WI；C.MRI 平扫横断面脂肪抑制 $T_2$WI，显示右乳头后方类圆形边界清楚肿物，$T_1$WI 呈中等信号，$T_2$WI 呈较高信号（白箭），内部信号欠均匀；D、E、F.分别为 MRI 平扫和动态增强后 1、8 分钟（白箭）；G.动态增强后病变时间-信号强度曲线图，显示动态增强后病变呈明显不均匀强化，时间-信号强度曲线呈流出型，于延迟时相病变边缘强化较明显

（2）本病的 MRI 形态学和 DWI 信号多呈良性特征，但动态增强后时间-信号强度曲线有时呈流出型，与恶性病变相似。故单纯依靠曲线类型鉴别良、恶性较为困难，需综合分析形态学和 DWI 表现。

（李兆栋）

# 第六节 乳腺癌的 MRI 诊断

乳腺恶性肿瘤中约 98％为乳腺癌，我国乳腺癌发病率较欧美国家为低，但近年来在大城市中的发病率正呈逐渐上升趋势，已成为女性首位或第二位常见的恶性肿瘤。乳腺癌的五年生存率在原位癌为 100％，Ⅰ期为 84％～100％，Ⅱ期为 76％～87％，Ⅲ期为 38％～77％，表明乳腺癌早期发现、早期诊断和早期治疗是改善预后的重要因素。目前在乳腺癌一级预防尚无良策的阶段，乳腺癌的早期诊断具有举足轻重的作用，而影像检查更是早期检出、早期诊断的重中之重。

乳腺X线摄影和超声检查为乳腺癌的主要影像检查方法，尤其是乳腺X线摄影对显示钙化非常敏感。MRI检查对致密型乳腺内瘤灶的观察、乳腺癌术后局部复发的观察、乳房假体后方乳腺组织内癌瘤的观察及对多中心、多灶性病变的检出、对胸壁侵犯和胸骨后、纵隔、腋窝淋巴结转移的显示要优于其他方法，这对乳腺癌的诊断、术前分期及临床选择恰当的治疗方案非常有价值。此外，MRI不仅可观察病变形态，还可通过动态增强检查了解血流灌注情况，有助于鉴别乳腺癌与其他病变，并间接评估肿瘤生物学行为及其预后。

## 一、临床表现与病理特征

乳腺癌好发于绝经期前后的40～60岁妇女，临床症状常为乳房肿块、伴或不伴疼痛，也可有乳头回缩、乳头溢血等。肿瘤广泛浸润时可出现整个乳腺质地坚硬、固定，腋窝及锁骨上触及肿大淋巴结。

乳腺癌常见的病理类型有浸润性导管癌、浸润性小叶癌、黏液腺癌、髓样癌及导管原位癌等，其中以浸润性导管癌最为常见。WHO新分类中的非特殊型浸润性导管癌包括了国内传统分类中的浸润性导管癌(肿瘤切片中以导管内癌成分为主，浸润性成分不超过癌组织半量者)、单纯癌(癌组织中主质与间质成分的比例近似)、硬癌(癌的主质少而间质多，间质成分占2/3以上)、腺癌(腺管样结构占半量以上)、髓样癌(癌主质多而间质少，主质成分占2/3以上，缺乏大量淋巴细胞浸润，国内又称为不典型髓样癌)。病理上根据腺管形成，细胞核大小、形状及染色质是否规则及染色质增多及核分裂象情况，将浸润性导管癌分成Ⅰ、Ⅱ、Ⅲ级。

## 二、MRI表现

乳腺癌在MRI平扫$T_1$WI上表现为低信号，当其周围由高信号脂肪组织围绕时，则轮廓清楚；若病变周围为与之信号强度类似的腺体组织，则轮廓不清楚。肿块边缘多不规则，可见毛刺或呈蟹足状改变。在$T_2$WI上，其信号通常不均且信号强度取决于肿瘤内部成分，胶原纤维所占比例越大则信号强度越低，细胞和水含量高则信号强度亦高。MRI对病变内钙化的显示不直观，特别是当钙化较小且数量较少时。

增强MRI检查是乳腺癌诊断及鉴别诊断必不可少的步骤，不仅使病灶显示较平扫更为清楚，且可发现平扫上未能检出的肿瘤。动态增强MRI检查，乳腺癌边缘多不规则呈蟹足状，信号强度趋于快速明显增高且快速减低即时间-信号强度曲线呈流出型(图10-9)，强化方式多由边缘强化向中心渗透呈向心样强化趋势。

实际上MRI对比剂Gd-DTPA对乳腺肿瘤并无生物学特异性，其强化方式并不取决于良、恶性，而与微血管的数量及分布有关，因此，良、恶性病变在强化表现上亦存在一定的重叠，某些良性病变可表现为类似恶性肿瘤的强化方式，反之亦然。MRI强化表现类似于恶性的良性病变常包括：①少数纤维腺瘤，特别是发生在年轻妇女的细胞及水分含量多的黏液性及腺性纤维腺瘤；②少数乳腺增生性病变，特别是严重的乳腺增生性病变的强化MRI表现可类似于乳腺恶性病变；③乳腺炎症；④手术后时间<6个月或放疗后时间<9个月的新鲜瘢痕组织，由于炎症和术后反应强化MRI表现可类似于乳腺癌；⑤新鲜的脂肪坏死；⑥部分导管乳头状瘤。MRI强化表现类似于良性的恶性病变包括：部分以纤维成分为主的小叶癌及导管癌；部分缺乏血供的恶性病变；导管内及小叶内原位癌等。因此，对于强化表现存在一定重叠的少数不典型的乳腺良、恶性病变的MRI诊断须结合其相应形态学表现及DWI和MRS进行综合分析，以提高对乳腺病变诊断的特异性。

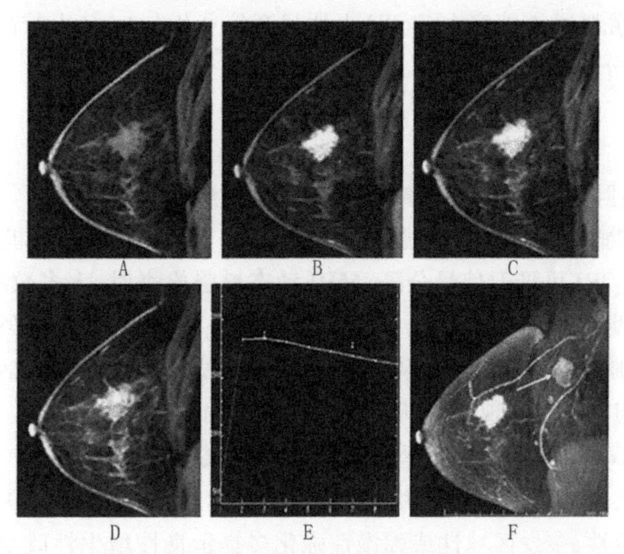


**图 10-9 （右乳腺）非特殊型浸润性导管癌伴右腋下多发淋巴结转移**

A.MRI平扫；B、C、D.MRI增强后1、2、8分钟；E.动态增强病变时间-信号强度曲线图；F.MIP图，显示右乳外上方不规则肿块，边缘分叶及蟹足状浸润，动态增强后肿块呈明显强化，病变时间-信号强度曲线呈"快进快出"流出型，右腋下相当于胸外侧动脉周围可见多发淋巴结（白箭）

乳腺癌通常在DWI上呈高信号，ADC值降低，而乳腺良性病症症变ADC值较高，良、恶性病变ADC值之间的差异具有统计学意义，根据病变ADC值鉴别乳腺肿瘤良、恶性具有较高的特异性。值得注意的是，部分乳腺病变于DWI上呈高信号，但所测得的ADC值较高，因此要考虑到在DWI上部分病变呈高信号为$T_2$透射效应所致，而并非扩散能力降低。在$^1$H-MRS上乳腺癌在3.2 ppm处可出现胆碱峰，但目前$^1$H-MRS成像技术仍受到诸多因素的制约和影响（如磁场均匀度和病变大小等）。

MRI对导管原位癌的检测敏感性低于浸润性癌，仅50%的原位癌具恶性病变的快速明显、不规则灶性典型强化表现，另一部分则呈不典型的延迟缓慢强化表现。对乳腺良、恶性病变的诊断标准通常包括两方面，一方面依据病变形态学表现，另一方面依据病变动态增强后血流动力学表现特征，而对于非浸润性的导管内原位癌（DCIS）而言，由于其发生部位、少血供及多发生钙化等特点，形态学评价的权重往往大于动态增强后血流动力学表现，如形态学表现为沿导管走行方向不连续的点、线状或段性强化，并伴有周围结构紊乱，即使动态增强曲线类型不呈恶性特征亦应考虑恶性可能（图10-10）。

另外，浸润性癌如乳腺黏液腺癌，影像表现不同于乳腺最常见的非特殊型浸润性导管癌，颇具特殊性。黏液腺癌在MRI平扫$T_1$WI呈低信号，$T_2$WI呈高或明显高信号，其形态学表现多无典型乳腺癌的毛刺及浸润征象。在动态增强MRI检查,黏液腺癌于动态增强早期时相多表现为边缘明显强化,而肿块内部结构呈渐进性强化,强化方式呈由边缘环状强化向中心渗透趋势,当测量感兴趣区放置于整个肿块时,时间-信号强度曲线多呈渐增型;部分黏液腺癌也可表现为不十分均匀的渐进性强化或轻微强化,对于表现为轻微强化的黏液腺癌,可因肿瘤周围腺体组织延迟强化病变反而显示不如平扫 $T_2$WI 和 DWI 明显。在DWI上,黏液腺癌呈明显高信号,但ADC值不减低,反而较高,明显高于其他常见病理类型乳腺癌的ADC值,甚至高于正常腺体的ADC值(图10-11)。乳腺黏液腺癌在 $T_2$WI 上明显高信号及在DWI上较高的ADC值表现与其本身特殊病理组织成分有关。

## 三、鉴别诊断

### (一)影像表现为肿块性病变的乳腺癌需与纤维腺瘤鉴别

形态学上,纤维腺瘤表现为类圆形肿块,边缘光滑、锐利,有时可见粗颗粒状钙化;特征性MRI表现是肿瘤在 $T_2$WI 可见低信号分隔;MRI动态增强检查时,大多数纤维腺瘤呈渐进性强化,时间-信号强度曲线呈渐增型,强化方式有由中心向外围扩散的离心样强化趋势;ADC值无明显减低。少数纤维腺瘤(如黏液性及腺性纤维腺瘤)可快速显著强化,其强化类型与乳腺癌不易鉴别,诊断需结合病变形态表现,必要时结合DWI和MRS检查。

### (二)影像表现为非肿块性强化的乳腺癌需与乳腺增生性病变鉴别

应观察强化分布、内部强化特征和两侧病变是否对称,如呈导管样或段性强化常提示恶性病变,尤其是DCIS;区域性、多发区域性或弥漫性强化多提示良性增生性改变;多发的斑点状强化常提示正常乳腺实质或纤维囊性改变;而双侧乳腺对称性强化多提示良性。

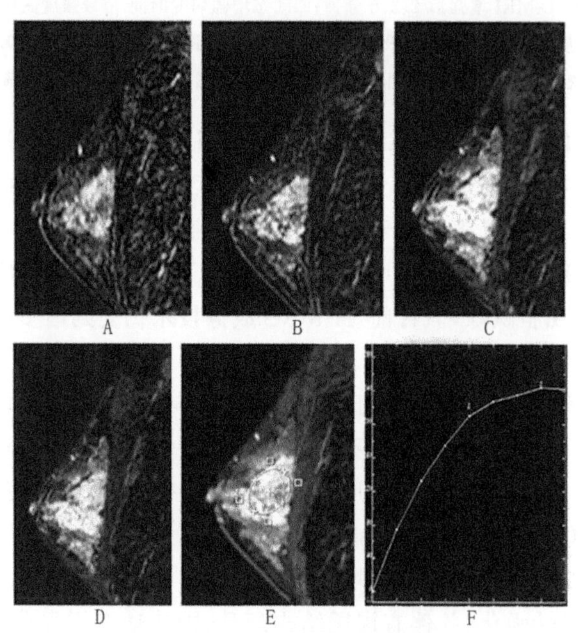


**图10-10 (左乳腺)导管原位癌**

A、B、C、D.分别为MRI动态增强后1、2、3、8分钟与增强前的减影图像;E、F.病变兴趣区测量及动态增强时间-信号强度曲线图,显示左乳腺内局限段性分布异常强化,尖端指向乳头,病变区时间-信号强度曲线呈渐增型

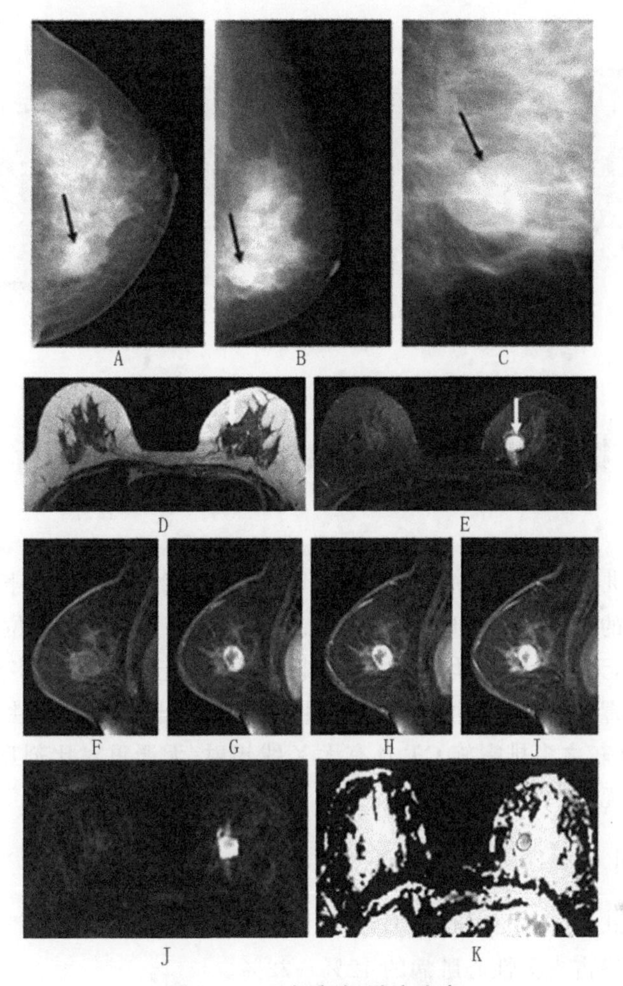


**图 10-11 （左乳腺）黏液腺癌**

A.左乳 X 线头尾位片；B.左乳 X 线内外侧斜位片；C.左乳肿物局部放大片，显示左乳内侧密度中等类圆形肿物，大部分边缘光滑，周围可见透亮环；D.MRI 平扫横轴面 $T_1$WI；E.MRI 平扫横轴面脂肪抑制 $T_2$WI；F.MRI 平扫；G、H、I.MRI 动态增强后 1、2、8 分钟；J.DWI 图；K.ADC 图，显示左乳类圆形肿物于 $T_1$WI 呈较低信号，$T_2$WI 呈高信号，边界清楚，动态增强后肿物呈明显不均匀强化，边缘带强化较明显，对应 DWI 图病变呈较高信号，ADC 值较高

（李兆栋）

# 第十一章　心血管疾病的MRI诊断

## 第一节　先天性心脏病的 MRI 诊断

先天性心脏病是儿童最常见的心脏疾病，每年新增病例约 20 万人。长期以来，心血管造影是先天性心脏病诊断的“金标准”，但存在有创性、受对比剂剂量和投照体位限制及解剖结构的影像重叠等问题。目前，无创性影像学检查方法如超声心动图已可完成大多数较为简单的先天性心脏病的诊断。多排螺旋 CT 及高场强 MRI 心脏专用机的出现，使先天性心脏病的诊断有了突破性进展。心脏 MRI 较之多排螺旋 CT 具有无 X 线辐射、无严重对比剂反应的优势，正在成为先天性心脏病最佳的无创性检查技术。

### 一、房间隔缺损

房间隔缺损(atrial septal defect，ASD)是指因胚胎期原始房间隔发育、融合、吸收异常导致的房间孔残留。发病率占先天性心脏病的 12%～22%。

#### (一)临床表现与病理特征

ASD 早期可无症状，活动量也无明显变化。部分患儿发育缓慢，心慌气短，并易患呼吸道感染。青少年期逐渐形成肺动脉高压，随着肺动脉压力的逐步增高，可出现心房水平右向左分流，发展为艾森门格综合征，可出现发绀、咯血及活动后昏厥等症状。听诊于胸骨左缘 2～3 肋间可闻及 2～3 级收缩期吹风样杂音，肺动脉第二音亢进。心电图示 P 波高尖，电轴右偏。

ASD 可分为Ⅰ孔型(也可称原发孔型，属于部分型心内膜垫缺损)和Ⅱ孔型(也称继发孔型)。Ⅱ孔型 ASD 为胚胎发育第四周时，原始第一房间隔吸收过度和/或第二房间隔发育不良所导致的房间孔残留。根据发生部位可分为中央型(缺损位于房间隔中央卵圆窝处)、下腔型(缺损位于房间隔后下方与下腔静脉相延续)、上腔型(缺损位于房间隔后上方)及混合型(常为巨大缺损)，以中央型最为常见，约占 75%。由于左心房平均压[1.1～1.3 kPa(8～10 mmHg)]高于右心房平均压[0.5～0.7 kPa(4～5 mmHg)]，ASD 时即出现房水平左向右分流，使右心房、室及肺动脉内血流量增加，右心房室因容量负荷增加而增大，肺动脉增粗。

#### (二)MRI 表现

MRI 表现为房间隔的连续性中断。但因房间隔结构菲薄，黑血序列或常规 SE 序列受容积效应的影响，常不能明确诊断且容易漏诊。在亮血序列横轴面或垂直于房间隔的心室长轴位(即四腔位)可明确缺损的类型及大小,是显示 ASD 的最佳体位和序列。还可在薄层(以 3～5 mm 为宜)的心脏短轴像和冠状面显示 ASD 与腔静脉的关系,并确定 ASD 大小。其他征象包括继发的右心房室增大、右心室壁增厚及主肺动脉扩张(图 11-1)。

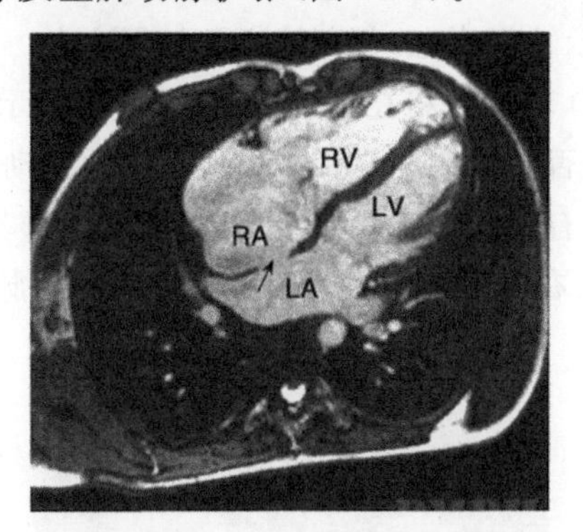


**图 11-1 房间隔缺损**

True FISP 亮血序列四腔心 MRI,箭头指示右心房和左心房之间的房间隔信号连续性中断,右心房及右心室增大。LA 指左心房;RA 指右心房;LV 指左心室;RV 指右心室

### (三)鉴别诊断

本病病理改变相对简单,只要扫描层面适当,对于具备 GRE 亮血序列的高场强 MRI 设备,诊断不难。

## 二、室间隔缺损

室间隔缺损(ventricular septal defect,VSD)是指胚胎第 8 周,心室间隔发育不全或停滞,从而形成左、右心室间的异常交通,占先天性心脏病的 20%～25%。

### (一)临床表现与病理特征

患儿发育差,心悸,气短,易感冒及易发生肺内感染。听诊于胸骨左缘 3～4 肋间可闻及收缩期杂音,部分病例心前区可触及收缩期震颤,心电图示双室肥厚。发生肺动脉高压后,肺动脉瓣区第二心音亢进、分裂,患儿活动后口唇、指趾发绀。

VSD 分类方法较多,根据病理解剖并结合外科治疗实际,可分为 3 型。①漏斗部 VSD,可分为:干下型,位置较高,紧邻肺动脉瓣环,缺损上缘无肌组织,缺损在左心室面位于主动脉右窦下方,易合并右瓣脱垂,造成主动脉瓣关闭不全。嵴内型:位于室上嵴内,与肺动脉瓣环之间有肌肉相隔。②膜周部 VSD,根据缺损累及范围可分为:嵴下型,缺损累及膜部和一部分室上嵴;单纯膜部缺损,缺损仅限于膜部室间隔,周边为纤维组织,缺损较小;隔瓣后型,位置较嵴下型更靠后,被三尖瓣隔瓣所覆盖,又称流入道型缺损。③肌部 VSD:可位于肌部室间隔的任何部位,靠近心尖者为多,部分为多发。

正常生理状态下,右心室内压力约为左心室内压力的 1/4。VSD 时,由于存在左右心室间巨大的压力阶差,即产生心室水平的左向右分流,致使左、右心室容量负荷增大,心腔扩大。分流所造成的肺循环血量增加使肺血管内阻力升高,血管内膜及中层增厚,使肺动脉及右心室压力逐渐升高,造成肺动脉高压。当右心室压力接近左心室压力时,心室水平即出现双向,甚至右向左为主的双向分流,患者出现发绀,即Eisenmenger综合征。

### (二)MRI 表现

MRI 可直接显示 VSD 及其缺损大小和部位，并可对并发于不同类型 VSD 的主动脉瓣脱垂及膜部瘤等做出诊断。连续横轴面扫描是显示 VSD 大小、部位的基本体位。根据缺损类型，还可辅以其他体位，以更好地显示缺损形态，判断缺损的扩展方向。例如，隔瓣后 VSD 于四腔位显示最佳。干下型及嵴内型 VSD 若加做左心室短轴位扫描，对显示缺损最为有利，同时还应行左心室双口位电影扫描以判断是否并发主动脉瓣脱垂所造成的主动脉瓣关闭不全。而斜矢状面扫描有助于判断肺动脉根部下方有无室上嵴肌性结构的存在，是鉴别膜周部和嵴上型缺损的重要方法。此外，MRI 还可显示左、右心室腔扩大，室壁肥厚，主肺动脉扩张等间接征象(图 11-2)。

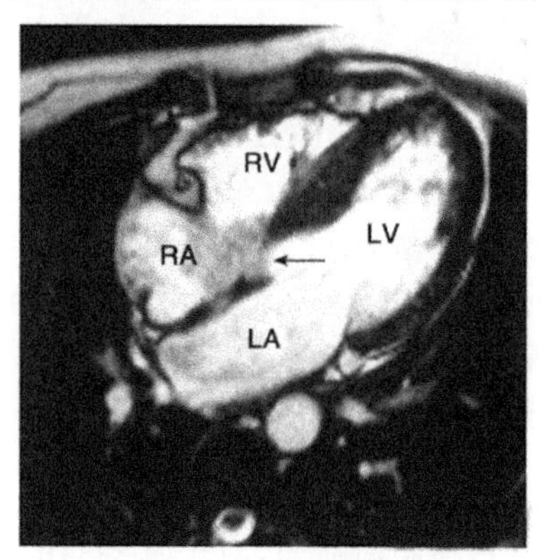


**图 11-2 室间隔缺损**

True FISP 亮血序列四腔心位 MRI，箭头指示室间隔连续性中断，右心房及右心室增大

### (三)鉴别诊断

绝大多数单纯 VSD 只要按上述检查方法扫描，即可定性定位诊断。但 VSD 常与其他先天性心血管畸形形成复合畸形，或者构成复杂畸形的组成部分。此时判断是单纯 VSD 还是合并其他畸形，或是复杂心血管畸形，有赖于更为全面的磁共振检查(包括 MRA)及诊断医师对先天性心脏病的理解及经验。

## 三、动脉导管未闭

动脉导管由胚胎左侧第六主动脉弓的背部发育演变而来，胎儿期为连接主动脉与肺动脉的正常血管结构。胎儿肺脏处于不张状态，肺动脉内血液经动脉导管流入主动脉完成胎儿的全身血液循环。动脉导管中层为弹力纤维结构，胎儿出生后肺膨胀肺血管床阻力下降，肺循环形成，动脉导管即开始收缩并逐渐闭锁，退化为动脉韧带。动脉导管绝大多数于半年内闭锁，少数可延迟至一年，持续不闭锁者即为动脉导管未闭(patent ductus arteriosus，PDA)。本病可单发，也可与 VSD、三尖瓣闭锁、主动脉弓缩窄等合并发生，更为主动脉弓离断的必要组成部分。PDA 的发病率占先天性心脏病的 12%～15%，男女比例约1∶3。

### (一)临床表现与病理特征

在动脉导管管径较细，主一肺动脉间分流量少时，患儿可无明显临床症状。动脉导管管径粗，分流量大时，可出现活动后心悸、气短及反复的呼吸道感染。大多数患儿听诊于胸骨左缘2～3 肋间可闻及双期粗糙的连续性杂音，并可触及震颤，心电图示左心室肥厚、双室肥厚。合并肺动脉高压时杂音常不典型，甚至无杂音，但肺动脉第二音亢进明显，并可出现分界性发绀及杵状指。

动脉导管位于主动脉峡部的小弯侧与主肺动脉远端近分叉部之间。根据导管形态，一般分为四型。①管型：动脉导管的主动脉端与肺动脉端粗细基本相等。②漏斗型：动脉导管的主动脉端粗大扩张，而肺动脉端逐渐移行变细，呈漏斗状，此型最为常见。③缺损型：动脉导管甚短或无长度，状如缺损，也称窗型。④动脉瘤型：此型甚为少见，动脉导管如动脉瘤样扩张膨大，考虑与动脉导管中层弹力纤维发育不良有关。

正常情况下，主动脉与肺动脉间存在着相当悬殊的压力阶差。PDA 时，体循环血液将通过未闭之动脉导管持续向肺循环分流，致使左心室容量负荷增加，导致左心室肥厚扩张。长期的肺循环血流量增加将引起广泛肺小动脉的器质性改变，造成肺动脉压力进行性升高，右心室因阻力负荷增加而肥厚扩张。当肺动脉压接近甚或超过主动脉压时，将出现双向或右向左为主的双向分流，此时临床上出现发绀，往往以分界性发绀(即下肢发绀更重)更为常见。

**(二)MRI 表现**

黑血序列横轴面及左斜矢状面可显示主动脉峡部与左肺动脉起始部间经动脉导管直接连通。亮血序列显示动脉导管更敏感，对于细小或管状扭曲的动脉导管，可薄层(3～5 mm)扫描后逐层观察。心脏 MRI 电影可显示分流方向，并粗略估计分流量。3D 对比增强磁共振血管成像(CE MRA)可清晰显示动脉导管形态，明确分型，测量动脉导管主动脉端及肺动脉端的径线。此外，横轴面 MRI 还可显示左心房室增大，升主动脉、主肺动脉及左、右肺动脉扩张等间接征象(图 11-3)。

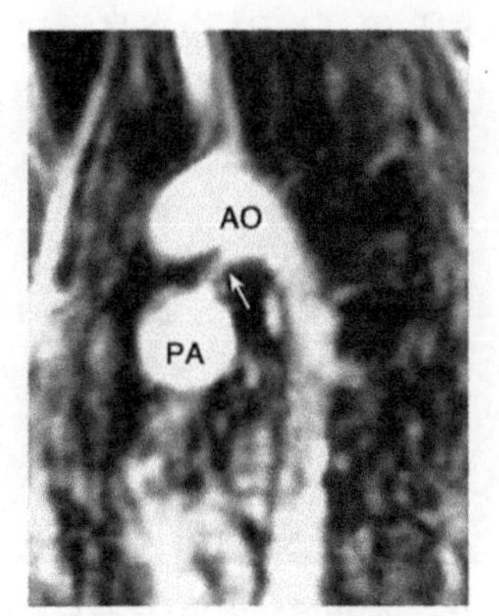


**图 11-3 动脉导管未闭**

CE MRA 经 MPR 斜矢状面重组图像，箭头显示主肺动脉远端与主动脉弓降部间呈漏斗形之未闭动脉导管

**(三)鉴别诊断**

PDA 的 MRI 检查方法多样，综合使用可对该病做出明确诊断，不存在过多鉴别诊断问题。

## 四、心内膜垫缺损

心内膜垫缺损(complete endocardial cushion defect，ECD)亦称房室通道畸形，是由于胚胎期腹背侧心内膜垫融合不全，原发孔房间隔发育停顿或吸收过多和室间孔持久存在所致的一组先天性心内复杂畸形群，包括原发孔 ASD 及室间隔膜部、二尖瓣前瓣、三尖瓣隔瓣的发育异常。心内膜垫缺损发病率占先天性心脏病的 0.9%～6%。

### (一)临床表现与病理特征

患儿一般发育差,心悸气短,易患呼吸道感染。胸骨左缘3~4肋间闻及3级收缩期杂音,可出现肺动脉瓣区第二音亢进,大部分病例心尖二尖瓣听诊区亦可闻及3级全收缩期杂音。心电图有较为特异性表现,多为一度房室传导阻滞,P-R间期延长,或右束支传导阻滞。

根据病理特征,ECD一般分型如下:①部分型ECD,Ⅰ孔型ASD合并不同程度的房室瓣断裂,房室瓣环下移,二、三尖瓣均直接附着在室间隔上,瓣下无VSD;②完全型ECD,Ⅰ孔型ASD,房室瓣完全断裂,左右断裂的房室瓣形成前共瓣及后共瓣,前后共瓣不附着于室间隔而是形成漂浮瓣叶,以腱索与室间隔相连,瓣下有VSD;③过渡型ECD,介于部分型和完全型之间,房室瓣部分直接附着部分借腱索附着于室间隔上,瓣下只有很小的VSD;④心内膜垫型VSD,包括左心室、右心房通道及心内膜垫型VSD。

ECD是由心内膜垫发育异常所致的一系列心内复合畸形。病理改变不同,血流动力学改变也不同。单纯Ⅰ孔型ASD的临床表现与Ⅱ孔型ASD大致相同,而完全型ECD则会因房室间隔缺损及共同房室瓣关闭不全造成严重的肺循环高压,进而导致心力衰竭。

### (二)MRI表现

亮血序列横轴面或四腔位MRI显示房间隔下部连续性中断(即Ⅰ孔型ASD),缺损无下缘,直抵房室瓣环。二尖瓣前叶下移,左心室流出道狭长。完全型ECD表现为十字交叉消失,左右心房、右心室瓣环融成一体,形成一共同房室瓣,其上为Ⅰ孔型ASD,其下为膜部VSD。左心室-右心房通道则表现为左心室、右心房间直接相通。间接征象包括以右心房、右心室增大为主的全心扩大、右心室壁增厚、中心肺动脉扩张等。MRI检查显示房室瓣区异常反流信号(图11-4)。

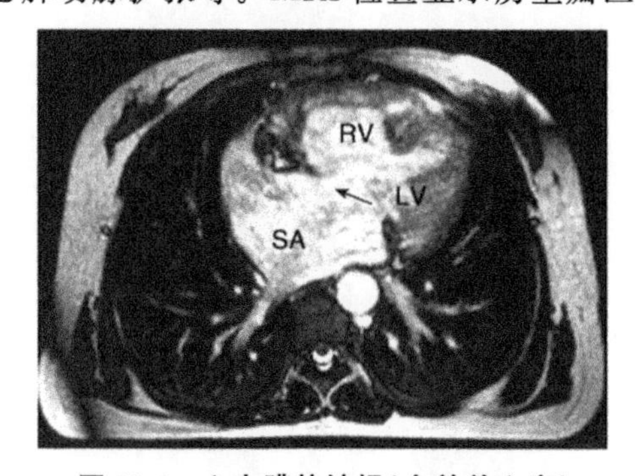


**图11-4 心内膜垫缺损(合并单心房)**

True FISP序列横轴面亮血图像,显示心脏十字交叉结构消失,房间隔缺如,左右心房室瓣融合为共同大瓣(该病例房间隔完全缺如,为单心房ASD)

### (三)鉴别诊断

表现为单纯Ⅰ孔型ASD的部分型ECD应与Ⅱ孔型ASD鉴别。掌握两型ASD的发生部位,鉴别不难。

## 五、先天性肺动脉狭窄

先天性肺动脉狭窄(pulmonary stenosis,PS)甚为常见,占先天性心脏病的10%~18%,居第四位。

### (一)临床表现与病理特征

轻度至中度狭窄患儿,早期并无临床症状,常在体检时发现杂音进而做出诊断。随着年龄增长可逐渐出现运动后心悸气短等症状。重度狭窄者早期即可出现上述症状,伴卵圆孔未闭者可出现活动后发绀。听诊于胸骨左缘 2～3 肋间肺动脉瓣听诊区可闻及收缩期喷射状杂音,可伴震颤,肺动脉第二音减弱或消失。心电图呈右心室肥厚改变,三尖瓣关闭不全时伴右心房扩大。

PS 根据狭窄部位不同可分为 4 型。

(1)瓣膜型狭窄:最为常见,约占先天性心脏病的 10%。瓣膜在交界处融合成圆锥状,向肺动脉内凸出,中心为圆形或不规则的瓣口。瓣膜增厚,瓣口处显著。瓣叶多为3 个,少数为 2 个。漏斗部正常或因肌肥厚造成继发狭窄,肺动脉主干有不同程度的狭窄后扩张。部分病例可有瓣膜及瓣环发育不全,表现为瓣环小,瓣叶僵硬、发育不全。常合并 ASD、VSD、PDA 等。

(2)瓣下型狭窄:单纯瓣下型狭窄即漏斗部狭窄较为少见,可分为隔膜型狭窄和管状狭窄。前者表现为边缘增厚的纤维内膜,常在漏斗部下方形成纤维环或膜状狭窄;后者由右心室室上嵴及壁束肌肥厚形成,常合并心内膜纤维硬化。

(3)瓣上型狭窄:可累及肺动脉干、左右肺动脉及其分支,单发或多发。此型占先天性心脏病 2%～4%,半数以上病例合并间隔缺损、PDA 等其他畸形。

(4)混合型狭窄:上述类型并存,以肺动脉瓣狭窄合并漏斗部狭窄常见。

肺动脉的狭窄导致右心系统排血受阻,右心室阻力负荷增大,右心室压增高,右心室肥厚。轻至中度狭窄病例通常不影响心排血量。重度狭窄心排血量下降,肺血流量减少。重症病例由于右心室压力增高,右心室肥厚,顺应性下降,继而三尖瓣关闭不全,右心房压力增高,伴有卵圆孔时即可出现心房水平右向左分流。

**(二)MRI 表现**

黑血及亮血序列轴面、斜冠状面和左前斜垂直室间隔心室短轴像可显示右心室流出道、主肺动脉、左右肺动脉主干的狭窄部位、程度和累及长度。单纯瓣膜狭窄时可见主肺动脉的狭窄后扩张。MRI 电影可显示肺动脉瓣环发育情况、瓣叶数量及狭窄程度,可见与心血管造影表现相似的粘连的瓣口开放受限形成的"圆顶"征及低信号血流喷射征。CE MRA 不仅可直接显示右心室流出道,测量中心肺动脉狭窄程度,还可通过重组图像逐一显示段级以上周围肺动脉狭窄,其评价肺动脉发育情况的能力已接近传统的心血管造影(图 11-5)。

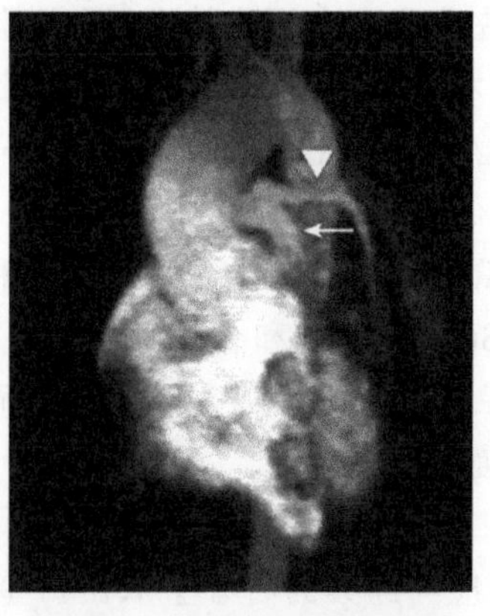

**图 11-5 先天性肺动脉狭窄**

CE MRA 后 MIP 重组正面观,显示肺动脉瓣环、主肺动脉及左肺动脉重度狭窄,长箭头所指为主肺动脉,短箭头所指为左肺动脉

#### (三)鉴别诊断

MRI 可做出准确的分型诊断并评估病变的严重程度,还可显示并发畸形,是诊断本病最有效的无创性检查手段,一般不存在过多的鉴别诊断。

### 六、法洛四联症

法洛四联症(tetralogy of Fallot,TOF)是最常见的发绀,属先天性心脏病,占先天性心脏病的12%～14%。该病属于圆锥动脉干的发育畸形,为圆锥动脉干分隔、旋转异常及圆锥间隔与窦部室间隔对合不良所致。

#### (一)临床表现与病理特征

患儿出生半年内即表现发绀、气促、喜蹲踞,好发肺内炎症。重症者活动后缺氧昏厥。查体见杵状指(趾),听诊于胸骨左缘 2～4 肋间可闻及较响亮的收缩期杂音,胸前区可触及震颤,肺动脉第二音明显减弱,心电图示右心室肥厚。

TOF 包括 4 种畸形:①肺动脉狭窄,本病均有漏斗部狭窄,并以漏斗部并肺动脉瓣狭窄常见,还可出现肺动脉瓣上狭窄、主肺动脉干发育不全及左右肺动脉分叉部狭窄。漏斗部狭窄常较局限,严重者形成纤维环状漏斗口,其与肺动脉瓣间可形成大小不等的第三心室,有时漏斗部弥漫狭窄呈管状。瓣膜狭窄表现为瓣膜的融合粘连,成人患者瓣膜增厚,可有钙化及赘生物。约半数患者肺动脉瓣为二瓣畸形,瓣叶冗长。②高位 VSD,TOF 的 VSD 有两种类型,第一种最常见,占 90%以上,是在圆锥动脉干发育较好,漏斗部形态完整的情况下,因胚胎发育时圆锥间隔前移与窦部室间隔对合不良所致,缺损位于室上嵴下方,为嵴下型 VSD。第二种为肺动脉圆锥的重度发育不良,造成漏斗部间隔部分缺如,形成漏斗部 VSD,缺损还可位于肺动脉瓣下,形成干下型 VSD。③主动脉骑跨,主动脉根部向前、向右方移位造成主动脉骑跨于 VSD 上方,但主动脉与二尖瓣前叶间仍存在纤维联系。骑跨一般为轻至中度,一般不超过 75%。④右心室肥厚,为 VSD 及肺动脉瓣狭窄的继发改变,肥厚程度超过左心室。卵圆孔未闭和Ⅱ孔型 ASD 是 TOF 最常见的并发畸形,发生率在 60%～90%。此外,约 30%的患者合并右位主动脉弓及右位降主动脉,头臂动脉呈镜面型,部分病例合并永存左上腔静脉和 PDA。

本病的 VSD 一般较大,因此左右心室内压力接近。肺动脉狭窄造成的右心室排血受阻是心室水平右向左分流、体循环血氧饱和度下降及肺动脉内血流量减少等血流动力学异常的根本原因。肺动脉狭窄越重,肺血流量越少,右向左分流量越大,右心室肥厚越重。

#### (二)MRI 表现

横轴面、四腔心黑血、亮血 MRI 可观察高位 VSD 的大小和部位,判断右心室壁肥厚的程度,薄层扫描可观察并存的肌部小 VSD。横轴面和心室短轴像可显示升主动脉扩张,判断主动脉骑跨程度。此外,CE MRA 重组图像可直观显示两大动脉的空间关系,包括主肺动脉、左右肺动脉主干及分支的发育情况和狭窄程度(图 11-6)。

#### (三)鉴别诊断

本病主动脉骑跨程度较大时,应与经典的右心室双出口鉴别。此时应在垂直室间隔流出道的左心室长轴位(即左心室双口位)行 MRI 检查,以确定主动脉窦与二尖瓣前叶之间是否存在纤维连接,并以此除外法四型右心室双出口。

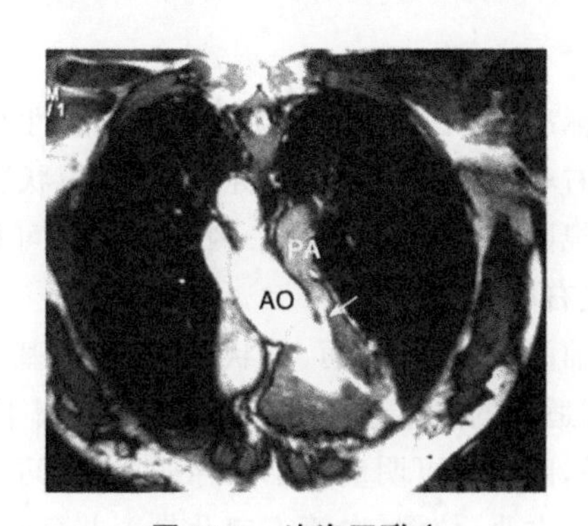


**图 11-6 法洛四联症**

MRI 斜横轴面，显示右心室流出道、肺动脉瓣环及瓣上重度狭窄，右心室肥厚

## 七、完全型大动脉错位

完全型大动脉错位（complete transposition of great arteries，TGA）是常见的发绀，属先天性心脏病之一，常引起婴幼儿早期死亡，约占先天性心脏病的 8%。

### （一）临床表现与病理特征

该病以患儿生后重度发绀、气促和早期发生心力衰竭为临床特征。生后半年几乎所有病例发生杵状指（趾）。听诊肺动脉第二音亢进，合并 VSD 的病例胸骨左缘下部可闻及收缩期杂音。心电图表现为左、右心室肥厚或双心室肥厚。

TGA 为胚胎早期圆锥部旋转和吸收异常所致的大动脉起始部畸形。其胚胎学基础是主动脉下圆锥保留，肺动脉下圆锥吸收及与正常方向相反的圆锥逆向旋转形成的房室连接相适应情况下（即右、左心房分别与右、左心室连接），主动脉和肺动脉分别起自形态学的右和左心室，即心室与大动脉连接不相适应。主动脉瓣及瓣下圆锥向前上方旋转移动，肺动脉瓣口后下方移动，使主动脉位于肺动脉前方。根据旋转程度不同，主动脉位于肺动脉右前方者形成右位型异位（约占 60%），主动脉位于肺动脉左前方者则形成左位型异位（约占 40%）。

由于 TGA 表现为心房与心室间的相适应连接及心室与大动脉间的不相适应连接（即接受回心体静脉血液的右心室发出主动脉，接受氧合肺静脉血的左心室发出肺动脉），所以体、肺循环形成两个相互隔绝的循环系统。因无氧合血液供应心、脑、肾等脏器，生后必然伴有体、肺循环间的分流通道，如 VSD、ASD、卵圆孔未闭及 PDA 等维持生命。因全身各器官均严重缺氧，使心排量增大，心脏负荷加重，心脏增大及心力衰竭发生较早。

根据并存畸形及临床特点，该病分为两型：①单纯 TGA，约占 1/2 左右。室间隔完整，体、肺循环借助卵圆孔未闭或 ASD、PDA 沟通。患儿低氧血症严重，大部分早期夭亡。②合并 VSD 的 TGA。VSD 大小不一，约 1/3 为小 VSD，此时体、肺循环仍主要借助卵圆孔未闭或 ASD、PDA 沟通，患者多早期夭折。大 VSD 可发生于膜周部、嵴上内或肌部室间隔（常为多发）。约 5%合并肺动脉瓣或瓣下狭窄，还可合并肺动脉瓣和肺动脉发育不全，少数病例合并 ECD。

### （二）MRI 表现

MRI 诊断的关键在于明确两大动脉的空间位置关系及其与左右心室的连接关系。MRI 可显示心内细微解剖结构，因此可依据左、右心室的形态特征判断与主、肺动脉相连接者是否为解剖学的右心室及左心室，再通过 MRI 所显示的左、右心房形态特征判断房室间是否为相适应连接，并明确房室位置关系。

心脏各房室的MRI判断标准：右心室肌小梁粗糙，存在肌性流出道；左心室肌小梁细腻光滑，无肌性流出道；右心房，其右心耳呈基底宽大的钝三角形，梳状肌结构多且明显；左心房，其左心耳狭长呈拇指状，形态较不规则。此外，无其他心内畸形时也可根据腔静脉与右心房连接、肺静脉与左心房相连参考判定左右心房。

黑血及亮血MRI标准横轴面，结合冠状面、矢状面MRI为基本观察层面，可以显示两大动脉与左右心室的连接异常及相适应的房室连接，并判断主动脉瓣下的肌性流出道及肺动脉瓣与二尖瓣前叶的纤维连接。此外，四腔位可明确显示并存的房、室间隔缺损，CE MRA可显示并存的PDA。MRI电影可显示缺损大小、位置、血流方向及是否并存肺动脉狭窄，并进行心功能评价(图11-7)。

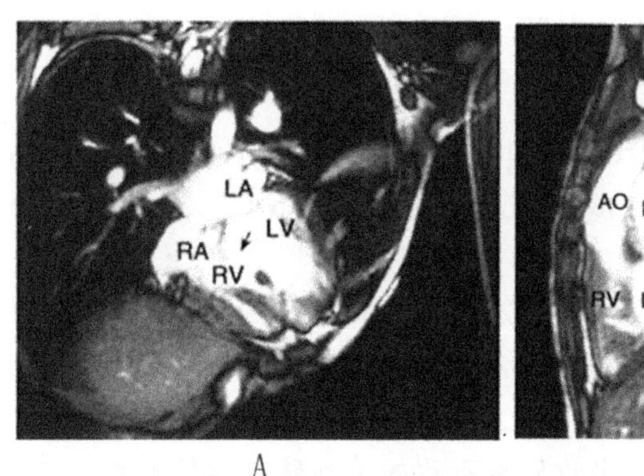


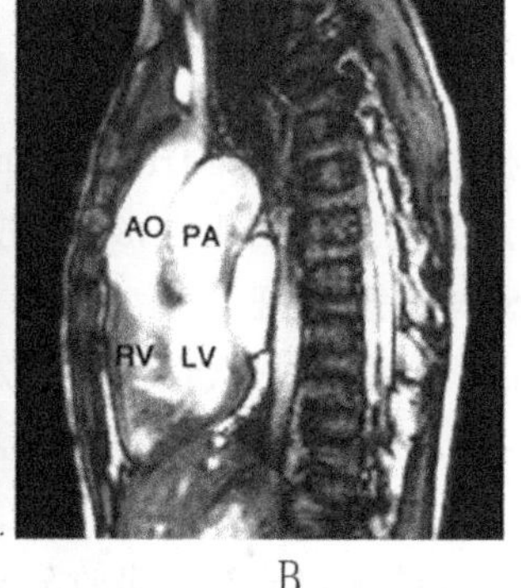


A B

**图11-7 完全型大动脉错位**

A.True FISP亮血序列四腔心层面显示房室连接关系正常，箭头显示室间隔缺损

B.主动脉与右心室连接，位于前方，肺动脉与左心室连接，位于后方

### (三)鉴别诊断

MRI可明确诊断本病，充分显示各种解剖畸形后，一般无过多的鉴别诊断。

(于培锋)

## 第二节 缺血性心脏病的MRI诊断

缺血性心脏病是指由冠状动脉阻塞所造成的心肌缺血、心肌梗死及由此导致的一系列心脏形态及功能改变。心脏MRI可对缺血性心脏病进行全面的检查，包括形态学、局部及整体心功能评价、心肌灌注成像、心肌活性检查，正在成为一项能够全面、准确地评价缺血性心脏病的现代影像技术。

### 一、心肌缺血

心脏的血液供应主要由冠状动脉提供，冠状动脉各支分布供应不同的心脏节段，前降支供应左心室前壁、室间隔中段和尖段，回旋支供应左心室后壁，右冠状动脉供应右心室及左心室下壁、室间隔基底段。左心室下壁尖段由前降支和右冠状动脉双重供血,左心室侧壁尖段由回旋支和前降支双重供血。冠状动脉阻塞是心肌缺血的根本原因。严重缺血时,心肌缺氧所造成的各类致痛因子如缓激肽、前列腺素等的释放将导致心绞痛。

### (一)临床表现与病理特征

临床表现为心前区(可波及左肩臂)或至颈咽部的压迫或紧缩性疼痛,也可有烧灼感。其诱因常为剧烈体力活动或情绪激动,也可由寒冷、吸烟、心动过速等诱发。疼痛出现后逐步加重,一般于5分钟内随着停止诱发症状的活动或服用硝酸甘油缓解逐步消失。根据临床特征的不同,心绞痛可分为稳定型心绞痛、变异型心绞痛及不稳定型心绞痛。但无论哪种类型的心绞痛,其疼痛强度均较心肌梗死轻,持续时间较短。

心肌缺血最常见的原因是由动脉粥样硬化斑块造成的冠状动脉狭窄,这类狭窄大多分布于心外膜下的大冠状动脉。动脉硬化斑块早期由血管内皮细胞受损、平滑肌细胞增殖内移发展而来,进而发生内皮下脂质沉积、纤维结缔组织增生。斑块阻塞面积在40%以下时,基本不影响心肌灌注,一般无临床症状。随着斑块阻塞面积的加大,在冠状动脉轻至中度狭窄(阻塞面积达到50%~80%)时,静息状态下狭窄冠状动脉远端的阻力血管将发生不同程度的扩张以维持相当的心肌灌注,静息状态下无明显临床表现。重度的冠状动脉狭窄(阻塞面积90%左右)在静息时亦无法保证适当的心肌灌注,在静息时就可出现灌注异常,临床上出现静息痛。除冠状动脉粥样硬化外,心肌缺血还有以下病因:①冠状血管神经、代谢及体液调节紊乱导致的冠状动脉痉挛;②冠状动脉微血管内皮功能状态异常导致的心肌灌注下降;③冠状动脉炎症、先天发育畸形及栓子栓塞。

### (二)MRI表现

心肌缺血严重(即缺血性心肌病)时,可出现心肌内广泛或局灶性纤维结缔组织增生、局部或整体心肌变薄、心腔扩大等改变。MRI可显示相应形态异常。但在大多数情况下,心肌缺血仅表现为功能性心肌灌注异常。根据缺血程度不同,MRI心肌灌注表现:①静息状态各段心肌灌注正常,负荷状态心内膜下心肌或全层心肌透壁性灌注减低或缺损(图11-8);②静息状态缺血心肌灌注减低或延迟,负荷状态灌注缺损(图11-9);③静息状态缺血心肌灌注缺损(图11-10)。灌注异常区域多数与冠状动脉供血区相吻合,与核素心肌灌注检查的符合率为87%~100%,与目前仍作为冠心病诊断"金标准"的X线冠状动脉造影的诊断符合率为79%~87.5%。此外,严重心肌缺血时(如长时间心肌严重缺血,心肌细胞结构完整但局部室壁减弱或消失,称心肌冬眠;短暂心肌严重缺血,心肌结构未损害但收缩功能需较长时间恢复,称心肌顿抑),心脏MRI检查可发现心室壁运动异常,平行于室间隔长轴位、垂直于室间隔长轴位及无间隔连续左心室短轴位检查可准确判断运动异常的室壁范围。

### (三)鉴别诊断

心肌缺血的MRI检查包括形态、灌注、运动功能等诸多方面。其他心脏疾病,如扩张型心肌病也表现为心腔扩大、心室壁变薄,肥厚型心肌病也会出现室壁运动减弱,甚至小范围的心肌灌注异常,但结合临床表现和综合MRI检查,与心肌缺血鉴别不难。

### (四)专家指点

MRI诊断心肌缺血的核心是心肌灌注成像。MRI心肌灌注的基础及相关临床研究始于20世纪80年代中期,至90年代中后期已取得相当的成绩。90年代后期MRI设备在快速梯度序列多层面成像方面取得突破,一次注射对比剂后覆盖整个左心室的多层面首过灌注成像成为可能(虽然还存在扫描间隔),使 MRI 心肌灌注可用于临床诊断。近年来心脏专用 MRI 机进入临床,提高了成像速度(可完成无间隔的心脏成像)及时间、空间分辨率,有望成为诊断心肌缺血的"金标准"。

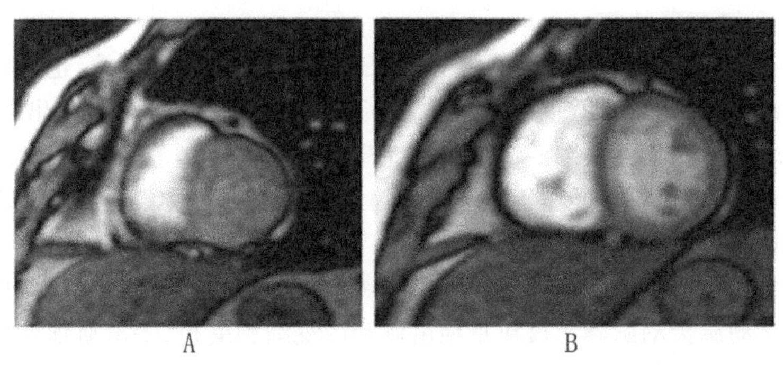


**图 11-8 心脏短轴位左心室中部层面静息及负荷心肌灌注成像**

A.静息灌注成像,显示心肌灌注均匀一致;B.腺苷负荷后心肌灌注成像,显示间隔壁心肌灌注减低

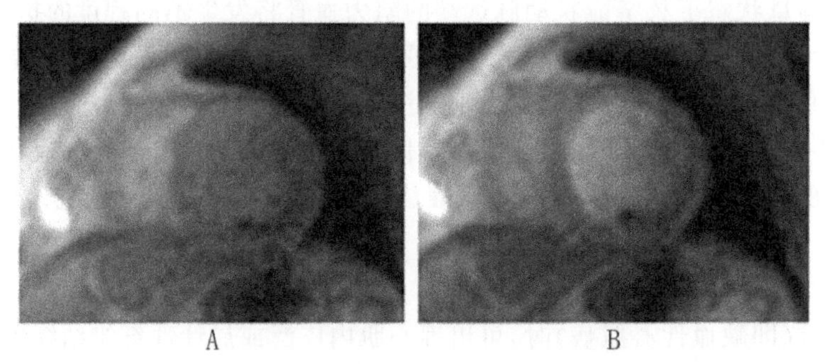


**图 11-9 心脏短轴位左心室中部层面静息及负荷心肌灌注成像**

A.静息灌注成像,显示下壁灌注减低;B.负荷后灌注成像,显示该区域灌注减低更为明显,为灌注缺损表现

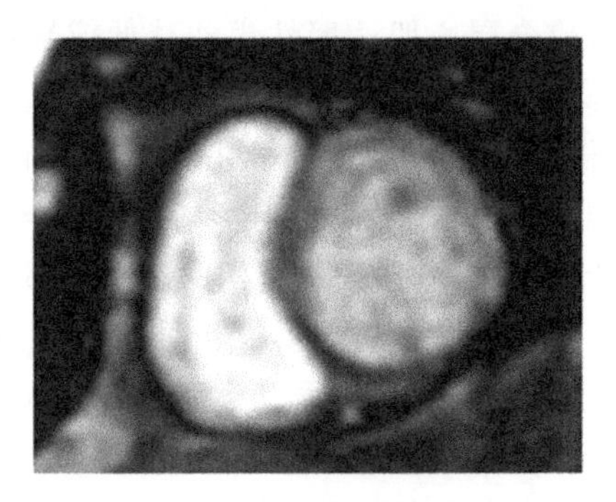

**图 11-10 心脏短轴位左心室中部层面静息及负荷心肌灌注成像**

静息时即可显示下间隔壁灌注缺损

## 二、心肌梗死

继发于冠状动脉粥样硬化斑块破裂及血栓形成基础上的急性冠状动脉闭塞是心肌梗死最常见的原因。

### (一)临床表现与病理特征

急性心肌梗死的主要症状是持久的胸骨后剧烈疼痛。典型者为胸骨后挤压性或压榨性疼痛，往往放射至颈部或左上肢。疼痛持续15～30分钟或更长，与心绞痛比较，疼痛程度重且时间长为其特点。其他临床表现有呼吸短促，出汗，恶心，发热，白细胞计数、血清酶增高及心电图改变等。急性心肌梗死的并发症包括恶性心律失常、休克、左心室室壁瘤形成、室间隔穿孔、乳头肌断裂及心力衰竭等。病程>6周以上者为陈旧性心肌梗死，临床表现除可能继续存在的心肌缺血症状外，主要为急性心肌梗死并发症的相应表现。

当冠状动脉闭塞持续20～40分钟后，随着缺血缺氧的进一步发展，细胞膜的完整性被破坏，心肌酶漏出，心肌细胞发生不可逆性的损伤，即发生梗死。8～10天后，坏死的心肌纤维逐渐被溶解，肉芽组织在梗死区边缘出现，血管和成纤维细胞继续向内生长，同时移除坏死的心肌细胞。到第6周梗死区通常已经成为牢固的结缔组织瘢痕，其间可散布未受损害的心肌纤维。心肌梗死一般首先发生在缺血区的心内膜下心肌，后逐渐向心外膜下及周边扩展。根据梗死范围，病理上分为3型：①透壁性心肌梗死，梗死范围累及心室壁全层；②心内膜下心肌梗死，仅累及心室壁心肌的内1/3层，并可波及乳头肌；严重者坏死灶扩大、融合，形成累及整个心内膜下心肌的坏死，称为环状梗死；③灶性心肌梗死，病灶较小，临床上多无异常表现，生前常难以发现；病理呈不规则分布的多发性小灶状坏死，分布常不限于某一支冠状动脉的供血范围。

**(二)MRI表现**

1.心肌信号

在SE序列MRI，心肌为类似骨骼肌信号强度的中等信号，有别于周围心外膜下脂肪的高信号和相邻心腔内血流呈“黑色”的低信号。急性心肌梗死时，坏死心肌及周围水肿使相应区域的$T_1$及$T_2$延长，在$T_2$WI呈高信号。急性心梗24小时内即可在$T_2$WI观察到信号强度增加，并可维持至第10天。但由于急性梗死灶周围存在水肿带，所以高信号范围大于真实的梗死区域。在亚急性期(心肌梗死发生72小时内)心肌信号异常范围与实际梗死区域大致相当。慢性期(梗死发生6周以上)由于梗死后瘢痕形成，水分含量较正常心肌组织降低，在SE序列呈低信号。$T_2$WI较$T_1$WI明显。

2.心肌厚度

节段性室壁变薄是陈旧性心肌梗死的形态特征，坏死心肌吸收、纤维瘢痕形成是心肌变薄的病理基础，陈旧透壁性心肌梗死后室壁变薄更明显。前降支阻塞可造成左心室前、侧壁和/或前间壁变薄，右冠状动脉阻塞则造成左心室后壁和/或下壁变薄。MRI可直接显示心肌组织，心外膜面和心内膜面边界清晰，可精确测量心肌。MRI检查通过测量室壁厚度判断存在心肌梗死的标准：病变区域室壁厚度小于或等于同一层面正常心肌节段室壁厚度的65%。判断透壁性心肌梗死的标准：病变区域舒张末期室壁厚度<5.5 mm。

3.室壁运动功能改变

MRI是评价心脏整体及局部舒缩功能的最佳影像技术。通过无间隔连续左心室短轴位、平行于室间隔左心室长轴位及垂直于室间隔左心室长轴位的MRI，可精确评价急性及慢性心肌梗死的一系列功能变化，如整体或局部室壁运动状态、收缩期室壁增厚率、射血分数(EF)值、心腔容积等。

4.心肌灌注成像

心肌灌注成像可显示心肌梗死后的组织坏死或瘢痕形成所致的灌注减低及缺损。由于急性心肌梗死时常存在心肌的再灌注，灌注检查可无异常表现。因此，单纯心肌灌注成像无法准确诊断急性梗死心肌。

5.对比增强延迟扫描心肌活性检查

心肌梗死区域表现为高信号。MRI 的高空间分辨率,使其可精确显示梗死透壁程度。后者分为以下 3 种类型:①透壁强化,表现为全层心肌高信号,多为均匀强化;②非透壁强化,为心内膜下心肌或心内膜下至中层心肌区域强化,而心外膜下至中层或心外膜下心肌信号正常(存活心肌);③混合性强化,同一心肌段内透壁和非透壁强化并存。

如果在大面积延迟强化区域内观察到信号减低区,就需与存活心肌鉴别。病理研究表明,这一位于延迟强化区域中心或紧贴心内膜下,被称为“无再灌注区”或“无复流区”的信号减低区,为继发于心肌梗死的严重微血管损伤,毛细血管内存在大量的红细胞、中性粒细胞及坏死心肌细胞,阻塞与充填使对比剂不能或晚于周围结构进入这一区域。它并非存活心肌,而是重度的不可恢复的心肌坏死。其与存活心肌的影像鉴别要点:①“无再灌注区”周围常有高强化区环绕且常位于心内膜下,在连续的短轴像可以观察这一征象;②在首过心肌灌注成像中,这一区域没有首过强化;③在上述表现不明显,仍难与存活心肌鉴别时,可在延长延迟时间后再次扫描,如延迟30～40 分钟。此时由于组织间隙的渗透作用,“无再灌注区”将出现强度不等的延迟强化。

6.并发症 MRI

(1)室壁瘤:分为假性室壁瘤和真性室壁瘤。前者常发生于左心室下壁及后壁,为透壁性梗死心肌穿孔后周围心包等包裹形成,瘤口径线小于瘤体直径为其主要特征,MRI 检查可见瘤体通过一瘤颈与左心室腔相通,瘤内可见血流信号;后者为梗死心肌几乎完全被纤维瘢痕组织替代,丧失收缩能力,在心室收缩期和/或舒张期均向心腔轮廓外膨出,常位于前壁及心尖附近,瘤壁菲薄(可至1 mm),瘤口径线大于瘤体直径。MRI 检查显示左心室腔局部室壁明显变薄,收缩期矛盾运动,或收缩期及舒张期均突出于左心室轮廓外的宽基底囊状结构。

(2)左心室附壁血栓:附着于心室壁或充填于室壁瘤内的团片样充盈缺损(GRE 序列)。SE 序列血栓的信号强度随血栓形成的时间(即血栓的年龄)而异,亚急性血栓 $T_1$WI 常表现为中等至高信号,$T_2$WI 呈高信号,而慢性血栓在 $T_1$WI 和 $T_2$WI 均呈低信号。

(3)室间隔穿孔:表现为肌部室间隔连续性中断,以横轴面及四腔位显示清晰,MRI 检查可见心室水平异常血流信号。

(4)乳头肌断裂:平行于室间隔长轴位或垂直于室间隔长轴位 MRI 检查可显示继发于乳头肌断裂的二尖瓣关闭不全所致左心房反流信号。

(5)心功能不全:连续短轴像结合长轴位 MRI 检查可评价继发于心肌梗死的左心室局部及整体运动功能异常,测量各种心功能指数。

(刘松军)

# 第三节 胸主动脉疾病的 MRI 诊断

胸主动脉疾病并不少见,且逐年增多。这与人口老龄化、医学影像技术进步和临床医师对本病的认识提高有关。主要疾病包括主动脉夹层、胸主动脉瘤、主动脉壁间血肿、穿透性动脉硬化溃疡、胸主动脉外伤等。现就临床较为常见的前两种疾病加以讨论。

## 一、主动脉夹层

主动脉夹层(AD)是一类病情凶险、进展快、病死率高的急性胸主动脉疾病,其死亡率及进展风险随着时间的推移而逐步降低。急性 AD 指最初的临床症状出现 2 周以内,而慢性 AD 指症状出现 2 周或 2 周以上。国外报道,未经治疗的急性 Stanford A 型主动脉夹层,最初48~72 小时期间每小时的死亡率为 1%~2%,即发病 2~3 天内死亡率约 50%,2 周内死亡 80%。

### (一)临床表现与病理特征

胸部、背部剧烈且无法缓解的疼痛是急性 AD 最常见的初发症状,心电图无 ST-T 改变。疼痛多位于胸部的正前后方,呈刺痛、撕裂痛或刀割样疼痛。常突然发作,很少放射到颈、肩及左上肢,这与心绞痛不同。患者常因剧痛出现休克貌,但血压不低或升高。部分患者疼痛不显著,可能与起病缓慢有关。随着病情发展,部分患者出现低血压,为心脏压塞、急性重度主动脉瓣反流、夹层破裂所致。大约 38%的患者两上肢血压及脉搏不一致,此为夹层累及或压迫无名动脉及左锁骨下动脉所造成的"假性低血压"。胸部 AD 体征无特征性,累及升主动脉时可闻及主动脉瓣关闭不全杂音,主动脉弓部分支血管受累可致相应动脉搏动减弱或消失,夹层破入心包腔引起心脏压塞时听诊闻及心包摩擦音。此外,AD 累及冠状动脉引发急性心肌梗死,夹层破裂入胸腔或内膜撕裂后主动脉壁通透性改变可造成单侧或双侧胸腔积液,累及肾动脉可造成血尿、无尿和急性肾衰竭,累及腹腔动脉、肠系膜上下动脉时出现急腹症及肠坏死。

典型 AD 始发于主动脉内膜和中层撕裂,主动脉腔内血液在脉压驱动下,经内膜撕裂口穿透病变中层,夹层中层并形成夹层。由于管腔内压力不断推动,夹层在主动脉壁内推进不同的长度。广泛者可自升主动脉至腹主动脉分叉部,并累及主动脉各分支血管,甚至闭塞分支血管。典型夹层为顺向分离,即自近端内膜撕裂口处向主动脉远端扩展,但有时从内膜撕裂口逆向进展。

主动脉壁分离层之间充盈血液,形成一个假腔,出现所谓"双腔主动脉"。剪切力导致内膜(分离主动脉壁的内层部分)进一步撕裂,形成内膜再破口或出口。血液的持续充盈使假腔进一步扩张,内膜则突入真腔,真腔可受压变窄或塌陷。内膜撕裂口多发生在主动脉内壁流体动力学压力最大处,即升主动脉(窦上数厘米处)外右侧壁,或降主动脉近端(左锁骨下动脉开口以远)动脉韧带处,少数发生在腹主动脉等处。

高血压和马方综合征是 AD 的主要诱因。有一组 74 例 AD 患者中,有高血压病史者44 例(占59.5%),马方综合征者 9 例(占 12.2%)。胸主动脉粥样硬化性病变是否为 AD 的诱因,目前存在争议。国外一组 17 例 AD 患者中,11 例高血压者均有广泛而严重的主动脉粥样硬化。在这组 74 例 AD 患者中,16 例有粥样硬化改变,其中 13 例有高血压病史,3 例血压正常但均为高龄患者(67~78 岁)。先天性心血管疾病,如主动脉瓣二叶畸形和主动脉缩窄,妊娠期内分泌变化等也与 AD 发生有关。

AD 主要有两种分型。Debakey 根据原发内破口起源位置及夹层累及范围分为 3 型:Debakey Ⅰ型,破口位于升主动脉,夹层范围广泛;Debakey Ⅱ型,破口位于升主动脉,夹层范围局限于升主动脉;Debakey Ⅲ型,升主动脉未受累,破口位于左锁骨下动脉远端,其中,夹层范围局限者为Ⅲ甲,广泛者为Ⅲ乙(图 11-11)。Stanford 分型仅依赖病变累及范围:凡夹层累及升主动脉者均为 A 型,余者为 B 型。

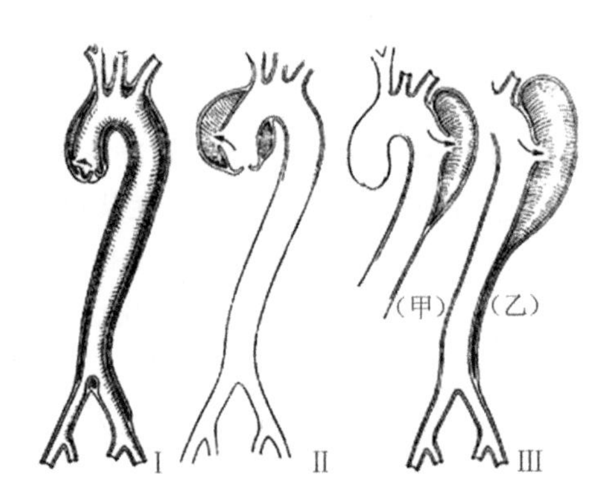


图 11-11　胸主动脉夹层 Debakey 分型模式图

## (二)MRI 表现

MRI 征象有以下几种表现。

(1)内膜片:是 AD 的直接征象,在 MRI 呈线状结构,将主动脉分隔为真腔和假腔;内膜片沿主动脉长轴方向延伸,于横轴面显示清晰,与主动脉腔信号相比可呈低信号或高信号。

(2)真腔和假腔:形成"双腔主动脉",是 AD 的另一直接征象;通常真腔小,假腔大;在升主动脉,假腔常位于右侧(即真腔外侧);在降主动脉,常位于左侧(同样是真腔外侧);在主动脉弓部,常位于真腔前上方;内膜片螺旋状撕裂时,假腔可位于任何方位;假腔可呈多种形态,如半月形、三角形、环形和多腔形;根据 MRI 序列和血流速度不同,真假腔的信号强度可以相同,亦可不同。

(3)内膜破口和再破口:在黑血和亮血 MRI 表现为内膜连续性中断;MRI 电影可见破口处血流往返,或假腔内血流信号喷射征象;CE MRA 显示破口优于亮血与黑血序列。

(4)主要分支血管受累:直接征象为内膜片延伸至血管开口或管腔内,引起受累血管狭窄和闭塞,间接征象为脏器或组织缺血、梗死或灌注减低;MPR 是观察分支血管受累的最佳方法。

(5)并发症和并存疾病:MRI 可显示主动脉瓣关闭不全、左心功能不全、心包积液、胸腔积液、主动脉破裂或假性动脉瘤及假腔血栓形成等异常(图 11-12)。

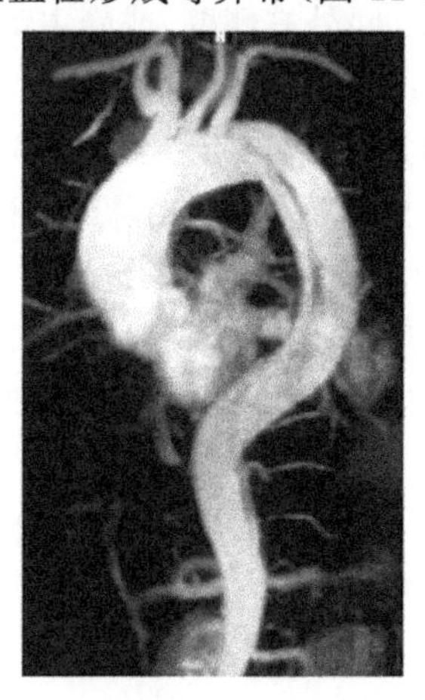

图 11-12　胸主动脉夹层 Debakey Ⅲ型

CE MRA 后 MIP 斜矢状面重组图像,主动脉自弓降部以远增宽,呈双腔主动脉,内膜片呈螺旋状撕裂

## (三)鉴别诊断

综合运用各项 MRI 技术,可清晰显示该病的直接征象、间接征象及各类并发症,做出准确的

定性诊断及分型诊断，不存在过多的鉴别诊断问题。

## 二、胸主动脉瘤

胸主动脉瘤是指局限性或弥漫性胸主动脉扩张，其管径大于正常主动脉 1.5 倍或以上。按病理解剖和瘤壁的组织结构分为真性和假性动脉瘤。前者是由于血管壁中层弹力纤维变性，失去原有坚韧性，形成局部薄弱区，在动脉内压力作用下，主动脉壁全层扩张或局限性向外膨突；后者是指因主动脉壁破裂或内膜及中层破裂，造成出血或外膜局限性向外膨突，瘤壁由血管周围结缔组织、血栓或血管外膜构成，常有狭窄的瘤颈。

### （一）临床表现与病理特征

本病临床表现变化差异较大且复杂多样，主要取决于动脉瘤大小、部位、病因和压迫周围组织器官的程度及并发症。轻者无任何症状和体征，有时胸背部有疼痛，可为持续性和阵发性的隐痛、闷胀痛或酸痛。突发性撕裂或刀割样疼痛类似于 AD 病变，常提示动脉瘤破裂，病程凶险。动脉瘤压迫周围结构可出现气短、咳嗽、呼吸困难、肺炎和咯血等呼吸道症状，也可有声音嘶哑、吞咽困难、呕血和胸壁静脉曲张。胸部体表可见搏动性膨突及收缩期震颤，可闻及血管性杂音。如病变累及主动脉瓣，可有主动脉瓣关闭不全、左心功能不全的表现。

病因可分为动脉粥样硬化性、感染性、创伤性、先天性、大动脉炎性、梅毒性、马方综合征和贝赫切特综合征等，以粥样硬化性主动脉瘤最常见。任何主动脉瘤均有进展、增大的自然过程，破裂是其最终后果。瘤体越大，张力越大，破裂可能越大。主动脉瘤倍增时间缩短或形状改变，是破裂前的重要变化。

### （二）MRI 表现

MRI 征象：①在 SE 序列，横轴面和冠状面 MRI 显示胸主动脉呈囊状或梭囊状扩张的低信号及动脉瘤内血栓、瘤壁增厚及瘤周出血。脂肪抑制 MRI 有助于区别脂肪组织与血肿或粥样硬化增厚。矢状面或斜矢状面可确定瘤体部位及累及范围。②亮血与黑血序列 MRI 的优点是成像速度快，图像分辨率和对比度高，伪影少。③对 CE MRA 原始图像重组，可形成最大强度投影(MIP)和 MPR 图像。MIP 类似于传统 X 线血管造影，可显示主动脉瘤形态、范围、动脉瘤与主要分支血管的关系。MPR 可多角度连续单层面显示主动脉瘤详细特征，包括瘤腔形态、瘤腔内血栓、瘤壁特征、瘤周出血或血肿、瘤周软组织结构及瘤腔与近端和远端主动脉及受累分支血管的关系。

### （三）鉴别诊断

MRI 与多排螺旋 CT 同是显示胸主动脉瘤的无创性影像技术，诊断该病极为准确，不存在过多鉴别诊断问题。

（刘松军）

# 第十二章　肝脏疾病的MRI诊断

## 第一节　肝脏肿块的 MRI 诊断

因可疑的或已知的肝脏肿块接受 MRI 检查和诊断的患者逐年增多。在 MRI 检查中，可以观察到一些特定类型的肝脏肿块，并以此对其分类。MRI 检查的主要目的是评估：①肝脏异常改变的数量和大小；②异常改变的部位与肝血管的关系；③病变的性质，即鉴别良恶性；④病变的起源，如原发与继发。

人们还不知道良性肝脏肿块的确切患病率，可能超过 20%。有研究显示，在那些已知恶性肿瘤的患者中，CT 显示＜15 mm 的肝脏病灶中超过 80%是良性的。随着多排螺旋 CT 和薄层准直器的应用，更多的肝脏病灶将被发现。为了了解病灶的特征，需要其他的成像方法进行印证，如磁共振成像。

良性病变与转移瘤和原发恶性病变的鉴别诊断非常重要。一些恶性肿瘤，如乳腺、胰腺以及结直肠恶性肿瘤易于转移到肝脏。结直肠癌常转移到肝脏，死者中超过 50%可能有肝脏转移。另外，在结直肠癌肝转移的患者中，仅 10%～25%适合外科手术切除。5 年生存率如下：孤立结直肠癌肝转移切除术高达 38%，不做任何治疗 5 年生存率不到 1%；剩余 75%～90%的结直肠癌肝转移者不适合做外科手术。欣慰的是，一些新的放化疗手段已经比较成熟。人群中硬化性肝癌的发病率为 1%～2%，积极治疗可使 5 年生存率高达 75%，未经治疗者 5 年生存率不足 5%。

### 一、非实性肝脏肿块

#### (一)肝囊肿

1.临床表现与病理特征

肝囊肿(liver cysts)是常见的疾病，分为单房(95%)和多房。肝囊肿的发病机制尚不清楚，有先天性和后天性假说。病理上肝囊肿内壁衬以单层立方柱状上皮，被覆上皮依附于潜在的纤维间质。

2.MRI 表现

磁共振成像时，囊肿在 $T_1$WI 上呈低信号，在 $T_2$WI 上呈高信号，并且在长回波时间(＞120 毫秒)的 $T_2$WI 仍保持高信号强度。在钆对比剂增强扫描时，囊肿不强化。延迟增强扫描(超过 5 分钟)有助于鉴别诊断囊肿与乏血供逐渐增强的转移瘤(图 12-1)。

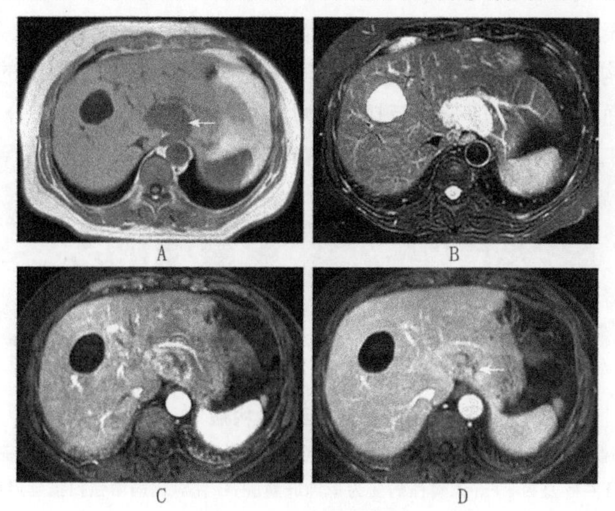


**图 12-1 典型肝囊肿**

A.轴面 $T_1$WI,肝右叶圆形低信号,边缘锐利,第二个病灶(箭)在肝左叶外侧段主动脉前方,为稍低信号的转移瘤;B.轴面脂肪抑制 FSE $T_2$WI,囊肿呈高信号且边缘锐利,左叶转移瘤为稍高信号;C.$T_1$WI 薄层(4 mm)动态增强扫描动脉期,肝囊肿未见强化,边缘锐利,左叶转移瘤呈现厚薄不均的环状强化;D.延迟期显示肝囊肿仍无强化,转移瘤呈现不均匀强化,容易鉴别

钆对比剂增强 MRI 诊断囊肿优于 CT 图像,囊肿几乎没有 MR 信号,而囊肿在增强 CT 图像呈低密度。单脉冲屏气 $T_2$WI(如单次激发 FES 序列)显示囊肿非常有效。在病灶比较小,且已知患者患有原发恶性肿瘤时肝脏 MRI 检查价值更大,可鉴别囊肿、转移瘤与原发肿瘤。出血性囊肿或含蛋白质囊肿可能在 $T_1$WI 呈高信号,$T_2$WI 呈低信号,但增强扫描表现与单纯囊肿相同。否则应被视为复杂囊肿或囊性恶性肿瘤。

3.鉴别诊断

(1)MRI 有较高的软组织分辨率和独特的成像技术,容易鉴别囊肿、转移瘤与原发肿瘤。有些囊性病变(如出血性囊肿或含蛋白质囊肿)可能在 $T_1$WI 呈高信号,$T_2$WI 呈低信号,但增强扫描表现与单纯囊肿相同,鉴别诊断不难。

(2)当囊肿的 $T_2$WI 信号和增强扫描信号不典型时,应考虑复杂囊肿或囊性恶性肿瘤可能,囊壁无强化是单纯囊肿的特点。

**(二)胆管错构瘤**

1.临床表现与病理特征

胆管错构瘤(biliary hamartoma)是良性胆管畸形,被认为是肝脏纤维息肉类疾病的一种,是由导管板畸形引起,这是胆管错构瘤共同的本质。估计出现在大约 3%的人群中。胆管错构瘤由嵌入的纤维间质和胆管组成,包含少量血管通道。胆管狭窄与扩张并存、不规则并且分叉状。一些管腔内含有浓缩胆汁。肿瘤可能是单发,也可能是多发。肿瘤多发时呈弥漫分布。

2.MRI 表现

在 MRI 和 MRCP,胆管错构瘤单个病灶较小,直径通常$<$1 cm,容易辨认。由于含有较多的液性成分,这些病灶在 $T_1$WI 呈低信号,$T_2$WI 呈高信号,边界清楚。在重 $T_2$WI,病灶信号可进一步增高,接近脑脊液信号。在 MRCP,病灶呈现肝区多发高信号小囊病变,散在分布,与引

流胆汁的胆管树无交通,较大的肝内胆管和肝外胆管无发育异常。在钆增强扫描的早期及延迟期几乎不强化。这些表现与单纯囊肿相似,但胆管错构瘤在钆增强早期及延迟期扫描中出现薄壁(图 12-2)。胆管错构瘤的环形薄壁强化与组织病理学上病灶边缘受压的肝实质有关。相反,转移瘤边缘的环形增强在组织病理学上反映了肿块最外层血管形成的部分。

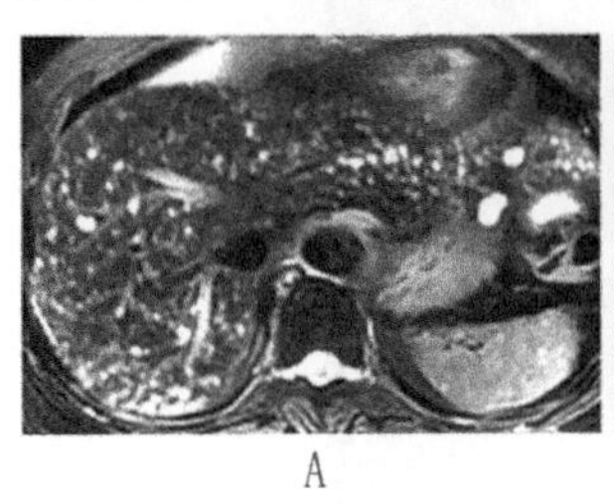
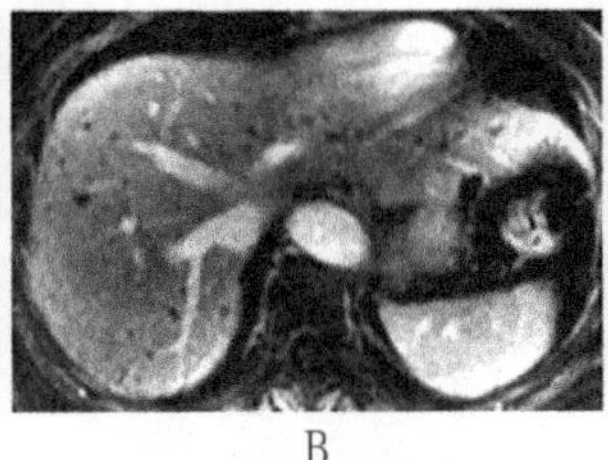
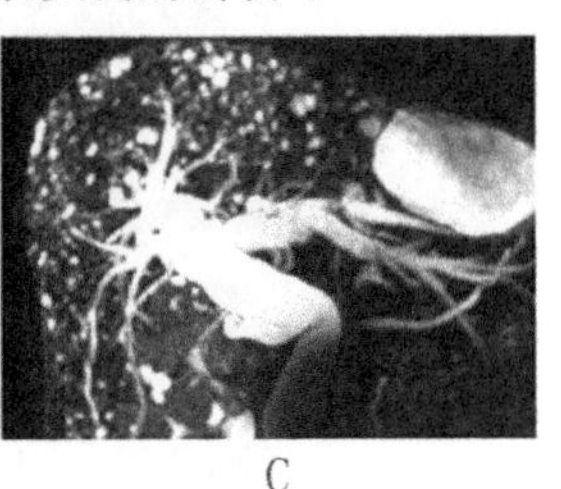

A　　B　　C

**图 12-2　胆管错构瘤**

A.脂肪抑制 $T_2$WI 显示肝区多发高信号囊灶,肝右叶病灶更明显,一些病灶呈粗细不匀管状,肝左叶直径 5 cm 大囊性病变为单纯肝囊肿;B.钆对比剂增强扫描延迟期,部分病灶周边出现稍高信号薄壁强化;C.MRCP 显示病灶弥漫分布于肝实质内和肝叶边缘,外形呈圆形、卵圆形或不规则管形,胆囊已切,胆囊管残留,肝总管直径 14 mm

3.鉴别诊断

(1)单纯肝囊肿:鉴别要点是胆道错构瘤在钆增强早期及延迟期扫描中可出现薄壁。

(2)肝脓肿和肝转移瘤:有时不易鉴别。应结合临床病史分析,或追随病灶的大小变化。

(3)肝胆管囊腺瘤:囊壁上常可见结节,病灶较大;囊内出血时,$T_1$WI 可见明显高于纯黏液或胆汁成分的高信号;$T_2$WI 瘤内分隔呈低信号。

## 二、实性肝脏肿块

### (一)肝转移瘤

肝转移瘤(liver metastases)是较常见的肝脏恶性肿瘤,表现为孤立或多发的结节状病灶,较少出现相互融合。病变可伴有中央坏死和液化。乳腺癌、胰腺癌、结直肠恶性肿瘤喜好转移至肝脏。MRI 检查可以检出病变,并显示灶性病变的特征。

以结直肠转移瘤为例介绍如下。

1.临床表现与病理特征

结直肠癌与其他类型的癌不同,出现远处转移不影响根治疗法。结直肠癌肝转移(colorectal metastases)患者中,10%～25%有机会做外科切除手术;剩余 75%～90%的患者不适合手术切除,可进行放疗、化疗和射频消融等微创治疗。大约 25%的结直肠癌肝转移患者没有其他部位的远处转移。MRI 序列组合、相控阵线圈、组织特异性对比剂等的应用使其诊断能力远超 CT。

2.MRI 表现

大部分结直肠癌转移瘤的 MRI 表现具有典型征象(图 12-3)。病变在 $T_1$WI 呈低信号,肿瘤内部解剖不易观察。在压脂 $T_2$WI,转移瘤呈中等高信号强度(通常与脾比较)。在 $T_2$WI,中等大小到巨大结直肠癌转移瘤的内部解剖结构呈环形靶征,具体表现为:①病灶中央因为凝固坏死信号最高;②病灶外带因为成纤维反应表现为较低的信号,成纤维反应促进了肿瘤细胞带生长,而且形成肿瘤基质;③病灶最外层为稍高信号,是由含有较多血管和较少结缔组织所组成的致密肿瘤组织。最外层厚仅几毫米,为转移瘤的生长边缘。病灶周围可有受压的肝组织及水肿。在钆对比剂动态增强扫描中,大部分结直肠癌转移瘤在动脉期呈不规则的、连续的、环形强化。这种环形强化显示肿瘤的生长边缘,与血管瘤不连续的、结节状强化不同。在门静脉期及延迟期扫描,转移瘤常显示外带的流出效应和中央的逐渐强化。较大病灶可出现菜花样强化。小的转移瘤中央多缺乏凝固性坏死和液性信号。

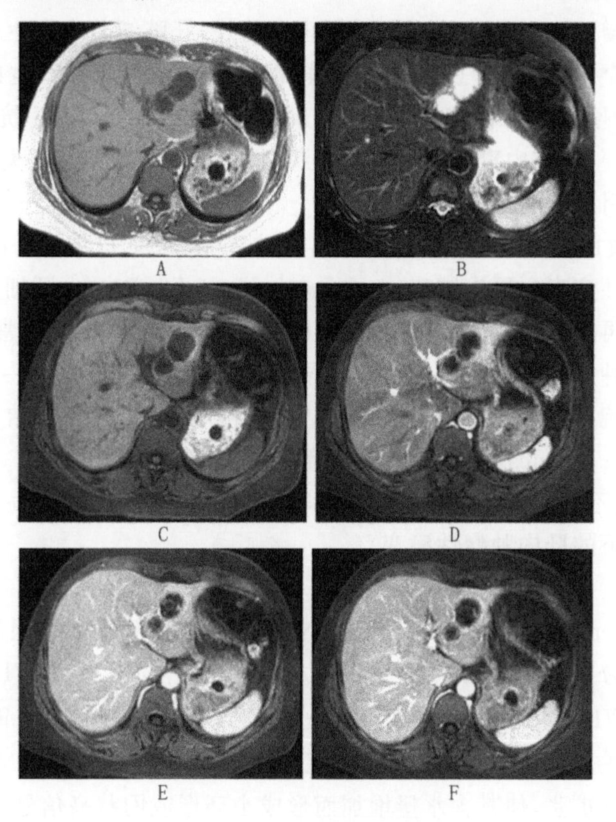


**图 12-3 结直肠癌肝转移**

A.轴面屏气 FSPGR,肝左叶转移瘤呈低信号,边界清楚;B.轴面脂肪抑制 FSE $T_2WI$ 显示外带中度高信号,中央液性高信号的靶环样结构;C.轴面 $T_1WI$ 平扫,转移瘤呈低信号;D.动态增强扫描动脉期,转移瘤显示连续的不规则环形强化,这种强化模式提示转移瘤病灶外带或外围生长带血供丰富;E、F.延迟扫描显示对比剂缓慢向病灶内填充,这种强化模式提示病灶中央血供少,对比剂需要更多的时间才能填充

结直肠癌和胰腺导管癌的转移瘤在病灶周围和节段性强化方面有所不同。典型结肠癌的周边强化是环周的,具有不确定性,而胰腺导管癌常是边界清楚的楔形强化。显微镜下观察发现,肝脏转移瘤的周围组织成分变化多样,由受压的肝实质、结缔组织增生、炎性浸润等构成。

3.鉴别诊断

(1)少数血供丰富的转移瘤和存在瘤内坏死时,$T_2WI$ 可呈明显的高信号,与肝血管瘤 $T_2WI$ 表现相似。增强扫描尤其是动态加上延迟扫描有助于鉴别肝转移瘤、肝血管瘤和肝癌。临床有无炎症反应、甲胎蛋白是否升高以及短期追随病变变化有助于鉴别肝脓肿和肝癌。

(2)与肉芽肿性疾病鉴别时,应仔细询问病史,也可抗感染后短期随诊,观察其影像表现的变化。利用重 $T_2WI$,可鉴别小的转移瘤与肝内小囊性病灶。

### (二)肝结节

肝实质的多种病变可导致肝炎、肝纤维化、甚至肝硬化。硬化的肝脏包含再生结节(RN),也可包含发育不良结节和原发性肝癌。

1.临床表现与病理特征

除局灶性结节性增生(FNH)发生于肝脏损害之前外,肝脏结节多发生于肝脏损害之后。肝脏损害可能由以下几个因素造成:①地方病,在非洲和亚洲,黄曲霉菌产生的黄曲霉素是导致肝癌的重要原因;②代谢性或遗传性疾病,如血色素病、肝豆状核变性、$\alpha_1$-抗胰蛋白酶缺乏;③饮食、肥胖、糖尿病(Ⅱ型)、乙醇中毒肝脏的脂肪浸润(脂肪变性)、脂肪性肝炎和肝硬化;④病毒,如乙肝病毒和丙肝病毒引起的病毒性肝炎。

1995 年后,一种改良的肝结节分类命名法将肝结节(hepatic nodules)分为两类:再生性病变和发育不良性或肿瘤性病变。再生结节(regenerative nodules,RN)由肝细胞和起支撑作用的间质局灶性增生而成。再生性病变包括再生结节、硬化性结节、叶或段的超常增生、局灶性结节性增生。发育不良性或肿瘤性病变是由组织学上异常生长的肝细胞形成。一些假设的或已被证明的基因改变导致肝细胞异常生长。这些病变包括腺瘤样增生、巨大再生结节、结节性增生、发育不良性结节(dysplastic nodules,DN)或肿瘤性结节、肝细胞癌(HCC)等。发育不良性病变的相关名词繁多而复杂,使不少研究结果之间无法比较。最近文献统一命名为 DN,是指发生于有肝硬化或无肝硬化背景下的肝内肿瘤性病变。

2.MRI 表现

(1)再生结节(regenerativenodules,RN):RN 是在肝硬化基础上肝组织局灶性增生而形成的肝实质小岛。大部分结节直径在 0.3～1.0 cm。在 MRI 上,RN 在 $T_1$WI 和 $T_2$WI 多呈等或高信号;有些结节在 $T_1$WI 呈稍高信号,在 $T_2$WI 呈低信号。$T_2$WI 低信号可能与含铁血黄素沉着,或周围的纤维间隔有关。含铁血黄素能有效缩短 $T_2$,降低 $T_2$ 信号,使 RN 呈低信号;纤维间隔则由于炎性反应或血管扩张,使其含水量增加而形成小环形或网状高信号,而使 RN 呈相对低信号。在钆对比剂动态增强扫描时,动脉期再生结节不强化(图 12-4)。

有些 RN 因含有铁离子,在 $T_1$WI 和 $T_2$WI 呈低信号。这些含铁结节在 $T_2$ 序列上呈现磁敏感效应,发生肝细胞癌的危险性较不含铁结节高。

(2)发育不良结节(dysplasticnodules,DN):DN 是一种较 RN 大的结节,直径常＞1.0 cm,无真正包膜,被认为是一种癌前病变,可见于 15%～25%的肝硬化患者中。组织学上,低度(low grade)DN 含有肝细胞,无细胞异型性或细胞结节,但大量细胞发育不良,轻度异常。而高度(high grade)DN 有局灶或广泛结构异常,有细胞异型性。

DN 在 $T_1$WI 呈高或等信号,在 $T_2$WI 呈等或低信号,这两种信号结合被认为是 DN 的特征性表现(图 12-5)。DN 的 MR 信号特征与小肝细胞癌(＜2.0 cm)部分重叠或相似。两者均可表现为 $T_1$WI 高信号,$T_2$WI 低信号。在 $T_2$WI 呈稍高信号为肝细胞癌的特征性表现。DN 与肝细胞癌的区别在于其在 $T_2$WI 几乎不呈高信号,也无真正包膜。

DN 中含有肝细胞癌结节灶时,其倍增时间＜3 个月。当癌灶仅在显微镜下可见时,无论在活体或离体组织标本上,MRI 常难以显示。当癌灶增大时,MRI 出现典型的“结中结”征象,即在 $T_2$WI 低信号结节中出现灶性高信号。有时在慢性门脉纤维化时亦可出现假性“结中结”征。因此,一旦发现“结中结”征象,即使血液检查或细胞学穿刺检查呈阴性,也应及时治疗或追踪观察。

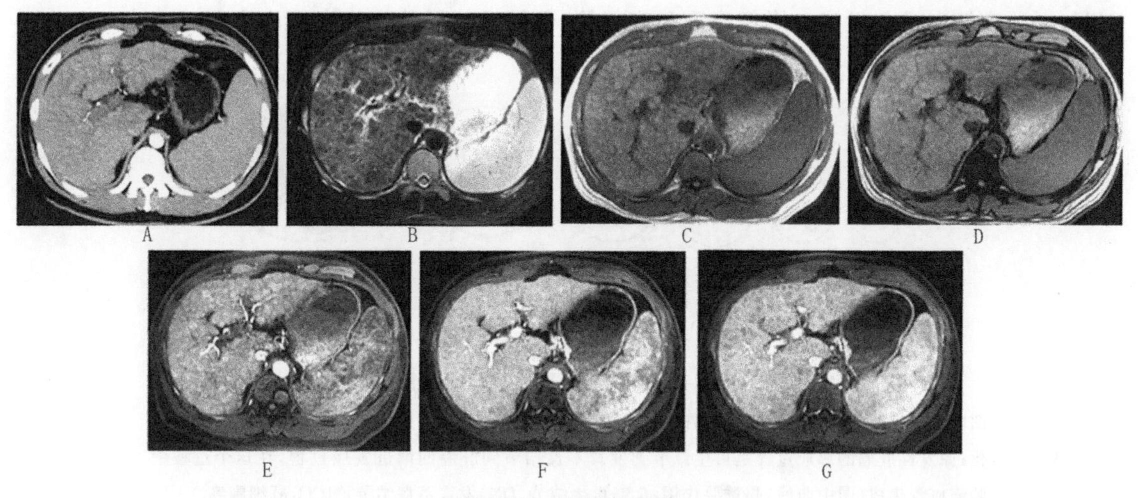

**图 12-4 肝再生结节**

A.CT 增强扫描动脉期见肝实质多发结节影；B.轴面 $T_2$WI，多发肝硬化结节呈低信号，大部分结节周围环绕高信号分隔；C、D.梯度回波序列同反相位图像显示肝内多发高信号结节，肝脏外形不规则，第Ⅲ和Ⅳ肝段萎缩导致肝裂增宽，脾脏增大提示门静脉高压；E、F.轴面二维梯度回波序列动态增强扫描 $T_1$WI，动脉期显示结节未强化；G.延迟扫描显示典型肝硬化改变，分隔强化

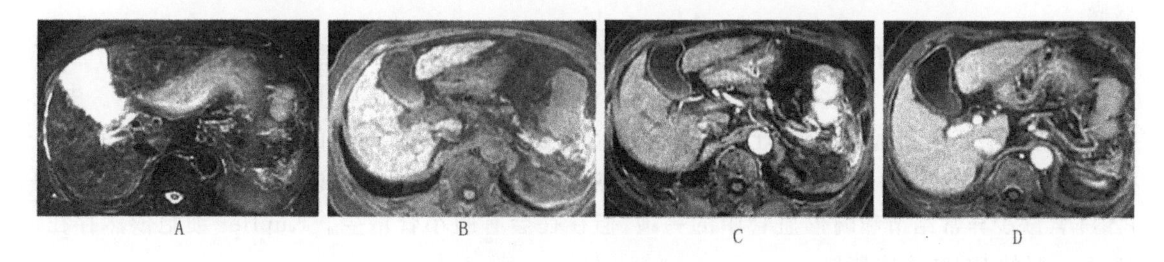

**图 12-5 发育不良结节**

A.脂肪抑制 FSE $T_2$WI，肝右叶见多发低信号结节，肝硬化背景，脾切除病史；B.LAVA 蒙片为高信号和等信号；C、D.钆增强 LAVA 扫描动脉期和延迟期结节均为等信号

此外，肝硬化再生结节和良性退变结节中含有 Kupffer 细胞，能吞噬超顺磁性氧化铁 Feridex(SPIO)。SPIO 缩短 $T_2$，使结节在 $T_2$WI 呈低信号。而肝细胞癌无 Kupffer 细胞，或其吞噬功能降低，在 $T_2$WI 呈高信号。由此，肝硬化再生结节和良性退变结节可与肝细胞癌鉴别。

根据病灶体积和细胞密度逐渐增大情况，可对肝细胞癌分级：依序是再生结节(RN)、发育不良结节(DN)、小肝癌和大肝癌(图 12-6)。根据这种途径，RN 中局部肝细胞突变、增多，形成小灶状小肝癌，再生长为大肝癌。肿瘤血管生成对原发性肝细胞癌的生长很重要，也有利于早期影像检出。

3.鉴别诊断

肝硬化再生结节在 MRI 上能较好地与肝细胞癌鉴别，但较难与 DN 鉴别。在 $T_2$WI，DN 不呈高信号，而肝细胞癌可呈高信号，以此区别两者不难。此外，良性 DN 在非立磁增强的 $T_2$WI 呈低信号。大部分高级别 DN(如前面提到的腺瘤样增生)和分化较好的小肝癌，在 $T_1$WI 可呈高信号。

**(三)局灶性结节增生**

局灶性结节增生(focal nodular hyperplasia，FNH)是一种肝脏少见的良性占位病变。病因不明，无恶变倾向及并发症。影像表现虽有特征，但缺乏特异性。临床确诊率不高。

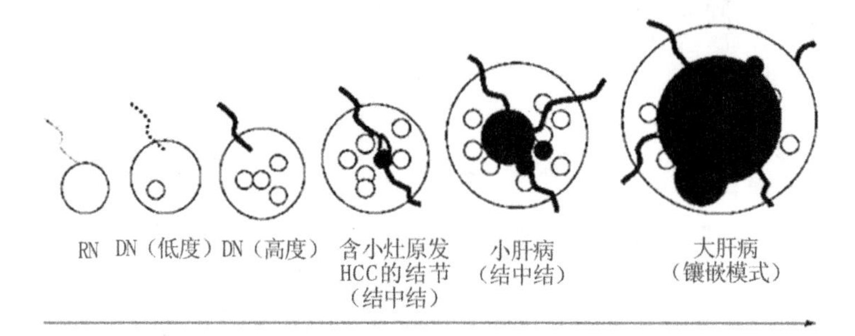


**图 12-6 肝癌逐渐形成过程示意图**

图中包括结节大小、细胞构成、血管生成等因素；肝脏存在潜在的疾病，如肝炎、肝纤维化、肝硬化；原发性肝癌的形成过程是再生结节到发育不良结节到肝癌的渐进发展过程，在这个过程中肿瘤血管生成（图中曲线）起重要作用；RN：再生结节，DN：发育不良结节，HCC：肝细胞癌

1.临床表现与病理特征

FNH 主要发生于育龄期女性，偶见于男性和儿童。常在影像检查时意外发现，大部分不需要治疗。但需要与其他的肝内局限性病变鉴别，如原发性肝细胞癌、肝细胞腺瘤和富血供转移瘤。

FNH 呈分叶状，好发于肝包膜下，虽无包膜但边界清楚。大体病理的特异性表现是中央有放射状的隔膜样瘢痕。这些瘢痕将病灶分为多个异常肝细胞结节，周围环绕正常肝细胞。中央瘢痕含有厚壁肝动脉血管，给病灶提供丰富的动脉血。直径＞3.0 cm 的 FNH 均有典型的中央瘢痕。组织学上，典型 FNH 的特征是出现异常的结节、畸形的血管和胆小管的增生。非典型 FNH 常缺少异常结节和畸形血管中的一项，但往往会有胆小管增生。Kupffer 细胞依然存在。超过 20％的 FNH 含有脂肪。

2.MRI 表现

FNH 在 $T_1$WI 呈略低信号，$T_2$WI 呈略高信号。有时在 $T_1$WI 和 $T_2$WI 均呈等信号。不像肝腺瘤，FNH 的信号强度在 $T_1$WI 很少高于肝脏。中央瘢痕在 $T_2$WI 常呈高信号。在 Gd-DTPA 增强扫描时，动脉期 FNH 呈明显同步强化，中央瘢痕和放射状间隔呈延迟强化（图 12-7）。强化模式以“快进慢出”为特点，与肝癌的“快进快出”不同，其中以动脉期瘢痕显著均匀强化为特征。经门脉期至延迟期，信号仍等于或略高于肝实质，中央瘢痕明显强化。动脉期病灶中央或周边出现明显增粗迂曲的血管（供血动脉）亦是 FNH 的特征，但并不多见。特异性对比剂，如 SPIO 和锰剂分别作用于 Kupffer 细胞和肝细胞，可证实病灶的肝细胞起源。Kupffer 细胞摄取 SPIO 后，病灶和正常肝实质在 $T_2$WI 和 $T_2$WI 呈低信号；中央瘢痕呈相对高信号。MRI 诊断 FNH 的敏感性（70％）和特异性（98％）高于 B 超和 CT。

FNH 的非典型表现有：动脉期强化不显著而低于肝实质；动脉期出现动脉-门脉、动脉-静脉分流；门脉期及延迟期呈低信号和/或中央瘢痕不强化；中央瘢痕不显示；延迟期出现包膜样强化。不典型征象导致术前确诊率不高。

3.鉴别诊断

表现不典型的 FNH 需与原发性肝癌、肝血管瘤（＜3.0 cm）以及肝腺瘤鉴别。判断良恶性最关键。FNH 存在 Kupffer 细胞，有吞噬胶体的功能，所以核素标记胶体肝脏显像可用于鉴别

FNH、肝腺瘤和肝癌。[18]FDG PET 是肿瘤阳性显像,肿瘤病变因高代谢而表现异常放射性浓聚。FNH 的肝细胞无异型性,[18]FDG PET显像时无异常放射性浓聚。但高分化肝癌的[18]FDG PET显像也往往表现为阴性,鉴别两者需要借助于[11]C-乙酸肝脏显像。

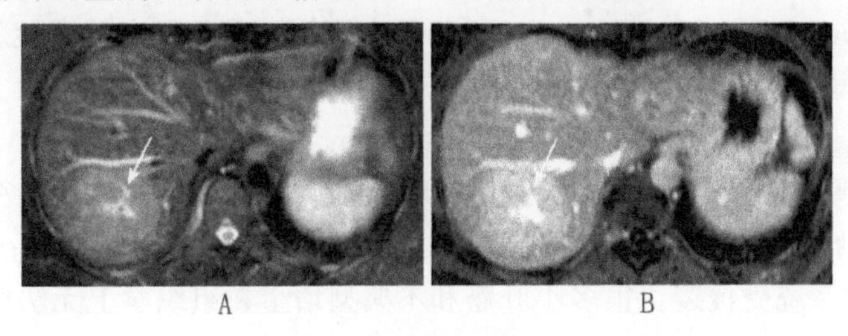


**图 12-7 局灶性结节增生**

A.轴面 $T_2WI$ 显示稍高信号病灶,高信号中央有瘢痕和分隔(箭);B.二维梯度回波增强扫描轴面 $T_1WI$ 静脉期显示病灶均匀强化,中央瘢痕延迟明显强化(箭)

**(四)肝细胞腺瘤**

肝细胞腺瘤是一种良性新生物,好发于有口服避孕药史的年轻女性。偶见于应用雄性激素或促同化激素的男性,或有淀粉沉积疾病的患者。

1.临床表现与病理特征

通常无临床症状,肝功能正常。大病灶常出现疼痛和出血。肝细胞腺瘤由类似于正常肝细胞的细胞团所组成。与 FNH 不同,肝细胞腺瘤缺少中央瘢痕和放射状分隔。出血和坏死常导致疼痛。有人认为肝细胞腺瘤是癌前病变,有潜在的恶性。大的腺瘤(>5 cm)首选外科手术治疗。

70%~80%的肝腺瘤为单发。组织学见肿瘤由良性可分泌胆汁的肝细胞组成,排列成片状,内含丰富的脂肪和糖原。瘤内有胆汁淤积及局灶出血、坏死,有时可压迫周围肝组织形成假包膜,也可有薄的纤维包膜。周围的肝实质也可脂肪变。肿瘤由肝动脉供血,血供丰富。可有 Kupffer 细胞,但数量常少于正常肝实质。腺瘤中没有胆管和门管结构。

2.MRI 表现

在 $T_1WI$ 和 $T_2WI$,典型的腺瘤与周围肝实质信号差别不明显。病灶在 $T_1WI$ 呈中等低信号至中等高信号,$T_2WI$ 呈中等高信号。动态增强扫描时,动脉期即早期强化,呈均匀强化(强化程度常弱于典型 FNH);在门脉期强化减退,呈等信号;延迟期与肝脏信号几乎相等。在脂肪抑制 $T_1WI$ 和 $T_2WI$,腺瘤与肝脏相比可呈高信号。腺瘤在 $T_1WI$ 呈高信号,部分原因为含有脂肪。在脂肪抑制 $T_2WI$,在较严重的脂肪肝,肝脏信号的压低较腺瘤明显,使腺瘤呈高信号。瘤内出血时,$T_1WI$ 和 $T_2WI$ 呈高、低混杂信号(图 12-8)。

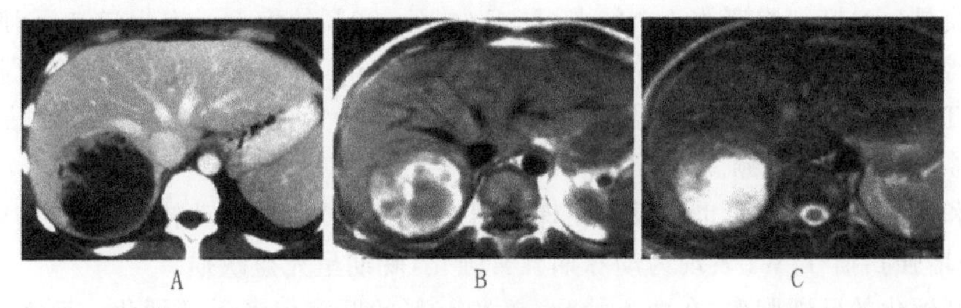


**图 12-8 肝细胞腺瘤**

A.CT 增强扫描门静脉期肿块边缘少许强化,中央大部为低密度,无明确出血表现;B.$T_1WI$,肿块内见散在高信号,提示瘤内出血;C.$T_2WI$,肿块呈不均匀混杂信号

有时，在腺瘤边缘显示完整或不完整的假包膜，通常较薄，在 $T_1WI$ 呈低信号。在 $T_2WI$，假包膜较肝细胞癌的真性纤维包膜信号高。

### (五)肝细胞癌

肝细胞癌(hepato cellular carcinoma，HCC)是由肝细胞分化而来的恶性新生物。

1.临床表现与病理特征

早期常无症状。小肝癌的定义为肿瘤直径<2 cm。在病理学上，鉴别小肝癌和高级别不典型增生的标准尚无明确的界定。偏向于恶性的所见包括：①细胞核明显的异型性；②高的核浆比例，2 倍于正常的细胞核密度；③3 倍或更高的细胞浓度，有大量无伴随动脉；④中等数量的核分裂象；⑤间质或门脉系统受侵袭。很多小肝癌和不典型增生在组织学上无法鉴别。

2.MRI 表现

相对于正常肝实质，小肝癌病灶在 $T_2WI$ 呈小片高信号或略高信号，$T_1WI$ 信号多变，可为等信号、低信号或高信号。钆对比剂动态增强扫描时，动脉期明显强化(不均匀或均匀)，门脉期和延迟期呈流出效应(图 12-9)。有时出现“结中结”征象，特别在铁质沉着的增生结节中发生的点状小肝癌。

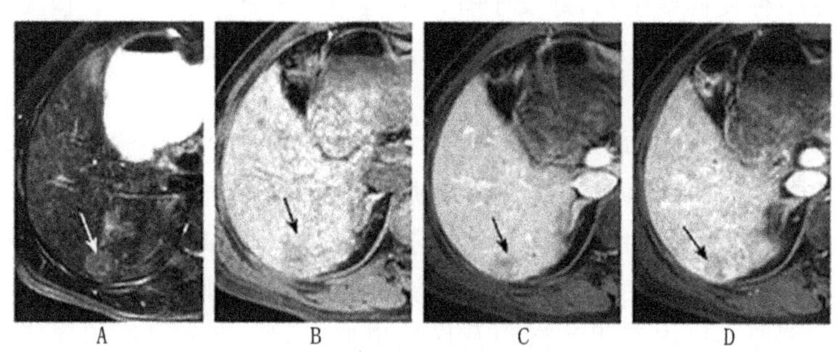


**图 12-9 小肝癌**

A.轴面 $T_2WI$ 显示肝右叶后下段稍高信号结节(箭)；B.轴面二维梯度回波增强扫描 $T_1WI$ 动脉期显示结节不均匀强化；C.门静脉期显示肝内结节强化；D.延迟期显示肿瘤周围包膜强化(箭)；随访患者 7 个月后，肿物增大至 9.6 cm

大肝癌(直径>2 cm)可能出现附加的特征，如镶嵌征、肿瘤包膜、卫星灶、包膜外浸润、血管侵犯、淋巴结和远处转移等肝外播散。

镶嵌征是由薄层间隔和肿瘤内坏死组织分隔的小结节融合形成。这种表现很可能反映肝细胞癌的组织病理学特点和增殖模式。>2 cm 的肝癌 88%出现镶嵌征。有镶嵌征的病灶在 $T_1WI$ 和 $T_2WI$ 信号多变，在动态增强扫描动脉期和延迟期呈不均匀强化(图13-10)。

肿瘤包膜是(大)肝细胞癌的一个特点，见于 60%～82%的病例。有报道 72 例肝细胞癌中，56 例在组织学上出现肿瘤包膜，75%肿瘤包膜病灶>2 cm。随着瘤体增大，肿瘤包膜逐渐变厚。肿瘤包膜在 $T_1WI$ 和 $T_2WI$ 呈低信号。肿瘤包膜外侵犯指形成局部放射状或紧贴病灶的卫星灶，见于 43%～77%肝细胞癌。

门静脉和肝静脉血管侵犯也常见。在梯度回波序列 $T_1WI$ 和流动补偿 FSE $T_2WI$ 表现为流空消失，动态增强扫描 $T_1WI$ 表现为动脉期异常强化，晚期呈充盈缺损。

不合并肝硬化的肝细胞癌：在西方社会，超过 40%的肝癌患者无肝硬化。而在东南亚地区，地方性病毒性肝炎多发，仅 10%的肝细胞癌患者无肝硬化。但不合并肝硬化和其他潜在肝病的肝细胞癌患者，确诊时常已是晚期。病灶较大，肿瘤直径的中位数是 8.8 cm，常单发并有中央瘢痕(图 12-11)。这些患者更适合外科手术,且预后较好。

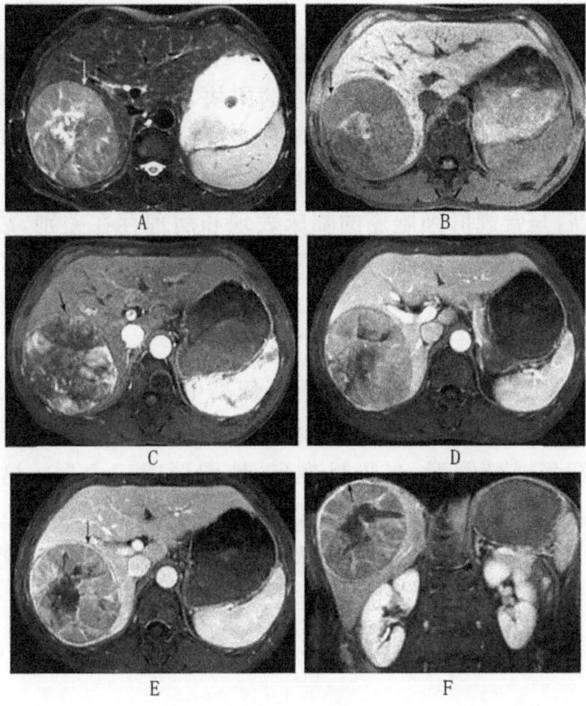

图 12-10 **大肝癌**

A.轴面 $T_2$WI 显示病灶大部分为高信号,局部为低信号,病灶边缘为低信号肿瘤包膜(箭),$T_2$WI 低信号提示由纤维组织构成,与良性病变的假包膜不同;B.梯度回波 $T_1$WI 显示大的圆形病灶,大部分呈低信号,病灶边缘为低信号肿瘤包膜(箭);C.梯度回波轴面 $T_1$WI 动脉期显示整个病灶明显不均匀强化,呈镶嵌样改变(箭);D、E、F.轴面和冠状面 $T_1$WI 延迟期扫描,肿瘤强化呈流出效应,肿瘤包膜强化(箭),中央无强化

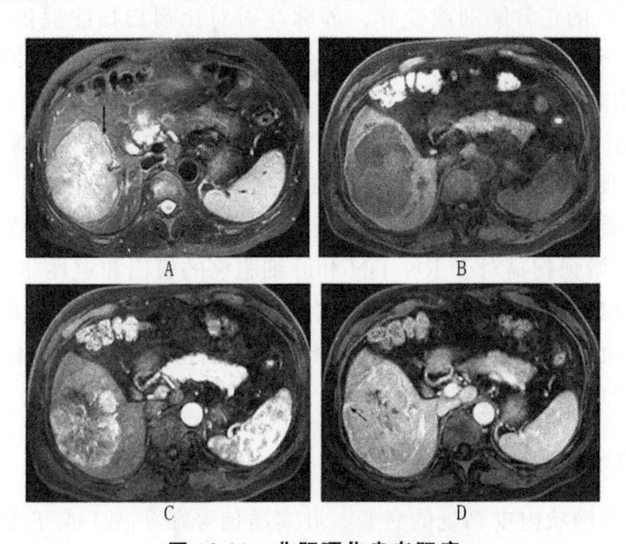

图 12-11 **非肝硬化患者肝癌**

A.轴面 FSE 序列 $T_2$WI 显示肝内巨大病灶,病灶大部分呈条索状中高信号,中心呈高信号,由厚的肿瘤包膜包绕(箭);B.二维梯度回波轴面 $T_1$WI 肿瘤呈低信号;C.轴面 $T_1$WI 增强扫描动脉期,病灶明显不均匀强化;D.延迟期,病灶强化呈流出效应,而肿瘤包膜明显强化;本例肝脏轮廓光滑,肝实质强化均匀,脾脏不大;病灶切除后病理证实为纤维板层肝细胞癌

3.鉴别诊断

不合并肝硬化的肝细胞癌应与腺瘤、FNH、肝内胆管癌、纤维板层型癌和高血供转移瘤鉴别。合并肝硬化的肝细胞癌需与所谓的“肝脏早期强化病灶”(EHLs)鉴别。

(1)肝内胆管癌:占胆管癌的10%,表现为大的团块,伴肝内胆管扩张,脐凹征(肿瘤被膜收缩形成),强化模式与巨大结直肠转移瘤和肝细胞癌有部分重叠。也可出现肝细胞癌和肝内胆管癌的混合型病灶,影像表现与肝细胞癌不易鉴别。

(2)纤维板层型肝癌:与常规肝细胞癌的临床表现和病理存在差别,故被认为是一种单独病变。组织学上,瘤体较大,由排列成层状、束状、柱状的巨大嗜酸性细胞、多边形赘生性细胞、平行层状排列的纤维分隔组成。在 $T_1$WI 呈低信号,$T_2$WI 呈高信号,强化不均匀。中央的纤维瘢痕在 $T_1$WI 和 $T_2$WI 均呈低信号。

(3)FNH:中央瘢痕在 $T_2$WI 多为高信号,但仅依据中央瘢痕在 $T_1$WI 和 $T_2$WI 的表现不足以判断肿瘤的良、恶性。少数肝癌也见纤维瘢痕,并可因炎症而在 $T_2$WI 呈高信号。

(4)EHLs:多数呈圆形或椭圆形,也可呈楔形、地图形或三角形。这类病灶应除外高级别DN和小肝癌。无间隔生长的小EHLs表现类似血管分流和假性病灶。

(5)Budd-Chiari综合征的结节多发,在动脉期明显均匀强化,在晚期几乎与周围肝实质等信号。

**(于培锋)**

## 第二节 肝脏弥漫性病变的MRI诊断

MRI能够评价肝脏的正常解剖或变异。静脉注射对比剂扫描能提供血流灌注和异常组织血供来源、血管大小与数量、血管壁完整性等更多信息。MRI也是不断发展的解剖和分子影像工具,是一种有可能实现非侵袭性病理目标的技术。

常规MRI检查由FSE $T_2$WI 或单次激发 $T_2$WI、屏气 $T_1$WI 以及钆对比剂多期增强扫描组成。$T_1$WI 同、反相位图像可以评估肝内脂肪和铁的含量。钆对比剂增强 $T_1$WI 动脉期图像,对显示急性肝炎非常重要,静脉期和平衡期则可证实急性肝炎或纤维化,发现扭曲的异常血管。在肝硬化患者,钆对比剂增强扫描对于RN、DN和肝细胞癌的检出和定性非常重要。

肝脏弥漫性病变包括脂肪代谢异常疾病、铁沉积疾病、灌注异常导致的肝炎与纤维化、血管闭塞导致的梗死或出血等。根据病灶分布和MR信号强弱,可将其分为4种类型:均匀型、节段型、结节型和血管周围型。现分述如下。

### 一、均匀型弥漫病变

包括肝细胞本身及网状内皮系统的病变。肝实质信号在 $T_1$WI 或 $T_2$WI 表现为均匀增高或均匀降低。

**(一)铁沉积病**

铁元素通过两种机制沉积于肝脏:即通过正常的代谢螯合机制沉积在肝细胞内,或通过网状内皮系统的Kupffer细胞吞噬作用,沉积在网状内皮细胞内。原发性血色素病是一种相对常见的遗传性疾病，因不适当的调节使小肠摄取铁过多，导致全身铁沉积。85％～95％的遗传性血色素病患者纯合子发生点突变(282 位密码子的酪氨酸突变为胱氨酸)。继发性血色素病的铁沉积机制不同于原发性血色素病，是由于网状内皮系统吸收衰老或异常的红细胞增加，导致血红素中的铁被过多吸收。与原发性血色素病相比，继发性血色素病的典型表现是胰腺不沉积铁。血色素病的临床意义是很多患者发展为肝硬化，约 25％的患者发展为肝细胞癌。这个过程可由肝脏 MRI 评价。

MRI 对肝内铁浓度敏感。铁有顺磁性，影响 $T_2$ 和 $T_2$ 弛豫，导致单次激发屏气 $T_2$WI 和屏气 SPGR 序列 $T_1$WI 信号减低。在 SPGR 序列和 SE 序列测量 $T_2$ 和 $T_2$ 值，可定量研究肝内铁含量。在轴面 $T_2$WI，扫描野肝脏、脾脏和腰大肌可在同一层面显示，肝脏 MRI 信号强度通常在低信号肌肉和高信号脾脏之间。在铁沉积超负荷者，肝脏信号可与骨骼肌相同或低于骨骼肌。GRE 序列 $T_2$WI 对磁敏感效应更敏感。肝脏铁浓度增加时，在 $T_1$WI 肝实质信号通常降低。较长回波时间(TE＝4.4 毫秒)的肝脏信号低于较短回波时间(TE＝2.2 毫秒)的肝脏信号(图 12-12)。在继发性铁沉积超负荷时，脾脏信号同样变暗。骨髓信号异常也可发生，如骨髓纤维化。正常骨髓脂肪的高信号被低信号的增生骨髓细胞和硬化取代。

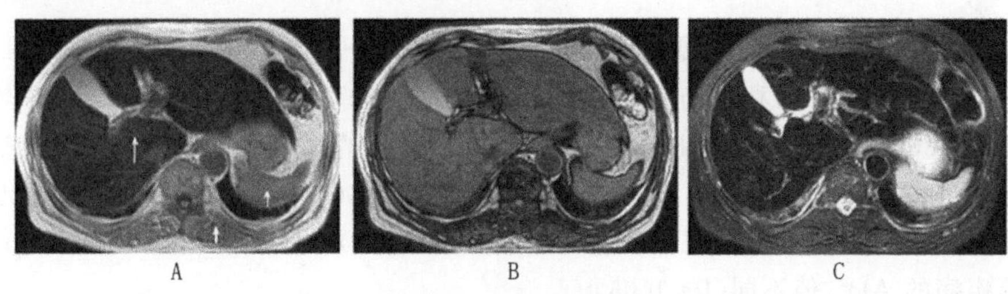

A　　B　　C

**图 12-12　铁沉积疾病**

女，78 岁，营养性巨幼红细胞性贫血，有反复输血史；A.GRE 序列同相位，肝脏信号(大箭)均匀降低，低于脾信号(小箭)和竖脊肌信号(小箭)；B.GRE 序列反相位，肝脏信号高于同相位肝脏信号；C.脂肪抑制 $T_2$WI，肝脏信号低于脾信号和竖脊肌信号，脾信号正常

**(二)脂肪肝**

肝细胞内脂肪聚集是继发于多种病因的肝功能损害。非乙醇性脂肪肝由炎症反应引起，患者无酗酒史，无肥胖、糖尿病、高脂血症及神经性厌食。该病有时与急性肝衰竭相关，少数发展为肝硬化。肝组织学表现为弥漫性脂肪浸润、肝实质炎症伴纤维化和 Mallory's 小体。肝内脂肪沉积可是弥漫性、弥漫性与局灶性并存或局灶性。MRI 能够检出肝内脂肪异常聚集，比较 SPGR 序列同相位与反相位图像的肝脏信号，就能发现异常脂肪信号。在 $T_1$WI，肝脏信号均匀增高。在脂肪抑制图像，信号均匀降低。炎性病理改变并不影响 MRI 表现。

常规 SE 序列和 GRE 序列不能区别水与脂肪的质子共振频率，诊断脂肪肝较难。通过脂肪饱和 MRI 技术检测脂肪成像时间长，扫描层数少，对磁场、射频场不均匀较敏感。GRE 化学位移 MRI 利用 Dixon 的相位位移原理抑制脂肪，结合快速成像技术，实现水和脂肪质子信号相互叠加或抵消，获得水和脂肪的同相位和反相位图像。同相位的效果是水和脂肪信号之和，而反相位的效果是两者信号之差。对比两者，反相位序列脂肪的信号强度减低。与脂肪饱和成像技术比较，GRE 化学位移技术可更有效显示混有脂肪和水组织导致的信号强度减低，更适合检测脂肪肝的脂肪含量。脾脏没有脂肪沉积，因此可作为反相位肝脏信号减低的参照。铁沉积也可改变脾脏信号。所以，肾脏和骨骼肌的信号能更可靠地评估肝脏信号在同、反相位的改变。

对脂肪肝鼠模型研究发现，当肝组织脂肪含量超过18%时，同、反相位的信号强度差值随着脂肪含量的增加而增加。临床研究证实脂肪肝在MRI反相位的信号强度较同相位明显下降。肝脂肪变MRI指标与病理活检脂肪变分级成正相关(r=0.84)，脂肪含量>20%者可明确诊断。但是，脂肪饱和SE图像较GRE反相位图像对肝脂肪定量，尤其是肝硬化患者的脂肪定量更准确(图12-13)。

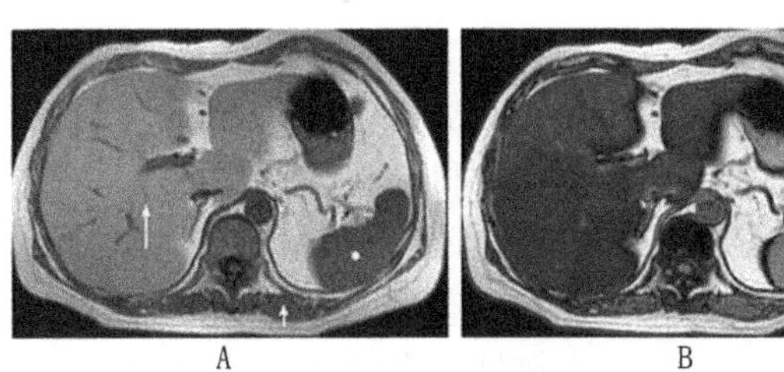


**图12-13　肝脏弥漫性脂肪浸润**

A.梯度回波序列同相位，肝脏信号(白箭)高于脾脏(星号)和肌肉(白箭)；B.梯度回波序列反相位，与同相位图像相比，肝脏信号弥漫性减低，低于脾脏和肌肉信号，而正常肝脏信号应介于脾脏和肌肉之间

MRS检查为精确量化脂肪肝提供了广阔前景。活体1H-MRS检测到的最强信号是水和脂肪的信号，因此，可用于对水和脂肪量化测定。MRS诊断脂肪肝的敏感度为100%，特异度为83%，准确度为86%。MRS脂水比值随着肝脂肪变程度的增加而增高。健康志愿者、1级、2级、3级非乙醇性脂肪肝患者的脂水比值依次为0.11±0.06、4.3±2.9、13.0±1.7、35.0±5.0。也可利用DWI的ADC值量化研究肝脏病变。脂肪肝的ADC值是$(1.37 \pm 0.32) \times 10^3\ mm^2/s$，与肝硬化等疾病的ADC值不同($P<0.05$)。

## 二、节段型弥漫病变

节段型弥漫病变包括节段型脂肪肝、亚急性肝炎和局灶性纤维化融合。

### (一)脂肪肝

节段型脂肪肝的特点是脂肪浸润呈节段分布，与肝灌注有关。肝细胞脂肪变出现在糖尿病、肥胖、营养过剩、肝移植、酗酒及化学中毒的患者。典型的局灶型脂肪聚集发生在镰状韧带、胆囊窝或下腔静脉旁(图12-14)。SE序列$T_1$WI上，由于节段脂肪浸润，肝脏局部区域信号轻度增高。GRE化学位移同相位像上，正常肝实质和脂肪浸润区的信号相似，反相位像显示病变区的信号强度减低。用脂肪抑制技术观察脂肪浸润引起的低信号最有效。

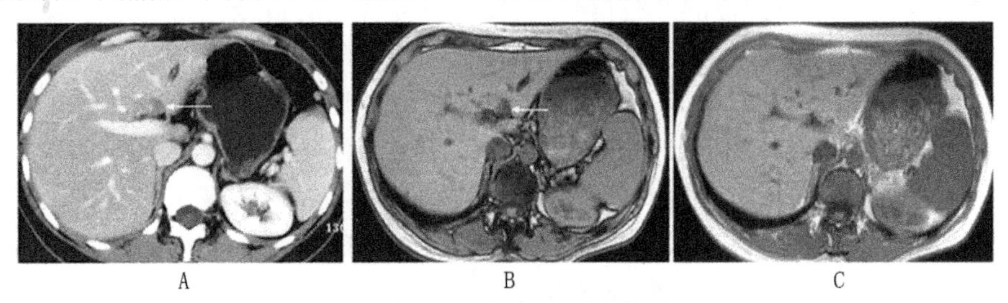


**图12-14　肝脏局灶性脂肪浸润**

A.增强CT示肝左叶内侧段近胆囊窝处2 cm大小的稍低密度影，边界不清(箭)；B.同一患者MRI扫描反相位图像，近肝门部可见1 cm大小的低信号区(箭)；C.同相位图像，相应部位呈等信号；MRI动态增强扫描时局部有轻度强化，脂肪抑制$T_2$WI显示该部位信号与肝实质信号相同(未展示)

**(二)急性和亚急性肝炎**

肝脏炎性疾病由许多病因引起，包括原发性、药物性、病毒性、乙醇性以及结石造成的胆管阻塞。肝损害严重时，肝实质信号在 $T_1$WI 减低，在 $T_2$WI 增高。另外，节段性肝萎缩可表现为轻度信号异常。

MRI 检查是了解急性肝炎的方法之一，但应用经验不多。最敏感的序列是屏气 GRE 钆对比剂动态增强扫描动脉期成像(图 12-15)。动脉期扫描时间的精确性决定其对轻度急性肝炎的敏感性。在门静脉填满而肝静脉未填充对比剂时，能显示肝脏不规则强化。这种异常强化具有标志性，可保持到静脉期和延迟期，并随病情加重而加重，随病情缓解而缓解。对于大多数患者，最佳动脉期扫描时间是在肘前静脉给药后 18～22 秒，注射速度 2 mL/s，20 mL 生理盐水冲洗。目前没有其他影像技术对急性肝炎更敏感。MRI 是唯一可评价轻度肝炎的影像方法。

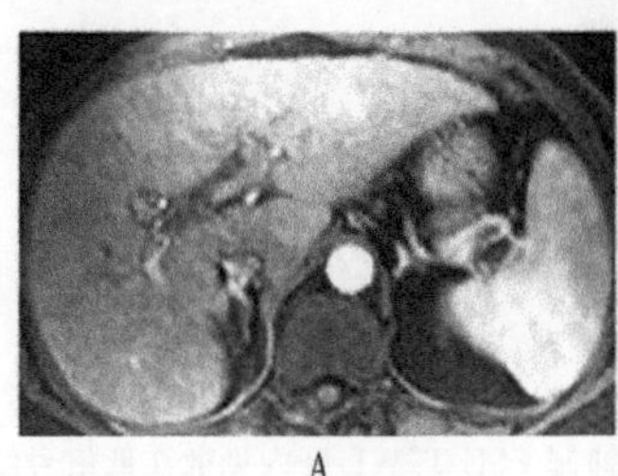

A

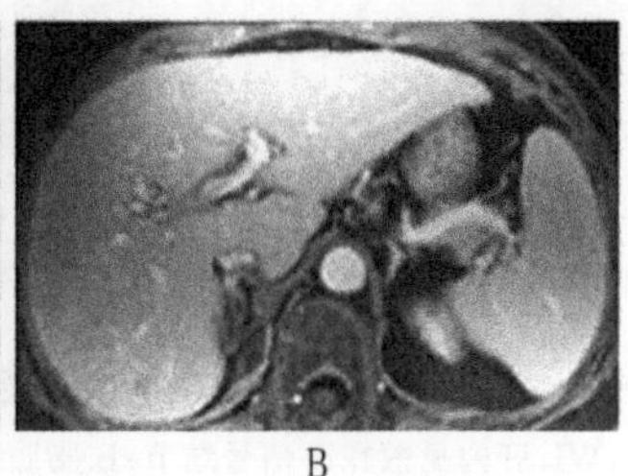

B

**图 12-15 急性病毒性肝炎**

A.SPGR 增强扫描 20 秒动脉期显示肝动脉灌注区域不规则斑片状强化；B.60 秒门静脉期显示不规则强化斑片与周围组织融合，肝实质强化趋于均匀

急性肝炎时肝实质不均匀强化的机制不明。动脉期相对高信号的区域可能代表异常。门静脉炎性改变可能降低门脉肝内分支的压力，导致相应节段的肝动脉优先供血。炎症也可能改变血管的调节作用，使血管扩张，相应区域的肝动脉血流增加。对比剂动态增强 MRI 有独特的优势，所显示包括血流动力学在内的病理生理学改变是病理组织学检查难以完全揭示的。

**(三)放射后肝纤维化**

当放疗的视野包含肝脏时，就有发生放射后纤维化的危险。急性期伴随炎症和水肿，慢性期病变包括纤维化和组织萎缩。影像特点是异常的肝脏信号沿着外照射轮廓分布，而不是按照解剖叶段分布。急性期 $T_2$WI 信号升高，$T_1$WI 信号降低。钆对比剂扫描时动脉期强化，延迟期扫描时强化持续或强化更明显。门静脉分支对放射性纤维化、萎缩和闭塞更敏感，导致受累肝组织肝动脉优先供血。肝静脉也优先受累，导致钆对比剂流出延迟。此外，由于纤维化组织血管通透性增加，组织间隙内钆对比剂也增多。这两种因素促成延迟期明显强化。

## 三、结节型弥漫病变

结节型弥漫病变的特征为肝内出现多发的结节状异常信号灶，包括肝硬化、Willson 病、肝结节病和巴德-吉(基)亚利综合征等疾病。

**(一)病毒感染后肝硬化**

肝硬化是肝细胞反复损害所致的一种慢性反应，以再生和纤维化为特征。常见病因有酗酒及乙型、丙型肝炎病毒感染。肝细胞再生形成满布肝内的结节。

伴随肝硬化的纤维化病变的 MRI 特征是在延迟扫描时逐步强化。这是钆对比剂由血管内进入纤维化区域的细胞间隙所致。肝硬化的典型强化模式为由细网状和粗线状纤维带勾画出再生结节的轮廓(图 12-16)。如果出现活动性肝炎,纤维组织带发生水肿,并在 $T_2$WI 呈高信号;肝组织在动脉期多呈不规则斑片状不均匀强化。门静脉扩张和食管胃底静脉丛曲张提示门脉高压症。

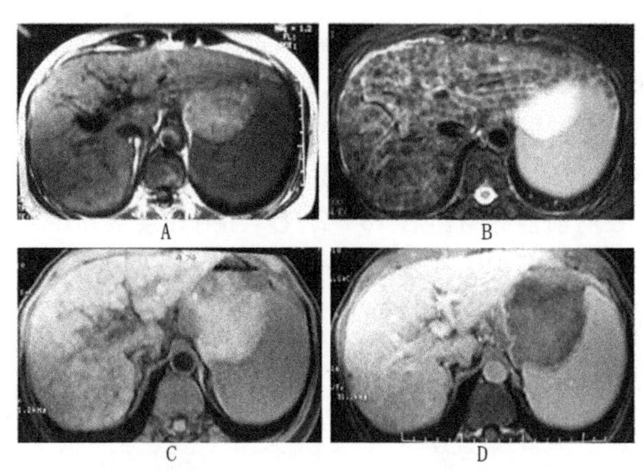

**图 12-16 肝硬化小再生结节**

A.肝脏 SE $T_1$WI,肝内见散在高信号结节;B.脂肪抑制 FSE $T_2$WI,肝内见散在低信号结节,并见不规则线状、网格状高信号带弥漫分布;C.梯度回波屏气扫描 $T_1$WI,肝脏信号明显不均匀;D.动态增强扫描延迟期显示肝内渐进性强化的粗条和细网格状结构,很多直径 3～4 mm 的小结节轻度强化

RN 发生在肝硬化基础上,内含相对更多的肝实质,主要由门脉系统供血。这些结节直径常<1 cm,在门脉期达到强化高峰。RN 聚集铁,在 GRE $T_1$WI 和单次激发脂肪饱和 FSE $T_2$WI 呈低信号,在钆对比剂增强扫描时轻度强化。

DN 是癌前病变,其发育不良有逐渐升级可能性,最终发展成肝细胞癌。典型的 DN>RN,几周或几个月后会增大。DN 的 MRI 表现与肝细胞癌重叠,也会轻度升高 $T_1$WI 信号和降低 $T_2$WI 信号。肝细胞癌的特点是 $T_2$WI 信号增高、标志性的动脉期快进快出强化、静脉期及平衡期边缘强化、直径常>3 cm。高级别 DN 与肝细胞癌的重叠率可能更高,且有快速转变为肝细胞癌的潜力(图 12-17)。

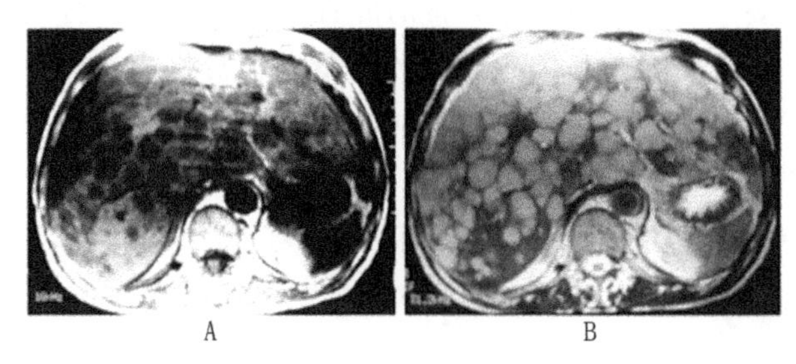

**图 12-17 结节型弥漫肝癌**

A.$T_1$WI 显示肝大,肝内多发低信号结节;B.轴面 $T_2$WI 显示肝内高信号结节,弥漫分布

**(二)Willson 病**

发病机制为铜经胆排泌减少,导致铜在肝脏、大脑、角膜蓄积中毒。铜在肝内门脉周围区域及肝血窦周围沉积,引起炎性反应与肝硬化。铜在肝细胞内与蛋白质结合,故无顺磁性效应。Willson 病最常见的表现是肝硬化。因 RN 内铁沉积,$T_2$WI 表现为全肝小结节影,弥漫分布,信

号强度与病毒感染所致肝硬化相似。

**(三)结节病**

结节病为一种常见的系统性肉芽肿病变。偶见于肝、脾和膈下淋巴结。周边纤维化的非干酪性上皮样肉芽肿发生于门脉及其周围区域。肝脾肿大,伴有或不伴有大量微小结节。在 $T_2$WI 结节信号低于肝实质,注射 Gd-DTPA 后强化。

**(四)巴德-吉(基)亚利综合征(Budd-Chiari syndrome,BCS)**

巴德-吉(基)亚利综合征是一种由于肝静脉或下腔静脉阻塞导致的临床综合征。临床表现无特征性,但有潜在致命性。原发的巴德-吉(基)亚利综合征由急性肝静脉血栓形成。现在,巴德-吉(基)亚利综合征被用来描述任何形式的病理为肝静脉或下腔静脉血栓形成的疾病。肝静脉内血栓形成常源于高凝状态,多发生于女性,特别在妊娠、产后状态、狼疮、败血症、红细胞增多症、新生物如肝细胞癌的基础之上。

肝静脉流出受阻导致充血和局部缺血。时间过长导致萎缩和纤维化,形成肝弥漫性再生结节(nodular regenerative hyperplasia,NRH)。未累及肝叶代偿性肥大。尾叶的血液直接汇入下腔静脉,尾叶通常不受累,代偿性肥大明显。肝静脉回流是可变的,其他肝叶通常备用,故代偿性肥大的区域可变。

在巴德-吉(基)亚利综合征急性期,缺乏肝内和肝外血管的侧支代偿。肝静脉阻塞后,肝组织继发性充血水肿、区域压力增高,使肝动脉和门静脉血供减少,但尾叶和中心区肝实质受累相对较轻。在 $T_2$WI,急性期外周区域的肝实质信号不均匀增高;在 MRI 增强扫描动脉期强化程度减低,且强化不均匀,反映肝组织局部血流减少。

在亚急性期,MRI 平扫时肝实质信号特点与急性期相似,而动态强化特点则有本质的不同。动脉期外周区肝实质的强化较尾叶和中心区明显;延迟期全肝强化渐均匀,仅周边不均匀轻度强化。外周区肝实质的早期强化可能反映了肝内静脉侧支血管形成。屏气 GRE 静脉期和延迟期显示急性期和亚急性期肝静脉血栓最佳(图 12-18)。

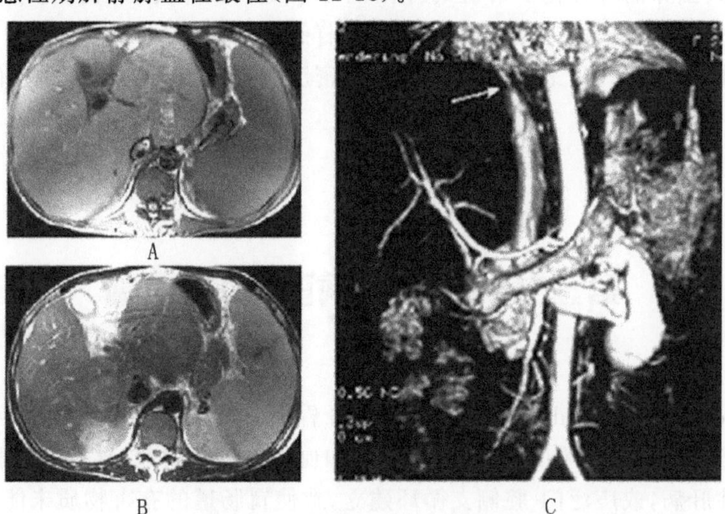

A B C

**图 12-18 巴德-吉(基)亚利综合征**

A.屏气轴面 $T_1$WI 显示巨脾;B.FSE 轴面 $T_2$WI 见肝叶增大,信号异常;C.钆对比剂增强三维重组图像显示下腔静脉第二肝门处明显狭窄(箭)

在慢性期,由于肝动脉和门静脉之间交通,门静脉的血液反流以及肝内、肝外小静脉侧支形成，血液向外分流，肝组织压力逐渐恢复正常，尾叶和中心区肝实质与外周区肝实质在 MRI 平扫和增强扫描时的信号差别均减少。另外，逐渐形成的肝实质纤维化使 $T_2$WI 信号减低。所以，$T_2$ 信号可以反映急性期水肿和慢性期纤维化的程度。此期在 MRI 很少能见到直观的肝静脉血栓。但尾叶代常性肥大具有特征性，其他未受累肝叶也同样代偿性肥大。受累肝叶萎缩、纤维化。纤维化区域在延迟期强化并逐渐增强。

本病 NRH 的组织成分类似于正常肝细胞和 Kupffer 细胞，故 MRI 不易显示。通常在 $T_1$WI 呈高信号，在 $T_2$WI 呈等或低信号（与腺瘤类似），GRE 钆增强扫描时动脉-静脉期明显强化。应与肝细胞癌鉴别。由肿瘤直接侵犯形成的肝静脉栓塞最常见于肝细胞癌。GRE 屏气 $T_1$WI 钆对比剂增强扫描时，如栓子呈软组织强化，提示肿瘤栓塞。

### 四、血管周围型病变

肝血管周围型病变发生于门静脉周围淋巴管及肝纤维囊。肝淤血常引起门静脉周围的肝组织信号增高，日本血吸虫则累及肝纤维囊，纤维囊和分隔在 $T_2$WI 呈高信号。

#### （一）肝淤血

肝淤血是由于肝实质内静脉血淤滞而致静脉引流代偿。它是充血性心力衰竭、缩窄性心包炎及由于肺癌肺动脉栓塞导致的右心衰竭表现。病理学改变呈“肉豆蔻肝”。在慢性病例，一些患者发展成肝硬化。肝充血 MRI 可出现心脏增大、肝静脉扩张、肝病性水肿和肝脏不均匀强化。$T_2$WI 显示门脉周围高信号，可能为血管周围淋巴水肿所致。增强扫描时肝实质强化不均匀，斑片状网状交织。肝硬化时延迟期出现或粗或细的网格状、线性强化。

#### （二）日本血吸虫病

日本血吸虫感染可导致严重的肝脏病变。血吸虫生活在肠腔中，并在肠系膜内产卵。虫卵钻进静脉血管内，随血流到门静脉并阻塞其末支，引起血管压力增高，激发肉芽肿反应。

炎性反应导致虫卵的纤维化及肝脏的弥漫性纤维化。虫卵死亡后钙化，CT 可见门脉周围及肝纤维囊周围分隔的特征性钙化，即所谓“龟背”样钙化，钙化与非钙化区均可强化。钙化的分隔常见于肝右叶的膈下部，CT 表现为线条样异常密度。纤维分隔在 $T_1$WI 呈低信号，$T_2$WI 呈高信号。

（于培锋）

## 第三节　肝性脑病的 MRI 诊断

肝性脑病（hepatic encephalopathy，HE）又称肝昏迷。临床上多数是由于病毒性肝炎（包括重型病毒性肝炎）、肝硬化、严重的胆道感染、肝癌和血吸虫病等引起，导致急性肝损害、肝功能衰竭，或慢性实质性肝病，或广泛门-腔侧支循环建立，致使胃肠道的有害物质未能被肝细胞代谢去毒而直接进入体循环，使血液和组织中氨等代谢产物的含量增高，引起中枢神经系统功能障碍。临床表现为在严重肝病的基础上出现以轻微的心理或生理精神错乱、神经心理综合征甚至发生意识障碍（昏迷）为主要特征的神经精神症状和运动异常等继发性神经系统疾病。在我国大部分肝性脑病是由肝硬化和重型病毒性肝炎所引起的，常与患者发生自发的或外科性门体分流有关。

## 一、肝性脑病的发病机制

有关肝性脑病的发病机制至今已提出多种学说，但没有一种学说被广泛接受。大多数研究是利用鼠、兔或狗发生急性肝衰竭后表现出精神和神经活动异常的实验动物中进行的。然而制成有或没有门体性分流及脑病的肝衰竭动物模型是很困难的。尽管如此，动物实验研究已提供了有价值的资料，说明系列神经化学和神经心理学异常对肝性脑病的发生有潜在作用。

近年来有关肝性脑病发病机制的研究中除氨中毒、协同神经毒素和假神经递质假说方面有一定进展外，主要进展在于γ-氨基丁酸/苯二氮䓬(gamma-aminobutyric acid/benzodiazepine，GABA/BZ)假说，尤其是内源性苯二氮䓬及其受体、受体配体在肝性脑病发病中的作用。

### (一)肝性脑病的概念及最新分型

经典的观点认为，肝性脑病是由严重肝病引起的、以代谢紊乱为基础的中枢神经系统功能失调的综合征，其主要临床表现为意识障碍、行为异常和昏迷，严重程度差异很大。

根据学术界长期以来对肝脏的功能、组织解剖和与相关脏器的关系以及肝性脑病的研究，有学者将肝性脑病的病因基础由“严重肝病”修正为“严重的肝脏功能失调或障碍”，包括急性肝功能衰竭、不伴有内在肝病但有严重门体分流以及慢性肝病/肝硬化等3种主要类型，并对应于相应的临床表现。在一次有关肝性脑病的国际会议采纳了这种分型，提出了肝性脑病的最新共识，将此临床综合征分为A、B和C 3种类型，实际上也恰好分别代表了“急性(acute)”“分流(bypass)”和“肝硬化(cirr hosis)”的英文首字母以便记忆。

A型肝性脑病即急性肝衰竭相关的肝性脑病(acute liver failure associated hepatic encephalopathy，ALFA-HE)，可替代原用来代表一种急性肝性脑病的“暴发性肝衰竭”的术语，因为暴发性肝衰竭实际的意义远不仅指急性肝性脑病。采用急性肝衰竭相关的肝性脑病能够避免将“急性肝衰竭伴发的肝性脑病”与“慢性肝病伴发的急性肝性脑病”的概念进一步混淆。

B型肝性脑病强调了门体分流的重要地位，此类型的确立有其历史和现实原因。它代表了门体脑病(portosystemic encephalopathy，PSE)的纯粹类型，临床表现与那些患肝硬化伴脑病的患者类同，但确实没有发现任何实质性肝病。由于其相对而言罕见于临床，曾有学者质疑单纯门体分流是否即足以导致脑病。尽管如此，有2篇非常著名的肝性脑病文献描述了称之为B型肝性脑病患者的状况，这些患者发生脑病的原因是回答问题的关键。无论如何，B型肝性脑病在历史上应该有其位置。此外，特异性的确认此类型有助于医师诊断不明确的疾病。需注意，只有在肝活检提示正常组织学特征时才能诊断这种类型的脑病。

C型肝性脑病包括了绝大多数的肝性脑病，即通常意义上的肝性脑病。其临床表现与B型肝性脑病类同，不过后者没有肝硬化的症状和体征。诊断肝性脑病时，这些C型肝性脑病的患者通常已发展到肝硬化失代偿期并已建立了较为完备的门体侧支循环。采用C型肝性脑病的概念能够纠正过去对于急性肝性脑病定义的混淆理解。C型肝性脑病是指发生在慢性肝病阶段的肝性脑病，不论其临床表现是否急性。导致慢性肝病患者发生C型肝性脑病的关键在于肝功能不全和肝脏循环的短路分流，使肠道来源的毒素积聚在体循环中，而其中的神经毒素可通过变化了的血-脑屏障进入大脑，产生异常的神经传递引起脑病。目前大多数学者认为，肝功能的减退可能是脑病发生的主要因素，而循环分流居于次要地位，但两者互为影响。

**(二)肝性脑病发病机制的一般原理**

1.肝性脑病时存在一种或多种神经活性物质积蓄

正常情况下这些活性物质由肠道细菌产生,吸收后被肝脏代谢;而肝衰竭时,由于衰竭的肝细胞缺乏代谢能力或者存在肝内外的门体分流导致这些神经毒性物质进入体循环,通过血-脑屏障而致肝性脑病的发生。

2.血-脑屏障通透性改变

多种化合物在血浆和中枢神经系统间通过血-脑屏障进行交换;血-脑屏障的参与者之一是脑毛细血管内皮细胞,由于这些细胞被紧密连接联合起来,物质必须通过毛细血管内皮细胞才能到达对侧;再者,由于构成血-脑屏障的还有脂溶性神经胶质细胞和基膜,穿越血-脑屏障的运输还需依靠脂溶性(如药物)或特异运载系统(如糖、氨基酸),大分子(如蛋白)常被排除在可交换的物质之外。肝衰竭时由于氨、硫醇和酚类物质积蓄,作用于毛细血管中涉及调整脑血流的酶,改变神经胶质细胞的转运系统功能,增加膜液性或开放性而致血-脑屏障通透性增加(血-脑屏障通透性改变已在用系统的复杂技术制成的急性肝衰竭动物模型中得到证实)。这种通透性变化允许直接运输血浆中积蓄的潜在神经毒性物质通过并到达脑组织细胞外间隙。

**(三)氨中毒学说**

1.氨代谢与肝性脑病

体内的游离氨绝大部分来自 L-谷氨酸的脱氨基反应。游离氨是有毒性的,特别是在高浓度时。因此动物体内迅速将其转化成谷氨酰胺,再转运到肝脏解毒。正常情况下,体内谷氨酸和谷氨酰胺释放的氨被迅速转化成没有毒性的富氮化合物尿素,然后经尿液排出。肠道菌群释放的游离氨经门静脉转运到肝脏解毒,从而使外周动脉的血氨保持在较低的水平。脑组织中氨的清除主要依赖星状细胞中的谷氨酰胺合成酶途径,肝性脑病患者和模型动物脑中的谷氨酰胺合成酶活性下降,表明这种状态下脑中的谷氨酰胺合成功能受损。因此,高氨血症的神经病变主要发生在星状细胞而不是神经元。当肝发生病变或肝坏死时,肝脏的解毒功能受损,使体内游离氨的浓度迅速升高,从而干扰细胞正常的能量代谢和神经传递,诱发昏迷等神经症状。许多研究表明,游离氨(特别是脑组织中的游离氨)浓度与肝性脑病的轻重程度之间有高度的相关性。

2.游离氨对中枢神经系统(CNS)的影响

(1)游离氨对神经元膜的作用:在人类的脑性病症(如 Reye 综合征)和先天性免疫缺陷引起的高氨血症中,当血氨水平达到 0.5～1.0 mmol/L 时中枢神经系统表现出病症,当脑组织的游离氨达到2.5～5.0 mmol/L时,出现昏迷。为此,有研究表明,氨能够降低神经元的膜电位。为了确定氨对神经元膜的除极作用是否对肝性脑病有病理性作用,需要确定在肝性脑病时记录到的氨浓度是否能够引起膜的除极。研究发现,当溶液氨浓度＜2.0 mmol/L 时,不能引起部分浸入该溶液的海马切片中神经元膜的去极化,因为这个浓度远大于产生神经毒性所需要的浓度,因此他认为氨引起的除极并不参与氨性脑病的发病。

最近 Fan 等发现,当将海马切片完全浸入氨盐溶液时,只需 0.5 mmol/L $NH_4Cl$ 即可抑制突触传递,远低于将海马切片部分浸入溶液时去极化所需的氨盐浓度。这可能是由于切片部分浸入溶液时,进入神经元的氨离子较少,而其中绝大部分被转化成谷氨酰胺,因此游离氨的浓度很小,不足以引起膜的除极。当切片完全浸入溶液时,氨离子的流入量增加,也使得胞内的氨离子浓度升高,从而诱发膜的去极化。该浓度与诱发氨性脑病所需的浓度大致相当,因此氨诱发的神经元膜的除极可能参与了肝性脑病的发病。

(2)游离氨对兴奋性突触传递的作用:许多研究表明,游离氨有抑制兴奋性突触传递的作用。兴奋性突触传递最主要的递质是谷氨酸。可能有3种机制参与了游离氨对兴奋性突触传递的抑制作用。两种作用于突触前膜的机制和一种作用于突触后膜的机制。在突触前膜氨离子可能抑制谷氨酸的前体谷氨酰胺的合成,或阻止动作电位到达突触末梢,从而减少谷氨酸的释放。在突触后膜氨离子可能减弱已释放谷氨酸的作用。有证据表明,氨离子对存在于神经元与星状细胞之间的谷氨酸和谷氨酰胺循环有着广泛的作用。急性或慢性高氨血症情况下,脑组织中的谷氨酰胺含量升高而谷氨酸的含量则显著下降。这可能是由于从谷氨酸合成谷氨酰胺的反应加强,或者是从谷氨酰胺分解成谷氨酸的反应减弱。虽然普遍认为在高氨血症中脑组织谷氨酰胺含量的升高是由于其合成的加强,但目前仍没有直接的证据。

事实上 Fan 和 Butter worth 等发现,氨离子只影响非 $Ca^{2+}$ 依赖性的谷氨酸释放,而突触传递高度依赖于 $Ca^{2+}$ 依赖性的从突触囊泡中释放的谷氨酸,这表明氨离子对突触的抑制作用并不是由于谷氨酸释放的减少而引起的。目前有两种模型用于解释氨离子对 $Ca^{2+}$ 依赖性和非 $Ca^{2+}$ 依赖性谷氨酸释放的不同作用,一种是平行模型,另一种是系列模型。平行模型认为谷氨酰胺酶位于两个部位,其中一个部位对氨离子的抑制作用敏感,而另一部位则不敏感,分别控制非 $Ca^{2+}$ 依赖性和 $Ca^{2+}$ 依赖性的谷氨酸合成。系列模型则认为,谷氨酰胺酶对氨离子并不敏感,合成的谷氨酸首先进入谷氨酸储备池,从该池产生非 $Ca^{2+}$ 依赖性的谷氨酸释放,释放的谷氨酸再被缓慢吸收到产生 $Ca^{2+}$ 依赖性谷氨酸释放的谷氨酸储备池。两种模型均有一定的实验支持,但其确切的机制仍不清楚。

在实验性急性肝衰竭的家兔中,[$^3$H]-谷氨酸对突触膜的专一性结合下降。硫代乙酰胺引起的急性或亚急性高氨血症中,谷氨酸的高亲和力受体和低亲和力受体的密度均下降,但这种下降仅见于N-甲基-D-天冬氨酸(NMDA)亚类受体,而非 NMDA 受体则保持不变。因此,氨离子对兴奋性突触传递的抑制作用可能与 NMDA 受体的下调有关。

(3)氨中毒与 GABA 神经递质假说之间的关系:GABA 是哺乳动物大脑的主要抑制性神经递质,通常在大脑的突触前神经元由谷氨酸通过谷氨酸脱氢酶而合成,能与大脑突触后神经元的 GABA 受体结合产生抑制。突触后 GABA 的受体存在两种形式,GABA-A 和 GABA-B。与肝性脑病有关的受体是GABA-A,结合后产生快速型抑制突触后电位。这种受体不仅能与 GABA 结合,在受体表面的不同部位还能与巴比妥类和苯二氮䓬类物质结合,构成 GABA/BZ 复合受体。无论 GABA 或上述任何一种药物(或类似物)与受体结合后,都能促进氯离子内流进入突触后神经元,使突触后神经元的膜超极化并引起神经传导抑制。

近年来在暴发性肝功能衰竭和肝性脑病的动物模型中发现 GABA 血浓度增高,甚至与肝性脑病的严重程度相关。Schafer 和 Jones 认为肠源性 GABA 能透过通透性异常增高的血-脑屏障,与高敏感度的 GABA 受体结合,且此时突触后 GABA 受体的数目及敏感性均增加,从而引起显著的抑制作用。但不同的实验动物血-脑屏障通透性和突触后 GABA 受体的研究结果不尽一致。

另外,在部分肝性脑病患者血及脑脊液中发现了内源性苯二氮䓬,甚至与脑病病情相关,但内源性苯二氮䓬的来源却尚无定论。采用 PET 技术,取$^{11}$C 标记的氟马西尼(flumazenil,苯二氮䓬受体拮抗剂)以了解肝性脑病患者脑内氟马西尼的分布,进而推断脑内苯二氮䓬受体的数目。研究发现,肝性脑病患者大脑皮质、小脑和基底核的氟马西尼的平均分布容积显著高于对照组,但研究者指出需考虑患者对氟马西尼的清除能力减低效应的影响。以下数点支持 GABA/BZ

复合受体假说：给肝硬化动物服用由 GABA/BZ 复合受体介导的神经药物（如苯巴比妥、地西泮）可诱导或加重肝性脑病，而给予 GABA 受体拮抗剂（荷包牡丹碱，dicentrine）或苯二氮䓬受体拮抗剂（氟马西尼）可减少肝性脑病的发作。氟马西尼用于临床能使部分肝性脑病患者精神症状、脑电图得到改善，但有时尚难完全排除外源性苯二氮䓬摄入的影响。

近期研究结果支持外周型苯二氮䓬受体（peripheral type benzodiazepine receptor，PTBR）的活化也是门体脑病时特征性中枢神经系统症状的发病机制之一。PTBR 不是 GABA/BZ 复合受体的一部分，处于星状细胞线粒体膜上。门体脑病时用 PTBR 拮抗剂处理可减少氨引起的星状细胞的损害。PTBR 受地西泮结合抑制因子（diazepam bind ing inhibitor，DBI，一种星状细胞内的内源性神经肽）的调节。取自门体脑病患者尸检和实验性慢性肝衰竭动物的大脑组织提示，PTBR 能与高选择性 PTBR 配体$^{3}$H-PK11195 结合的位点密度增加。动物模型显示，位点的增加源自 PTBR 基因表达的增加，而此时 DBI 的含量是增加的。但也有有关 DBI 作用的相反报道。位于星状细胞线粒体的 PTBR 本身即显示可能与维持星状细胞的能量代谢有关；PTBR 的活化可增加胆固醇的摄取，并增加脑内神经固醇的合成，后者在脑内的积聚有助于产生门体脑病时神经抑制的某些特性。

可见，氨假说与 GABA/BZ 复合体假说或 GABA 能神经递质假说之间并不完全独立：氨本身可通过其直接与 GABA-A 受体作用，而且也能通过其与苯二氮䓬受体激动剂的协同增进作用，并释放 GABA-A 受体的神经固醇类激动剂，来增加 GABA 能抑制性神经活性，从而抑制中枢神经系统功能。因此，以降低肝性脑病患者血氨浓度并显著减少已增加的 GABA 能神经张力为手段，以促使患者的中枢神经功能恢复到正常生理水平为目的的治疗方法就有了依据。这些因素之间的相互作用可能有助于解释肝性脑病患者氨水平的不同、对苯二氮䓬受体拮抗剂反应的不同和降氨处理效果的不同等现象。

**（四）假神经递质学说**

神经冲动的传导是通过递质来完成的。神经递质分兴奋和抑制两类，正常时两者保持生理平衡。兴奋性神经递质有多巴胺、去甲肾上腺素、乙酰胆碱，谷氨酸和门冬氨酸等抑制性神经递质只在脑中形成。食物中的芳香族氨基酸（如酪氨酸、苯丙氨酸等）经肠菌脱羧酶的作用分别转变为酪胺和苯乙胺。若肝脏对酪胺和苯乙胺的清除发生障碍，此两种胺可进入脑组织，在脑内经β-羟化酶的作用分别形成β-多巴胺和苯乙醇胺。后两者的化学结构与正常的神经递质去甲肾上腺素相似，但不能传递神经冲动或作用很弱，因此称为假神经递质。当假神经递质被脑细胞摄取并取代了突触中的正常递质时，则神经传导发生障碍，出现意识障碍与昏迷。

**（五）GABA 学说**

γ-氨基丁酸（GABA）是哺乳动物大脑的主要抑制性神经递质。肝功能衰竭的动物模型发生肝性脑病时 GABA 血浓度增加。Schafer 和 Jones 认为肠源性的 GABA 在血中聚集，透过异常的血-脑屏障和高敏感度的突触后与 GABA 受体结合产生大脑抑制。突触后 GABA 受体与另两种受体蛋白质紧密相连，一为外周型苯二氮䓬受体（peripheral type benzodiazepine receptor，PT-BR），另一为茚防已毒素，在神经细胞膜上形成 GABA 超分子复合物。所有这些受体部位均参与调节氯离子通道。任何一个受体与相应物质结合都使氯离子内流入突触后神经元产生神经抑制作用。苯二氮䓬或巴比妥可增加 GABA 介导的氯离子内流，增加 GABA 介导的神经抑制。此外，在星状细胞线粒体上也有 PTBR，门体脑病时 PTBR 密度增加，用 PTBR 阻滞剂 PK11195 可减少星状细胞肿胀。

**(六)色氨酸**

正常情况下色氨酸与清蛋白结合不易进入血-脑屏障,肝病时清蛋白合成降低,加之血浆中其他物质对清蛋白的竞争性结合造成游离的色氨酸增多,游离的色氨酸可通过血-脑屏障,在大脑中代谢生成5-羟色胺(5-HT)及5-羟吲哚乙酸(5-HITT),两者都是抑制性神经递质,参与肝性脑病的发生,与早期睡眠方式及日夜节律改变有关。脑摄取色氨酸可被谷氨酰胺合成抑制剂所抑制,可见高血氨、谷氨酰胺和色氨酸间也是相互联系的。

**(七)幽门螺杆菌感染与肝性脑病**

多个研究已经证明,胃内感染幽门螺杆菌(Hp)可引起胃液中氨浓度升高,但是胃的内环境呈高酸性,不利于氨的吸收。

Gubbins从其完成的多中心研究中发现,发生肝性脑病和未发生肝性脑病的酒精性肝病患者有Hp感染,血清学阳性率分别占79%和62%,差异十分显著,从而最早提出了Hp感染产生的氨可能是门体脑病高危因素的假设。

此后,Ito通过细菌培养检测到,1010CFU/L活的Hp在37 ℃时,2小时内能产生氨5.88~11.7 mmol/L。厉有名给实验性动物胃内灌注1 mL 1 010 CFU/L Hp混悬液,分别在灌注后15分钟、30分钟、60分钟及120分钟抽取股静脉和门静脉血测定氨浓度,结果在肝硬化组灌注Hp混悬液15分钟时血氨浓度开始升高,120分钟时门静脉和股静脉血氨浓度分别达(615±456)μmol/L和(138±39)μmol/L,明显高于灌注前。Ito报道2例胃内Hp广泛定植的肝硬化伴肝性脑病患者,经降氨、对症处理后高氨血症始终未纠正,肝性脑病反复发生;但经Hp根除治疗后,血氨浓度逐渐下降。随访至2年时患者死于肝衰竭,但血氨浓度仍显著低于Hp根除前。部分研究也显示Hp感染的肝硬化患者血氨浓度高于非感染者,根除治疗能有效地降低肝硬化患者的血氨浓度,与Mayaji的研究结果相似。Dasani对55例肝硬化合并肝性脑病患者进行评估,发现肝性脑病患者Hp感染率为67%,明显高于无肝性脑病者的33%,而且Hp根除治疗能有效地改善肝性脑病的临床症状。有学者指出,Hp感染是肝硬化患者发生肝性脑病的危险因素之一。张小晋对35例肝硬化患者观察发现,Hp阳性者与阴性者的血氨浓度相比(90.46 μg/dL比88.45 μg/dL)差异无显著性,但在Hp阳性的肝硬化患者中,根除治疗后血氨浓度明显下降。

最新的一项前瞻性研究发现,Hp感染不引起患者血氨浓度升高,根除Hp后也不能降低其血氨浓度。何瑶对155例肝硬化患者进行观察发现,Hp感染与门静脉高压、肝功能恶化及消化性溃疡的发生无关,也不引起血氨浓度的改变。Plevris对20例肝硬化患者(Hp阳性12例,Hp阴性8例)进行观察,给予口服尿素100 mg/kg,分别于服前及服后15分钟、30分钟、60分钟、90分钟及120分钟测定血氨浓度,结果Hp阳性组与阴性组血氨浓度均呈逐渐上升趋势,但两组之间无明显差别。Quero观察了11例Hp阳性的肝硬化合并高氨血症患者,经根除治疗后10例Hp得到根除,血氨浓度从根除治疗前的(79.3±27)μmol/L降至(63.5±27)μmol/L,但根除治疗结束2个月后,血氨浓度又回升至(78.7±18)μmol/L,与治疗前无明显差别,因此Plevris和Saikku推测Hp根除治疗对血氨浓度的影响可能属于抗菌药物的非特异性作用。造成上述不同结果的原因可能是:Hp所产生的氨进入血循环的数量取决于细菌数量、Hp在胃内的分布、宿主的胃部环境以及肝功能情况等。Miyaji研究证实,胃内弥漫性Hp感染可使肝硬化患者产生高氨血症,而胃内斑块性Hp感染对高氨血症无影响。另一方面,游离的氨($NH_3$)与离子型氨($NH_4^+$)的互相转化受pH梯度改变的影响,当pH<6时,$NH_3$从血液转至肠腔随粪便排出;当

pH>6 时，$NH_3$ 大量弥散入血。因此，对 Hp 感染者，在根除治疗前大量应用强效制酸剂，有可能促进胃内氨的吸收，而对合并 Hp 感染的肝硬化失代偿期患者，在降血氨治疗的同时宜及时行 Hp 根除治疗，否则有诱发或加重肝性脑病之虞。

虽有多个研究证明 Hp 感染可诱发或加重高氨血症及肝性脑病，但 Hp 感染与肝硬化病情的关系尚不清楚。肝硬化患者 Hp 的感染率高低相差悬殊。Siringo 对 153 例肝硬化患者和 1 010 名健康献血员的研究结果表明，肝硬化组 Hp 阳性率为 76.5%，明显高于健康献血员组的 41.8%，但肝硬化患者是否感染 Hp 其病情的严重程度无明显差别，有学者认为肝硬化患者 Hp 感染率较高可能与这些患者经常住院或接受内镜诊治有关。肝硬化合并门静脉高压性胃病时 Hp 的感染率及感染 Hp 对门静脉高压程度的影响各家报道也不一致，多数学者认为门静脉高压性胃病时因胃黏膜充血和黏液层变薄不利于 Hp 生存，所以 Hp 感染率低。刘思纯观察 72 例肝硬化患者，Hp 阳性组(38.1%)上消化道出血率明显高于阴性组(16.7%，$P<0.05$)。侯艺随机选择临床诊断为肝硬化和原发性肝癌的患者进行研究，结果证明 Hp 与肝癌、肝硬化的发生发展关系密切，并且 Hp 阳性的肝硬化、肝癌患者易发生上消化道大出血和肝性脑病。

## 二、肝性脑病的临床表现

### (一)常见诱因

肝性脑病属重型肝炎的严重并发症，直接原因是肝功能衰竭，毒性物质的积蓄。而慢性重型肝病患者发生的肝性脑病 50%病例可查出诱因。

1.摄入蛋白质过多

慢性重症肝病、肝硬化伴明显门体分流者，如食入蛋白质过多，由于消化功能降低，食物在胃肠滞留时间长，肠道细菌分解蛋白质产气产氨，从而诱发或加重肝性脑病。

2.便秘与腹泻

粪便在结肠滞留，利于氨的产生和吸收。所以应保持大便通畅。用乳果糖除通便外还可酸化肠道以阻止氨的吸收，但不可过量造成腹泻，如大便>4 次/天，又会因水电失衡(如低钾血症等)而诱发肝性脑病。

3.不合理的药物

下列药物可诱发或加重肝性脑病：含氨药物——氯化铵；镇静药——巴比妥类、氯丙嗪、麻醉剂；含芳香氨基酸的药物——复方氨基酸、水解蛋白等。

4.不恰当治疗

用强利尿剂致水电酸碱失衡，可发生低钾血症、碱中毒及低血容量；大量放腹水致腹压骤降导致有效循环血量不足，或门体分流加重；手术创伤及麻醉等均可诱发肝性脑病。

5.重型肝炎的其他并发症

如上消化道出血、感染、肝肾综合征等是肝性脑病的最常见诱因。

### (二)临床表现

1.临床分型

(1)内源性肝性脑病(非氨性肝性脑病)：急性或亚急性重型肝炎因病毒或毒物造成大量肝细胞坏死，致使机体代谢失衡，代谢毒性产物积聚，导致中枢神经功能障碍。此种肝性脑病起病急，前驱期短，病情重笃，病死率极高，此种为急性肝性脑病。

(2)外源性肝性脑病(氨性脑病，门体脑病)：各种原因所致肝硬化发展成的肝性脑病通常有新生肝细胞但功能不全，或再变性坏死致代谢障碍；一些诱发因素致体内毒性物质增加，或门体分流毒性物质直接进入体循环致中枢神经功能障碍，此种肝性脑病起病缓，常有诱因，病情轻重不一，可反复发作，属慢性复发性肝性脑病，如消除诱因可使病情逆转，此类为慢性肝性脑病。

2.临床分级

肝硬化、肝癌、暴发性肝功能衰竭、门体分流术后和经颈静脉肝内门体分流术后的患者出现神经、精神功能紊乱，应进行有关检查以考虑肝性脑病的可能。根据神经、精神功能异常的程度，可将肝性脑病分为4期。

第一期（前驱期）：表现为焦虑、欣快激动、表情淡漠、睡眠倒错、健忘等轻度精神异常，可以有扑翼样震颤。

第二期（昏迷前期）：表现为嗜睡、行为异常、随地大小便、言语不清、书写障碍、定向力障碍等，有共济失调、扑翼样震颤、腱反射亢进等体征。

第三期（昏睡期）：表现为昏睡，但能够唤醒，有扑翼样震颤、肌张力增高、腱反射亢进、Babinski征等体征。

第四期（昏迷期）：表现为昏迷、不能够唤醒，浅昏迷对于各种刺激尚有反应，深昏迷时各种反射都消失。

3.临床表现

肝性脑病最早出现的症状是性格改变，一般原外向型者由活泼开朗转而表现为抑郁，原内向型者由孤僻、少言转为欣快多语。

第二是行为改变，初只限于不拘小节的行为，如乱扔纸屑、随地便溺、寻衣摸床等毫无意义的动作。这些变化只有密切观察才能发现。

第三是睡眠习惯改变，常白天昏昏欲睡，夜晚难以入眠，呈现睡眠倒错。

第四是肝臭出现。

此外，肝性脑病常伴脑水肿，其临床表现：恶心、呕吐、头昏、头痛；呼吸不规则，呼吸暂停；血压升高，收缩压升高可为阵发性，也可为持续性；心动过缓；肌张力增高，呈去大脑姿势，甚或呈角弓反张状，跟膝腱反射亢进；瞳孔对光反射迟钝，瞳孔散大或两侧大小不一。有些征兆可能要到肝性脑病晚期出现，也可能不明显。临床上如患者病情允许，观察可采用硬脑膜下、外或脑实质内装置监测颅内压。正常颅内压＜2.7 kPa(20 mmHg)，超过此值即可发生脑水肿。

患者除有重症肝病的深度黄疸、出血倾向、肝浊音区缩小、移动性浊音等体征外，重要的是扑翼样震颤。扑翼样震颤的出现意味着肝性脑病进入Ⅱ期。此体征检查时需患者微闭双目，双手臂伸直，五指分开。如掌指关节及腕关节在30秒内出现无规律的屈曲和伸展抖动为阳性。

另外思维和智能测验，如数字连接试验（numeral connection test，NCT）、签名测验、作图试验及计算力测定等，肝性脑病者上述能力均下降。

实验室检查：表现为高胆红素血症，严重者出现胆酶分离、凝血酶原时间显著延长、低清蛋白血症、低胆碱酯酶，血生化检测显示血氨、肌酐与尿素氮显著增高，脑电图示高幅慢波。实验室检测不仅可反映肝功能障碍程度，也有助于与其他原因昏迷者鉴别诊断。

## 三、检查方法优选

首选常规MRI检查，$^{1}$H-MRS可作为辅助及疗效监测手段。

## 四、MRI 诊断

常规 MRI 上的典型表现为 $T_1$WI 上双侧基底节的对称性高信号，特别是苍白球（图 12-19），可能由于异常的锰沉积引起，见于 80%以上的慢性肝衰竭患者。此外，$T_1$WI 上信号增高还见于垂体前叶、下丘脑和中脑。$T_2$WI 上可见脑室周围白质、小脑齿状核高信号。急性肝性脑病时可见大脑半球皮质信号增高，灰白质界限模糊。慢性肝性脑病时可见脑萎缩，特别是小脑萎缩。FLAIR 像可见大脑白质区特别是皮质脊髓束呈现对称性信号增高。增强扫描，脑内病变无强化。

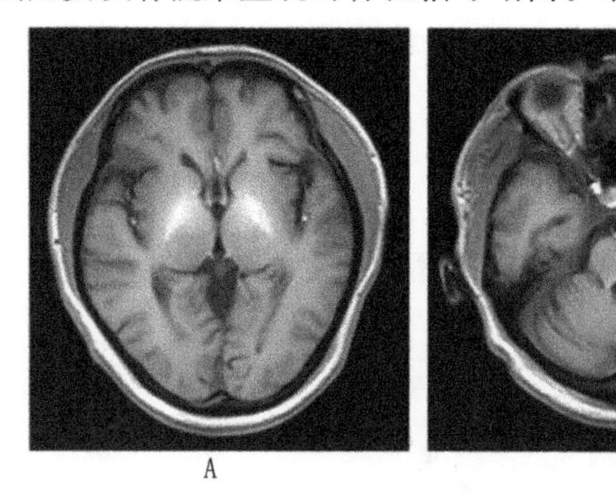


**图 12-19 肝性脑病的 MRI 表现**

A.横断位 $T_1$WI 示双侧苍白球对称性高信号；B.横断位 $T_1$WI 示双侧小脑萎缩改变

DWI 显示大脑半球白质区 MD 值升高，FA 值正常，基底节和大脑半球白质区 ADC 值较对照明显升高。ADC 值与患者的血氨浓度呈线性相关，说明在肝性脑病时血氨和谷氨酰胺增高是造成细胞肿胀、含水增多的主要原因，从而使影响水分子扩散的限制因素减少。而在急性爆发型肝衰竭时，由于细胞毒性水肿的存在，MD 值减低。

灌注加权成像显示急性肝性脑病的脑血流灌注量增加，而慢性肝性脑病的脑血流灌注普遍减低。

MRS 可反映肝性脑病患者脑代谢的情况。由于脑内氨浓度的升高，导致谷氨酰胺（Gln）和谷氨酸盐复合物（Glx）增加。Gln 的聚集，造成细胞内渗透压升高而使其他渗透性物质代偿性减少，肌醇（mI）减低。由于肝性脑病无明显神经元丧失和突触密度减少，故 NAA 峰无明显变化。因此，肝性脑病的 $^1$H-MRS表现为 Glx/Cr 升高、mI/Cr 下降、Cho/Cr 下降、NAA/Cr 无变化。Gln 浓度的升高与慢性肝衰竭患者肝性脑病的严重程度直接相关。mI 是肝性脑病最敏感和特异的 MRS 诊断指标。MRS 还可监测肝性脑病患者乳果糖治疗或肝移植治疗后的效果。肝移植后，临床表现和 MRS 最先得以改善，而基底节 $T_1$WI 高信号则在肝移植后 3～6 个月才逐渐恢复，1 年内恢复正常。

## 五、诊断及鉴别诊断

肝性脑病需要在原发肝病的基础上，存在肝性脑病的诱因，有明显肝功能损害的表现，再加上神经精神改变、扑翼样震颤等神经系统症状体征才能诊断。影像学上的鉴别诊断主要应与肝铜负荷过多（如肝豆状核变性、胆汁淤积性疾病等）及其他导致 $T_1$WI 基底节高信号的疾病（如内分泌疾病所致的基底节钙化、Fahr 病、缺血缺氧脑病、静脉高营养等）相鉴别。

（于培锋）

# 参考文献

[1] 丁娟,刘树伟.颅脑影像解剖图谱[M].济南:山东科学技术出版社,2020.
[2] 于广会,肖成明.医学影像诊断学[M].北京:中国医药科技出版社,2020.
[3] 王翔,张树桐.临床影像学诊断指南[M].郑州:河南科学技术出版社,2020.
[4] 叶新和.冠状动脉腔内影像学[M].济南:山东科学技术出版社,2020.
[5] 田兴松.甲状腺疑难病例影像解析[M].北京:科学出版社,2021.
[6] 吕仁杰.现代影像诊断实践[M].北京:中国纺织出版社,2022.
[7] 于呈祥.医学影像理论基础与诊断应用[M].北京:科学技术文献出版社,2020.
[8] 王文荣.医学影像技术与诊断精粹[M].济南:山东大学出版社,2022.
[9] 卞磊.临床医学影像学[M].北京:中国大百科全书出版社,2020.
[10] 卢洁,赵国.PET/MR 脑功能与分子影像从脑疾病到脑科学[M].北京:科学技术文献出版社,2021.
[11] 王伟,胡端敏,龚婷婷.胰胆线阵超声内镜影像病理图谱[M].北京:科学出版社,2020.
[12] 李斯琴.临床超声医学诊断精要[M].北京:科学技术文献出版社,2020.
[13] 张小丽,李普楠,张中华.超声诊断学[M].北京:中国纺织出版社,2021.
[14] 岳庆红.实用影像学基础与实践[M].北京:科学技术文献出版社,2020.
[15] 郑娜.实用临床医学影像诊断[M].青岛:中国海洋大学出版社,2020.
[16] 李智岗,王秋香.乳腺癌影像诊断[M].北京:科学技术文献出版社,2021.
[17] 余建明,李真林.实用医学影像技术[M].北京:人民卫生出版社,2021.
[18] 汪忠镐,舒畅.血管外科临床解剖学[M].济南:山东科学技术出版社,2020.
[19] 沙占国.实用医学影像诊断[M].北京:科学技术文献出版社,2020.
[20] 吕建林.实用泌尿超声技术[M].北京:中国科学技术出版社,2021.
[21] 刘军,伍玉枝,李亚军.肺部炎性病变的影像诊断与鉴别诊断[M].长沙:湖南科学技术出版社,2021.
[22] 李玉华,刘瑞军,杨杰栋.实用医学影像诊断技术[M].汕头:汕头大学出版社,2022.
[23] 葛郁荣,李莎,闫继栋.医学影像新解[M].北京:中医古籍出版社,2020.
[24] 韩岩冰,聂存伟,李成龙,等.实用医学影像技术与诊疗应用[M].合肥:中国科学技术大学出版社,2021.
[25] 谢明星,梁萍,李彩娟.医学影像超声学[M].北京:科学出版社,2020.

[26] 刘晓晨.医学影像技术与诊断[M].天津:天津科学技术出版社,2020.
[27] 孙博,侯中煜.脊柱与四肢影像解剖图谱[M].济南:山东科学技术出版社,2020.
[28] 李超.实用医学影像诊断精要[M].哈尔滨:黑龙江科学技术出版社,2021.
[29] 霍学军,杨俊彦,付强,等.医学影像诊断与放射技术[M].青岛:中国海洋大学出版社,2021.
[30] 苏慧东.现代临床影像学[M].天津:天津科学技术出版社,2020.
[31] 李艳,贾立伟,许凤娥,等.医学影像基础与临床[M].哈尔滨:黑龙江科学技术出版社,2022.
[32] 雷子乔,李真林,牛延涛.实用 CT 血管成像技术[M].北京:人民卫生出版社,2020.
[33] 褚华鲁.现代常见疾病影像诊断技术[M].西安:陕西科学技术出版社,2020.
[34] 裴红霞,王星伟,杨泽权.医学影像检查技术及应用[M].北京:中国纺织出版社,2022.
[35] 潘宁.现代医院临床超声影像诊断学[M].长春:吉林科学技术出版社,2020.
[36] 刘天柱,彭振鹏,黄乐生,等.多排螺旋 CT 对胃肠道内可疑异位胰腺病灶的影像学诊断[J].中国医学物理学杂志,2020,37(03):317-321.
[37] 陆涛,黄叶梅,李欢欢,等.肺癌的影像学诊断现状及研究进展[J].中华养生保健,2021,39(3):20-21.
[38] 徐婷,刘灵灵,边晓.多层螺旋 CT 影像诊断颅脑外伤的应用价值[J].中国医疗器械信息,2021,27(03):62-63.
[39] 宋园园.CT 和 MRI 的多模式影像学检查在肝癌术前精准诊断中的应用价值[J].生物医学工程学进展,2022,43(02):100-102.
[40] 张函光.动态增强 MRI 对良恶性骨肿瘤的鉴别诊断价值研究[J].中国医学创新,2021,18(7):167-170.